国家卫生健康委员会"十四五"规划教材

全国高等职业教育专科教材

U0618709

供临床医学专业用

眼耳鼻喉 口腔科学

第 9 版

主　编　黄　健　常　新
副主编　皇甫辉　巩　玲　余青松
编　委　(以姓氏笔画为序)

王　琳（甘肃卫生职业学院）

王学锋（湖南中医药高等专科学校）

巩　玲（山东医学高等专科学校）

吕继忠（菏泽医学专科学校）

朱文憬（赣南卫生健康职业学院）

李海燕（九江学院临床医学院）

杨　静（濮阳医学高等专科学校）

吴开竹（遵义医药高等专科学校）

何章彪（商丘医学高等专科学校）

余青松（肇庆医学院）

陈　慧（黑龙江护理高等专科学校）

苑明茹（南阳医学高等专科学校）

皇甫辉（山西医科大学第一医院）

姜国雄（黄冈职业技术学院）

秦江波（长治医学院附属长治市人民医院）

徐　芳（沧州医学高等专科学校）

黄　健（九江学院临床医学院）

常　新（大连医科大学附属第二医院）

鄢斌成（四川卫生康复职业学院附属自贡市第一人民医院）

新形态教材

人民卫生出版社
·北京·

图书在版编目（CIP）数据

眼耳鼻喉口腔科学 / 黄健，常新主编 . --9 版 . --
北京 ：人民卫生出版社，2025.6. --（高等职业教育专科
临床医学专业教材）. -- ISBN 978-7-117-38154-3

Ⅰ. R77；R76；R78

中国国家版本馆 CIP 数据核字第 2025FD9364 号

人卫智网	www.ipmph.com	医学教育、学术、考试、健康，
		购书智慧智能综合服务平台
人卫官网	www.pmph.com	人卫官方资讯发布平台

眼耳鼻喉口腔科学

Yan-Er-Bi-Hou-Kouqiang Kexue

第 9 版

主　　编：黄　健　常　新
出版发行：人民卫生出版社（中继线 010-59780011）
地　　址：北京市朝阳区潘家园南里 19 号
邮　　编：100021
E - mail：pmph @ pmph.com
购书热线：010-59787592　010-59787584　010-65264830
印　　刷：人卫印务（北京）有限公司
经　　销：新华书店
开　　本：850×1168　1/16　印张：22.5
字　　数：635 千字
版　　次：1981 年 7 月第 1 版　　2025 年 6 月第 9 版
印　　次：2025 年 7 月第 1 次印刷
标准书号：ISBN 978-7-117-38154-3
定　　价：79.00 元

打击盗版举报电话：010-59787491　　E-mail：WQ @ pmph.com
质量问题联系电话：010-59787234　　E-mail：zhiliang @ pmph.com
数字融合服务电话：4001118166　　E-mail：zengzhi @ pmph.com

以习近平新时代中国特色社会主义思想为指导,全面贯彻党的二十大精神,落实《国务院办公厅关于加快医学教育创新发展的指导意见》等文件要求,更好地发挥教材对临床医学专业高素质实用型专门人才培养的支撑作用,进一步提升助理全科医师的培养水平,人民卫生出版社在教育部、国家卫生健康委员会领导和支持下,由全国卫生健康职业教育教学指导委员会指导,依据最新版《高等职业学校临床医学专业教学标准》,经过充分的调研论证,启动了全国高等职业教育专科临床医学专业第九轮规划教材修订工作。经第七届全国高等职业教育专科临床医学专业规划教材建设评审委员会深入论证,确定了教材修订的整体规划,明确了修订基本原则:

1. 落实立德树人根本任务 坚持将马克思主义立场、观点、方法贯穿教材编写始终。坚持"为党育人、为国育才",全面落实立德树人根本任务,深入挖掘课程教学内容中的思想政治教育元素,加工凝练后有机融入教材编写,发挥教材"培根铸魂、启智增慧"作用,培养具有"敬佑生命、救死扶伤、甘于奉献、大爱无疆"医学职业精神的时代新人。

2. 对接岗位工作需要、符合专业教学标准 教材建设突出职教类型特点,紧紧围绕"三教"改革,以专业教学标准为依据,以助理全科医师岗位胜任力培养为主线,体现临床新技术、新工艺、新规范、新标准,反映卫生健康人才培养模式改革方向,将知识、能力、素质培养有机结合。适应教学模式改革与教学方法创新需要,满足项目、案例、模块化教学等不同学习方式要求,在教材的内容、形式、媒介等多方面创新改进,有效激发学生学习兴趣和创造潜能。按照教学标准,将《中医学》改名为《中医学基础与适宜技术》,新增《基本公共卫生服务实务》。

3. 全面强化质量管理 履行"尺寸教材、国之大者"职责,成立第七届全国高等职业教育专科临床医学专业规划教材建设评审委员会,严格编委选用审核把关,主编人会、编写会、定稿会强化编委培训、突出责任,全流程落实"凡编必审"要求,打造精品教材。

4. 推动新形态教材建设 突出精品意识,聚焦形态创新,进一步切实提升教材适用性,打造兼具经典性、立体化、数字化、融合化的新形态教材。根据课程特点和专业技能教学需要,《临床医学实践技能》本轮采用活页式教材出版。

第九轮教材共29种,均为国家卫生健康委员会"十四五"规划教材。

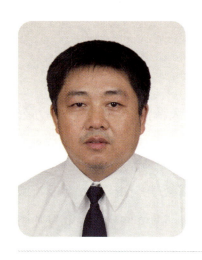

黄　健

主任医师,教授

　　九江学院临床医学院教研室主任。兼任江西省医学会眼科分会委员、江西省综合防控儿童青少年近视专家宣讲团成员。主讲的"眼科学"课程列为国家级线上线下混合式一流课程、江西省线上线下混合式一流课程、江西省省级精品在线开放课程及江西省高校育人共享计划立项线上课程,并在"学习强国"平台上线。主编国家级教材5部,参编教材3部,译著1部。熟练掌握眼科诊疗技术。曾主持省厅及市级科研课题。2010年被中共江西省委、省政府授予"光明使者"称号,为九江市"双百双千"人才。

　　在学习医学的过程中,同学们要全面掌握专业知识,密切联系临床实践,做一个热爱祖国、热爱人民,既有丰富的知识,又有良好医德的医学生。

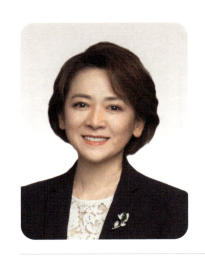

常　新

主任医师，教授

　　大连医科大学口腔医学院正畸教研室主任，大连医科大学附属第二医院口腔医学教研室主任，大连医科大学附属第二医院口腔医学中心主任。兼任中华口腔医学会正畸专业委员会委员；辽宁省口腔医学会常务理事；辽宁省口腔医学会正畸专业委员会副主任委员；辽宁省口腔医学会计算机与数字化专业委员会候任主委；辽宁省口腔医疗质控中心专家组专家；大连市医学会口腔专业委员会副主任委员；辽宁省生命科学学会睡眠医学专业常委；辽宁省生命科学学会口腔学组副组长；中国医药生物技术协会皮肤黏膜软组织修复重建分会委员。

　　我国医疗事业当前正处于飞速发展的阶段。全体编者们倾注心血，将新兴的临床技术和先进的知识理念汇集此书中。希望同学们认真学习，接过知识的火种去照亮更多人的路。

随着我国高等职业教育的发展,为落实教育部等六部委印发的《关于医教协同深化临床医学人才培养改革的意见》《助理全科医生培训实施意见(试行)》等文件的要求,我们结合高等职业教育专科临床医学专业教育的特点以及眼科学、耳鼻咽喉-头颈外科学、口腔科学的教学实践,在全国卫生健康职业教育教学指导委员会专家指导下,对《眼耳鼻喉口腔科学》进行了修订。

本教材修订紧紧围绕落实立德树人根本任务,践行社会主义核心价值观,培养德智体美劳全面发展、具有一定的科学文化水平、良好的人文素养、科学素养、职业道德和创新意识,具有"敬佑生命,救死扶伤,甘于奉献,大爱无疆"的职业精神,以及较强的就业创业能力和可持续发展能力的时代新人。学生通过掌握扎实的眼科学、耳鼻咽喉-头颈外科学和口腔科学专业知识和技术技能,尽快成长为胜任面向基层医疗卫生服务机构的助理全科医师、乡村医生等职业,从事居民基本医疗和基本公共卫生服务等工作基层卫生人才。

本教材编写坚持"三基"(基础理论、基本知识、基本技能)、"五性"(思想性、科学性、先进性、启发性、适用性)、"三特定"(特定的对象、特定的要求、特定的时限)原则,力求按照基层医疗卫生工作岗位对知识、能力和素质的要求,突出理论、知识、技能的必需、够用。同时注重知识更新,及时反映专科方面基础知识和临床研究新进展。

眼科学、耳鼻咽喉-头颈外科学和口腔科学相关疾病有其共同的特点:发病率高、相互有关联、疾病的诊断和治疗需要借助大量的先进医疗设备,要求临床医务人员具有综合医学知识和丰富的专科技能。本教材的全体编者以此为出发点,通过努力工作,相互协助,完成了教材编写。教材正文部分以基础知识、基本理论及基本技能为内容,充分体现实用性和指导性。同时有随文二维码、思维导图、课后测试题、规范的操作、手术视频等丰富了教材的教学内容;本教材遵循数字内容与纸质教材一体化设计原则,以教师教学和学生学习需求为导向,注重实用性,应用数字化内容,满足学生知识体系、实践能力、人文精神及自主学习的需要;通过传承与创新,资源的展示、平台交互体验、融合教材一键建课,同时,利用数字技术,丰富资源类型完成教材的应用。

在有限的时间内全体编者进行编写并完成数字化资源建设,教材在内容和编排上难免有不足,诚恳希望各位老师、学生提出意见和建议,以便使本教材不断完善。

黄 健 常 新

2025 年 7 月

第六章

第七章

第八章

第九章

第十章

第十一章

第十二章

第二篇 | 耳鼻咽喉头颈外科学

第三篇 | 口腔科学

眼 科 学

绪 论

眼科学（ophthalmology）是研究视觉器官疾病的发生、发展和转归、诊断和治疗及预防的医学科学。眼是人体重要的感觉器官，眼部结构精细，人的视觉敏锐程度对生活、学习和工作有着重要影响。由于视觉器官的特点及其功能的复杂性，眼病检查和诊治方法与其他临床学科很大的差异性，以及随着科技水平的进步和提高，眼科诊断和治疗方法得到很大的发展，使得眼科学成为一门独立的学科。

中医学历史悠久，源远流长。早在殷商时期就有关于"疾目"的甲骨文卜辞。我国现存的第一部药书《神农本草经》中，有 70 多种眼科用药的记载。隋代的《诸病源候论》记载了多种眼病。唐代编撰了眼科专著《龙树眼论》。隋唐以后，白内障针拨术已屡见于史籍。《原机启微》是中国古代重要的中医眼科著作，由明代科学家孙云球所著，首创"眼镜片磨制工艺"。明代的《审视瑶函》、清代的《目经大成》等眼病专著的内容更为丰富。

现代眼科学源于 17 世纪认识了眼的屈光成像。德国的 Helmholtz 在 1851 年发明了检眼镜，在活体上观察视网膜及血管和神经，是现代眼科学的标志。20 世纪以来，随着工业技术的进步，促进了眼科学的发展。各种眼病诊治器械和方法相继发明，例如：1905 年挪威 H.Schiötz 发明了眼压计；1911 年瑞典 A.Gullstrand 发明了裂隙灯显微镜；1916 年日本石原忍制成色盲检查图，为多数国家所采用；1909 年第 11 届国际眼科学术会议推广了视力表；1949 年英国 Harold Ridley 成功实施了首例白内障摘除人工晶状体植入术；1960 年激光光凝术开始应用于多种眼科疾病的治疗；1971 年，R.Machemer 开创了闭合式玻璃体切割术，使许多难以治疗的眼病有了新的治愈希望；1988 年，准分子激光开始应用于屈光不正的矫正，掀起了屈光矫正技术的革命，以及近期应用于白内障的治疗；20 世纪 90 年代图像分析技术、超声活体显微镜、相干光断层成像、内镜在眼科中的应用等技术及治疗眼底疾病的抗新生血管药物开始应用于临床，取得了良好的效果。

19 世纪末现代眼科学由西方传入我国，老一辈眼科学先驱为现代眼科学在我国传播、发展及与祖国医学相结合作出了卓越的贡献。1950 年成立了中华眼科学会，之后创办了《中华眼科杂志》。1955 年，我国汤飞凡、张晓楼成功分离和培养了沙眼衣原体，受到国际眼科界的普遍重视，并于 20 世纪 70 年代得到确认。改革开放后，我国眼科学基础和临床学术水平得到很大的提高，中国眼科医生已经掌握了国际上所有的眼科诊治技能。我国在积极引进先进眼科设备的同时，也积极开发研制了各种眼科设备。随着眼科学的发展，眼科学又进一步分为玻璃体和视网膜、青光眼、白内障、角膜病、眼外伤、葡萄膜病、屈光、眼整形、眼眶疾病等亚专业，极大地推动了眼科各专业的快速发展。进入 21 世纪以来，中华眼科学会已相继加入了国际眼科学会联盟和国际眼科理事会等国际眼科学术机构，使得我国眼科学的国际地位得到了空前的提高。

由于眼科学是临床医学的专业课，作为医学生，学习眼科学有着十分重要的意义。视觉器官是人体的重要组成部分，了解视觉器官的解剖、生理及常见疾病的防治方法是临床医学的重要内容；其次，视觉器官与全身其他器官关系密切，相互影响。因此，对立志从事全科医师或非眼科专业医师的医学生来说,有助于对其他学科疾病诊治的认识;对于立志从事眼科专业的医学生来讲,眼科学是一门既重理论又重实践的临床学科,应努力学好眼科学基础知识、基础理论与基本技能,为今后的进一步学习以及进行临床、科研工作打下良好的基础,从而成为一名专业知识丰富的眼科医务人员,更好从事眼科领域的工作。

(黄　健)

第一章 | 眼科学基础

ER 1-1-1
教学课件

ER 1-1-2
思维导图

学习目标

1. 掌握:眼球壁的结构及其组成;晶状体的结构与功能;眼球内容物的组成;视神经的解剖;眼睑、结膜、泪器的结构,各眼外肌的功能。
2. 熟悉:巩膜、视网膜的组织结构;房水、玻璃体的功能;视路的组成;眼眶的组成;常用眼药剂型及给药方式。
3. 了解:眼的血管与神经;眼局部用药的药物动力学。
4. 学会应用所学知识,认识眼球的解剖结构和各组织关系。
5. 具备眼科基础知识,能够进行医患沟通,开展眼科健康教育,帮助和指导患者正确使用眼部药物。

案例导入

患者,男,60 岁,诉右眼视力下降 7 天。既往高度近视眼病史 15 年,检查:视力 右眼 光感,左眼 0.2,双眼角膜透明,晶状体混浊,双眼眼底:视盘边界清,右眼下方视网膜见青灰色隆起,可见裂孔。眼压 右 7.5mmHg（1mmHg=0.133kPa） 左 9.8mmHg。

请思考:

1. 该患者发生病变的部位有哪些?
2. 导致患者视力下降的原因可能有哪些?

第一节 眼的组织解剖与生理

眼是视觉器官,包括眼球、眼附属器、视路以及眼的相关血管、神经结构等。眼球和视路完成视觉功能,眼附属器对眼球起支持、保护、运动等作用。

一、眼球

眼球呈近似球形,由眼球壁和眼球内容物组成,位于眼眶前部,前有眼睑保护,后部有眶骨壁保护并与视神经相连,周围有眶脂肪垫衬。正常成人眼球前后径平均为 24mm,水平径平均为 23.5mm,垂直径平均为 23mm（图 1-1-1）。眼球向前方平视时,一般突出于外侧眶缘 12~14mm,两眼球突出度相差通常不超过 2mm。

（一）眼球壁

眼球壁分为外、中、内三层。

1. **外层** 主要由胶原纤维组织构成,质地坚韧,起到保护眼球内组织和维持眼球形态的作用。前 1/6 为透明的角膜,后 5/6 为瓷白色的巩膜,两者移行区为角巩膜缘。

（1）**角膜**（cornea）：位于眼球前部中央，略向前凸，横径为 11.5~12mm，垂直径为 10.5~11mm，中央部厚度为 0.5mm，周边部厚度约 1mm。组织学上由前向后分为五层：①上皮层，由 5~6 层鳞状上皮细胞组成，再生能力强，损伤后修复较快，不遗留瘢痕。②前弹力层，为一层透明膜，损伤后不能再生，而留下薄翳。③基质层，占角膜厚度的 90%，由与角膜表面平行的胶原纤维组成，损伤后不可再生，形成瘢痕。④后弹力层，为较坚韧的透明均质膜，损伤后可再生。⑤内皮细胞层，由单层六角形扁平细胞构成，具有角膜-房水屏障功能，受损后依靠邻近细胞扩展和移行而覆盖缺损区。

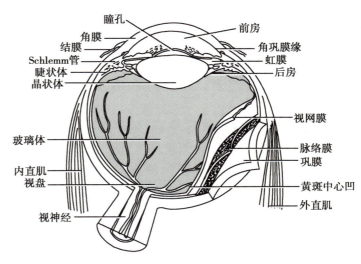

图 1-1-1　眼球剖面图

角膜为眼球屈光介质的重要组成部分，本身无血管，营养主要来自角膜缘血管网、房水和泪膜。由于角膜有丰富的三叉神经末梢，故感觉十分敏锐。

（2）**巩膜**（sclera）：质地坚韧，呈乳白色。组织学上，巩膜可分为表层、实质层和棕黑层。前接角膜，在后部与视神经交接处分为两层，内 1/3 为较薄的网眼状结构，称为巩膜筛板，外 2/3 移行于视神经鞘膜。角膜缘部巩膜与其表面覆盖的筋膜和球结膜相互融合，巩膜表面有四条直肌和两条斜肌附着。肌肉附着处巩膜最薄（0.3mm），视神经周围及角巩膜缘处巩膜最厚（1.0mm）。

（3）**角巩膜缘**（corneoscleral limbus）：为角膜与巩膜的移行区，呈半透明状，角膜嵌入巩膜内，前界位于连接角膜前弹力层止端与后弹力层止端的平面，后界定于经过房角内的巩膜突或虹膜根部并垂直于眼表的平面。角膜缘区是许多内眼手术切口的标志部位。

（4）**前房角**（angle of anterior chamber）：角巩膜缘和虹膜根部前面构成隐窝，称前房角。在前房角内可见到如下结构：Schwalbe 线、小梁网和 Schlemm 管、巩膜突、睫状带和虹膜根部。

小梁网为前房角的海绵状结构，位于 Schlemm 管内侧，具有滤过作用。Schlemm 管是围绕前房角一周的环管状房水排出通道，内壁仅由一层内皮细胞与小梁网相隔。管的外侧壁有外集合管，房水经外集合管注入巩膜深层静脉丛中，经巩膜内静脉丛，再注入上巩膜静脉丛，最后流入睫状前静脉。

2. **中层**　为葡萄膜（uvea），因含有丰富的血管和色素，又称血管膜或色素膜。从前到后由虹膜、睫状体和脉络膜组成，具有营养、遮光功能。

（1）**虹膜**（iris）：位于角膜之后，晶状体之前，中央有一 2.5~4mm 的圆孔称瞳孔，表面有虹膜纹理和隐窝，虹膜将角膜后面与晶状体前面之间的空隙分隔为前后两腔，称前房与后房，内充满房水。虹膜内有瞳孔括约肌和瞳孔开大肌，前者受副交感神经支配，司缩瞳；后者受交感神经支配，司散瞳。虹膜的功能是调节进入眼内的光线，以保证视物清晰。瞳孔的大小与光线强弱、年龄和精神状态有关。

（2）**睫状体**（ciliary body）：为位于虹膜根部与脉络膜之间的宽约 6~7mm 的环状组织，矢状面略呈三角形，巩膜突是睫状体基底部附着处。睫状体与晶状体赤道部间有悬韧带相连。睫状体前 1/3 为睫状冠，宽约 2mm，内表面有睫状突。后 2/3 为睫状体扁平部，此部与脉络膜连续处称锯齿缘。睫状肌由外侧的纵行、中间的放射状和内侧的环形三组肌纤维构成。睫状肌是平滑肌，受副交感神经支配，其作用是调节晶状体的曲率。睫状突的无色素上皮细胞产生房水，营养眼内组织，并调节眼压（图 1-1-2）。

（3）**脉络膜**（choroid）：前起锯齿缘，后止于视盘周围，介于视网膜和巩膜之间。脉络膜含有丰富血管，主要供应视网膜外层营养；含有丰富的黑色素，起到遮光和暗房的作用。

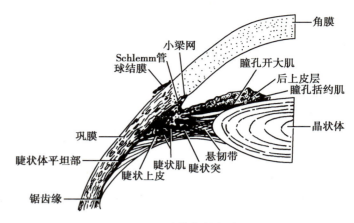

图 1-1-2　眼球前部的经向切面

3. 内层　为视网膜（retina），是一层透明的薄膜，外邻脉络膜，内邻玻璃体，前起锯齿缘，后止于视盘周围。视网膜组织结构有 10 层，自外而内分别为：色素上皮层、视锥视杆细胞层、外界膜、外颗粒层、外丛状层、内颗粒层、内丛状层、神经节细胞层、神经纤维层、内界膜。外五层由脉络膜血管供应，内五层由视网膜血管供应。其中视网膜的内 9 层为视网膜神经感觉层，外层为视网膜色素上皮层，两层之间存在一潜在腔隙，是视网膜脱离的解剖基础。

视网膜内有三级神经元传递，即视锥细胞和视杆细胞受光刺激产生神经冲动，经双极细胞至神经节细胞，然后再由神经节细胞发出神经纤维通过视路传至大脑的视中枢形成视觉。

黄斑（macula lutea）和视盘（optic disc）是眼底视网膜两个标志性结构。黄斑是位于视网膜后极部的无血管凹陷区，直径约 2mm，因含有丰富的叶黄色素而得名，其中央有一小凹，为黄斑中心凹（fovea centralis），是视网膜上视觉最敏锐的部位。黄斑区色素上皮细胞含有较多色素，因此在检眼镜下颜色较暗，中心凹处可见反光点称中心凹反射。视盘又称视乳头，是距黄斑鼻侧约 3mm、境界清楚的橙红色略呈竖椭圆形的盘状结构，大小约 1.5mm×1.75mm，视网膜上神经纤维汇集组成视神经，是向视觉中枢传递穿出眼球的部位，视盘中央有小凹陷区称视杯（optic cup）。视盘仅有神经纤维没有视细胞，因此不能感光，在视野中形成生理盲点。

（二）眼球内容物

眼球内容物包括房水、晶状体和玻璃体，均为无血管无神经的透明体，具有屈光作用，与角膜共同构成屈光系统。

1. 房水（aqueous humor）　为无色透明液体，充满前房和后房，由睫状突无色素上皮细胞产生后，进入后房，经瞳孔进入前房，再经前房角小梁网、Schlemm 管、集液管和房水静脉，最后入巩膜表层的睫状前静脉而入血液循环，这是房水的主要循环途径。房水主要成分是水，还含有少量的氯化物、蛋白质、维生素 C 及无机盐等。房水具有维持眼内组织的代谢和调节眼压的作用。

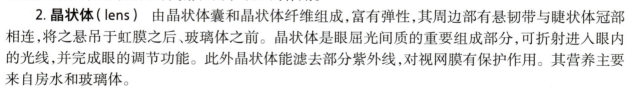

2. 晶状体（lens）　由晶状体囊和晶状体纤维组成，富有弹性，其周边部有悬韧带与睫状体冠部相连，将之悬吊于虹膜之后、玻璃体之前。晶状体是眼屈光间质的重要组成部分，可折射进入眼内的光线，并完成眼的调节功能。此外晶状体能滤去部分紫外线，对视网膜有保护作用。其营养主要来自房水和玻璃体。

3. 玻璃体（vitreous body）　位于晶状体后视网膜前，为透明的胶质体，充满于玻璃体腔内，占眼球容积的 4/5，约 4.5ml，中央部为一光学密度较低的细长条状物称 Cloquet 管。周边部由相对排列致密的胶原纤维组成，称为玻璃体皮质。玻璃体前面有玻璃体凹，容纳晶状体，其他部位与视网膜和睫状体相贴，在视盘边缘、黄斑中心凹周围及玻璃体基底部（锯齿缘前 2mm 和后 4mm）连接紧密。玻璃体除有屈光功能外，还对其周围组织有支撑作用，其营养来自脉络膜和房水。

瞳孔对光反射及视近反射

当可见光线经瞳孔照射入眼内，引起瞳孔反射性缩小，称为瞳孔对光反射。受光线照射的眼出现瞳孔缩小称为直接对光反射，而未照射的对侧眼也会出现瞳孔缩小，称为间接对光反射。其途径为：光线→视网膜→视神经→视交叉→视束→中脑对光反射中枢→双侧动眼神经副核→动眼神经→睫状神经节→瞳孔括约肌和睫状肌。

双眼注视近物时瞳孔缩小，同时伴有调节增强和眼球内聚的三联征反应，称为近反射。其途径为：当信息经视路到达视皮质后，由视皮质发出的纤维经枕叶中脑束到中脑核和动眼神经的内直肌核，再由其发出纤维到达瞳孔括约肌、睫状肌及内直肌，完成瞳孔缩小、调节和集合作用。

二、眼附属器

眼附属器包括眼睑（eyelid）、结膜（conjunctiva）、泪器（lacrimal apparatus）、眼外肌（extraocular muscle）、眼眶（orbit），具有保护、运动和支持眼球等功能。

（一）眼睑

眼睑位于眼球前方，分为上睑和下睑，其游离缘称睑缘，上下睑缘间的裂隙称睑裂。正常平视时睑裂高度约 8mm，上睑遮盖角膜上部约 1~2mm，上下睑缘之内、外侧相连接处分别称为内眦和外眦。内眦处有一小肉状隆起称泪阜。睑缘前唇钝圆，有排列整齐向前生长的睫毛，毛囊周围的皮脂腺（Zeis 腺）及变态汗腺（Moll 腺）开口于毛囊。后唇成直角，与眼球表面紧密接触。两唇间有一条灰色线乃皮肤与结膜的交界处。在近内眦后唇各有一个小孔分别称为上下泪点，与眼球紧贴，为泪道的入口。眼睑由外至内分为五层，即皮肤层、皮下组织层、肌层、睑板及睑结膜层。眼睑有保护眼球的功能。

（二）结膜

结膜为一层半透明、光滑而富有弹性的黏膜。按其所在部位分为睑结膜、球结膜和两者移行的穹隆结膜三部分。球结膜、睑结膜和穹隆部结膜所围成的囊状腔隙称结膜囊，通过睑裂与外界相通。睑结膜起于睑缘，覆盖于上、下睑的内面，与睑板紧密相连，透过此膜可看到其深面的睑板腺和血管。球结膜覆盖于巩膜前表面，止于角巩膜缘，可被推动。位于内眦部泪阜颞侧的结膜形成一皱褶呈垂直半月状，称结膜半月皱襞。结膜血液供应主要来自眼睑动脉弓和睫状前动脉。

（三）泪器

泪器包括泪腺和泪道两部分。

1. 泪腺 位于眼眶外上方的泪腺窝内，分泌泪液。提上睑肌肌腱将其分成较大的眶部泪腺和较小的睑部泪腺。泪腺的排出管开口于外侧上穹隆结膜（图 1-1-3）。泪腺分泌的泪液，主要成分是水，还含有蛋白质、无机盐、免疫球蛋白、溶菌酶、补体系统、尿素及乳铁蛋白等，此外尚有位于穹隆结膜的 Krause 腺和 Wolfring 腺，也分泌泪液，称为副泪腺。

2. 泪道 由泪点、泪小管、泪囊和鼻泪管

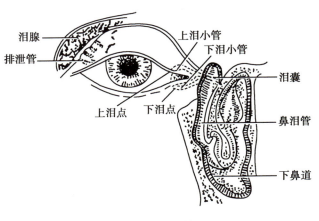

图 1-1-3 泪器剖视图

构成,为泪液排泄通道。泪液在结膜囊内随瞬目运动分布于眼球表面,并逐渐汇集于内眦处的泪湖,再由泪点和泪小管的虹吸作用而进入泪囊,通过鼻泪管排入下鼻道,最后由鼻黏膜吸收和挥发。泪小管是连接泪点与泪囊的小管,管长 8mm,泪囊位于泪骨的泪囊窝内,全长约 10mm,宽约 3mm,上方为盲端,下方与鼻泪管相连。鼻泪管位于骨性管道内,上接泪囊,向下开口于下鼻道。

(四)眼外肌

眼外肌有四条直肌和两条斜肌,四条直肌为上直肌、下直肌、内直肌和外直肌,均起于眶尖部视神经周围的总腱环,止于巩膜表面。内、外、上、下四条直肌的作用分别使眼球内转、外转、上转和下转,上直肌还有内转与内旋作用,下直肌有内转与外旋的作用。两条斜肌是上斜肌和下斜肌,上斜肌起自总腱环旁蝶骨体骨膜,通过滑车止于后部巩膜,作用是使眼球内旋、下转、外转。下斜肌起自眶下壁的前内侧,止于后部巩膜,可使眼球外旋、上转、外转(图 1-1-4)。

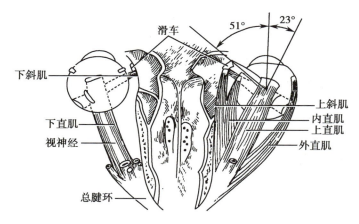

图 1-1-4 眼外肌俯视图

(五)眼眶

眼眶(orbit)容纳眼球,呈四边锥体形,由额骨、蝶骨、筛骨、腭骨、泪骨、上颌骨和颧骨七块骨构成。成人眶深为 40~50mm。有上、下、内、外四壁,眼眶外侧壁较厚,但其位置靠后,故眼球外侧容易受到损伤。其他三个骨壁较薄,且与额窦、上颌窦、筛窦相邻,故鼻窦病变可累及眶内组织。眼眶壁上有视神经孔、眶上裂、眶下裂等,为神经与血管的通道(图 1-1-5)。

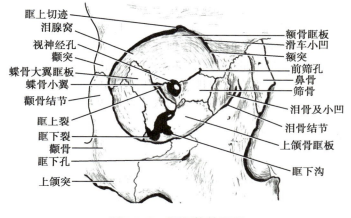

图 1-1-5 眼眶的前面观

三、视路

视路(visual pathway)指视觉信息从视网膜光感受器至大脑枕叶视中枢的神经传导路径。临床上包括视神经、视交叉、视束、外侧膝状体、视放射和枕叶视中枢。

视神经是中枢神经系统的一部分。起于视盘,止于视交叉前脚,全长平均约 40mm。按其部位划分为:眼内段、眶内段、管内段和颅内段四部分。在巩膜筛板前,神经纤维无髓鞘,穿出筛板后有髓鞘。视神经外有软脑膜、蛛网膜和硬脑膜组成的鞘膜包绕,鞘膜间隙与颅内同名间隙相通。

视网膜神经节细胞发出的纤维汇聚成视神经,出眼球向后内到达眶尖,经视神经管入颅,在蝶鞍区两侧视神经交会。来自两眼视网膜鼻侧的纤维在蝶鞍处交叉至对侧,与对侧不交叉的视网膜颞侧纤维合成视束,绕过大脑脚至外侧膝状体,换神经元后经过内囊进入视放射,止于距状裂上、下唇和枕叶纹状区后极部。

四、眼部血管与神经

（一）血管

1. **动脉** 眼的血液供应主要来自颈内动脉的分支眼动脉,少部分来自颈外动脉系统。眼动脉经视神经孔进入眶内,行程中发出分支供应眼球、眼外肌、泪腺和眼睑等,其主要分支有:视网膜中央动脉,营养视网膜内5层;睫状后动脉在视神经周围穿入巩膜,分支营养脉络膜、虹膜、睫状体及视网膜外5层;睫状前动脉来自眼动脉的肌动脉,分布于角膜缘、球结膜及虹膜、睫状体。

2. **静脉** 视网膜中央静脉与同名动脉伴行,经眼上静脉或直接汇入海绵窦。在眼球赤道后方有4~6条涡静脉,收集脉络膜及部分虹膜睫状体的血液,经眼上、下静脉,汇流到海绵窦。睫状前静脉收集虹膜、睫状体的血液,上半部经眼上静脉通过眶上裂入海绵窦,下半部经眼下静脉通过眶下裂与面静脉及翼腭静脉丛相交通,进入颈外静脉(图1-1-6)。

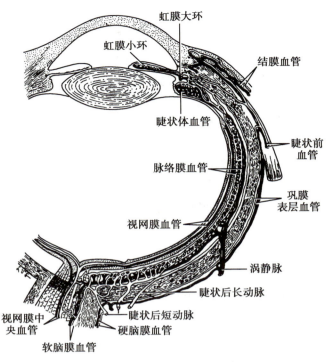

图 1-1-6 眼球血液循环示意图

眼球血液循环

（二）神经

眼的神经支配丰富,共有6对脑神经与眼有关。视神经传导视觉神经冲动,滑车神经支配上斜肌,展神经支配外直肌,动眼神经支配其他眼外肌,面神经、三叉神经司眼部感觉,支配眼轮匝肌。睫状神经节位于视神经外侧总腱环前10mm左右,眼内手术施行球后麻醉,即阻断此神经节。

第二节　眼科药物概述

由于眼部存在血-眼屏障等特殊的组织解剖结构,大多数眼病的有效药物治疗方式是局部给药。因此,眼科用药除了严格掌握适应证外,尚应对药物在眼局部作用的药物动力学和药效学有相当的了解。

一、眼局部的药物动力学

药物要在眼局部作用部位达到有效浓度和发挥治疗作用,与以下因素有关:给药的剂量、药物吸收率、组织中的结合和分布、循环药量、组织之间的转运、转化及排泄等。

药物由眼球表面进入眼球内组织的主要途径是经角膜转运。首先药物先分布到泪膜,由泪膜转运入角膜,再由角膜转运到眼内。而角膜上皮层和内皮层的细胞之间,均有紧密连接,药物不能经细胞外间隙进入,只能由细胞膜转运。影响药物透过角膜的因素有:药物的浓度、溶解度、黏滞性、脂溶性、表面活性等。药物浓度高,溶解度大,进入角膜的药物增加;黏滞性高,与角膜接触时间延长,可增强药物的吸收;由于角膜上皮和内皮细胞均有脂性屏障,泪液和角膜基质为水溶性,因此,药物最好均具备脂溶性和水溶性,其中脂溶性对药物通透角膜更为重要;眼药中的表面活性物质能够影响角膜上皮细胞膜屏障作用,而增加药物的通透性。此外,眼药的 pH 和渗透压也很重要,如偏离眼局部生理值太大,可造成眼部刺激和引起反射性泪液分泌,影响药物的吸收。

药物也可从眼表结构中的血管如角膜缘血管和结膜血管吸收通过血液循环进入眼内,或经结膜、筋膜和巩膜直接渗透到眼球内。药物到达眼内后主要通过房水弥散分布到眼前段各组织作用部位,少量经玻璃体弥散到视网膜表面。有些药物是前体药,它在角膜吸收转运过程中,经角膜组织内的酶作用,进入眼内后,就形成有活性的药物成分,可以大大降低药物的全身不良反应和提高药物的生物利用度。药物多在作用部位代谢后,经房水或直接进入静脉回流排泄。

二、常用眼药剂型及给药方式

1. 滴眼液(eyedrops) 是最常用的眼药剂型,通常滴入下方结膜囊内。一般滴眼液每滴约为25~30μl,而结膜囊泪液容量最多为10μl。因此,常规治疗每次滴一滴眼药即可,嘱患者再滴眼药的最短间隔为5分钟。滴药后按压泪囊部以及轻轻闭睑数分钟可以减少药物从泪道的排泄、增加眼部吸收和减少全身不良反应。

2. 眼膏(ointments) 可增加眼药与眼表结构的接触时间。眼膏均为脂溶性的,因此可以明显增加脂溶性药物在眼部的吸收。眼膏的另一大优点是,在眼表病损如角膜上皮缺损时,可起润滑和衬垫作用,减缓眼刺激症状。

3. 眼周注射(periocular injections) 包括球结膜下注射、球筋膜(Tenon 囊)下注射(球旁注射)和球后注射等,其共同的特点是避开了角膜上皮对药物吸收的屏障作用,可在眼局部达到较高药物浓度,尤其适于低脂溶性药物。

4. 眼内注射(intraocular injection) 可立即将有效浓度的药物送到眼内作用部位,主要适用于眼内炎症、感染、视网膜黄斑疾病等治疗。

5. 眼药新剂型 眼药的缓释控制装置、胶样滴眼剂或在位凝胶滴眼液等新剂型可提高滴眼液的生物利用度,延长局部作用时间和减少全身吸收带来的不良反应。这些新剂型眼药应用方便、疗效持续、不良反应少,在眼科疾病的治疗中有广阔前景。

(吴开竹)

思考题

1. 请试述眼球的组成。
2. 支配眼的神经有哪些?
3. 请试述房水循环的主要途径是什么?

ER 1-1-5
练习题

第二章　| 眼科常用检查

1. 掌握:眼科病史采集;主要眼病症状;视力、视野检查;眼附属器和眼球检查;指测法眼压测量。

2. 熟悉:色觉检查;裂隙灯显微镜检查、前房角镜检查、检眼镜检查。

3. 了解:眼部特殊检查。

4. 学会正确进行医患沟通,会正确选择并进行眼科检查,能正确书写眼科病历。

5. 具备眼科检查能力,尊重、爱护患者,保护患者隐私。能介绍我国在眼科仪器、设备方面取得的成就。

案例导入

患者,男,26 岁,因右眼红、疼痛、畏光、流泪、视物模糊 2 天来诊。

请思考:

1. 进行病史采集时需包含哪些内容?

2. 该患者需要作哪些眼部检查?

第一节　眼科病史及主要眼病症状

一、眼科病史

病史应按照主诉、现病史、既往史、个人史和家族史等,有序、系统地询问和记录。

1. 主诉　是患者本次就诊最主要的症状或/和体征及持续时间,应注明眼别。

2. 现病史　是患者本次患病的全过程。包括发病诱因、时间,主要症状、体征,有无伴随症状,缓解或加重的因素,诊治经过及疗效等。

3. 既往史　既往有无类似病史,既往眼病史、外伤史、手术史、传染病史、药敏史、戴镜史等。

4. 个人史　记录可能与眼病相关的生活习惯、特殊嗜好及周围环境。

5. 家族史　家族成员中有无类似疾病,有无遗传性疾病,父母是否近亲结婚等。

二、主要眼病症状

主要包括:视功能障碍、感觉异常和外观异常。

1. 视功能障碍　包括视力下降、视野缺损、色觉异常、视物变形、飞蚊症、闪光感、夜盲、昼盲、复视、立体视觉异常等。其中视力下降是眼科最主要的症状。

一过性视力下降常是眼底一过性缺血导致,常见于视网膜中

ER 1-2-3 　　ER 1-2-4

眼科病史采集　　　眼科病史示例

央动脉痉挛、直立性低血压、椎基底动脉供血不足、偏头痛、视盘水肿、急性眶压升高、癔症等；突然视力下降常见于视网膜血管阻塞、玻璃体积血、视网膜脱离、缺血性视神经病变等；伴有眼痛的突然视力下降常见于角膜炎、葡萄膜炎、急性闭角型青光眼、眼内炎、球后视神经炎等；逐渐视力下降可见于屈光不正、白内障、原发性开角型青光眼、年龄相关性黄斑病变、糖尿病性视网膜病变等。

2. 感觉异常 包括痒、异物感、烧灼感、刺痛、胀痛、畏光、流泪等。临床上常把疼痛、畏光、流泪、睫状充血统称为眼部刺激症状，常见于角膜炎、青光眼急性发作、急性虹膜睫状体炎等。

3. 外观异常 包括充血、出血、分泌物、眼睑位置异常、白瞳征、眼球突出等。眼部充血主要有结膜充血和睫状充血，两者同时存在时为混合充血。

第二节　视功能检查

临床常用的视功能检查有视力检查、视野检查、色觉检查等。

一、视力

视力（visual acuity）即视锐度，是指人眼对二维物体形状、大小的分辨能力，亦称中心视力。主要反映黄斑区视功能。临床上常把人眼在 5m 或 5m 以外能辨别最小视标的能力称远视力；在阅读距离能辨别最小视标的能力称近视力。一般将 ≥1.0 的视力定为正常视力。世界卫生组织（WHO）规定一个人较好眼的最佳矫正视力<0.3 但 ≥0.05 时为低视力；<0.05 时为盲。视力检查包括远视力检查和近视力检查，远、近视力相结合，可帮助推断有无屈光不正、老视或其他眼病。视力表（图 1-2-1）是检查视力的常用工具。检查时一般先右眼后左眼或先健眼后患眼，如为戴镜者，应先查裸眼视力再查戴镜矫正视力。

> **知识拓展**
>
> ### 视力表设计原理
>
> 视力表是以 1′（1 分）视角为单位进行设计的。视角是外界两点发出的光线，经眼内结点所形成的夹角。1′ 视角即最小视角，是人眼能分辨出的两点间最小距离所形成的视角。视力是视角的倒数，如视角为 1′ 时，则视力= 1/1′ =1.0。

（一）远视力检查

检查时，受检者距视力表 5m，受检眼与视力表 1.0 行同高，从 0.1 视标向下逐行检查。要求受检者在 3 秒内读出或指出视标开口方向，记录其能辨认的最小一行视标的视力。如在 5m 能辨认 1.0 全部视标，记录为 1.0；如对 1.2 行仅辨认出两个视标，记录为 1.0^{+2}；如在 1.2 行仅辨错 3 个视标，记录为 1.2^{-3}。

视力低于 0.1 者，则令其走近视力表，直到认出 0.1 停止。此时根据公式 V=d/D 算出视力，其中 V 代表受检眼视力，d 代表实际看见 0.1 行字符的距离（m），D 代表正常人看清该行字符的距离（50m）。如 2m 看清 0.1，则 V=2/50，视力为 0.04。

当受检者视力低于 0.02 时，则进行指数（counting finger，CF）检查。嘱受检者背光而坐，从其眼前 1m 开始，随机出示指数并逐渐靠近，直至能正确辨认指数为止。

记录辨清指数的距离,如 CF/40cm。

若在眼前 5cm 仍不能辨认手指,则改为检查手动(hand motion,HM)。在受检眼前摆动检查者的手,记录能正确判断手动的距离,如 HM/30cm。

当受检眼不能辨出手动时,在暗室内检查光感(light perception,LP)。记录可辨认光源的距离,如 LP/1m;不能辨认光源时记录为无光感(no light perception,NLP)。有光感者需检查光定位,分别检查上、下、左、右、左上、左下、右下、右上及中央九个方位能否辨别光源并记录,能辨认出记为"+",不能辨认为"-"。

(二) 近视力检查

常用标准近视力表和 Jaeger 视力表。在充足光线照明下,令被检者自己持近视力表从上向下逐行辨认,视力表距离可以调整,以能辨出最小视标为止。记录能辨认的最小视标视力和辨认距离,如 0.8/20cm。

二、视野

视野(visual field)是指眼向正前方固视时所能感知到的空间范围。反映黄斑中心凹以外视网膜感光细胞的功能,又称周边视力。距固视点 30° 以内范围的视野称为中心视野,30° 以外的为周边视野。世界卫生组织规定无论中心视力好坏,视野≤10°者为盲。视野检查有助于眼底病、视路和视中枢疾病的定位和鉴别诊断。

(一) 临床常用的视野检查

1. 对照法 是最简单的视野检查法。以检查者的正常视野作对照,衡量被检者视野是否正常。检查者与被检者对面而坐,眼位同高,距离 1m。检查右眼时,被检者的右眼与检查者的左眼对视,并分别遮盖另一眼;检查左眼时则反之。检查者将视标(手指或点光源等)置于两人之间等距离处,在不同方向由外向内缓慢移动。如被检者在各个方向与检查者同时看到视标,则视野大致正常。该法简单易行,但无法客观记录,不能供以后作对比。

2. Amsler 表 由长宽均为 5mm 的 400 个小方格组成,主要检查中心 10° 范围的视野。临床用于检查黄斑功能或测定中心、旁中心暗点。检查时被检眼距离表 30cm,固视表中心点,描述看到的情况。黄斑病变者会感到中心暗影、直线缺损、扭曲等。

3. 自动视野计 是电脑控制的静态定量视野计,可依据受检眼对光的敏感度检测视野缺损,并进行深度定量分析。仪器内置青光眼、黄斑疾病、视神经疾病等的特殊检查程序,可以根据具体病变进行选择。检查结果的重复性、可信性、可比性较高。

(二) 正常视野

以直径 3mm 的白色视标检查周边视野,其正常值为:上方 55°、下方 70°、鼻侧 60°、颞侧 90°。正常人白色视标的视野最大,蓝、红、绿色视标的视野依次递减 10° 左右。生理盲点的中心位于固视点颞侧 15.5°、水平线下 1.5° 处。除生理盲点外出现的其他任何暗点均为病理性暗点。

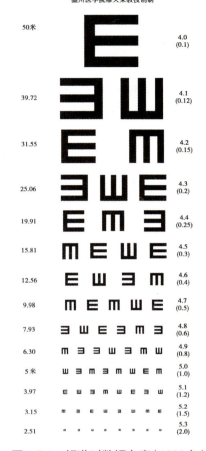

图 1-2-1 标准对数视力表(1990 年)

Amsler 表

自动视野计检查

正常视野范围

三、色觉

色觉（color vision）是指人眼辨别各种颜色的能力，为人眼视网膜视锥细胞的一种重要功能。色觉障碍包括色弱（指眼辨别颜色的能力降低）和色盲（指眼不能辨别颜色），红绿色盲是最常见色盲。色觉检查有以下方法：

1. 假同色图（色盲本） 最常用，一般在明亮的自然光下进行，检查距离50cm，每图的辨认时间不超过5秒。

2. 色相排列法 要求被检者按色调把形状、大小一致但颜色不同的色相子依次排列，根据该排列顺序来判断有无色觉异常及其程度和类型。

3. 色觉镜 是色觉异常较准确的一种检查方法。红光和绿光适当比例混合可形成黄光，观察被检者调配两者的比例，可判断有无色觉异常及其程度和类型。

ER 1-2-11
色盲本

ER 1-2-12
D-15 色相排列法检查

第三节 眼部检查

眼部检查一般在充足的自然光线或人工照明下进行，检查时遵循先右后左，由外向内，由前向后，双眼对照的原则。

检查时注意：①感染性眼病，先健眼后患眼，避免交叉感染。②不合作者，可在麻醉下或将其手足及头部充分固定后，使用开睑钩开睑检查；禁忌用手强行掰开。③眼部刺激症状重者：应表面麻醉后检查。④角膜溃疡及眼球穿通伤者，检查时应动作轻柔，勿挤压眼球。⑤化学性烧伤者，立即大量生理盐水或清洁水冲洗眼部，有异物者及时清除，然后再进行病史采集和其他检查。

一、眼附属器检查

（一）眼睑

闭眼时，观察眼睑皮肤有无红肿、淤血、瘢痕、肿物等，有无睑裂闭合不全。正视前方时，观察两睑裂是否对称，有无上睑下垂，睑缘有无内外翻、充血、肥厚、炎症等，睫毛有无乱生、倒睫、秃睫，睫毛根部有无充血、鳞屑、脓痂等，观察睑板腺开口有无异常。向下注视时，观察有无上睑迟落、下睑缘弧度有无异常。触压眼睑有无压痛、皮下结节或气肿等。

（二）泪器

视诊泪腺对应皮肤区有无红肿、隆起；触诊泪腺区有无肿块及压痛，如有肿块，应判断其形态、质地、移动度，并观察眼球是否突出或移位。观察泪点位置、开口有无异常。视诊泪囊区皮肤有无红肿、溃破，触压泪囊区有无压痛、有无液体或脓液自泪点溢出（泪囊区红肿时禁忌压迫）。泪道冲洗可确定泪道通畅程度（详见附录1），必要时行泪囊X线碘油造影等帮助临床诊断。

（三）结膜

观察球结膜有无充血、水肿、新生物等；翻转上、下眼睑，观察睑结膜及穹隆结膜有无充血、乳头增生、滤泡形成及瘢痕等，观察结膜囊有无分泌物及分泌物的量、颜色等。

ER 1-2-13
结膜混合充血

（四）眼球位置及运动

眼平视前方时，观察双眼位置是否对称、大小有无异常，有无眼球震颤及斜视，有无眼球突出或内陷。眼向不同方向注视时，观察眼球有无转动障碍。Hertel眼球突度计可精确眼球突出度，角膜映光法、遮盖法等可检查斜视的性质和程度（详见第十五章）。

ER 1-2-14
眼球运动检查

（五）眼眶

观察两侧眼眶是否对称，触诊眶缘有无缺损、压痛等。眼眶深部损伤或病变时可选择超声、X线摄片、CT扫描或磁共振检查。

二、眼前节检查

眼前节是指晶状体以及其前的眼球部分。包括角膜、巩膜、前房、虹膜、瞳孔、晶状体。

（一）角膜

观察角膜的大小、曲度、透明度、光滑度；有无异物、混浊或新生血管，有无上皮缺损、角膜后沉着物（keratic precipitates，KP）；检查角膜知觉是否正常。

1. 角膜大小　角膜横径一般约11~12mm，若大于13mm为大角膜，小于10mm为小角膜。

2. 角膜上皮缺损检查　1%~2%荧光素钠滴入结膜囊内，1~2分钟后观察。正常角膜不着色，上皮缺损区呈绿色。

3. 角膜曲率检查　常采用角膜曲率计或角膜地形图来精确测量角膜曲率半径和屈光度。

4. 角膜知觉检查　在消毒棉签上抽出一根纤细纤维，从被检眼颞侧触及角膜（勿触碰眼睑及睫毛），立即引起瞬目反射者为角膜知觉正常；瞬目反射延迟者为角膜知觉迟钝；瞬目反射消失者为角膜知觉麻痹。

（二）巩膜

检查巩膜有无充血、黄染、结节及压痛。

（三）前房

主要检查前房深浅、房水的透明度。浅前房者有潜在发生闭角型青光眼的风险，房水混浊、积血、积脓常见于炎症、外伤、肿瘤等。

1. 前房深浅检查

（1）简易方法：手电光平行虹膜于受检眼外眦照向内眦，若鼻侧虹膜被完全照亮，则为深前房，反之，则可能为浅前房。但此法不精确。

（2）裂隙灯显微镜法：选用窄裂隙光，在颞侧角膜缘处做一细窄的光学切面，这时角膜和虹膜之间的暗区就是周边前房深度，比较此暗区和对应区域的角膜厚度，正常人比值在1/3以上，若≤1/4则表示房角窄，提示有发生闭角型青光眼的风险。此法仅间接反映房角的宽度，不能替代前房角镜检查。

（3）前房角镜检查：前房角镜是利用光线折射或反射观察前房角各结构，能精确评价前房角的宽窄和开闭，对青光眼的诊断、治疗及预防具有重要意义。临床常用Scheie房角分级法，将房角分为宽、窄两型，窄型又分4级（图1-2-2）。当眼处于原位即静态时能看清房角全部结构为宽角；能看到部分睫状体带为窄Ⅰ；只能看到巩膜突为窄Ⅱ；只能看到前部小梁为窄Ⅲ；只能看到Schwalbe线为窄Ⅳ。

2. 房水透明度检查　常采用圆锥光束照射前房来判断房水有无混浊。正常时光线穿过区为暗区，假如看到灰色闪辉光带（Tyndall征）表示房水混浊。

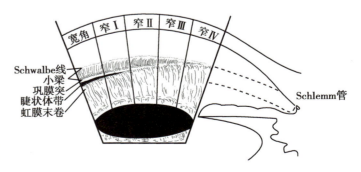

图 1-2-2　Scheie 房角宽窄分级

（四）虹膜

观察虹膜纹理是否清晰，有无新生血管、色素脱失、萎缩、结节及粘连，有无虹膜缺损、根部断离及虹膜震颤等。

（五）瞳孔

观察瞳孔的大小、形状、位置，边缘是否整齐，对光反射与集合反射是否灵活。正常成人自然光线下瞳孔直径为 2.5~4.0mm，双侧等大。

在暗室内，可见光照射眼部引起瞳孔迅速缩小的反应称对光反射，其中被光源直接照射眼的瞳孔缩小称直接对光反射，未被照射眼也发生的瞳孔缩小称间接对光反射。正常人双眼瞳孔的缩小与扩大反应是相等的。受检眼由看远转为看 15cm 近物时瞳孔的缩小称集合反射。

虹膜新生血管

直接对光反射

间接对光反射

集合反射

（六）晶状体

观察晶状体形态、位置、透明度，如有混浊需描述其位置、颜色、程度。完整检查晶状体须充分散瞳。

三、眼后节检查

眼后节是指晶状体后表面以后的眼球部分，包括玻璃体、视网膜、脉络膜、视盘。临床常在暗室内用检眼镜进行检查。眼科 B 超、OCT、眼底血管造影等特殊检查对眼后节疾病诊断具有重要意义。

四、裂隙灯显微镜检查

知识拓展

裂隙灯显微镜检查原理

裂隙灯显微镜由 Gullstrand 于 1911 年发明，其原理是"丁达尔现象"，即光束通过胶体时，从入射光的垂直方向可以观察到胶体里出现的一条光亮的"通路"。裂隙灯灯光通过裂隙形成一条窄缝光源，像"光刀"切入眼内，形成一个光学切面，从而观察眼睛各部位的健康状况。

裂隙灯显微镜是眼科最基本的检查仪器，有良好的照明和一定的放大倍率，可清楚地观察眼部组织。检查方法有多种，临床常用弥散光照明法和直接焦点照明法，检查眼睑、结膜、泪膜、眼前节及前部玻璃体，另外还应用于硬性角膜接触镜的配适评估。搭配前房角镜、前置镜、三面镜等可详细检查前房角、玻璃体和眼底；搭配眼压计、激光、照相机等用途更加广泛。

裂隙灯显微镜

五、眼压测量

眼压（intraocular pressure，IOP）又称眼内压，是眼球内容物作用于眼球壁及内容物之间相互作用的压力。正常人眼压值在 10~21mmHg，双眼可有差别但差异应≤5mmHg，单眼的 24 小时眼压波动应≤8mmHg。眼压测量包括指测法和眼压计测量法。

（一）指测法

指测法属于定性眼压测量，是用检查者的手指感觉来粗略估计眼压高低，其准确度依赖于检查者经验。检查时嘱患者两眼向下注视，检查者两手示指放于被测眼上睑皮肤面，交替向眼球中心方向按压，一手轻压眼球时，另一手指尖感受眼球波动感，评估出眼球软硬程度。初

裂隙灯显微镜检查

学者可以借助自己的额头、鼻尖、嘴唇来粗略感受高、中、低三种眼压。记录方法：T_n 代表正常眼压，T_{+1}、T_{+2}、T_{+3} 分别表示眼压偏高、很高、极高；T_{-1}、T_{-2}、T_{-3} 分别表示眼压偏低、很低、极低。

指测法测眼压

（二）眼压计测量法

眼压计测量法属于定量眼压测量，临床常用的眼压计有压陷式和压平式两类。

1. Schiötz 眼压计　属于压陷式眼压计。测量时患者仰卧位，表面麻醉后，嘱其平视前方，使角膜顶点对应切面处于水平位。检查者一手分开上下睑，一手持眼压计，将其脚板垂直轻落在角膜中央，注意双手均勿施压眼球，读出眼压计指针所指标尺刻度。如该数值小于 3，应更换较重砝码重新测量，使指针所指刻度在 3~7 之间为宜。记录砝码重量和刻度数值，在换算表上查出眼压值。测毕，滴抗生素眼液以防感染。Schiötz 眼压计测量值受眼球壁硬度的影响。

Schiötz 眼压计

2. Goldmann 眼压计　属于压平式眼压计。需附装在裂隙灯显微镜上使用，目前被认为是眼压测量的金标准。表面麻醉后，测压头触压角膜，镜下观察两个半圆环的内缘正好相切时，读取刻度鼓上眼压数值。其测量值不受眼球壁硬度和角膜曲率的影响，但受角膜中央厚度的影响。

Goldmann
眼压计测眼压

3. 非接触眼压计　属于压平式眼压计。是利用可控的空气脉冲，将角膜中央压平到一定的面积，同时仪器向角膜发出定向光束，借助微电脑感受角膜表面反射的光束和压平此面积所需要的时间，换算出眼压值。该法测量眼压的最大优点是无须表面麻醉，避免交叉感染；缺点是当眼压<8mmHg 和>40mmHg 误差较大。

4. 其他压平式眼压计　Perkins 手持式压平眼压计检查时不需要裂隙灯显微镜，适用于卧床和麻醉患者，Accupen、Tonopen 等笔式压平眼压计常用于儿童或角膜有水肿等损伤的患者，其测量精确度较低。

眼压测量

六、检眼镜检查

检眼镜检查一般在暗室内进行。需要散瞳时，应提前了解病史、检查前房、测量眼压，避免诱发急性闭角型青光眼。

（一）直接检眼镜检查法

直接检眼镜所见眼底为放大 16 倍的正立实像，可见范围小且无立体感，但观察精细。

直接检眼镜
检查

直接检眼镜
检查

1. 彻照法　用于检查眼的屈光间质有无混浊。距受检眼 10~20cm，用+8~+10D 镜片观察。屈光间质清澈透明时，瞳孔区呈均匀橘红色反光；如红色反光中出现黑影，表示屈光间质有混浊。此时嘱受检眼转动，若黑影移动方向与眼球转动一致，表明混浊位于晶状体前方，反之则位于晶状体后方，若黑影不动则在晶状体。

2. 眼底检查　嘱被检眼正前方注视，距其约 2cm 处，将入射光由其颞侧约 15°射入，拨动镜盘度数至看清眼底为止。先检查视盘，然后沿视网膜血管走行，依次检查颞上、鼻上、鼻下、颞下象限视网膜，最后检查黄斑部。检查时注意观察视盘大小、形态、边界、色泽、杯盘比（>0.5 或两眼差值>0.2 时考虑异常），有无水肿、出血等；观察视网膜色泽、透明度，有无水肿、出血、渗出、增殖、裂孔及色素紊乱；视网膜血管的形态、动静脉管径比（正常 2：3），有无血管搏动、动静脉交叉压迹等；黄斑中心凹反射及异常情况。

双目间接检
眼镜检查

（二）双目间接检眼镜检查法

双目间接检眼镜所见眼底为放大 4 倍的倒立虚像（上下左右均相反），可见范围

正常眼底像

大,具有立体感,但需要散瞳。检查时受检者卧位或坐位,检查者将物镜弧度小的一面朝向受检眼,放置于距该眼 5~7cm 处,调整检查者的视线与目镜、物镜及受检眼的瞳孔和被检查部位在一条直线上进行观察。

第四节 特殊检查

一、视觉电生理检查

视觉电生理检查是一种通过检测视觉器官的生物电活动,来评估视觉功能有无异常的无创性客观检查方法。临床常用的有:眼电图(electro-oculogram,EOG)、视网膜电图(electroretinogram,ERG)和视觉诱发电位(visual evoked potential,VEP)。

1. 眼电图 是无额外光刺激时眼球的静息电位。主要反映视网膜色素上皮和光感受器复合体的功能,临床也用于检查眼球位置和眼球运动的变化。

2. 视网膜电图 是光刺激视网膜时,从角膜或相应部位记录的视网膜总和电反应。根据刺激条件分为闪光 ERG(flash-ERG)、图形 ERG(pattern-ERG)、局部 ERG(local-ERG)等。闪光 ERG 主要反映视网膜第一、二级神经元的功能,图形 ERG 主要反映视网膜第三级神经元的功能,两者联合则可反映全视网膜功能,局部 ERG 主要反映黄斑部视网膜功能。

3. 视觉诱发电位 是图形或闪光刺激视网膜后,枕叶皮质产生的电活动,实质是视皮质受视觉信号刺激后产生的脑电图。视网膜和视路的任何病变均可引起 VEP 异常。图形 VEP 适用于屈光间质透明且检查合作者,主要反映黄斑中心凹功能;闪光 VEP 常用于婴幼儿、屈光间质混浊、不配合检查以及视力损伤严重者。

ER 1-2-33
视网膜组织结构与相应的电生理检查

二、眼底血管造影

眼底血管造影是将造影剂注射入人体,利用装有特定滤光片的眼底照相机拍摄眼底视网膜和脉络膜血液循环情况的检查方法。分为荧光素眼底血管造影(fundus fluorescein angiography,FFA)和吲哚菁绿血管造影(indocyanine green angiography,ICGA)两种。前者是以荧光素钠为造影剂,侧重于观察视网膜的血液循环情况;后者以吲哚菁绿作为造影剂,侧重于观察脉络膜的血液循环情况。

ER 1-2-34
同步进行的 FFA(左图)与 ICGA(右图)

三、眼科影像学检查

眼科影像学检查主要从形态学角度出发,为眼部病变的诊断提供较为直观的图片资料。

(一)眼部超声检查

超声检查是利用超声波的声能反射形成图像或波形,来反映机体结构和病理变化的物理诊断技术。临床常用的有 A 型超声、B 型超声、超声生物显微镜(ultrasound biomicroscopy,UBM)、彩色多普勒血流成像(color doppler flow imaging,CDFI)。

1. A 型超声 是以波峰形式显示探测组织的声学界面回声,并按其返回探头时间的先后依次排列,形成与探测方向一致的一维图像。波峰的高度代表回声强度。常用于生物测量,如角膜厚度、前房深度、眼轴长度等的测量以及先天性小眼球、先天性青光眼等的辅助诊断。

2. B 型超声 是以大小不等、亮度不同的光点形式将界面反射的回声构成与探测方向和声束轴向一致的二维图像,光点亮度表示回声强度。常用于屈光间质混浊时评估眼后节,如视网膜、脉络膜情况,眼内肿瘤、异物等的位置、性质,后巩膜破裂伤的有无等。

3. 超声生物显微镜 是一种超高频率 B 型超声,分辨率高达 B 型超声的 10 倍,但穿透力弱,探测最大深度在 5mm 左右。主要用于眼前节组织检查,如前房角、睫状体、周边玻璃体的观察,辅助诊断房角后退、眼前段异物、前部脉络膜脱离等。

4. 彩色多普勒血流成像 超声检查时,红细胞向探头运动回声频率会增加,背离探头运动回声频率降低,此现象为多普勒效应。CDFI 即是利用该原理,以色彩形式将眼部血流特点叠加在 B 型超声图上,红色定为流向探头的血流(一般是动脉),蓝色定为背离探头的血流(一般是静脉),颜色越明亮代表血流速度越快。临床常用于检查血管性疾病,如海绵窦瘘、眼上静脉血栓、眼眶静脉曲

正常前房角
UBM 图像

视网膜脱离
患者 CDFI
图像和频谱图

张或畸形、视网膜中央动脉或静脉阻塞、眼缺血综合征等,也用于检查眼内肿瘤、眶内肿瘤等。

(二)光学相干断层成像术

光学相干断层成像术(optical coherence tomography,OCT)是一种利用相干光干涉的光学成像技术。眼内不同组织对光(830nm 近红外光)的反射性不同,通过仪器接收、测量,可分析出不同组织的结构和距离,经计算机处理成像,能清晰显示组织的显微形态结构,类似显微镜下观察的效果,被称为"光学活检"。该检查具有非接触、无创伤、快速、高分辨率等特点。

1. 眼前段 OCT 检查 常采用长波长的光源(常用 1 310nm)获得完整前房结构,临床用于圆锥角膜的诊断、前房参数的测量、角膜移植术的随访、干眼的诊断等。

2. 眼后段 OCT 检查 扫描的眼底图像常被计算机处理为彩色图像(红色表示高反射率,黄色和蓝绿色表示中等反射率,黑色表示最低反射率),主要用于黄斑部疾病如黄斑水肿、裂孔、前膜、玻璃体视网膜牵拉、新生血管等的辅助诊断,及青光眼患者视盘和神经纤维层厚度测量及随诊等。

3. OCT-血流成像(Angio-OCT,OCTA,共聚焦激光眼底血流成像) 是一种以血管内血液流动作为对比介质的、共聚焦激光眼底血管高清成像技术,能分层观察、定量分析视网膜和脉络膜的血液循环,具有无创、快速、三维成像等优势。因无须注射造影剂、没有时间依赖性,在检测黄斑区脉络膜新生血管方面被广泛应用。

正常人黄斑
OCT 图像

(三)眼底彩照

眼底彩照是通过眼底照相机直接获取眼底彩色图片的方法,是眼底最基本、最普遍的检查方法之一。对高度近视、糖尿病性视网膜病变及小儿视网膜疾病的诊断有独特的意义,亦广泛用于其他眼底病及青光眼等眼病的筛查和远程会诊。目前,手持眼底照相机、免散瞳眼底照相机、激光扫描成像系统等已应用于临床。

(四)电子计算机断层扫描

电子计算机断层扫描(computed tomography,CT)是利用 X 线和计算机形成组织结构的多个横断面影像的一种检查技术。常用于眼球突出、眼外伤、视盘水肿、视野缺失、眼部肿瘤及眼眶病变等患者的检查。

眼部正常 CT 表现:①眶骨影像密度高,双眼眶对称。②视神经、眼动静脉、眼外肌平扫密度相似,为中等密度影。视神经呈条状;眼部血管在增强 CT 中明显强化;普通 CT 平扫不能显示视神经周围的鞘间隙;水平层面和矢状重建可显示整条眼外肌肌肉,冠状面扫描各直肌断面呈类圆形、点状软组织密度影。③球后眶脂体呈低密度影。④泪腺呈中等密度影。⑤眼球壁呈环形中等密度影(眼环),水平层面显示虹膜、角膜、晶状体密度与眼球壁相似,房水、玻璃体与水相似呈低密度影。

(五)磁共振成像

磁共振成像(magnetic resonance imaging,MRI)是利用人体内氢原子中的质子在适当频率的电磁波激发下,产生共振、吸收能量,电磁波停止后质子恢复原态并释放能量(MR 信号),能量被仪器接收并经计算机转换成图像。MRI 分辨率高,可多平面成像,且检查时无痛、无辐射,因而眼科应用较广泛。常用于需要影像检查的各类眼球、眼眶病变。但若患者的眼内异物、人工关节、骨钉、心脏

起搏器、内耳金属假体等为磁性金属时禁止 MRI 检查。

（六）其他

临床上应用的眼科影像学检查仪器还有角膜地形图、角膜曲率计、角膜内皮镜、角膜共焦生物显微镜、波前像差测量仪等。

（巩 玲）

思考题

ER 1-2-38

练习题

1. 请简述主要眼病症状有哪些。
2. 请简述如何进行远视力检查及记录。
3. 请简述对照法视野检查、指测法眼压检查。

第三章 | 眼 睑 病

案例导入

患者，女，14 岁。右眼下睑红肿、疼痛 2 天。检查：视力 双眼 1.0。右眼下睑近内眦侧局部充血水肿，睫毛根部有一黄色小脓点，触痛明显，结膜无充血，角膜透明，前房清，晶状体透明，眼底未见异常。左眼未见异常。眼压：T_n（双）。

请思考：

1. 该患者的诊断可能是什么？
2. 该患者还需与哪些疾病相鉴别？
3. 治疗原则是什么？

眼睑覆盖于眼球表面，其功能在于保护眼球。眼睑常见的疾病有炎症、位置与功能的异常、先天性异常和肿瘤等。

第一节 眼睑炎症

一、睑腺炎

睑腺炎（hordeolum）是指细菌引起眼睑腺体的急性化脓性炎症，常见为葡萄球菌所致。睫毛毛囊或其附属的皮脂腺或变态汗腺感染，称为外睑腺炎，又称外麦粒肿；睑板腺感染，称为内睑腺炎，又称内麦粒肿。

ER 1-3-3

睑腺炎的病因及临床表现

【临床表现】

患处红、肿、热、痛。外睑腺炎主要在睫毛根部的睑缘处，早期可见较弥散的红肿，有明显压痛的结节。内睑腺炎被局限于睑板腺内，眼睑红肿较为局限，病变处可触及硬结并有压痛。睑腺炎发生数日后，可形成黄色脓点。脓点可自行破溃。如果炎症发生在年老体弱、抵抗力差的患者或致病菌毒力较强，炎症可扩散到整个眼睑，形成眼睑蜂窝织炎。

【诊断】

根据病史、患处呈现红、肿、热、痛等急性炎症的典型表现进行诊断。

【治疗】

早期热敷,每日 2~3 次,每次 10 分钟左右,以缓解症状,促进炎症消散。白天滴用抗生素滴眼液,睡时抗生素眼膏涂眼。重症患者可全身应用抗生素。

当脓肿形成后,应切开排脓。外睑腺炎的切口应在睑皮肤面且与睑缘平行,内睑腺炎的切口应在睑结膜面且与睑缘垂直。当脓肿尚未形成时不宜切开,更不宜挤压排脓,否则会使感染扩散,导致眼睑蜂窝织炎,甚至海绵窦血栓或败血症而危及生命。一旦发生这种情况,应尽早全身使用足量的广谱抗生素。

知识拓展

中医治疗睑腺炎

睑腺炎,中医学因其以针刺破即愈故又名"针眼",认为其多因肌肤不洁,风热毒邪外客所致,或因脾胃虚弱,气血不足,正不胜邪而使病变反复发作。临床常见有风热毒邪、热毒炽盛及脾虚气弱等症型。治疗以清热解毒为主;对正不胜邪者,取扶正托毒法为原则。

二、睑板腺囊肿

睑板腺囊肿(chalazion)是由于睑板腺导管出口阻塞,腺体的分泌物潴留在睑板内,对周围组织产生慢性刺激引起的无菌性慢性肉芽肿性炎症,俗称霰粒肿。

【临床表现】

本病好发于青少年,多见于上睑,病程进展缓慢。表现为眼睑皮下大小不一的圆形肿块,与之相对应的睑结膜面呈现紫红色的病灶。一般无疼痛感。破溃后可在睑结膜面形成息肉。对复发性或老年人的睑板腺囊肿,需注意与睑板腺癌相鉴别,切除物应进行病理检查。

【诊断】

根据病史、临床表现诊断。

【治疗】

热敷可以促进吸收,对于大而不能吸收者可以手术切除。手术在睑结膜面作垂直于睑缘的切口,刮除囊肿内容物,剥离囊膜壁,将囊肿完整摘出。

三、睑缘炎

睑缘炎是睑缘表面、睫毛毛囊及其腺组织的亚急性或慢性炎症。分为三种。

(一)鳞屑性睑缘炎

患处常可发现卵圆皮屑芽孢菌。屈光不正、视疲劳、营养不良、理化因素刺激常为发病的诱因。

【临床表现】

临床表现为自觉眼痒、烧灼感。睑缘充血、潮红,睫毛和睑缘表面附着灰白色上皮鳞屑。鳞屑与溢出的皮脂形成黄色痂皮。

【诊断】

根据病史、眼部表现诊断。

【治疗】

去除诱因和避免刺激因素。用生理盐水或 3% 硼酸溶液清洁睑缘,去除鳞屑和痂皮,然后涂抗生素眼膏,每日 2~3 次。炎症消退后再持续治疗 2~3 周,以防复发。

(二)溃疡性睑缘炎

溃疡性睑缘炎是睫毛毛囊及其附属腺体的慢性或亚急性化脓性炎症。大多为金黄色葡萄球菌感染所致。

【临床表现】

临床表现为有较明显的眼痒、刺痛和烧灼感。睑缘充血,睫毛根部散在小脓疱及黄色痂皮,去除痂皮后可见小脓肿。可出现秃睫、睫毛乱生、睑缘外翻。

【诊断】

根据病史、眼部的表现诊断。

【治疗】

用生理盐水或 3% 硼酸溶液清洗睑缘,去除痂皮及毛囊的脓液。涂抗生素眼膏加局部按摩,每日 3~4 次。炎症完全消退后再继续用药 2~3 周,以防复发。

(三) 眦部睑缘炎

本病多因莫阿双杆菌感染所致,或与维生素 B_2 缺乏有关。

【临床表现】

临床表现为局部刺痒、异物感和烧灼感。多见外眦部皮肤及邻近睑缘充血、肿胀及浸渍糜烂。结膜也常伴有充血。

【诊断】

根据病史、眼部的表现诊断。

【治疗】

治疗方法为点用 0.5% 硫酸锌滴眼液,每天 3~4 次。补充维生素 B_2。

第二节　眼睑位置、功能和先天异常

一、睑内翻及倒睫

睑内翻(entropion)是睑缘向眼球方向翻转,同时睫毛倒向眼球。如仅是睫毛向后生长指向眼球称为倒睫(trichiasis)。

【病因】

本病常见于沙眼引起的睑结膜及睑板瘢痕性挛缩导致。婴幼儿鼻梁发育不饱满或睑板发育不全、老年人眶隔和下睑皮肤松弛失去牵制眼轮匝肌的收缩作用、下睑缩肌无力等均可引起睑内翻。

【临床表现】

患者有畏光、流泪、刺痛及眼睑痉挛等症状。倒睫摩擦角膜,角膜上皮可脱落,荧光素着染。

【诊断】

根据眼睑内翻及倒睫进行诊断。

【治疗】

1. **倒睫**　如仅有少数倒睫,可用睫毛镊拔除。较彻底的方法是采用电解法破坏倒睫的毛囊以求达到根治目的。

知识拓展

睫毛电解术

倒睫处局部利多卡因浸润麻醉。将 4 节 1.5V 电池串联,阳极接一金属片,包一盐水棉片紧压在同侧面颊部,阴极连接一细针,将细针沿睫毛根方向刺入 2mm,通电约 10 秒,此时有白色泡沫自针孔冒出,拔针后用睫毛镊将睫毛拔除。目前,应用上述原理制成电解倒睫仪进行治疗。

2. 睑内翻 瘢痕性睑内翻须手术治疗,可采用睑板切断术和睑板楔形切除术(Hotz 改良法)。老年性睑内翻可手术切除部分松弛皮肤和部分眼轮匝肌纤维。

二、睑外翻

睑外翻(ectropion)是指睑缘离开眼球,向外翻转的异常位置。

【病因】

本病常见于眼睑皮肤的外伤、烧伤、化学伤或手术后等瘢痕性收缩引起。老年人眼轮匝肌功能减弱,眼睑皮肤较松弛,或面神经麻痹使眼轮匝肌功能丧失,加之下睑重量使之下坠也可致睑外翻。

【临床表现】

临床表现为睑缘离开眼球,可有溢泪。严重时,由于常合并眼睑闭合不全,使角膜失去保护,易引起暴露性角膜炎、结膜充血、干燥、肥厚。

【诊断】

根据眼睑外翻表现诊断。

【治疗】

本病应针对病因治疗。老年性睑外翻可酌情行整形手术,如睑外翻矫正术。

三、上睑下垂

上睑下垂(ptosis)是指上睑的提上睑肌或 Müller 平滑肌功能不全或丧失,导致上睑部分或全部下垂。

【病因】

病因可分为先天性或获得性。前者主要由于动眼神经核或提上睑肌发育不良,为常染色体显性遗传。获得性者见于提上睑肌损伤、动眼神经麻痹、交感神经疾病、重症肌无力涉及眼睑。

【临床表现】

先天性者常双眼发病,有时为单眼。表现为不同程度的睑裂变窄。患者通过额肌的力量提高上睑位置,仰头视物。

获得性者多有相关病史或伴有其他症状。如提上睑肌损伤有外伤史;动眼神经麻痹可伴有其他眼外肌麻痹;交感神经损害有 Horner 综合征;重症肌无力所致上睑下垂具有晨轻暮重的特点。

【诊断】

根据病史及眼部表现诊断。

【治疗】

先天性上睑下垂以手术治疗为主,为避免弱视的发生,重度者应尽早手术。获得性者要积极进行病因治疗或药物治疗,无效时再考虑手术治疗。

第三节　眼睑肿瘤

一、基底细胞癌

基底细胞癌(basal cell carcinoma)是最常见的眼睑恶性肿瘤,多见于老年人,好发于下睑近内眦部。初起时表现为质地坚硬、隆起较高、生长缓慢的小结节,因富含色素,可被误诊为色素痣或黑色素瘤。患者无疼痛感。病程稍久肿瘤中央部出现溃疡,其边缘隆起潜行,形似火山口,可向周围组织及眶内侵蚀,罕有转移。

【诊断】

根据病史、眼部表现及病理检查等诊断。

【治疗】

应尽早手术切除,术中采用冷冻切片以确定肿瘤性质及是否完全切除。基底细胞癌对放射治疗敏感,是否辅以放射治疗依病情而定。

二、鳞状细胞癌

鳞状细胞癌(squamous cell carcinoma)多见于中老年人,好发于睑缘皮肤黏膜移行处。生长缓慢,患者无疼痛感。初起似乳头状瘤,逐渐形成溃疡,边缘隆起,质地坚硬。不但向周围及深部侵蚀,还可经淋巴系统向远处淋巴结转移。

【诊断】

根据病史、眼部表现及病理检查等诊断。

【治疗】

以手术治疗为主,辅以放射治疗。

(吴开竹)

思考题

1. 请试述睑板腺炎与睑板腺囊肿的区别。

2. 上睑下垂手术时机的选择是什么?

3. 睑外翻的病因有哪些?

ER1-3-4

练习题

第四章 │ 泪器病

教学课件

思维导图

学习目标

1. 掌握：慢性泪囊炎的临床表现及治疗。
2. 熟悉：急性泪囊炎、新生儿泪囊炎和泪道阻塞或狭窄的临床表现及治疗。
3. 了解：泪腺炎和泪腺肿瘤的临床表现及治疗原则。
4. 学会运用泪道冲洗进行泪道疾病的检查，学会进行慢性泪囊炎、急性泪囊炎的术前的处理。
5. 具备医患沟通能力，以取得理解和配合；并能进行正确的心理疏导。

案例导入

患者，女，43岁，右眼溢泪1年，伴有眼红及分泌物。既往体健。眼部检查：视力右眼1.0，左眼1.0，右眼眼球运动未见异常，结膜充血，以内眦部明显，泪点正常，压迫泪囊区有黏液脓性分泌物自上、下泪点溢出，下泪道冲洗，可见冲洗液自上泪点反流，并有脓性分泌物，余未见异常。

请思考：

1. 该患者诊断可能是什么？
2. 为明确诊断还需作哪些检查？
3. 检查方法有哪些？

泪器在结构上分为泪液分泌部和泪液排出部。前者包括泪腺、副泪腺、结膜杯状细胞等。泪器病的主要症状是流眼泪，包括流泪和溢泪。流泪是泪腺分泌增多所致，溢泪则是泪道阻塞的结果。

第一节　泪液分泌系统疾病

泪液分泌系统疾病主要包括泪腺炎和泪腺肿瘤。

一、泪腺炎

泪腺炎分为急性泪腺炎（acute dacryoadenitis）和慢性泪腺炎（chronic dacryoadenitis）。急性泪腺炎主要见于儿童，一般单侧发病，多为细菌、病毒感染所致。慢性泪腺炎病变多为双侧性，病程进展缓慢，主要病因为免疫反应，为一种增殖性炎症。

【临床表现】

急性泪腺炎可表现眶外上方局部肿胀、疼痛，上睑水肿呈"S"形弯曲变形，耳前淋巴结肿大。触诊可扪及包块，有压痛，结膜充血、水肿，有黏性分泌物。慢性泪腺炎泪腺肿大，一般无疼痛，在外上眶缘下可触及较硬的包块。

【诊断】

根据眼部的症状和检查,进行诊断。

【治疗】

根据病因和症状治疗。急性泪腺炎可局部热敷,脓肿形成时,应及时切开引流。慢性泪腺炎可针对病因局部或全身应用糖皮质激素、免疫抑制剂和抗炎治疗。

二、泪腺肿瘤

在泪腺肿瘤中,炎性假瘤或淋巴样瘤和上皮来源的肿瘤各占一半。上皮性肿瘤中,良性和恶性亦各占一半。

(一)泪腺多形性腺瘤

泪腺多形性腺瘤(pleomorphic adenomas of the lacrimal gland)为良性肿瘤。多见于中年男性,一般单侧受累。

【临床表现】

发病缓慢,表现为眼眶外上方相对固定的实质性无压痛包块。CT扫描可清楚显示肿瘤为高密度团块,及泪腺窝压迫性骨凹陷。

【诊断】

根据眼部包块的表现和检查,进行诊断。

【治疗】

手术切除。包膜残留或破裂可能导致肿瘤复发。

(二)泪腺囊样腺癌

泪腺囊样腺癌(adenoid cystic carcinoma of the lacrimal gland)是泪腺最常见的恶性肿瘤。好发于30~40岁的女性,病程短。

【临床表现】

有明显疼痛,眼球向前下方突出。X线平片或CT扫描显示骨质破坏。

【诊断】

根据眼部的表现和检查,进行诊断。

【治疗】

手术切除肿瘤。术后辅以放射治疗。

第二节　泪液排出系统疾病

一、泪道阻塞或狭窄

泪道阻塞或狭窄为泪点异常及泪道异常,见于先天性闭锁、缺如、狭窄,以及炎症、肿瘤、结石、外伤、异物等各种因素引起的泪道结构或功能不全。

ER 1-4-3

泪道冲洗及
常见泪道
阻塞部位

【临床表现】

泪道阻塞或狭窄的主要症状为溢泪。泪道冲洗可揭示泪道阻塞的部位,X线碘油造影、CT泪囊造影,可显示阻塞的部位和程度。

【诊断】

根据眼部表现和泪道检查,进行诊断。

【治疗】

1. **婴儿泪道阻塞或狭窄**　可试用手指有规律地压迫泪囊区,压迫数次后点抗生素眼液,每日3~4次,数周。若保守治疗无效,半岁以后可考虑泪道探通术。

2. **功能性溢泪**　可试用硫酸锌及肾上腺素溶液点眼以收缩泪囊黏膜。

3. **泪道阻塞治疗**　主要是用激光等各种方法解除阻塞部位,泪道内留置硅胶软管 3~6 个月。近年开展了泪道内镜治疗。

二、慢性泪囊炎

　　慢性泪囊炎(chronic dacryocystitis)是一种较常见的眼病,好发于中、老年女性;多为单侧发病。因鼻泪管狭窄或阻塞,伴发细菌感染所致。常见的致病菌为肺炎链球菌和白念珠菌。

【临床表现】

　　主要症状为溢泪。近内眦部下睑皮肤出现湿疹,结膜充血,压迫泪囊区有黏液或黏液脓性分泌物自泪点溢出。泪道冲洗时,冲洗液自上、下泪点反流,同时有黏液或黏液脓性分泌物。

　　慢性泪囊炎分泌物中含有大量致病菌,在内眼术前,必须首先治疗泪囊炎症。

【诊断】

　　根据眼部表现和泪道冲洗有黏液或黏液脓性分泌物反流,可以确诊。

【治疗】

　　1. 药物治疗用生理盐水冲洗泪道或抗生素滴眼液点眼,只能暂时缓解症状。

　　2. 手术治疗常用术式有经皮肤径路泪囊鼻腔吻合术,近年来内镜泪囊鼻腔吻合术成为主要手术方法,还有鼻泪管支架植入术等,对不能行上述手术者,可考虑行泪囊摘除术。

ER 1-4-4

经鼻内镜下泪囊鼻腔吻合术

三、急性泪囊炎

　　急性泪囊炎(acute dacryocystitis)大多是在慢性泪囊炎的基础上发生,常见的致病菌为金黄色葡萄球菌或溶血性链球菌。

【临床表现】

　　患眼充血、流泪、有脓性分泌物;泪囊区皮肤红肿、坚硬、疼痛、压痛;炎症可蔓延到眼睑和鼻根部;数日后炎症局限形成脓肿,破溃后症状减轻,但有时可形成泪囊瘘管。

ER 1-4-5

急性泪囊炎

【诊断】

　　根据病史、眼部表现和检查,进行诊断。

【治疗】

　　早期局部热敷,全身和局部应用足量抗生素控制感染。一旦脓肿形成,可切开排脓,炎症消退后按慢性泪囊炎处理,也可行内镜泪囊鼻腔吻合术。

四、新生儿泪囊炎

　　新生儿泪囊炎(neonatal dacryocystitis)多因鼻泪管下端发育不全或出生时鼻泪管下端黏膜皱襞

出现残留所致。

【临床表现】

婴儿溢泪可单眼或双眼发病,压迫泪囊区有黏液脓性分泌物自泪点溢出。

【诊断】

根据病史和眼部的检查,进行诊断。

【治疗】

局部滴用抗生素眼液控制感染,每日向下按摩泪囊区,促使鼻泪管下端开放,多数患儿可随鼻泪管开口开通而自愈。无效者,可考虑泪道探通术。

（黄 健）

思考题

1. 请试述慢性泪囊炎的临床表现。
2. 请简述新生儿泪囊炎的治疗方法。
3. 请简述急性泪囊炎的治疗方法?

ER 1-4-6

练习题

第五章 | 结膜病

ER 1-5-1 教学课件　　ER 1-5-2 思维导图

学习目标

1. 掌握:结膜炎治疗原则、细菌性结膜炎和病毒性结膜炎的临床表现及治疗。
2. 熟悉:沙眼的病因、临床表现、后遗症和并发症、诊断及治疗;春季角结膜炎、翼状胬肉的临床表现及治疗。
3. 了解:结膜结石和球结膜下出血的临床表现及治疗。
4. 学会对结膜病患者进行检查,作出初步诊断和正确治疗。学会综合运用所学的知识,对患者进行健康教育,树立预防为主的健康理念。
5. 具备敬佑生命、救死扶伤、甘于奉献、大爱无疆的职业精神,能进行医患沟通,并能进行正确的心理疏导。

案例导入

患者,男性,30 岁,双眼红、流泪、灼热感伴分泌物多 2 天。患者述 2 天前曾在公共浴池洗浴,其后双眼眼红、流泪、灼热感、黄色分泌物增多。检查:视力 右眼 1.0 左眼 1.0,双眼眼睑稍肿胀,结膜囊内脓性分泌物,结膜充血,滤泡增生,角膜透明,余未见异常。眼压 右眼 15mmHg 左眼 14mmHg。

请思考:

1. 该患者的诊断可能是什么?
2. 该患者还需做哪些检查?
3. 如何治疗和预防?

　　结膜是覆盖于眼睑后和眼球前的一层半透明黏膜组织,由球结膜、睑结膜和穹隆结膜三部分构成。结膜大部分暴露于外界,易受微生物感染和外界环境的刺激而致病,最常见的疾病是结膜炎,其次为变性疾病。

第一节　结膜炎总论

【病因】

最常见的病因是微生物感染,物理性刺激和化学性损伤也可引起结膜炎。

【临床表现】

结膜炎症状有异物感、烧灼感、痒、畏光、流泪和分泌物增多。

体征主要有:①结膜充血:是急性结膜炎最常见的体征,特点是表层血管充血,以穹隆部明显,向角膜缘充血减轻,这些表层血管可随结膜机械性移动而移动,局部滴用肾上腺素后充血消失。②结膜分泌物:各种急性结膜炎的共有体征。细菌性结膜炎分泌物呈浆液、黏液或脓性;淋病奈瑟球菌性结膜炎为大量脓性分泌物;病毒性结膜炎分泌物呈水样或浆液性;过敏性结膜炎分泌物呈黏稠丝状。③乳头增生:多见于睑结膜,由增生肥大的上皮层皱叠或隆凸形成,裂隙灯下见中心有扩张的毛细血管到达顶端,并呈轮辐样散开。④滤泡形成:由淋巴细胞反应引起,呈外观光滑、半透明隆起的改变。⑤球结膜水肿:由血管扩张时的渗出液进入到疏松的球结膜下组织所致。⑥耳前淋巴结肿大:病毒性结膜炎的一个重要体征,还可见于衣原体性、淋病奈瑟球菌性结膜炎。

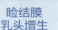
睑结膜
乳头增生

结膜炎的
常见体征

【诊断】

临床上可根据结膜炎的基本症状和体征作出诊断,但确诊是何病因所致的结膜炎还需依靠实验室检查。实验室检查包括病原学检查和细胞学检查。结膜分泌物涂片和刮片可确定有无细菌感染,必要时可做细菌和真菌的培养、药物敏感试验等。

【治疗】

治疗原则:针对病因治疗,局部给药为主,必要时全身用药,急性期忌包扎患眼。

治疗:①滴眼液滴眼:为治疗结膜炎最基本的给药方法。对于微生物性结膜炎,应选用敏感的抗菌药物和/或抗病毒药物。必要时根据病原体培养和药敏实验,选择有效的药物。急性期需频繁滴用,每30~60分钟1次,病情好转后减少滴眼次数。②眼膏涂眼:眼膏在结膜囊停留的时间较长,宜睡前使用。③冲洗结膜囊:当结膜囊分泌物较多时,可用无刺激性的冲洗液(生理盐水或3%硼酸溶液)冲洗,冲洗时注意冲洗液勿流入健眼,以免引起交叉感染。④全身治疗:严重的结膜炎除了局部用药外还需全身使用抗生素。

第二节　细菌性结膜炎

一、急性或亚急性细菌性结膜炎

本病又称急性卡他性结膜炎,俗称"红眼病",传染性强,多见于春秋季节,可散发感染,也可流行于工厂、学校等集体生活场所。常见的致病菌为表皮葡萄球菌、金黄色葡萄球菌、肺炎双球菌和流感嗜血杆菌等。

【临床表现】

发病急,潜伏期1~3天。两眼同时或先后发病,3~4天达高峰期。常有眼红、流泪、异物感和灼热感等症状,眼部分泌物多,常使上下睑睫毛粘在一起,尤以晨起时明显。眼睑肿胀,结膜充血,结膜囊内脓性或黏脓性分泌物。

二、慢性细菌性结膜炎

可由急性结膜炎演变而来,或毒力较弱的病原体感染所致。金黄色葡萄球菌、摩拉克菌和表皮葡萄球菌是本病最常见的病原体。

【临床表现】

本病进展缓慢,持续时间长,多双眼发病。自觉症状多种多样,主要表现为眼痒、刺痛、干涩、烧灼感和视疲劳。结膜轻度充血,睑结膜肥厚、乳头增生,有黏液性或白色泡沫样分泌物。金黄色葡萄球菌引起者常伴有溃疡性睑缘炎或角膜周边点状浸润。摩拉克菌可引起眦部结膜炎,伴有外眦角皮肤结痂、溃疡形成及睑结膜乳头和滤泡增生。

三、淋病奈瑟球菌性结膜炎

本病又称脓漏眼,由淋病奈瑟球菌引起,是一种传染性极强、破坏性很大的超急性细菌性结膜炎。其特征为：潜伏期短，病情进展迅速，结膜充血水肿伴有大量脓性分泌物。成人主要是通过生殖器-手-眼接触传播而感染，新生儿主要是分娩时经过患有淋病奈瑟球菌性阴道炎的母体产道感染。

【临床表现】

新生儿淋病奈瑟球菌性结膜炎潜伏期10小时至2~3天，常双眼同时受累，畏光、流泪。眼睑肿胀，结膜充血、高度水肿，严重者水肿的球结膜突出于睑裂外。分泌物由病初的浆液性很快转变为脓性，脓液量多，不断自睑裂流出，故称"脓漏眼"。常有耳前淋巴结肿大和压痛。如治疗不及时，可迅速发生角膜溃疡，甚至角膜穿孔，导致眼内炎，还可并发其他部位的感染，甚至败血症。

成人淋病奈瑟球菌性结膜炎临床表现与新生儿相似，但症状和体征相对较轻。

四、细菌性结膜炎的诊断

根据临床表现、分泌物涂片或结膜刮片等检查，可以诊断。对于伴有大量脓性分泌物者、儿童和婴儿、治疗无效的患者，应及时进行细菌培养和药物敏感试验，以便明确病因，指导治疗。

五、细菌性结膜炎的治疗

局部先使用广谱抗生素，确定致病菌属后给予敏感抗生素。切勿包扎患眼，但可配戴太阳镜以减少光线的刺激。慢性细菌性结膜炎需长期治疗。

（一）局部治疗

1. 冲洗结膜囊 患眼分泌物多时，用生理盐水或3%硼酸溶液冲洗结膜囊。

2. 使用对致病菌敏感的抗生素滴眼液和眼膏 目前常使用氨基糖苷类药物或喹诺酮类药物，如妥布霉素、加替沙星、左氧氟沙星、氧氟沙星等。慢性葡萄球菌性结膜炎对杆菌肽和红霉素反应良好。眦部感染者可加用收敛剂，如硫酸锌滴眼液。

（二）全身治疗

1. 淋病奈瑟球菌性结膜炎 应全身及时使用足量抗生素。成人可大剂量肌内注射青霉素或头孢曲松钠，连续5天。对青霉素过敏或耐药者首选大观霉素。此外，还可联合口服多西环素或喹诺酮类药物。新生儿用青霉素10万U/(kg·d)，静脉滴注或肌内注射，共7天；或用头孢曲松钠25~50mg/kg，静注或肌内注射，连续3天。

2. 慢性结膜炎的难治性病例和伴有酒渣鼻患者 需口服多西环素100mg，1~2次/d，持续数月。

第三节　病毒性结膜炎

病毒性结膜炎可由多种病毒引起，具有起病快，传染性强的特点，通常有自限性。临床上常见的有流行性角结膜炎和流行性出血性结膜炎。

一、流行性角结膜炎

【病因】

由腺病毒8、19、29和37型引起。

【临床表现】

潜伏期5~7天，起病急，症状重，多双眼发病。主要症状有眼红、眼痛、畏光和水样分泌物。急性期眼睑水肿，结膜充血水肿、滤泡增生，结膜下出血，真膜或假膜形成。发病数天后角膜出现弥散的斑点状上皮损害，2周后发展为角膜中央上皮下浸润，影响视力。患者常出现耳前淋巴结肿大和压痛。儿童发病可伴发热、咽痛、中耳炎等全身症状。

ER 1-5-5

流行性
角结膜炎

二、流行性出血性结膜炎

流行性出血性结膜炎是由 70 型肠道病毒（偶由 A24 型柯萨奇病毒）引起的一种暴发流行的自限性眼部传染病，又称"阿波罗 11 号结膜炎"。

【临床表现】

本病起病急剧，潜伏期 18~48 小时，常见症状有眼痛、畏光、流泪、异物感、水样分泌物等。眼睑水肿，结膜充血水肿、滤泡形成，结膜下点状或片状出血，从上方球结膜开始向下方球结膜蔓延（图 1-5-1）。伴有上皮角膜炎和耳前淋巴结肿大。部分患者有发热及肌肉痛等全身症状。

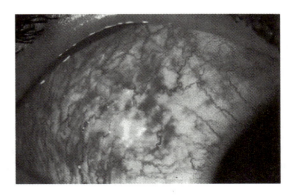

图 1-5-1　流行性出血性结膜炎

三、病毒性结膜炎的诊断

主要根据临床表现诊断。PCR、血清学检查可协助病原学诊断。病毒的分离和培养因技术复杂、价格昂贵且耗时长，临床上不常使用。

四、病毒性结膜炎治疗

急性期使用更昔洛韦、阿昔洛韦、干扰素、利巴韦林等抗病毒滴眼液抑制病毒复制。合并细菌感染时加用抗生素治疗。出现严重的真膜或假膜、上皮下角膜炎时可短期使用糖皮质激素滴眼液。局部冷敷和使用血管收缩剂可减轻症状。

第四节　沙　眼

沙眼（trachoma）是由沙眼衣原体感染所致的一种慢性传染性结膜角膜炎，是导致盲目的主要疾病之一。

【病因】

沙眼衣原体由我国科学家汤非凡等人于 1955 年用鸡胚培养的方法，在世界上首次分离出来。地方性流行性沙眼多由 A、B、C 或 Ba 抗原型所致。沙眼为双眼发病，通过直接接触或污染物间接传播。沙眼的感染率和严重程度与环境卫生、居住条件以及个人卫生习惯密切相关。易感危险因素包括不良的卫生条件、营养不良、酷热或沙尘气候。中国曾是沙眼高发国家之一，随着中国国力增强、生活水平提高、卫生事业发展、医疗条件改善、卫生常识普及，中国已于 2015 年消灭了致盲性沙眼。

【临床表现】

一般起病缓慢，多为双眼发病，但轻重程度可有不同，潜伏期 5~14 天。

急性期症状包括畏光、流泪、异物感、黏液或黏液脓性分泌物。出现眼睑红肿、结膜充血、乳头增生，上下穹隆部结膜布满滤泡，可合并角膜上皮炎及耳前淋巴结肿大。

慢性期无明显不适，仅眼痒、干涩、异物感、烧灼感。结膜轻度充血、肥厚，睑结膜血管模糊，乳头及滤泡增生，病变以上睑结膜和上穹隆部结膜显著，可出现垂帘状的角膜血管翳。病变进展中结膜病变逐渐变成白色平滑的瘢痕，角膜缘滤泡发生瘢痕化改变称为 Herbert 小凹。沙眼性角膜血管翳及睑结膜瘢痕为沙眼的特有体征。

ER 1-5-6

睑结膜瘢痕

【后遗症及并发症】

重症沙眼常发生后遗症与并发症,包括睑内翻及倒睫、角膜混浊、睑球粘连、上睑下垂、慢性泪囊炎、实质性角结膜干燥症等,可严重影响视力,甚至失明。

知识拓展

沙眼 WHO 分期

1987 年 WHO 介绍了一种新的简单分期法来评价沙眼严重程度,标准如下:

结膜滤泡(TF):上睑结膜 5 个以上滤泡。

弥漫性结膜感染(TI):弥漫性浸润、乳头增生、血管模糊区>50%。

睑结膜瘢痕(TS):典型的睑结膜瘢痕。

倒睫(TT):严重倒睫或眼睑内翻。

角膜混浊(CO):不同程度的角膜混浊。

其中 TF、TI 是活动期沙眼,需给予治疗,TS 是患过沙眼的依据,TT 有潜在致盲危险需行眼睑矫正手术,CO 是终末期沙眼。

【诊断】

典型的沙眼可根据乳头、滤泡、角膜血管翳、结膜瘢痕和 Herbert 小凹等体征作出诊断。WHO 要求诊断沙眼时至少符合下述标准中的 2 条:①上睑结膜 5 个以上滤泡。②典型的睑结膜瘢痕。③角膜缘滤泡或 Herbert 小凹。④广泛的角膜血管翳。

【治疗】

1. 局部治疗 利福平、左氧氟沙星、磺胺醋酰钠等滴眼液滴眼,4 次/d。夜间使用四环素或红霉素眼膏,疗程最少 10~12 周。

2. 全身治疗 急性期或严重的沙眼应全身应用抗生素治疗,口服阿奇霉素 1g,1 次/d,疗程 8 周;或多西环素(100mg,2 次/d)或四环素(1.5~2.0g/d,分 3 次口服),疗程为 3~4 周。8 岁以下儿童及孕妇忌用四环素,避免产生牙齿和骨骼损害。

3. 并发症的治疗 手术矫正倒睫及睑内翻是防止晚期沙眼瘢痕形成而致盲的关键措施。

第五节 免疫性结膜炎

免疫性结膜炎以前又称变态反应性结膜炎,是结膜对外界过敏原的一种超敏性免疫反应。

一、春季角结膜炎

春季角结膜炎(vernal keratoconjunctivitis,VKC)是反复发作的双侧慢性眼表疾病。主要影响儿童和青少年,20 岁以下男性多见,季节性发病,多见于春夏季,秋冬季缓解。严重者危害角膜,损害视力。

【临床表现】

春季角结膜炎主要症状是眼部奇痒,其他症状还有眼痛、异物感、烧灼感、畏光、流泪和黏液丝样分泌物增多。

根据眼部体征不同,分为睑结膜型、角结膜缘型及混合型 3 种。睑结膜型的特点是上睑结膜巨大乳头呈铺路石样排列(图 1-5-2)。角结膜缘型在角膜缘有黄褐色或污红色胶样结节,以上方角膜缘明显。混合型睑结膜和角膜同时出现上述两型表现。

各种类型春季角结膜炎均可累及角膜,最常表现为弥漫性点状上皮角膜炎,甚至形成盾形无菌性上皮损害,多分布于中上 1/3 角膜。部分患者急性期可在角膜缘见到白色 Horner-Trantas 结节。

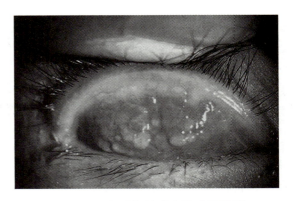

图 1-5-2　春季角结膜炎的睑结膜型
睑结膜巨大乳头呈铺路石样改变

【诊断】

根据男性儿童和青少年好发,季节性反复发作,奇痒;上睑结膜乳头增生呈铺路石样改变、角膜盾形溃疡、角膜缘部胶样结节;结膜刮片发现嗜酸性粒细胞,即可作出诊断。

【治疗】

春季角结膜炎是一种自限性疾病,尚无根治方法,短期用药可减轻症状。治疗以局部用药为主,严重者可全身加用抗过敏药物。治疗效果不佳时,可考虑宜居寒冷地区。

常用药物有:①肥大细胞稳定剂:色甘酸钠、奈多罗米钠、吡嘧司特钾等,起效较慢,最好在接触过敏原前使用。②抗组胺药:常用药物有富马酸依美斯汀,与肥大细胞稳定剂联合使用效果较好。③抗组胺药及肥大细胞稳定剂双效药物:为首选药物,常用药物有氮卓斯汀、奥洛他定。④非甾体抗炎药:可缓解眼痒、流泪、结膜充血等眼部症状及体征,常用药物有普拉洛芬、双氯芬酸钠、酮咯酸氨丁三醇等。⑤糖皮质激素:地塞米松、氟米龙等,不能长期滴用。⑥人工泪液:可稀释结膜囊内的过敏原,润滑眼表,缓解症状。⑦免疫抑制剂:对经过一系列药物治疗症状仍未缓解的顽固性春季角结膜炎患者,局部应用环孢素 A 滴眼液或他克莫司滴眼液有良好的疗效。

马来酸非尼拉敏盐酸萘甲唑啉滴眼液为近年来研制的新型复合制剂,疗效好,可明显减轻症状。

二、过敏性结膜炎

过敏性结膜炎是由于眼部组织对过敏原产生超敏反应所引起的炎症。有速发型和迟发型两种。

【临床表现】

速发型接触致敏物质数分钟后迅速发生,眼痒、眼睑水肿、结膜充血及水肿。在局部使用药物后 24~72 小时才发生的为迟发型,表现为眼睑皮肤急性湿疹、皮革样变,睑结膜乳头增生、滤泡形成,严重者可引起结膜上皮剥脱,下方角膜可见斑点样上皮糜烂。

【诊断】

根据有明显的过敏原接触史,脱离接触后症状消退,结膜囊分泌物涂片发现嗜酸性粒细胞增多等可以诊断。

【治疗】

查找过敏原,避免再次接触,症状即可得到缓解。局部滴糖皮质激素滴眼液、血管收缩剂、非甾体抗炎药、抗组胺药及细胞膜稳定剂。严重者可加用全身抗过敏药物。

第六节　结膜变性疾病

一、翼状胬肉

翼状胬肉是一种向角膜表面生长的与结膜相连的纤维血管样组织,常发生于鼻侧的睑裂区。

【病因】

确切病因与发病机制尚不完全明了,可能与紫外线照射和遗传有关,多见于热带地区和户外工作的人群。

【临床表现】

本病多双眼发病,以鼻侧多见。一般无明显自觉症状,或仅有轻度异物感,当病变接近角膜瞳孔区时,可因牵拉引起角膜散光或遮挡瞳孔区而导致视力下降。睑裂区肥厚的球结膜及其下纤维血管组织呈三角形向角膜侵入(图1-5-3)。典型的胬肉可分为头、颈、体3部分,侵入角膜的部分为头部,角巩膜缘处的为颈部,球结膜上的为体部。按胬肉发展与否,分为进展期和静止期,进展期胬肉充血肥厚,静止期胬肉色灰白,较薄,呈膜状。

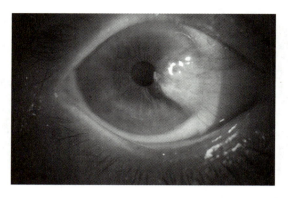

图 1-5-3　翼状胬肉

【诊断】

根据典型的体征可以诊断。

【治疗】

小而静止的翼状胬肉一般不需治疗,尽可能减少风沙、紫外线等的刺激。胬肉进行性发展,侵及瞳孔区引起视力下降或影响美观者,可手术切除胬肉,但有一定的复发率。为减少复发率,翼状胬肉切除后可联合局部使用丝裂霉素-C 或 5-氟尿嘧啶、自体结膜移植、角膜缘干细胞移植或羊膜移植。

翼状胬肉切除
术前、术后

二、结膜结石

结膜结石是脱落的上皮细胞和变性白细胞凝结在睑结膜表面形成的黄白色凝结物,常见于慢性结膜炎症患者或老年人。

【临床表现】

本病一般无自觉症状,睑结膜面有单个或多个黄白色点状硬结。当结石突出于睑结膜表面时可有异物感,可致角膜损伤,角膜荧光素染色阳性。

上睑结膜结石

【诊断】

根据典型的体征可以诊断。

【治疗】

无自觉症状者无须治疗。如结石突出于结膜表面,可在表面麻醉下将结膜结石剔除。

第七节　球结膜下出血

球结膜下出血是由于球结膜下血管破裂或其渗透性增加而引起。可能相关的病史有:头部外伤或眼外伤、结膜炎症、高血压、动脉硬化、血液病等。偶尔可有剧烈的咳嗽或呕吐等病史。

【临床表现】

多单眼发病,球结膜下可见血液,初期呈鲜红色,以后逐渐变为棕色。根据出血量的多少,一般3~7 天自行吸收。

【诊断】

根据典型的体征可以诊断。

【治疗】

出血早期应局部冷敷或冰敷,2 天后热敷以促进出血吸收。同时查找出血原因,针对原发病进行治疗。要向患者做好解释,消除其顾虑。

球结膜下出血

（余青松）

思考题

1. 请简述结膜炎的常见体征和治疗原则。
2. 请论述沙眼的后遗症和并发症。WHO 的沙眼诊断标准是什么？
3. 请简述春季角结膜炎的临床表现和诊断。

ER 1-5-10

练习题

第六章 | 眼表疾病

 教学课件

 思维导图

ER 1-6-1　ER 1-6-2

学习目标

1. 掌握:眼表的解剖学含义;干眼的临床表现及治疗。
2. 熟悉:干眼的概念。
3. 了解:眼表重建术;干眼的病因及主要诊断依据。
4. 学会干眼的检查、初步诊断及一般治疗。
5. 具备干眼的专业知识,能有效进行医患沟通,重点向患者讲解干眼的病因、治疗及预防措施,以取得患者的理解和配合,并能进行正确的心理疏导。

案例导入

患者,女,54岁。双眼干涩、痒、异物感3个月。3个月前双眼觉干涩、痒、异物感等不适,伴视物不清,无明显眼痛、眼红及眼分泌物。曾在外院诊治,无明显好转。间断自购滴眼液滴眼4年余。检查:视力 右眼 0.8 左眼 1.0 眼球运动未见异常,双眼睑无内翻外翻,双泪点位置正常。泪道冲洗通畅,结膜稍充血,光泽稍欠佳,角膜透明,无新生血管及云翳。泪液分泌试验4mm,泪膜破裂时间8秒。眼底:视盘边界清,血管走行自然,动脉:静脉(A:V)=2:3,黄斑反光可见。眼压 右 14mmHg 左 15mmHg。

请思考:

1. 该患者的诊断可能是什么?
2. 该患者还需做哪些检查?
3. 治疗原则是什么?

第一节　眼表概述

眼表的解剖学含义指起始于上下眼睑睑缘间的眼球表面全部黏膜上皮,包括角膜上皮和结膜上皮。眼表上皮来源于各自的干细胞。角膜上皮来源于位于角膜缘的干细胞。由于干细胞不断增殖、分化和迁移,因此角膜上皮是高度分化、可以迅速进行自我更新的组织。结膜上皮以复层扁平细胞为主,夹有许多可以分泌黏蛋白的杯状细胞,结膜上皮可能来源于结膜穹隆部或睑缘的皮肤黏膜结合处,也有研究认为结膜的干细胞均匀地分布于眼表。

知识拓展

角膜缘干细胞

角膜缘的细胞层数约在10层以上,呈小的颗粒状,在基底部乳头形成特殊的栅状上皮结构,称为 Vogt 栅栏,其中含有色素和丰富的血管网,角膜缘 Vogt 栅栏区的某些基底细胞就是角膜缘干细胞。角膜缘干细胞的特点:①位于角膜缘基底部,占整个角膜上皮细胞0.1%~10%。②做水平向心运动和垂直向上运动。③增殖潜力高,细胞周期长,分化程度低,不对称细胞分裂,其中的一个子细胞继续保持干细胞状态,而其他细胞进入分化通路到达分化终点。④含有丰富的蛋白酶。角膜缘干细胞是分开角膜和结膜的独特结构,是角膜上皮增殖和移行的动力来源,其功能是维持角膜上皮的完整性。如果角膜缘干细胞缺失,可导致眼表功能异常,表现为角膜上皮的结膜化、新生血管形成、基底膜破坏、炎性细胞浸润、持续性角膜上皮缺损不能愈合。

正常及稳定的泪膜(tear film)是维持眼表上皮正常结构及功能的基础,而眼表上皮细胞(包括杯状细胞及非杯状细胞)分泌的黏蛋白成分又参与泪膜的构成。因此眼表上皮和泪膜互相依赖、互相影响。泪膜是通过眼睑的瞬目运动将泪液涂布在眼表形成的一层 7~10μm 厚的超薄层,从外向内分别由脂质层、水样层和黏蛋白层构成。影响泪膜稳定的因素包括泪膜的组成成分和泪液动力学以及眼睑的结构和运动。泪膜脂质层抑制泪液蒸发和保持泪膜的弧度,由睑板腺分泌。水样层的成分主要由泪腺和副泪腺产生,为角膜输送各种水溶性营养成分。黏蛋白层由结膜杯状细胞分泌的黏蛋白、结膜非杯状细胞,角膜上皮细胞表达的跨膜蛋白构成。

ER 1-6-3

泪膜的形成

物理及化学性损伤、微生物感染可以引起眼表功能的异常。一些免疫性疾病包括全身及眼局部的疾病、药物的毒性及医源性损害等也可引起眼表上皮及泪膜功能的异常,导致眼部刺激症状及影响视功能。通过印迹细胞学方法来检查上皮细胞的终末表型,可将角膜、结膜上皮病变划分为两种主要的眼表面功能异常类型。第一类表现为病理性的非角化上皮向角化型化生,称为鳞状上皮化生。第二类眼表功能异常是以正常角膜上皮被结膜上皮侵犯和替代为特征,即角膜缘干细胞缺乏。因此,眼表上皮的完整及泪膜的稳定决定了眼表健康状态。

对任何原因引起的眼表面结构破坏导致功能明显受损,均应采用药物及手术方法以恢复眼表面正常结构。严重损伤眼表如化学伤及热烧伤常引起眼表结构异常,这些异常包括睑球粘连,眼睑缺损、畸形,角膜血管化及混浊、溃疡等。眼表重建手术应包括以下方面:重建眼表的上皮及干细胞;重建泪液分泌或泪膜稳定性;保护或恢复眼表相关的神经支配;重建眼睑的解剖和功能。角膜、结膜和泪膜及其相应的影响要素在眼表重建的过程中应当视为一个整体性概念。在重建眼表时,应充分考虑角、结膜和泪膜之间的相互影响、眼表上皮的来源、移植床的微环境状况和泪膜稳定与否。

第二节　干　眼

干眼(dry eye)又称角结膜干燥症(keratoconjunctivitis sicca),是指各种原因引起的泪液质和量异常或动力学异常,导致泪膜稳定性下降,并伴有眼部不适和/或引起眼表病变为特征的多种病症的总称。如仅有干眼症状而无干眼体征称为干眼症,既有症状又有体征称为干眼病,合并全身免疫性疾病者,则称干眼综合征。

【病因及分类】

任何疾病导致眼表中任一环节的损害均可导致泪膜完整性和正常功能的破坏。因此干眼是所有发生泪膜-眼表异常的多种疾病的总称。

1. 按病因分类　①水样液缺乏性。②黏蛋白缺乏性。③脂质缺乏性。④泪液流体动力学(分布)异常性。

2. 临床分类 ①泪液生成不足型。②蒸发过强型。

干眼的分类并不是相互完全独立,而是常常交叉,同时存在,很少单独出现。

【临床表现】

常见的症状有干涩感、异物感、烧灼感、痒感、畏光、眼红、视物模糊、视力波动、视疲劳、难以名状的不适、不能耐受有烟尘的环境等。体征包括结膜血管扩张、结膜失去光泽、水肿,角膜上皮点状脱落等。早期可轻度影响视力,严重可导致角膜溃疡穿孔。

【诊断】

目前干眼的诊断尚无统一标准。诊断主要依据:①症状;②泪液分泌不足和泪膜不稳定;③眼表面上皮细胞的损害;④泪液的渗透压增加。

1. 泪液分泌试验正常为 10~15mm,<10mm 为低分泌,<5mm 为干眼。无眼部表面麻醉情况下测试主泪腺分泌功能;表麻后测试副泪腺分泌功能,观察时间为 5 分钟。

2. 泪膜破裂时间<10 秒为泪膜不稳定。

3. 荧光素染色阳性代表角膜上皮缺损。还可以观察泪河的高度。

其他检查泪液蕨类试验、泪液溶菌酶含量、泪液渗透压、泪液清除率检查、干眼仪、角膜地形图检查及血清学检查等。

【治疗】

干眼治疗的关键是发现病因并针对病因治疗。干眼呈慢性病程,多需长期治疗,要鼓励患者坚持治疗。如患者合并全身免疫性疾病也需要同时治疗。

1. 泪液生成不足型干眼

(1)**减少或避免诱因**:如不要长时间使用电脑,少接触空调及烟尘环境等。

(2)**泪液成分替代治疗**:应用人工泪液或自体血清。

(3)**保存泪液、延缓其排出及蒸发**:①硅胶眼罩及湿房镜。②治疗性角膜接触镜。③泪点栓子及泪点封闭。

知识拓展

泪管阻塞术

泪管阻塞术:采用阻塞泪点和泪管的办法,延缓人工泪液和自体泪液的引流。优点:提高泪膜水样成分的质量及数量,减轻干眼症状,减少人工泪液的用量。缺点:阻塞后泪液更新减慢、产生减少、眼球敏感度减弱、频繁流泪。故一般先观察阻塞后的效果,如果没有不适反应,就进行永久性泪点和泪管阻塞手术。该方法适用于中、重度干眼,不适合一过性干眼。

---

(4)**促进泪液分泌**:使用溴己新、毛果芸香碱(匹罗卡品)和新斯的明等药物。

(5)**手术**:自体游离颌下腺移植。

(6)**其他**:低浓度环孢素 A 点眼。

2. 蒸发过强型干眼

(1)**眼睑清洁**:包括热敷和按摩。

(2)**口服抗生素**:四环素 250mg,1 天 4 次;或多西环素 50mg,1 天 2 次,需连续服用数周。7 岁以下儿童、孕妇及哺乳期妇女慎用。

(3)**局部用药**:包括治疗睑缘炎的抗生素滴眼液、短期糖皮质激素滴眼液、人工泪液。

(李海燕)

思考题

1. 泪膜的功能是什么？
2. 请简述干眼的诊断依据。
3. 干眼治疗的关键是什么？

ER 1-6-4

练习题

第七章 | 角膜病与巩膜病

教学课件

思维导图

学习目标

1. 掌握：细菌性角膜炎、单纯疱疹病毒性角膜炎及真菌性角膜炎的临床表现、诊断及治疗。
2. 熟悉：角膜炎的病因、病理及治疗原则。
3. 了解：角膜软化症的临床表现及治疗原则；巩膜炎的病因、临床表现及治疗。
4. 学会对角膜病患者进行病史采集，能运用裂隙灯显微镜进行角膜荧光素染色检查，具备对感染性角膜炎进行鉴别诊断及基本处理的能力。
5. 具备角膜病专业知识，尊重患者，关爱患者，能有效进行医患沟通，并进行正确的心理疏导以取得患者的理解和配合。能介绍我国在角膜病治疗方面的进展。

案例导入

患者，女，47岁，右眼被树枝划伤后红痛伴视力下降10天，来院诊治。自受伤后出现右眼红、眼痛、畏光、流泪，伴视力下降，曾于当地医院诊疗，疗效不佳。眼部检查：视力右眼0.02左眼1.0，右眼结膜混合性充血，角膜中央偏下方见大小约4mm×5mm灰白色混浊，表面干燥呈牙膏样外观，可见伪足及卫星灶，前房深度正常，可见灰白色积脓，瞳孔圆，对光反应迟钝，晶状体、玻璃体及眼底窥不清；左眼未见异常。眼压：右眼17mmHg，左眼16mmHg。

请思考：

1. 该患者的诊断可能是什么？
2. 该患者还需做哪些检查？
3. 治疗原则是什么？

第一节 角 膜 病

一、角膜炎总论

角膜病是我国主要的致盲性眼病之一。角膜病主要包括炎症、外伤、变性、营养不良、先天性异常和肿瘤等。角膜的防御能力减弱，外界或内源性致病因素侵袭角膜组织引起炎症，称为角膜炎（keratitis），在角膜病中占有重要地位。

【病因】

1. 感染源性 感染是引起角膜炎的常见原因。主要病原微生物为细菌、真菌、病毒和寄生虫，其他还有衣原体、结核分枝杆菌和梅毒螺旋体等。

2. 内源性 一些自身免疫性疾病如类风湿关节炎，可出现角膜病变。某些全身病也可累及角膜，如维生素A缺乏可引起角膜干燥或角膜软化。

3. 局部蔓延 结膜、巩膜、虹膜睫状体等邻近组织的炎症可蔓延至角膜。

【分类】

角膜炎的分类尚未统一。目前多按其致病原因分类,如感染性、免疫性、营养不良性、神经麻痹性及暴露性角膜炎等。其中感染性角膜炎又可根据致病微生物的不同进一步分为细菌性、病毒性、真菌性、棘阿米巴性等。

【病理】

角膜炎的病因虽不相同,但有基本类似的病理变化过程,可以分为浸润期、溃疡形成期、溃疡消退期和愈合期4个阶段(图 1-7-1)。

第一阶段为浸润期。致病因子侵袭角膜引起角膜缘血管网充血,炎症细胞及炎性渗出液侵入病变区,形成局限性灰白色浸润灶,称角膜浸润(corneal infiltration)。此时患者有明显的眼部刺激症状并有视力下降。若经及时治疗后浸润可以完全吸收,角膜能够恢复透明。

第二阶段为溃疡形成期。若病情未得到控制,浸润继续加重,浸润区坏死的角膜组织脱落形成角膜溃疡(corneal ulcer)。溃疡底部污秽,边缘不清,病灶区角膜水肿。病变继续向深部发展,角膜基质不断变薄,当变薄区靠近后弹力层时,在眼压作用下,后者呈透明水珠状膨出,称为后弹力层膨出(descemetocele)。若病变穿破后弹力层,则发生角膜穿孔(corneal perforation),此时房水急剧涌出,虹膜被冲至穿孔口,部分脱出。若穿孔口位于角膜中央,则常引起房水不断流出,导致穿孔区不能完全愈合,可形成角膜瘘(corneal fistula)。角膜穿孔或角膜瘘容易继发眼内感染,可致眼球萎缩而失明。

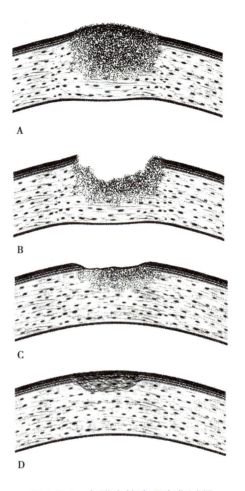

图 1-7-1　角膜炎的病理变化过程
A. 浸润期;B. 溃疡形成期;C. 溃疡消退期;
D. 愈合期。

第三阶段为溃疡消退期。经过正确的治疗,抑制了致病因子对角膜的侵袭,角膜炎症逐渐消退,溃疡边缘浸润减轻,基质坏死、脱落停止,患者症状和体征均明显改善。

第四阶段为愈合期。炎症得到控制后,角膜浸润逐渐吸收,溃疡基底及边缘逐渐清洁平滑,周围上皮再生修复覆盖溃疡面,溃疡缺损由结缔组织充填形成瘢痕。溃疡愈合后,根据溃疡深浅程度的不同而遗留厚薄不等的瘢痕。浅层的瘢痕性混浊薄如云雾状,通过混浊部分仍能看清后面虹膜纹理者称角膜薄翳(corneal nebula);混浊较厚略呈白色,但仍可透见虹膜者称角膜斑翳(corneal macula);混浊很厚呈瓷白色,不能透见虹膜者称角膜白斑(corneal leukoma)。如果角膜瘢痕组织中嵌有虹膜组织时,便形成粘连性角膜白斑(adherent leukoma),提示角膜有穿孔史。若角膜白斑面积大,而虹膜又与之广泛粘连,则可能堵塞房角,使房水流出受阻导致眼压升高,引起继发性青光眼。在高眼压的作用下,混杂有虹膜组织的角膜瘢痕膨出形成紫黑色隆起,则称为角膜葡萄肿(corneal staphyloma)。

【临床表现】

1. **眼部刺激症状** 眼痛、畏光、流泪、眼睑痉挛等,可持续存在,直到炎症消退。
2. **视力下降** 角膜炎通常伴有不同程度的视力下降,若病变位于中央光学区,则下降更明显。
3. **睫状充血** 围绕角膜的睫状前血管充血所致,呈紫红色,愈近角膜缘愈明显,严重者混合性充血。
4. **角膜浸润及溃疡形成** 病变的性质不同角膜浸润及溃疡的形态、大小和部位也不同。

5. 严重角膜炎并发虹膜睫状体炎 轻者表现为房水闪辉,重者可出现房水混浊、前房积脓、瞳孔缩小及虹膜后粘连等。

【诊断】

1. 临床诊断 根据典型的临床表现(如眼部刺激症状)及睫状充血、角膜浸润和角膜溃疡的形态特征等进行诊断,但应强调病因诊断。

2. 实验室诊断 溃疡组织刮片检查行革兰氏和吉姆萨染色,可在早期行病因学诊断,还可同时进行细菌、真菌、棘阿米巴培养,为选择敏感抗菌药物提供可靠依据。角膜共焦显微镜是一种无创性的检查手段,对感染性角膜炎如棘阿米巴角膜炎和真菌性角膜炎的早期诊断有较高的价值。怀疑免疫性角膜炎者需要进行相应的免疫学检查。

【治疗】

角膜炎的治疗原则是控制感染,减轻炎症反应,促进溃疡愈合和减轻瘢痕形成。对细菌性角膜炎宜选用敏感的抗菌药物进行治疗。根据临床经验和患者的病情,选用一种或多种广谱抗生素,待实验室检查结果明确后,再调整给予敏感抗生素进一步治疗。抗真菌药物仍是治疗真菌性角膜炎的重要手段,但目前缺乏高效、低毒、广谱的理想药物。单纯疱疹病毒性角膜炎可使用抗疱疹病毒药物治疗,防止复发也是治疗的重点。

糖皮质激素的使用要严格掌握适应证。细菌性角膜炎急性期一般不宜使用糖皮质激素,慢性期病灶愈合后可酌情使用;真菌性角膜炎禁用糖皮质激素;单纯疱疹病毒性角膜炎原则上只有非溃疡型的角膜基质炎可使用糖皮质激素。

角膜炎并发虹膜睫状体炎时,应散瞳治疗。对药物难以控制的重症感染者,角膜溃疡穿孔或即将穿孔者,应采取包括角膜移植在内的手术治疗,术后继续药物治疗。

知识拓展

角膜移植术

当局部治疗措施无法控制角膜疾病发展时需要考虑手术,主要是角膜移植术。通过角膜移植术置换严重发炎、混浊的角膜,可以使患者恢复有用视力。按手术目的可分为:

1. 光学性角膜移植术 是指为达到光学目的,通过手术切除患眼混浊的角膜,移植透明的供体角膜,使患眼角膜恢复透明和屈光能力,从而改善视力。

2. 治疗性角膜移植术 是指通过角膜移植手术治疗穿孔或即将穿孔的角膜溃疡,以及蚕蚀性角膜溃疡、角膜皮样瘤等疾病。

3. 美容性角膜移植术 是指为达美容目的通过角膜移植改善角膜外观而进行的手术。

另外,按手术方式又可分为:板层角膜移植术、穿透性角膜移植术及角膜内皮移植等。

ER 1-7-3

板层角膜移植术和穿透性角膜移植术治疗斑块状角膜营养不良

目前我国在人工角膜的研发方面取得重大突破,人工角膜的研发进展将有助于解决角膜供体不足、角膜移植手术等待时间长等问题,为更多角膜盲患者提供有效的解决方案,从而改善失明患者的生活质量。

二、细菌性角膜炎

细菌性角膜炎(bacterial keratitis)是指由细菌感染引起的角膜炎症,又称为细菌性角膜溃疡(bacterial corneal ulcer)。病情多较严重,如果得不到有效治疗,可发生角膜溃疡穿孔,甚至眼内感染。

即使病情能控制也会残留角膜瘢痕、角膜新生血管或角膜脂质变性等后遗症，严重影响视力甚至失明。

【病因】

细菌性角膜炎常见的致病菌有葡萄球菌、铜绿假单胞菌、肺炎链球菌和大肠埃希菌等。本病多为角膜外伤或角膜异物剔除后感染所致，佩戴角膜接触镜和慢性泪囊炎也是重要的危险因素。

【临床表现】

严重的细菌性角膜炎起病急骤，出现眼痛、畏光、流泪、视力障碍、眼睑痉挛等症状。睫状充血或混合充血，眼睑及球结膜水肿。病变早期可见角膜上皮溃疡，溃疡下有边界模糊、致密的浸润灶，周围组织水肿。浸润灶迅速扩大，继而形成溃疡，溃疡表面和结膜囊多有脓性或黏液脓性分泌物，可伴有不同程度的前房积脓。

角膜溃疡穿孔

金黄色葡萄球菌性角膜溃疡通常表现为圆形或椭圆形局灶性脓肿，周围有灰白色浸润区，边界清晰，常发生于已受损的角膜，如果得不到有效治疗，可导致严重的基质脓肿和角膜穿孔。肺炎链球菌性角膜炎常见于外伤或慢性泪囊炎，表现为中央基质深部椭圆形溃疡，匍行性边缘，后弹力层可见放射状皱褶，常伴有前房积脓及角膜后纤维素沉着，也可导致角膜穿孔。

铜绿假单胞菌所致角膜炎常发生于角膜异物剔除后或戴角膜接触镜引起的感染，多表现为迅速发展的角膜液化性坏死。溃疡表面有大量黏稠的脓性或黏液脓性分泌物，略带黄绿色，溃疡周围基质可见灰白色或黄白色浸润环，伴有大量前房积脓。感染如未控制，可导致角膜坏死穿孔和眼内容物脱出或全眼球炎。

淋病奈瑟球菌或脑膜炎球菌感染所致的角膜炎来势凶猛，发展迅速。表现为眼睑高度水肿、球结膜水肿和大量脓性分泌物，伴有角膜基质浸润、坏死及溃疡。新生儿患者常致角膜穿孔。

【诊断】

根据临床表现可以诊断。在开始药物治疗前，从浸润灶刮取病变组织，涂片染色查找细菌，有助于早期病因诊断。明确的病原学诊断需要做细菌培养，并同时进行药物敏感试验，为筛选敏感抗生素提供依据。

【治疗】

细菌性角膜炎可造成角膜组织的迅速破坏，因此对疑似细菌性角膜炎患者应立即给予积极治疗。初诊患者根据临床表现和溃疡的严重程度给予广谱抗生素治疗，然后根据细菌培养和药敏试验的结果调整使用敏感抗生素。

对革兰氏阳性（G^+）球菌感染，首选抗生素是头孢菌素，50mg/ml 头孢唑林是这类药物的代表。对革兰氏阴性（G^-）杆菌角膜炎首选氨基糖苷类药物，可选择 1.3%~1.5% 妥布霉素或 1.5% 庆大霉素。对于多种细菌引起的角膜炎或革兰氏染色结果不明确者，推荐联合使用头孢菌素和氨基糖苷类药物作为初始治疗。

局部使用抗生素是治疗细菌性角膜炎最有效的途径。急性期使用高浓度的抗生素滴眼液频繁滴眼（第一个小时每5~15分钟滴1次，此后每小时1次），以尽快提高角膜内的药物浓度。病情稳定后，逐渐减少滴眼次数，睡前抗生素眼膏涂眼。本病一般不全身用药，但出现角膜溃疡穿孔、角膜炎症可能向眼内或全身播散、角膜或巩膜穿通伤后继发的角膜感染，应在局部用药的同时全身应用抗生素。

并发虹膜睫状体炎者应给予 1% 阿托品滴眼液或眼膏散瞳。局部可使用胶原酶抑制剂，抑制溃疡发展，口服维生素 C、维生素 B 等药物有助于溃疡愈合。对于药物治疗无效、溃疡不愈合或病情发展，即将或已经出现溃疡穿孔者，考虑角膜移植术、羊膜移植、结膜瓣遮盖治疗。

三、真菌性角膜炎

真菌性角膜炎（fungal keratitis）是一种由致病真菌引起的感染性角膜炎症。此病致盲率高，在我国南方,特别在收割季节多见。随着抗生素和糖皮质激素的广泛使用及对本病的认识和诊断水平的提高,其发病率不断增高。

真菌性
角膜溃疡

【病因】

主要致病真菌种类包括曲霉菌属、镰孢菌属、弯孢菌属和念珠菌属。前三类属丝状真菌,丝状真菌引起的角膜感染多见于农业或户外工作人群,外伤(尤其是植物性外伤)是最主要的诱因。念珠菌属酵母菌,此型感染多继发于已有眼表疾病或全身免疫力低下的患者。

【临床表现】

本病多有植物性角膜外伤史或长期使用激素和抗生素病史。起病缓慢,病程较长,刺激症状相对较轻,伴不同程度的视力障碍。角膜浸润灶呈白色或乳白色,致密,表面欠光泽呈牙膏样或苔垢样外观,溃疡周围有基质溶解形成的浅沟或抗原抗体反应形成的免疫环。有时在角膜感染灶旁可见"伪足"或卫星样浸润灶,角膜后可有斑块状沉着物。前房积脓呈灰白色,黏稠或呈糊状。

【诊断】

根据植物外伤史和角膜病灶特征可作出初步诊断。确诊需实验室检查找到真菌和菌丝,方法有角膜刮片染色、真菌培养、角膜组织活检及共焦显微镜检查等。角膜共焦显微镜作为非侵入性检查手段,可在病变早期阶段直接发现病灶内的真菌病原体。

【治疗】

1. **药物治疗**　0.15% 两性霉素 B 和 5% 那他霉素滴眼液是治疗真菌性角膜炎的一线药物。丝状真菌首选 5% 那他霉素,酵母菌属则可选用 0.15% 两性霉素 B、2% 氟康唑、5% 那他霉素。联合使用抗真菌药物有协同作用,可减少单一用药的药物用量,降低毒副作用。

抗真菌药物局部使用,开始时每 0.5~1 小时滴眼一次,晚上涂抗真菌眼膏,感染明显控制后逐渐减少使用次数。病情严重者可联合全身使用抗真菌药物。使用抗真菌药物应至少持续 6 周,治疗过程中注意药物的眼表毒性。伴有虹膜睫状体炎者,使用 1% 阿托品滴眼液或眼膏散瞳,禁用糖皮质激素。

2. **手术治疗**　对药物治疗无效病例,需行手术治疗,包括清创术、结膜瓣遮盖术和角膜移植术。

四、单纯疱疹病毒性角膜炎

单纯疱疹病毒(herpes simplex virus,HSV)引起的角膜感染称为单纯疱疹病毒性角膜炎(herpes simplex keratitis,HSK),是致盲性角膜病最主要的原因。其临床特点为反复发作,多次发作使角膜混浊逐次加重,最终可导致失明。

ER 1-7-6

树枝状角膜炎

【病因】

大多数病例由 HSV-1 型感染所致。分为原发感染和复发感染。前者常见于幼儿,发生头、面部皮肤及黏膜组织的感染,可导致 HSV 潜伏在三叉神经节的感觉神经元。复发性 HSV 感染是由潜伏病毒的再活化所致。当机体抵抗力下降,如发热性疾病、全身或局部使用糖皮质激素或免疫抑制剂等时,潜伏的病毒被激活,活化的病毒在三叉神经内逆轴浆流移行到达角膜组织,引起 HSK 复发。

【临床表现】

1. **原发感染**　常见于幼儿,表现为全身发热、耳前淋巴结肿大、唇部或皮肤疱疹等,这一时期的病变常有自限性。眼部受累表现为急性滤泡性结膜炎、假膜性结膜炎、眼睑皮肤疱疹、点状或树枝状角膜炎。树枝状角膜炎特点为树枝短,出现时间晚,持续时间短。原发感染主要表现为角膜上皮病变,且临床表现不典型,只有不到 10% 的患儿发生角膜基质炎和葡萄膜炎。

2. **复发感染**　主要见于成年人,分为不同的类型。

（1）**上皮型角膜炎**：占 HSK 的 2/3 以上，角膜知觉减退是典型体征。感染初期角膜上皮出现针尖样灰白色、近乎透明、稍隆起的小疱，排列成串或聚集成簇，称为角膜疱疹。感染的上皮细胞坏死崩解，出现点状角膜炎。点状病灶逐渐扩大融合形成树枝状角膜溃疡。病变可继续扩展、融合、加深，形成地图状角膜溃疡，常伴有虹膜睫状体炎。大多数浅层溃疡患者经治疗后，溃疡可在 1~2 周内愈合，但基质浅层的浸润需历时数周至数月才能吸收，可能留下角膜薄翳，一般对视力影响较小。

（2）**神经营养性角膜病变**：多发生于病毒感染的恢复期或静止期，病灶可局限于角膜上皮表面及基质浅层，也可向基质深层发展，溃疡一般呈圆形或椭圆形，多位于睑裂区，浸润轻微，边缘呈灰色增厚。

（3）**基质性角膜炎**：分为免疫性和坏死性两类。

免疫性基质性角膜炎最常见的类型是盘状角膜炎（disciform keratitis）。角膜中央基质盘状水肿，不伴炎症细胞浸润和新生血管；后弹力层可有皱褶；伴有前葡萄膜炎时，在水肿区域角膜内皮面出现沉着物。

坏死性基质性角膜炎表现为角膜基质内单个或多个黄白色坏死浸润灶、基质溶解坏死以及上皮广泛性缺损，严重者可形成灰白色脓肿病灶、角膜后沉着物、虹膜睫状体炎和眼压增高等。坏死性基质性角膜炎常诱发基质层新生血管，表现为一条或多条中、深层基质新生血管，从周边角膜伸向中央基质的浸润区。

（4）**角膜内皮炎**：根据部位分为盘状、弥漫性和线状 3 种类型，盘状是最常见的类型，表现为角膜基质水肿，角膜失去透明性呈现毛玻璃样外观，在水肿区的内皮面有角膜沉着物，伴有轻、中度虹膜炎。角膜内皮的功能通常要在炎症消退数月后方可恢复，严重者可导致角膜内皮功能失代偿。

ER 1-7-7

盘状角膜炎

【诊断】

本病根据病史，角膜树枝状、地图状溃疡灶，或盘状角膜基质炎等体征可以诊断。实验室检查有助于诊断。

【治疗】

治疗原则是抑制病毒在角膜内的复制，减轻炎症反应引起的角膜损害。上皮型角膜炎必须给予有效的抗病毒药物抑制病毒活性。基质性角膜炎除抗病毒外，抗炎治疗尤为重要。内皮型角膜炎在给予抗病毒、抗炎治疗的同时，还应采取保护角膜内皮细胞功能的措施。

常用抗病毒药物有更昔洛韦、阿昔洛韦等滴眼液或眼膏，急性期每 1~2 小时滴眼 1 次，晚上涂眼膏。上皮型角膜溃疡禁用糖皮质激素，否则可导致感染扩散。对基质性角膜炎，糖皮质激素与抗病毒药物可同时应用。合并虹膜睫状体炎时，要及时使用阿托品滴眼液或眼膏扩瞳。角膜溃疡已穿孔或形成严重瘢痕影响视力时，穿透性角膜移植是复明的有效手段。

单纯疱疹病毒性角膜炎容易复发，研究表明，预防性口服阿昔洛韦可降低 HSK 复发率。控制诱发因素对于降低复发率也很重要。

五、角膜软化症

角膜软化症（keratomalacia）是因维生素 A 严重缺乏，治疗不及时导致。食物中缺少维生素 A、喂养不当、吸收不良、慢性腹泻、消耗过多或肝胆疾病等是发生本病的常见原因。

【临床表现】

双眼缓慢起病，早期症状主要是夜盲，但因幼儿不能表述而常被忽视。泪液明显减少，球结膜失去光泽和弹性。当眼球转动时，球结膜产生许多与角膜缘平行的皱褶，睑裂区内外侧结膜上可见典型的基底朝向角膜缘的三角形泡沫状上皮角化斑，称 Bitot 斑。角膜上皮干燥，失去光泽，逐渐出现灰白色混浊，随后上皮脱落，基质溶解坏死，常继发感染，出现前房积脓。如不及时治疗，整个角膜可溶解、穿孔,甚至眼内容物脱出。

【诊断】

根据病史,结合临床表现可以诊断,实验室检查血清维生素 A 含量测定有助于诊断。

【治疗】

及时纠正营养不良,积极治疗原发全身病。大量补充维生素 A,同时注意补充维生素 B_1 或复合维生素。适当选用抗生素滴眼液及眼膏,以防止和治疗继发性感染。

六、角膜接触镜引起的并发症

角膜接触镜的使用越来越普遍。相应地,它引起的并发症也越来越多,严重者甚至可致盲。角膜接触镜引起的并发症与许多因素有关,需要重视。

1. 角膜接触镜本身引起的并发症 主要由镜片缺陷和镜片沉积物造成,均可导致患者不适。

2. 接触镜引起的角膜和结膜异常

(1)**中毒性结膜炎**:引起结膜充血、点状上皮脱落或上皮糜烂。

(2)**过敏反应**:镜片清洁、保存液中的某些成分可引起迟发性变态反应引起结膜充血、点状角膜炎,甚至引起上皮下浸润混浊。

(3)**巨乳头性结膜炎**:表现为上睑结膜面出现直径 1mm 以上的巨大乳头状增生,一旦发生应考虑停止戴镜,甚至需脱敏治疗。

(4)**角膜上皮损害**:由于戴镜时间过长,上皮缺氧所致。

(5)**角膜基质浸润**:为无菌性,呈灰白色混浊,多位于角膜周边部。

(6)**角膜内皮变化**:表现为内皮细胞大小不均,失去六角形细胞的形态,停止戴镜后可恢复。

(7)**角膜新生血管**:常出现在角膜周边,还可引起深基质层新生血管。

(8)**感染性角膜炎**:戴用时间过长、夜间戴用、镜片透氧性差或压迫过紧是导致感染性角膜炎的危险因素。最常见为细菌性角膜溃疡,也可为真菌性或棘阿米巴性角膜溃疡。感染性角膜炎是接触镜的严重并发症,应该积极处理。

七、准分子激光角膜屈光手术的角膜并发症

准分子激光角膜屈光手术治疗屈光不正已在全球普遍开展,其疗效已经得到医师和患者的普遍肯定。然而,此手术对角膜不可避免地产生一系列的影响。术后主要并发症包括:

1. 层间碎屑 为术中有机或无机物质进入并滞留于层间所致。

2. 角膜神经营养性上皮病变 是术后较常见的并发症,为术中切断角膜神经纤维,使远端神经末梢发生变性,角膜知觉下降或营养障碍所致,常伴有角结膜干燥。

3. 弥漫性层间角膜炎 是角膜瓣层间界面的一种非感染性弥漫性炎症。表现为角膜瓣界面弥漫性白色粉末状颗粒,严重者影响视力。

4. 感染性角膜炎 是一种少见但严重的术后并发症,严重破坏患者的视功能。

5. 进行性角膜扩张 表现为术后角膜进行性变薄,角膜曲率增加。发生原因不明。

准分子激光角膜屈光手术还有一些并发症,如角膜瓣下上皮内生或植入、角膜瓣移位或丢失、角膜上皮下雾状混浊、诱发角膜营养不良等。随着设备的改进、手术技术的提高和经验的积累,手术并发症越来越少,临床疗效越来越稳定。

第二节　巩　膜　炎

巩膜主要由胶原纤维和弹力纤维致密交织组成,由于巩膜血管和神经少,代谢缓慢,通常不易

发病,但是一旦发生炎症,因组织修复能力差,对药物治疗反应不明显,病程易迁延反复。

【病因】

多与全身感染性疾病、自身免疫性结缔组织疾病、代谢性疾病有关,其他原因如结膜、角膜、葡萄膜、眶内等邻近组织的炎症直接蔓延可引起巩膜炎,外伤也可引起巩膜炎。

【临床表现】

1. **表层巩膜炎(episcleritis)** 是巩膜表层组织的非特异性炎症,常累及赤道前巩膜,多发生在角膜缘至直肌附着点的区域内,并以睑裂暴露部位最常见。具有复发性、自限性,好发于女性。临床上分为两种类型。

(1)结节性表层巩膜炎:较常见,常急性发病。病变以局限性充血性结节样隆起为特征,多为单发,结节呈暗红色,圆形或椭圆形,直径2~3mm,可被推动,结节及周围结膜充血水肿,有疼痛和压痛。每次发病持续2~4周,炎症逐渐消退,一般不影响视力。

(2)单纯性表层巩膜炎:发病突然,症状一般较轻,表现为灼热感及轻微眼痛,视力多不受影响。病变区表层巩膜及球结膜呈扇形局限性或弥漫性充血水肿,呈暗红色外观。本病可多次反复发病,妇女多于月经期发作,但复发部位不固定。

2. **巩膜炎(scleritis)** 为巩膜基质层的炎症,病情及预后重于表层巩膜炎,对眼的结构和功能有一定破坏性。根据解剖位置,巩膜炎可分为前巩膜炎和后巩膜炎。

(1)前巩膜炎:病变位于赤道部前,双眼先后发病。眼部疼痛、压痛,有刺激症状。病变位于直肌附着处时,眼球运动可使疼痛加剧。视力可轻度下降,裂隙灯下可见巩膜表层和巩膜本身均有水肿。本病发作可持续数周,反复发作,病程迁延可达数月或数年。

前巩膜炎可分为三种类型:①弥漫性前巩膜炎:巩膜呈弥漫性充血,球结膜水肿。②结节性前巩膜炎:局部巩膜呈紫红色充血,炎症浸润与肿胀形成结节样隆起,结节质硬,压痛,不能推动。③坏死性前巩膜炎:是一种破坏性较大,常常引起视力损害的巩膜炎症。常单眼发病,发病初期表现为局部巩膜炎性斑块,受累巩膜可坏死变薄,透显出脉络膜色泽。

(2)后巩膜炎:为发生于赤道后方巩膜及视神经周围的一种炎症性疾病,易被误诊或漏诊。本病临床较为少见,单眼发病为多。可表现为程度不同的眼痛和压痛,视力减退,也可以表现为头痛。眼睑及球结膜水肿,充血不明显或无充血,眼球可轻度突出,因眼外肌受累可致眼球运动受限及复视。较常见的眼底改变包括脉络膜视网膜皱褶和条纹,视盘和黄斑水肿,局限性隆起等。

【诊断】

根据病史,结合巩膜有无结节样隆起、充血水肿及疼痛、压痛等临床表现可以诊断,眼B超、CT扫描或MRI检查有助于诊断。

【治疗】

巩膜炎的治疗原则首先是去除病因,局部或全身应用糖皮质激素,或选用非甾体抗炎药、免疫抑制剂等药物。对坏死、穿孔的巩膜部位可试行巩膜加固术或异体巩膜移植术。

(徐　芳)

思考题

1. 请简述角膜炎的病理分期。
2. 请简述真菌性角膜炎的临床表现。
3. 请简述单纯疱疹病毒性角膜炎的治疗原则。

第八章 | 葡萄膜病

ER 1-8-1
教学课件

ER 1-8-2
思维导图

学习目标

1. 掌握：虹膜睫状体炎的临床表现、鉴别诊断及治疗。
2. 熟悉：葡萄膜炎的临床分类及病因。
3. 了解：中间葡萄膜炎及后葡萄膜炎的临床表现及治疗；交感性眼炎、Vogt 小柳原田综合征、脉络膜恶性黑色素瘤、脉络膜血管瘤及脉络膜转移癌诊断和治疗。
4. 学会对葡萄膜炎患者进行病史采集，能运用裂隙灯显微镜进行眼部的检查。
5. 具备葡萄膜病的专业知识，根据症状、体征及辅助检查结果进行综合分析，并提出葡萄膜炎的治疗原则的能力。有高度的责任感，工作认真，一丝不苟；对患者有爱心、有耐心。

案例导入

患者，男，60 岁，右眼红痛伴视力下降 6 天，伴头痛和畏光、流泪，无眼部分泌物，曾在外院诊治，无明显好转。眼部检查：视力 右眼 矫正视力 0.25，混合性充血，角膜后 KP，前房闪辉（+），无前房积脓，瞳孔变形缩小，虹膜后粘连，晶状体透明，眼底检查未见异常。左眼未见异常。眼压 右眼 11mmHg 左眼 10mmHg。

请思考：

1. 该患者的诊断可能是什么？
2. 该患者最可能发生的并发症是什么？
3. 治疗原则是什么？

第一节 葡萄膜炎

葡萄膜炎（uveitis）是指发生在葡萄膜、视网膜、视网膜血管和玻璃体的炎症。多发生于青壮年，易合并全身性自身免疫性疾病，常反复发作，可引起一些严重的并发症，是一种常见的致盲性眼病。

【分类】

1. **病因分类** 分为感染性葡萄膜炎和非感染性葡萄膜炎两大类。前者包括细菌、病毒、真菌、立克次体、寄生虫等病原体感染；后者包括特发性、创伤性、自身免疫性、风湿性疾病伴发的葡萄膜炎。

2. **病理分类** 分为肉芽肿性、非肉芽肿性葡萄膜炎。

3. **解剖位置分类** 分为：①前葡萄膜炎，炎症累及虹膜及睫状冠以前的睫状体组织。②中间葡萄膜炎，炎症累及睫状体平坦部、周边部视网膜、玻璃体基底部。③后葡萄膜炎，炎症累及脉络膜、视网膜组织。④全葡萄膜炎，包括上述三种情况。

4.病程分类　分为急性(小于 3 个月)、慢性(大于 3 个月)葡萄膜炎。

【病因】

1.感染因素　细菌、病毒、寄生虫等病原体通过血液循环侵入葡萄膜发病;或眼外伤、手术等因素导致病原体直接侵入局部。感染分内源性和外源性(外伤或手术)感染两大类。

2.创伤和理化因素　如机械性、化学性、热灼伤以及有毒物质的刺激引起的葡萄膜炎症反应。氧化损伤、氧自由基代谢产物诱导的炎症介质及花生四烯酸代谢形成的白三烯等炎症介质,都可以加重炎症反应,诱发葡萄膜炎。

3.自身免疫因素　多种类型的葡萄膜炎和特定的 HLA 抗原相关,说明遗传因素在其中发挥作用。单一病因的葡萄膜炎很少,多种因素参与葡萄膜炎发生发展过程,但是常合并有免疫因素,临床上还有部分患者难以明确病因。

一、前葡萄膜炎

前葡萄膜炎(anterior uveitis)是虹膜炎和睫状体炎的总称,两者常同时存在,是最常见的葡萄膜炎。

【临床表现】

1.症状

(1)眼痛:因丰富的三叉神经末梢受到炎症因子和毒素的刺激。

(2)视力减退:主要因屈光间质不清,如角膜水肿、角膜后沉着物、房水混浊等。睫状肌痉挛可引起暂时性近视,发生黄斑水肿、继发性青光眼及并发性白内障可使视力进一步减退甚至丧失。

(3)畏光、流泪、眼睑痉挛:因受炎症激惹,面神经与眼轮匝肌紧张性增高,导致眼睑痉挛。

2.体征

(1)充血:睫状充血或混合充血。急性前葡萄膜炎多有明显睫状充血,为睫状前动脉充血所致,严重病例可形成混合性充血,常伴结膜水肿。

(2)房水混浊:主要因虹膜血管壁的血-房水屏障功能遭到破坏,蛋白质、纤维素性成分的渗出物、炎性细胞等进入房水,使房水透明度下降。用裂隙灯显微镜观察可见前房内灰白色光束,属于 Tyndall 现象,称为前房闪辉。房水混浊是炎症活动期的重要体征。严重时,渗出的炎症性白细胞亦可沉积在下方房角处为前房积脓(图 1-8-1)。

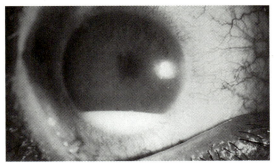

混合充血

前房细胞的运动

图 1-8-1　葡萄膜炎时前房积脓

(3)角膜后沉着物(keratic precipitates,KP):血-房水屏障受到破坏,渗出物进入房水,因房水流动和重力的作用,渗出物逐渐附着在角膜内皮上,下方沉积得多,上方沉积得少,形成基底向下,尖角向上的三角形或扇形的角膜后沉着物附着区。因渗出成分不同,KP 表现有所不同:①粉尘状 KP:灰白色,点状。②羊脂状 KP:灰白色,粗大,球形如脂。③色素性 KP:主要是小色素颗粒(图 1-8-2)。

（4）**虹膜改变**：急性期充血，水肿，色泽略暗，纹理不清。慢性期虹膜渗出和增殖，使虹膜根部与周边部角膜粘连，称为虹膜前粘连；若虹膜与晶状体表面粘连，称为虹膜后粘连。

（5）**瞳孔改变**：炎症刺激使瞳孔括约肌痉挛收缩，瞳孔变小，瞳孔直接、间接对光反应减弱或消失。若虹膜后粘连，散瞳后呈花瓣样瞳孔；虹膜发生360°的粘连，则形成瞳孔闭锁；纤维膜覆盖整个瞳孔区，称瞳孔膜闭（图1-8-3）。

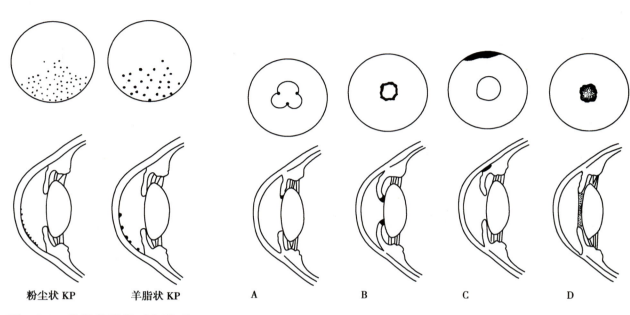

图1-8-2　前葡萄膜炎时角膜后沉着物

粉尘状KP　　　羊脂状KP

图1-8-3　虹膜粘连及瞳孔闭锁
A.虹膜后粘连；B.瞳孔闭锁及虹膜膨隆；C.房角粘连；D.瞳孔膜闭。

（6）**晶状体改变**：色素可沉积于晶状体前表面，或遗留下环形色素。

（7）**玻璃体和眼底改变**：葡萄膜的炎性渗出物可渗入玻璃体，重度炎症可偶有反应性囊样黄斑水肿和视盘水肿。

【并发症】

1. **并发性白内障**　由于房水成分改变影响晶状体代谢、长期使用糖皮质激素，导致晶状体混浊，主要是晶状体后囊下混浊。

2. **继发性青光眼**　前葡萄膜炎时，可因炎症细胞、色素颗粒及组织碎片阻塞小梁网，虹膜周边前粘连、瞳孔闭锁或瞳孔膜闭使引起房水引流受阻，导致继发性青光眼，严重者最终视功能丧失。

3. **低眼压及眼球萎缩**　炎症反复发作或慢性化，可致睫状体脱离或萎缩，房水分泌减少，引起眼压下降，严重者可致眼球萎缩。

【辅助检查】

实验室检查包括血常规、血沉等，对怀疑病原体感染所致者，应进行相应的病原学检查。

【诊断】

诊断主要根据临床表现，如睫状充血、瞳孔缩小、KP、前房闪辉、虹膜纹理不清及虹膜后粘连等即可明确诊断。如仅有虹膜后粘连及晶状体前囊色素沉着时，表示曾患过前葡萄膜炎，诊断为陈旧性前葡萄膜炎。做相应实验室检查十分必要。

【鉴别诊断】

本病应与急性结膜炎、角膜炎、急性闭角型青光眼及眼内肿瘤进行鉴别。

【治疗】

治疗原则:立即散瞳以防止和拉开虹膜后粘连,迅速抗炎以防止眼组织破坏和并发症的发生,以及针对病因进行治疗。

1. 局部治疗

(1)**散瞳**:一旦确诊应该立即散瞳,以解除睫状肌痉挛,缓解疼痛,减轻充血水肿,同时使虹膜与晶状体前囊膜分离,防止或拉开虹膜后粘连。

常用的散瞳药为1%阿托品眼膏或眼药水,急性期每日2~3次点眼,滴眼后应压迫泪囊部3~5分钟,以免眼药入鼻,被黏膜吸收引起中毒。0.5%托吡卡胺为短效散瞳剂,可使虹膜处于运动状态,预防后粘连。但疑有闭角型青光眼的患者,应避免使用阿托品,可用后马托品、东莨菪碱、托吡卡胺代替。

(2)**糖皮质激素**:及早应用糖皮质激素,以减轻炎症反应。如:0.1%地塞米松眼药水,每日滴4~8次。对病情严重者,可选择球结膜下注射庆大霉素和地塞米松,每次0.3~0.5ml,每日1次。

(3)**非甾体抗炎药**:通过阻断前列腺素、白三烯等炎性介质而发挥抗炎作用。常用吲哚美辛、双氯芬酸钠等滴眼液,每日3~8次点眼。

2. 全身治疗 主要是病因治疗。

(1)**糖皮质激素口服**:泼尼松30~50mg或地塞米松3~4mg,每日早餐后顿服,随病情变化而调整用量。静脉用药一般在病情急、受累范围大的情况下应用。

(2)**非甾体抗炎药**:如阿司匹林口服0.5g,每日3次;或吲哚美辛口服25mg,每日3次。

(3)**抗生素**:对结核、梅毒和钩端螺旋体感染有关的葡萄膜炎,需进行抗感染治疗。

3. 并发症治疗 并发性白内障可行超声乳化人工晶状体植入术;继发性青光眼,可行虹膜周边切除术或滤过性手术。

二、中间葡萄膜炎

中间葡萄膜炎(intermediate uveitis)指累及玻璃体基底部、睫状体平坦部、周边部视网膜、脉络膜的炎症性和增殖性疾病,也称为睫状体扁平部炎。病程缓慢、隐匿。多见于40岁以下的年轻人,常累及双眼,可先后发病。

【临床表现】

症状轻,初发可无明显症状,或仅感眼前黑影飘动、雾视或一过性近视,偶有眼红、眼痛。眼前节多无或仅有轻微的炎性改变,少量KP,呈羊脂状或粉尘状,轻度前房闪辉,用三面镜检查可以发现玻璃体基底部、睫状体平坦部和周边部视网膜有炎症表现。

【诊断】

三面镜或间接检眼镜检查,可见睫状体平坦部有灰白色隆起的"雪堤样"改变,玻璃体前部及基底部小白球样混浊,融合成黄白色棉球样外观等。眼底荧光造影可协助诊断。

ER 1-8-5

雪堤样改变

【治疗】

病情轻者,无须治疗。活动性炎症者、明显视网膜炎或黄斑囊样水肿者,糖皮质激素局部或全身使用,亦可给予免疫抑制剂。如效果不佳,可直接冷冻"雪堤样"病灶处的睫状体平坦部,光凝视网膜新生血管。炎症控制不良、玻璃体增殖、牵拉性视网膜脱离者,可行玻璃体切割术。

三、后葡萄膜炎

后葡萄膜炎(posterior uveitis)是一组累及脉络膜、视网膜、视网膜血管和玻璃体的炎性疾病。

【临床表现】

1. 症状 取决于炎症受累部位及严重程度。可有眼前黑影或暗点、视力下降,病变没有累及黄斑时,仅有闪光感或无症状。

2.体征　可有玻璃体内炎症细胞和混浊;视网膜血管炎,出现血管鞘、闭塞和出血等;黄斑水肿;局灶性脉络膜视网膜浸润病灶,大小不一,边界不清,呈黄白色,位于视网膜血管外侧,晚期形成瘢痕病灶。还可发生渗出性视网膜脱离、增殖性视网膜病变和玻璃体积血等。

【诊断】

根据典型的临床表现,即可诊断。FFA 对判断视网膜、视网膜血管及脉络膜色素上皮病变有很大帮助,ICGA 有助于判定脉络膜及其血管的受累程度。

【治疗】

常用糖皮质激素治疗,可采用糖皮质激素后 Tenon 囊下注射治疗;顽固病例需用其他免疫抑制剂,如环磷酰胺、苯丁酸氮芥等。

第二节　两种特殊类型的葡萄膜炎

一、Vogt-小柳原田综合征

Vogt-小柳原田综合征(Vogt-koyanagi-Harada syndrome,VKH 综合征)又称特发性葡萄膜大脑炎。其特征是双侧肉芽肿性全葡萄膜炎伴有脑膜刺激征、听力障碍、白癜风、毛发变白或脱落等病症。病因不清,可能由自身免疫反应所致。

【临床表现】

发病前多有感冒或其他前驱症状,表现为发热、头痛、耳鸣、听力下降、头皮过敏和颈项强直等改变,3~5 天后双眼视力突然下降,表现为脉络膜炎、视网膜脉络膜炎甚至浆液性视网膜脱离等,2 个月后炎症渐退,眼底检查发现色素脱失及萎缩病灶的晚霞样改变(图 1-8-4)。

除上述表现外,还可出现脱发、毛发变白、白癜风等全身改变。常见眼部并发症有并发性白内障、继发性青光眼和渗出性视网膜脱离。

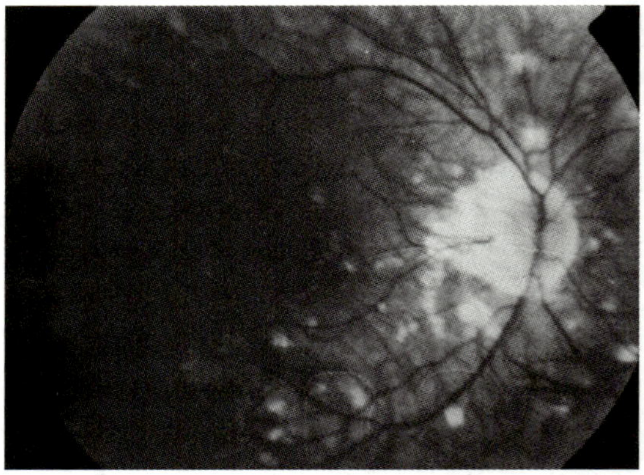

图 1-8-4　VKH 晚霞样眼底

【诊断】

典型的病史及特征性的改变即可诊断。FFA 检查可见,早期多发性细小的荧光素渗漏点,以后扩大融合,对诊断有帮助。脑脊液检查可见淋巴细胞增多。

【治疗】

本病早期大剂量糖皮质激素治疗,2 周后予维持量治疗。复发者或顽固病例,一般给予免疫抑制剂。

二、交感性眼炎

交感性眼炎(sympathetic ophthalmia,SO)是指发生于一眼穿通伤或内眼手术后的双侧肉芽肿性葡萄膜炎,受伤眼称为诱发眼,另一眼则称为交感眼。

【临床表现】

本病发生于眼外伤或术后 5 天至 6 年内,大多在 2 周至 2 个月内发病。一般发病隐匿,多为肉芽肿性炎症,表现为前葡萄膜炎、后葡萄膜炎、中间葡萄膜炎或全葡萄膜炎,以全葡萄膜炎为多见。

【诊断】

外伤和内眼手术史对诊断有重要价值,FFA 检查可见视网膜色素上皮和脉络膜水平的早期多灶性渗漏和晚期染料积存,可伴有视盘染色。

【治疗】

前段受累应用糖皮质激素滴眼和睫状肌麻痹剂治疗,后段葡萄膜炎和全葡萄膜炎应用糖皮质激素和免疫抑制剂治疗。

【预防】

眼球穿通伤后及时修复伤口,避免葡萄膜嵌顿及预防感染、应用糖皮质激素控制葡萄膜炎等措施对此病可有预防作用,对外伤眼应尽可能修补伤口,恢复视功能。对抢救无效、修复无望的眼球方可慎行眼球摘除术。

第三节 葡萄膜肿瘤

一、脉络膜恶性黑色素瘤

脉络膜恶性黑色素瘤(malignant melanoma of the choroid)起源于脉络膜色素细胞和痣细胞,恶性程度高,是成年人最常见的眼内恶性肿瘤,多见于 50~60 岁,单侧多发。易与脉络膜结核等眼底病相混淆。

【临床表现】

1. 早期 视力减退、视物变形、视野缺损。眼底可见边界清晰暗黑色斑块。

2. 青光眼期 由于局部占位向前推动虹膜,房水流出受阻,或压迫涡状静脉,引起静脉回流受阻。

3. 眼外期 侵及眼球外组织。

【诊断】

早期诊断有时较困难,应根据病史和眼底临床特征综合分析,FFA、CT、磁共振及眼部超声检查、眼内组织针吸活检有助诊断。

【治疗】

局限性肿瘤可局部切除、激光光凝和放射治疗。弥漫性肿瘤可行眼球摘除,侵及眼外者应行眼眶内容物剜除术。

二、脉络膜转移癌

脉络膜转移癌是其他脏器的恶性肿瘤通过血行转移至脉络膜所致,发生于一眼或双眼,约 25% 双眼发病。多见于成年女性,以乳腺癌转移最多见。脉络膜转移癌占葡萄膜转移性肿瘤的 50%~80%。转移性肿瘤中,主要为癌,肉瘤少见,皮肤恶性黑色素瘤亦可转移到脉络膜。

【临床表现】

转移癌最常通过视神经周围的睫状后短动脉进入后极部脉络膜,在此浸润生长形成病灶,故患者主诉有视力下降、中心暗点或闪光感等,由于转移癌生长较快,可压迫睫状神经造成剧烈眼痛和头痛。眼底表现为后极部视网膜下灰黄色或黄白色结节状的扁平隆起,晚期可发生广泛性视网膜脱离。

【诊断】

根据病史、原发病灶的存在,眼部 CT、MRI 和超声波和 FFA 有助诊断。

【治疗】

一般多为癌症晚期,治疗应根据全身状况、原发肿瘤情况进行放疗或化疗。

(何章彪)

思考题

1. 虹膜睫状体炎如何与结膜炎和青光眼进行鉴别？
2. 虹膜睫状体炎的治疗有哪些？
3. 如何预防交感性眼炎？

练习题

第九章 | 青 光 眼

教学课件

思维导图

学习目标

1. 掌握：青光眼的概念；急性闭角型青光眼的病因、临床表现、诊断和治疗；开角型青光眼的临床表现、诊断及治疗原则。

2. 熟悉：慢性闭角型青光眼的临床表现、诊断及治疗原则。

3. 了解：继发性青光眼、先天性青光眼的治疗原则。

4. 学会对青光眼患者进行检查，作出初步诊断和正确治疗。学会综合运用所学的知识，对患者进行健康教育，推动青光眼"早发现、早干预、早治疗"。

5. 具备青光眼专业知识，有敬佑生命、救死扶伤、甘于奉献、大爱无疆的职业精神，能进行医患沟通，并能进行正确的心理疏导。能介绍我国在青光眼治疗方面的进展。

案例导入

患者，男，62 岁，左眼胀痛、视物模糊，左侧头痛伴恶心、呕吐 1 天入院。患者 1 天前因工作不顺心，心情差，致失眠，第二天早晨感左眼不适。眼部检查：视力 右眼 1.0 左眼 0.2（矫正无提高），左眼结膜混合充血，角膜雾状混浊水肿，前房极浅，瞳孔散大，直径约 5mm，对光反应迟钝，晶状体透明，玻璃体、眼底窥视模糊；右眼周边前房稍浅，余眼部检查未见异常。眼压 右眼 18mmHg 左眼 54mmHg。

请思考：

1. 该患者的诊断可能是什么？

2. 该病例患者还需做哪些进一步的检查？

3. 临床上应如何治疗？

青光眼（glaucoma）是一组以特征性视神经萎缩和视野缺损为共同特征的疾病，病理性眼压增高是其主要危险因素。青光眼是全球第一位不可逆性的致盲眼病，严重威胁人类的视觉健康。

眼压是眼球内容物对眼球壁的压力。生理性眼压的稳定性，有赖于房水生成量与排出量的动态平衡。正常眼压范围在 10~21mmHg，有双眼眼压对称，昼夜压力相对稳定的特点，正常人一般双眼眼压差异不应>5mmHg，24 小时眼压波动不应>8mmHg。若眼压变化超过上述范围，需要做进一步检查。

眼压与青光眼

青光眼最基本检查项目：①眼压：目前公认 Goldmann 眼压计是眼压测量的金标准。②房角：房角的开放或关闭是诊断开角型青光眼或闭角型青光眼的依据，可通过前房角镜检查、前节 OCT 及 UBM 观察房角结构。③视野：青光眼视野缺损以及视野缺损与视盘改变的关系具有一定特征性，因此视野检查是诊断青光眼和评估病情的重要指标，定期视野检查对于青光眼的诊断和随访非常重要。④视盘：青光眼视盘改变是诊断青光眼的客观依据，视杯扩大是青光眼视盘损害的重要特征。目前临床常用检查方法包括眼底检查、后节 OCT、立体眼底照相等。

根据前房角形态结构（开角或闭角）、病因机制（明确或不明确）以及发病年龄 3 个主要因素，一般将青光眼分为原发性、继发性和先天性 3 大类。

第一节　原发性青光眼

原发性青光眼是指发病机制尚未完全阐明的一类青光眼。有遗传倾向，为双侧性眼病，但两眼可先后发病。根据眼压升高时前房角的状态是关闭或是开放，将其分为原发性闭角型青光眼和原发性开角型青光眼。在我国原发性闭角型青光眼最常见，而欧美国家以原发性开角型青光眼多见。

一、原发性闭角型青光眼

原发性闭角型青光眼（primary angle-closure glaucoma，PACG）具有前房浅、房角狭窄的解剖特征，根据眼压升高是骤然发生还是逐渐发展，分为急性闭角型青光眼和慢性闭角型青光眼。

（一）原发性急性闭角型青光眼

原发性急性闭角型青光眼（primary acute angle-closure glaucoma，ACG）是以房角突然关闭，引起眼压急剧升高并伴有相应症状和眼前节组织改变为特征的眼病。发病年龄多在 50 岁以上，女性多见，男女比约为 1：2，患者常为远视眼，双眼先后或同时发病。

【发病因素】
病因尚未充分阐明。

1. **解剖因素**　眼球局部的解剖结构异常被公认是本病主要的发病因素，包括眼轴较短、角膜较小、前房浅、房角狭窄、晶状体较厚且位置相对靠前。随着年龄增长，晶状体厚度增加，前房更浅，瞳孔阻滞加重，一旦周边虹膜与小梁网相贴，房角即关闭，房水排出受阻，眼压急剧升高，引起急性闭角型青光眼急性发作。

2. **诱因**　情绪激动、暗处停留时间过久、局部或全身应用抗胆碱药物、长时间阅读、劳累和疼痛等为本病常见的诱因。

ER 1-9-4

原发性闭角型
青光眼浅前房

【临床表现及分期】

1. **临床前期**　一眼急性发作确诊后，另一眼即使没有任何临床症状，也可诊断为临床前期。另外有青光眼家族史，虽无自觉症状，但具有前房浅、虹膜膨隆、房角狭窄等解剖特点，激发试验阳性，也可诊断为临床前期。

2. **先兆期**　一过性或多次反复的小发作。多在傍晚突感雾视、虹视、患侧眼眶、额部或鼻根部酸胀。症状历时短暂，休息后可自行缓解。即刻检查见轻度睫状充血或不充血，角膜轻度雾状混浊，前房浅，房角大范围关闭，瞳孔稍散大，对光反射迟钝，眼压升高，常在 40mmHg 以上。小发作缓解后，除具有特征性浅前房外，多不留下永久性组织损害。

3. **急性发作期**

（1）症状：起病急骤，视力急剧下降，常降到眼前指数、手动或光感，剧烈眼痛、畏光、流泪及同侧头痛，可伴有恶心、呕吐等全身症状。

（2）体征：睫状充血或混合充血，角膜水肿呈雾状混浊，角膜后色素沉着，前房极浅，周边前房几近消失，房水可混浊，甚至出现絮状渗出物。瞳孔中度散大，呈竖椭圆形，对光反射迟钝或消失。眼压急剧升高，常在 50mmHg 以上，指测眼压时眼球坚硬如石。房角镜检查房角大部分甚至全部关闭。

急性发作后，眼前节常留下永久性组织损害，如角膜后色素沉着、虹膜色素脱失和节段性萎缩、瞳孔散大固定，晶状体前囊下出现小片状混浊（称为青光眼斑）。这些体征出现，提示有急性闭角型青光眼急性发作的病史。

4. 间歇期 急性发作期经药物治疗后或小发作后自行缓解,房角重新开放或大部分开放,小梁网尚未遭受严重损害,不用药或仅用缩瞳剂眼压稳定在正常范围。

5. 慢性期 急性大发作或反复小发作后,房角广泛粘连(通常>180°),小梁网功能已严重受损,眼压中度升高,单用缩瞳剂不能控制眼压,眼底常见青光眼性视盘凹陷,出现青光眼性视野缺损。

6. 绝对期 眼压持续性升高,眼球组织尤其是视神经严重破坏,视力降至无光感,且无法挽救。自觉症状轻重不一,部分患者已耐受了高眼压,可无症状或仅有轻微眼胀头痛。部分患者可因眼压过高或角膜变性而出现剧烈眼痛。

【诊断】

根据临床表现进行诊断。

【鉴别诊断】

临床上应注意与急性虹膜睫状体炎、急性结膜炎相鉴别。急性发作期患者常伴有恶心、呕吐和剧烈头痛,这些全身症状容易掩盖眼痛、视力下降等眼部症状,而被误诊为胃肠道疾病、颅脑疾病、偏头痛等内科疾病,贻误治疗,甚至被误诊为急性胃肠炎等消化系统疾病而给予阿托品、山莨菪碱等解痉药物治疗,使病情恶化。

【治疗】

急性闭角型青光眼治疗原则是通过激光或手术的方式,重新开放房角或建立新的房水引流通道。术前应采用综合药物治疗以缩小瞳孔,使房角开放,迅速控制眼压,减少组织损害。

1. 缩小瞳孔 拟副交感神经药(缩瞳剂)为治疗闭角型青光眼的一线用药,作用为缩小瞳孔,解除周边虹膜对小梁网的堵塞,使房角重新开放。常用毛果芸香碱滴眼液,急性大发作时每5分钟滴眼1次,待眼压降低或瞳孔缩小后改为每日4次。

2. 联合用药降眼压治疗

(1)**β肾上腺素能受体阻滞剂**:作用是通过抑制房水生成而降低眼压,常用药物有噻吗洛尔、盐酸左旋布诺洛尔和倍他洛尔等滴眼液,每日1~2次。对有房室传导阻滞、窦房结病变和支气管哮喘者忌用。

(2)**碳酸酐酶抑制剂**:作用是通过减少房水生成降低眼压。常用药物有乙酰唑胺、醋甲唑胺,长期服用可引起口唇、面部及指(趾)麻木、肾绞痛、血尿等副作用,故不宜长期口服。目前已研制出以布林佐胺滴眼液为代表的局部用药制剂,全身副作用少,每日1~2次。

(3)**高渗剂**:这类药物可迅速降低眼压,但降压作用在2~3小时后即消失。常用药物有甘露醇、甘油和异山梨醇。糖尿病患者慎用甘油。

3. 辅助治疗 全身症状严重者可给予止呕、镇静、安眠药物。局部滴用糖皮质激素滴眼液可减轻充血及虹膜炎症反应。给予视神经保护性治疗,常用药物有神经营养因子、钙离子通道阻滞剂、抗氧化剂(维生素C、维生素E)、中医中药(丹参川芎嗪、葛根素、灯盏细辛等)。

4. 手术治疗 急性闭角型青光眼经过治疗后房角开放或者房角粘连范围<1/3周、单用缩瞳剂眼压稳定在21mmHg以下者,可做周边虹膜切除术或激光周边虹膜切开术。如房角粘连已达2/3周、应用缩瞳剂眼压仍超过21mmHg,应做滤过性手术,最常用的为小梁切除术。对合并有白内障的急性闭角型青光眼患者,首选超声乳化白内障摘除+人工晶状体植入术+房角分离术,能够有效开放房角、控制眼压。

ER 1-9-5

小梁切除术

对于具有浅前房、窄房角、虹膜膨隆的临床前期患者,应早期做预防性周边虹膜切除术或激光虹膜切开术(图1-9-1)。

对于绝对期青光眼头痛眼痛难忍者,可考虑做睫状体破坏性手术以减少房水生成,降低眼压,缓解症状,手术方式有睫状体冷凝术、光凝术和透热术。

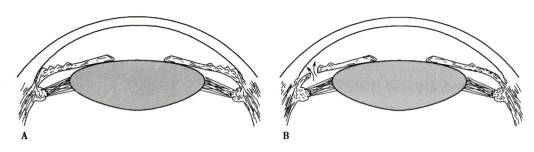

图 1-9-1　急性闭角型青光眼周边虹膜切除术原理示意图

A.急性闭角型青光眼周边虹膜切除术前,虹膜膨隆堵塞小梁网,房角关闭;B.周边虹膜切除术后,膨隆消除,房角增宽。

（二）原发性慢性闭角型青光眼

原发性慢性闭角型青光眼(primary chronic angle-closure glaucoma)是指由于周边虹膜与小梁网逐渐发生粘连,小梁网功能逐步受损,房水外流受阻,眼压逐步升高,最终导致视神经损害和视野缺损为代表的一类青光眼。

【临床表现】

部分患者可有发作性虹视、雾视、轻微眼胀及鼻根部酸胀,多数患者无眼压急剧升高的相应症状,不易引起患者的警觉,直到晚期视功能明显受损时才发现。眼部无明显充血,前房浅,房角狭窄、部分或大部分关闭,瞳孔轻度散大,对光反射正常或迟钝,眼压多为中度升高。视盘在持续高眼压的作用下形成青光眼性视盘凹陷,视野也随之发生进行性损害,出现青光眼视野缺损。

【诊断】

慢性闭角型青光眼诊断根据以下要点:①周边前房浅,中央前房深度略浅或接近正常。②房角为中度狭窄,有程度不同的虹膜周边前粘连。③眼压中等程度升高。④眼底有典型的青光眼性视盘凹陷。⑤伴有不同程度的青光眼性视野缺损。

【鉴别诊断】

慢性闭角型青光眼主要与开角型青光眼相鉴别,鉴别依靠前房角镜检查,在高眼压状态下,前房不浅、房角开放为开角型青光眼的主要特征。

【治疗】

治疗原则是通过药物、激光或手术的方式控制眼压。对房角粘连范围不大、单用缩瞳剂可控制眼压的病例行周边虹膜切除术或氩激光周边虹膜成形术治疗。若房角已发生广泛粘连,单用缩瞳剂眼压不能控制,或已有明显视神经损害的患者,需行滤过性手术。近年来,以房角分离术和房角切开术为代表的微创青光眼手术(minimally invasive glaucoma surgery,MIGS)具有手术操作简单、组织损伤小、安全性高、术后恢复快、并发症少的优点,成为原发性闭角型青光眼手术治疗的发展趋势。

二、原发性开角型青光眼

原发性开角型青光眼(primary open-angle glaucoma,POAG)发病隐蔽,进展缓慢,早期不易发现,患者就诊时视功能常已明显受损,具有更大的危险性。其特点是眼压升高时前房角始终开放。

【病因】

尚不完全明确,一般认为房水外流受阻于小梁网-Schlemm 管系统。

【临床表现】

1.**症状**　发病隐匿,多数患者可无任何自觉症状,少数患者在眼压升高时出现轻微眼胀、虹视、雾视。中心视力一般不受影响,晚期视功能遭受严重损害,患者出现行动不便和夜盲。

2.**体征**

(1)**眼前节**:多无明显异常,前房深浅正常或较深,虹膜平坦,房角开放。双眼视神经损害程度不一致的患者出现相对性传入性瞳孔障碍。

（2）眼压：早期眼压不稳定，总的眼压水平多较正常值略偏高，随病情进展，眼压逐渐升高。24小时眼压测量容易发现眼压高峰和较大的波动值。

（3）眼底：青光眼视盘改变主要表现为：①视盘凹陷进行性扩大和加深（图1-9-2）。②视盘上下方局限性盘沿变窄，或形成切迹，垂直径C/D值（杯/盘比，即视杯直径与视盘直径的比值）增大，常≥0.6。③双眼视盘凹陷不对称，C/D差值>0.2。④视网膜神经纤维层缺损。⑤视盘或盘周浅表线状出血。

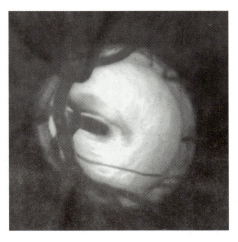

图1-9-2　青光眼视盘凹陷（青光眼杯）

【辅助检查】

1. 视野缺损　青光眼视野缺损具有一定的特征性，典型的早期视野缺损表现为孤立的旁中心暗点和鼻侧阶梯。随着病情进展，旁中心暗点逐渐扩大和加深，出现与生理盲点相连的弓形暗点、扇形暗点、环形暗点及鼻侧象限性缺损，同时周边视野亦向心性缩小。晚期仅残存管状视野和/或颞侧视岛（图1-9-3）。

2. 其他　获得性色觉障碍、视觉对比敏感度下降以及图形视网膜电图、视觉诱发电位异常。

原发性开角型青光眼视盘改变

视野进行性损害的过程变化

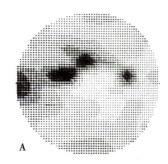 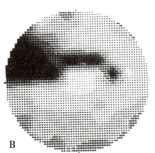 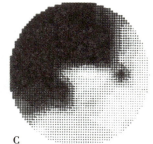 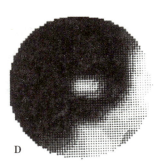

A　B　C　D

图1-9-3　青光眼视野缺损

A.旁中心暗点；B.弓形暗点及鼻侧阶梯；C.象限型破损；D.管状视野和颞侧视岛。

【诊断】

眼压升高、视盘损害和视野缺损三大诊断指标，其中二项为阳性，房角检查属开角，诊断即可成立。

【治疗】

治疗原则：根据患者的眼压、视野和眼底损害情况，选择药物、激光、滤过性手术和微创抗青光眼手术进行降低眼压治疗。

1. 药物治疗

（1）常用药物

1）前列腺素衍生物：为国内和国际的青光眼指南推荐的治疗开角型青光眼的一线用药。降眼压机制为增加房水经葡萄膜巩膜外流通道排出，但不减少房水生成。常用药物有拉坦前列素、他氟前列素、曲伏前列素、贝美前列素等滴眼液，每日傍晚滴眼1次。

2）α_2-肾上腺素能受体激动剂：常用药物有酒石酸溴莫尼定滴眼液。

3）β肾上腺能受体阻滞剂：噻吗洛尔滴眼液、倍他洛尔滴眼液等。

4）局部碳酸酐酶抑制剂：布林佐胺滴眼液。

（2）**用药方式**：根据患者目标眼压的需要，选择单一或联合药物治疗。前列腺素衍生物为一线用药，若一种药物不能控制眼压，换用另一种药物。如单一药物不能达到目标眼压，可不同作用机制的药物联合用药。近年来，局部复方制剂药物的应用逐渐成为治疗的发展趋势。目前已有多种复方制剂应用于临床，常见为双联药物，多是前列腺素衍生物和β肾上腺素能受体阻滞剂混合，如拉坦噻吗滴眼液、曲伏噻吗滴眼液等。

2. 激光治疗　选择性氩激光小梁成形术（SLT）可作为开角型青光眼的首选治疗。

3. 手术治疗　药物治疗或激光治疗未达到目标眼压、视功能继续受损者，或无法耐受长期用药者，可考虑手术治疗。最常用的是以小梁切除术为代表的滤过性手术。近年来，以房角分离术和房角切开术为代表的微创内引流手术已成为青光眼手术治疗的趋势。

> **知识拓展**
>
> ### 高眼压症
>
> 　　多次测量眼压超过统计学正常上限，但未发现青光眼性视盘损害和/或视野缺损，房角开放，并排除角膜较厚、检测因素导致的假性高眼压，临床上称为高眼压症。
>
> 　　对高眼压症患者需定期随访眼压、视盘、视网膜神经纤维层厚度和视野。一般来说，大多数高眼压症患者经长期随访观察，并不出现视盘和视野损害，仅有大约10%的个体可能发展为原发性开角型青光眼。对有青光眼家族史、高度近视、患有心血管疾病或糖尿病等危险因素的高眼压症患者，如眼压超过25mmHg，应及时给予药物降眼压治疗。

第二节　继发性青光眼

　　继发性青光眼是由于某些眼部疾病或全身疾病导致房水流出受阻，引起眼压升高的一组特殊类型的青光眼。多累及单眼，一般无家族性。在诊断和治疗上往往比原发性青光眼更为复杂，预后也较差。

一、青光眼睫状体炎综合征

　　一种反复发作的单眼青光眼合并睫状体炎，简称青睫综合征。

【临床表现】

　　好发于青壮年男性，常为单眼发病，自觉症状不明显，视力一般正常或轻度下降，角膜后羊脂状沉着物（KP），前房不浅，房角开放，房水无明显混浊，房水闪辉阴性，无虹膜后粘连。眼压呈急性发作性升高，可达50mmHg以上。一般数天内能自行缓解，预后较好，视盘及视野一般不受损害，但易复发。

【诊断】

　　根据临床表现诊断，有特征性的羊脂状KP是诊断的关键。

【治疗】

　　发作时局部滴用噻吗洛尔、布林佐胺或口服碳酸酐酶抑制剂降眼压，局部滴用糖皮质激素或非甾体抗炎药控制炎症。

ER 1-9-8

青光眼睫状体炎综合征羊脂状KP

二、新生血管性青光眼

新生血管性青光眼（neovascular glaucoma，NVG）是继发于虹膜、房角及小梁表面新生血管形成和纤维血管膜增生的一类难治性青光眼，常发生于眼部缺血性疾病（如糖尿病性视网膜病变、视网膜中央静脉阻塞等）后。

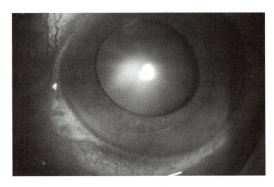

图 1-9-4　新生血管性青光眼

【临床表现】

视力严重受损，降至眼前指数或手动，甚至无光感，出现眼痛及同侧头痛。睫状充血或混合充血，角膜水肿，瞳孔可散大，对光反射迟钝或消失，虹膜表面或前房角出现新生血管，眼压升高，同时有原发眼病的体征（图 1-9-4）。

知识拓展

新生血管性青光眼临床分期

Ⅰ期（青光眼前期）：虹膜或前房角出现新生血管，但由于尚未危及房角功能，眼压正常，患者可以没有症状。

Ⅱ期（开角型青光眼期）：房角无关闭，但新生血管膜伸进小梁网，小梁网功能受损，房水外流受阻，眼压升高。

Ⅲ期（闭角型青光眼期）：新生血管膜收缩，房角粘连、关闭，眼压急剧升高。

【诊断】

除眼压升高、有原发眼病的病史及体征外，在虹膜表面及前房角找到新生血管是诊断的关键。

【治疗】

治疗比较棘手，最大限度保存视功能为核心治疗目标。采取一切手段降低眼压，局部滴用房水生成抑制剂（β-受体阻滞剂、碳酸酐酶抑制剂、α₂-肾上腺素能受体激动剂）可缓解症状，但难以控制病情发展。视网膜缺氧和毛细血管无灌注是虹膜新生血管形成的根源，一旦发现视网膜有缺血现象时，应做全视网膜光凝术（PRP）及抗血管内皮生长因子（VEGF）治疗，以预防虹膜新生血管的发生、促进虹膜和房角新生血管消退，有效控制眼压。常规滤过性手术常常失败，术前全视网膜光凝术、玻璃体腔注射抗 VEGF 药物以及术中术后应用抗代谢药物（如丝裂霉素-C、5-氟尿嘧啶），可提高手术成功率。近年来青光眼引流装置植入术已用于治疗新生血管性青光眼。若上述方法失败，可考虑睫状体破坏手术以降低眼压、缓解症状。同时要继续治疗全身病和原发疾病，防止新生血管再次出现。

ER 1-9-9

NVG 玻璃体腔注射抗 VEGF 药物术后

三、虹膜睫状体炎继发性青光眼

虹膜睫状体炎时，炎症细胞及纤维素性渗出等阻塞小梁网、瞳孔闭锁或膜闭阻断了房水由后房进入前房、虹膜周边前粘连或小梁网炎症使房水外流受阻，导致眼压升高，引起继发性青光眼。

【临床表现】

除眼压升高外，有虹膜睫状体炎的临床表现，表现为眼红、眼痛、畏光、流泪、视物模糊、虹视。睫状充血或混合充血，角膜后 KP，前房闪辉，前房细胞，虹膜后粘连，瞳孔缩小，严重者前房积脓、瞳孔闭锁或瞳孔膜闭。

【诊断】

有虹膜睫状体炎的临床表现,伴有眼压升高,可以诊断。

【治疗】

一般按虹膜睫状体炎治疗原则治疗,同时滴用房水生成抑制剂降眼压,必要时联合口服碳酸酐酶抑制剂或静脉滴注甘露醇注射液。不宜使用缩瞳剂。如房角发生不可逆性粘连,药物治疗不能控制眼压,可在炎症基本控制后行滤过性手术。

四、白内障所致继发性青光眼

白内障膨胀期或过熟期发生的青光眼。

【临床表现】

白内障膨胀期,由于晶状体膨胀,推挤虹膜前移,可使前房变浅,房角关闭,诱发急性闭角型青光眼的发生。当眼压升高时,出现剧烈眼痛、畏光流泪及同侧头痛,可伴有恶心、呕吐等全身症状。

白内障过熟期晶状体皮质液化会渗漏入房水,也可被巨噬细胞吞噬后堵塞小梁网,使房水外流受阻,引起晶状体溶解性青光眼。临床表现为眼胀眼痛,眼压升高,房水混浊,晶状体混浊,晶状体核下沉等。

【诊断】

晶状体混浊合并眼压升高,可以诊断。

ER 1-9-10

Phaco+IOL 联合小梁切除术

【治疗】

药物控制眼压后,行白内障摘除联合人工晶状体植入术,同时行房角分离术。如房角已有广泛粘连,可考虑行白内障摘除、人工晶状体植入联合小梁切除术治疗。

五、糖皮质激素性青光眼

因长期滴用或全身应用糖皮质激素所导致的一种药源性青光眼。

【临床表现】

与原发性开角型青光眼类似。眼压升高的程度与滴药种类、浓度、频度和用药持续时间有关。

【诊断】

糖皮质激素药物的应用史是确诊本病的关键。

【治疗】

多数患者在停用糖皮质激素后眼压可以逐渐恢复正常,对少数停药后眼压仍持续升高的患者,可参照开角型青光眼的治疗原则处理。

六、睫状环阻塞性青光眼

睫状环阻塞性青光眼又称恶性青光眼,多见于青光眼术后。由于晶状体或玻璃体与水肿的睫状体相贴,使房水不能进入前房而倒流并积聚在玻璃体内或玻璃体后,将晶状体-虹膜隔向前推移,使前房变浅,房角关闭,眼压升高。

【临床表现】

抗青光眼术后前房极浅甚至消失,虹膜和晶状体紧贴于角膜后,伴有眼红、眼痛、眼压升高、眼部充血等表现。

【诊断】

根据临床表现进行诊断。

【治疗】

用常规抗青光眼治疗方法不能控制眼压,需尽快滴用1%阿托品充分麻痹睫状肌,静脉滴注甘露醇有利于前房恢复,服用醋甲唑胺或乙酰唑胺降低眼压,全身和局部应用糖皮质激素控制炎症反应。药物治疗无效时需及时手术治疗,抽吸玻璃体内积液并重建前房,必要时做晶状体摘除及前段玻璃体切割术。

第三节　先天性或发育性青光眼

先天性青光眼系胎儿发育过程中前房角发育异常,小梁网-Schlemm管系统不能正常发挥房水引流功能,导致眼压升高的一类青光眼。

一、婴幼儿型青光眼

婴幼儿型青光眼见于新生儿或婴幼儿时期,50%的患儿在出生时就有表现,80%的患儿在1岁内得到确诊。男性多见。与遗传有关,常表现为常染色体隐性遗传,部分患者有家族史。

【临床表现】

1. 症状　畏光、流泪、眼睑痉挛是本病三大特征性症状。

2. 体征　①角膜增大(角膜横径>12mm),角膜上皮水肿,呈毛玻璃样混浊;后弹力层破裂,典型的表现为角膜深层水平或同心圆分布的条纹状混浊(Habb条纹)。②前房加深。③眼压升高。④青光眼性视盘凹陷,可随眼压正常化而逆转。⑤眼轴增加。⑥房角异常。这些体征常需在患儿全麻或熟睡时检查,才能确认。

【诊断】

根据临床表现可以诊断。

【治疗】

手术是治疗婴幼儿型青光眼的主要措施,首选房角切开术或微导管引导下的小梁切开术,术后眼压控制仍不理想的病例,可选用滤过性手术。滤过性手术术后防治滤过通道瘢痕化仍是一个有待解决的问题。

外路全周小梁切开术(MAT)

二、青少年型青光眼

青少年型青光眼指3岁后、30岁以前发病的先天性青光眼,与遗传有关。

【临床表现】

由于3岁后眼球壁组织弹性减弱,眼压增高一般不引起畏光流泪、角膜增大等表现,其临床表现与原发性开角型青光眼相似,但眼压波动较大。

【诊断】

根据临床表现进行诊断。

【治疗】

用药物控制眼压。药物不能控制眼压或出现进行性视盘及视野损害时,可行小梁切开术或小梁切除术。

三、合并其他眼部或全身发育异常的先天性青光眼

这一类青光眼同时伴有角膜、虹膜、晶状体、视网膜、脉络膜等的先天异常,或伴有全身其他器官的发育异常,多以综合征的形式表现出来,如伴有颜面部血管病和脉络膜血管瘤的青光眼(Sturge-Weber综合征);伴有骨骼、心脏及晶状体形态或位置异常的青光眼(Marfan综合征、Marchesani综合

征)等。

【临床表现】

伴有其他眼部或全身发育异常表现,合并眼压升高。

【诊断】

根据临床表现进行诊断。

【治疗】

手术控制眼压,但其他眼部或全身的先天异常,给控制眼压增加了许多困难与不利因素,预后往往不良。

(余青松)

思考题

1. 请简述正常眼压是如何定义的。

2. 原发性急性闭角型青光眼急性发作期的临床表现和治疗原则是什么?如何治疗?

3. 原发性开角型青光眼的诊断依据有哪些?青光眼视野缺损特点有哪些?

练习题

第十章 | 晶状体病

教学课件

思维导图

学习目标

1. 掌握：年龄相关性白内障临床分型；皮质性白内障临床分期；白内障手术适应证及术前检查。
2. 熟悉：白内障的分类及年龄相关性白内障治疗。
3. 了解：先天性白内障、并发性白内障临床表现及治疗；白内障手术方法。
4. 学会运用白内障的检查，作出初步诊断。学会综合运用所学的知识，对患者进行健康教育，推动"早预防、早发现、早干预"。
5. 具备同情心、尊重患者，能进行医患沟通，并能进行正确的心理疏导。介绍我国在白内障治疗方面取得的成绩。

案例导入

患者，男，60岁，双眼无痛性、进行性视物模糊1年。1年前双眼自觉视物远、近均不清，无明显畏光、流泪。眼部检查：视力 右眼 0.3 左眼 0.06，双眼结膜无充血，角膜透明，右眼晶状体皮质周边部有放射状楔形混浊，左眼晶状体呈不均匀的灰白色混浊。右眼玻璃体及眼底未见异常；左眼玻璃体及眼底窥不清。眼压 右眼 11mmHg 左眼 13mmHg。

请思考：

1. 该患者诊断可能是什么？
2. 该患者还需作哪些检查？
3. 治疗原则是什么？

晶状体的主要病变有两类：一是因为透明性改变而形成的白内障（cataract），二是晶状体位置的异常而发生的晶状体异位和脱位。

第一节　白　内　障

白内障是指晶状体透明度下降或者颜色改变所导致的光学质量下降的退行性改变。按病因可分为：年龄相关性、外伤性、并发性、代谢性、中毒性、辐射性、发育性和后发性等白内障。按发病时间分为：先天性和后天获得性白内障等。

一、年龄相关性白内障

年龄相关性白内障（age-related cataract）多见于中老年人。其病因可能与环境、营养、代谢和遗传等多种因素对晶状体长期综合作用有关。分为皮质性、核性和后囊下三种类型。

【临床表现】

多为双眼同时或先后发病,呈渐进性、无痛性视力减退。

1. 皮质性白内障(cortical cataract) 最常见,按发展过程分为 4 期。

(1)**初发期**:晶状体皮质出现空泡、水裂和板层分离。晶状体前后皮质周边部出现放射状楔形混浊,其基底位于赤道部,尖端指向瞳孔中心(图 1-10-1)。此时一般不影响视力。

(2)**膨胀期(或称未熟期)**:晶状体混浊继续加重,晶状体皮质因吸收水分而膨胀,增大的晶状体将虹膜向前推移,前房变浅,可诱发急性闭角型青光眼。裂隙灯检查可见晶状体呈不均匀的灰白色混浊。斜照法检查时,在投照侧瞳孔内出现新月形投影,称虹膜投影(图 1-10-2),为此期特点。视力明显减退。

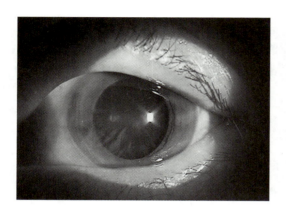

图 1-10-1　皮质性白内障初发期

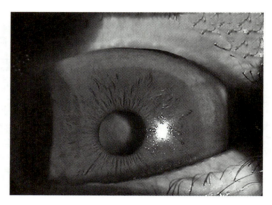

图 1-10-2　皮质性白内障膨胀期虹膜投影

(3)**成熟期**:晶状体膨胀消退,体积恢复正常,前房深度恢复正常。晶状体完全混浊(图 1-10-3)。视力降至眼前手动或光感,但光定位和色觉正常。

(4)**过熟期**:成熟期经过数年,晶状体内水分继续丢失,体积变小,囊膜皱缩,晶状体皮质分解液化,呈乳糜状,棕黄色硬核沉于下方,上方前房加深,虹膜震颤,称为 Morgagnian 白内障(图 1-10-4)。

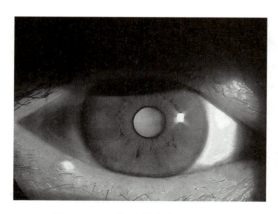

图 1-10-3　皮质性白内障成熟期

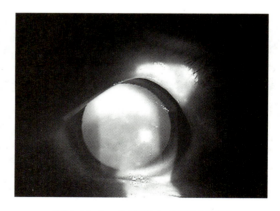

图 1-10-4　皮质性白内障过熟期

2. 核性白内障(nuclear cataract) 发病较早,进展缓慢。混浊多开始于胎儿核,逐渐发展到成人核,至完全混浊。初期晶状体核呈黄色,逐渐变为棕黄色或棕黑色(图 1-10-5)。早期视力不受影响,随着晶状体核密度增加,可发生近视,后期视力极度减退。

3. 后囊下白内障(subcapsular cataract) 后囊膜下浅层皮质出现棕黄色混浊,其中有小空泡和结晶样颗粒,外观似锅巴状(图 1-10-6)。由于混浊位于视轴,所以早期即出现视力障碍。

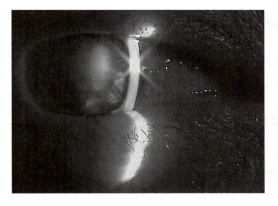

图 1-10-5　核性白内障

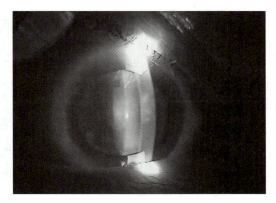

图 1-10-6　后囊下白内障

【诊断】

根据视力和晶状体混浊情况诊断。

【治疗】

1. **药物治疗**　目前尚无有效的治疗药物。

2. **手术治疗**

（1）**手术适应证**：目前由于眼显微手术技术的进步以及人工晶状体的广泛应用，因白内障引起视功能不能满足患者的需要，而手术后可改变患者视功能并提高生活质量为主要适应证。当出现白内障引起其他眼部病变、因白内障影响其他眼底病诊治，或因瞳孔变白影响外观时，也可考虑手术治疗。

（2）**术前检查**：包括全身检查及眼部检查。

1）全身检查：①对高血压、糖尿病患者控制血压和血糖。②胸透、心电图和肝功能等检查，除外严重的心、肺和肝脏疾病。③血、尿常规及出、凝血时间检查。

2）眼部检查：①视功能包括远、近视力、矫正视力、光定位和红、绿色觉检查。②裂隙灯检查包括角膜情况，有无虹膜炎症，晶状体混浊情况及进行晶状体核硬度分级。③了解眼后段情况，判断预后。④测量眼压。⑤测量角膜曲率和眼轴长度，以计算人工晶状体度数。⑥其他检查，如眼电生理及激光干涉仪检查（进行视力预测）、角膜内皮镜、眼电生理及眼 B 超检查等。

ER 1-10-3

晶状体 Emery
核硬度分级
标准

3. **手术方法**

（1）**白内障囊内摘除术**（intracapsular cataract extraction，ICCE）：其术式是将包括囊膜在内的晶状体完整摘除。操作较简单，但发生玻璃体脱出和视网膜脱离等并发症的机会多。

（2）**白内障囊外摘除术**（extracapsular cataract extraction，ECCE）：其术式是在摘除晶状体核及皮质后，保留晶状体后囊膜，植入后房型人工晶状体。但因手术切口大、术后角膜散光等因素的影响，术后视力恢复慢。

（3）**白内障超声乳化术**（phacoemulsification）：该手术采用小的角巩膜切口或透明角膜切口，应用超声乳化仪将晶状体核粉碎成乳糜状后吸出，保留晶状体后囊膜，以利于人工晶状体植入。超声乳化技术由于有手术切口小愈合快，术后角膜散光小，手术用时短，反应轻，视力恢复迅速等优点，已成为白内障的首选术式。目前有飞秒激光辅助下白内障摘除术，具有能够增加手术精确性、减少手术损伤、提高手术安全性等优点，为近年来的突破性技术。我国在白内障防治方面取得了显著的成绩。国家将白内障复明列入国家计划，使数以百万计的白内障盲人恢复了视力。

ER 1-10-4

白内障超声
乳化术

（4）**人工晶状体植入术**：白内障摘除后的无晶状体眼呈高度远视状态，可用人工晶状体、框架眼镜及角膜接触镜矫正视力。人工晶状体为无晶状体眼屈光矫正的最好方法。植入后可迅速恢复视力、双眼单视和立体视觉。

> ### 知识拓展
>
> ## 人工晶状体
>
>
> 人工晶状体
>
> 　　人工晶状体的材料有硬性的聚甲基丙烯酸甲酯，软性有硅凝胶、聚碳酸酯水凝胶和丙烯酸等。它的构造为中间部位的光学部分及周边的支撑襻。按在眼内固定的位置分类分为：前房角支持型人工晶状体、虹膜支持型人工晶状体、后房型人工晶状体；后房型人工晶状体目前临床应用最广泛，它又分为：睫状沟支持型人工晶状体、囊袋支持型人工晶状体和巩膜固定人工晶状体，以囊袋支持型后房人工晶状体最符合晶状体的生理状态，所以最常用。以人工晶状体的聚焦度分为：单焦人工晶状体、双焦人工晶状体和多焦人工晶状体。还有矫正散光的人工晶状体。

二、其他类型白内障

（一）先天性白内障

先天性白内障（congenital cataract）是儿童常见眼病，为出生时或出生后 1 年内发生的晶状体混浊。其病因有内源性和外源性两种。内源性病因主要与遗传因素有关；外源性病因是指母体或胎儿的全身性疾病对晶状体造成的损害。

【临床表现】

多为双侧、静止性。根据晶状体混浊部位、形态和程度分为多种类型。

【诊断】

根据病史及晶状体混浊形态诊断。

各种类型的
先天性白内障

【治疗】

对视力影响不大者，可定期观察。明显影响视力者，可选择手术治疗。术后需进行屈光矫正和视力训练，防治弱视，并促进融合功能的发育。

（二）外伤性白内障

眼球穿通伤、钝挫伤、爆炸伤等引起的晶状体混浊称为外伤性白内障（traumatic cataract），多为单眼。

【临床表现】

由于各种外伤的性质和程度不同，所引起的晶状体混浊也有不同的特点，往往伴有眼部其他损伤或并发症。

【诊断】

根据受伤史和晶状体混浊的形态和程度诊断。

【治疗】

影响视力不大的晶状体局限性混浊，先随访观察。明显影响视力者，应行白内障摘除术。由于外伤性白内障多为单眼，白内障摘除术后应尽可能同时植入人工晶状体。

（三）糖尿病性白内障

糖尿病性白内障（diabetic cataract）是由于血糖增高而导致的晶状体混浊，多为双眼发病，发展迅速。

【临床表现】

开始时在前后囊下出现典型的白点状或雪片状混浊,迅速扩展为完全性白内障,常伴有屈光变化。

【诊断】

根据糖尿病的病史和白内障的形态诊断。

【治疗】

积极治疗糖尿病。发病早期严格控制血糖,晶状体混浊可能部分消退。当白内障明显影响视力时,可在血糖得到控制的情况下,行白内障摘除和人工晶状体植入术。手术后尽早做眼底检查,及时治疗眼底病变。

(四)并发性白内障

并发性白内障(complicated cataract)是由于眼部炎症、退行性病变,使晶状体营养或代谢发生障碍而引起的白内障。常见于葡萄膜炎、视网膜脱离、视网膜色素变性、青光眼、眼内肿瘤、低眼压和高度近视等。

【临床表现】

晶状体后极部囊膜及囊膜下皮质出现颗粒状灰黄色混浊,并有较多空泡形成,以后逐渐向晶状体核及周边部扩展,终致晶状体完全混浊。

【诊断】

晶状体混浊的形态和位置有助于诊断。原发病的正确诊断具有重要的意义。

【治疗】

治疗原发病,原发病已经控制并基本稳定后,根据病情可行白内障手术。术后局部或全身应用糖皮质激素的剂量比一般白内障术后大一些,使用的时间长一些。

(五)药物及中毒性白内障

长期应用或接触对晶状体有毒性作用的药物或化学物导致晶状体混浊。常见的药物有糖皮质激素、氯丙嗪、缩瞳剂等;化学物品有三硝基甲苯、二硝基酚、萘和汞等。

【临床表现】

患者接触史。三硝基甲苯中毒者晶状体周边部多数尖端指向中心的楔形混浊,相互连接构成环形,重者混浊致密、兰花瓣状或盘状,或发展为全白内障。使用糖皮质激素,后囊膜下出现散在点状和浅棕色细条状混浊,淡棕色盘状混浊,最后大部分皮质混浊。

【诊断】

根据接触史,以及晶状体混浊的形态、位置等,可以作出诊断。

【治疗】

如长期接触可能致白内障的药物和化学物品时,若发现晶状体混浊,应停用药物,脱离与化学物品的接触。当白内障已影响工作和生活时,可行手术。

(六)放射性白内障

因放射线所致的晶状体混浊称为放射性白内障。

【临床表现】

常见放射性白内障有①红外线所致:初期后皮质有空泡、点线状混浊,以后呈盘状及完全混浊。②电离辐射所致:初期后囊膜下有空泡和灰白色颗粒状混浊,发展为环状混浊。前囊膜下有点、线状和羽毛状混浊,从前极向外放射。后期可有盘状、膜形及完全混浊。③微波所致:类似于红外线损伤。

【诊断】

根据长期接触放射线的病史,以及晶状体混浊的形态、位置等诊断。

【治疗】

接触放射线时应配戴防护眼镜。明显影响工作生活时可手术。

（七）后发性白内障

后发性白内障（after-cataract）是指白内障囊外摘除（包括白内障超声乳化）术后或晶状体外伤后，残留的皮质或晶状体上皮细胞增生形成混浊。

【临床表现】

晶状体后囊膜出现厚薄不均的机化组织和 Elschnig 珠样小体。

【诊断】

根据病史和晶状体后囊膜形态，可作出诊断。

【治疗】

当后发性白内障影响视力时，可用 Nd∶YAG 激光将瞳孔区的后囊膜切开。如无条件施行激光治疗，或囊膜过厚时，可手术治疗。

白内障摘除术后后囊膜 Elschnig 珠样小体形成及混浊

知识拓展

Nd∶YAG 激光晶状体后囊膜切开术

Nd∶YAG 激光是波长为 1 064nm 的固态激光，主要通过瞬间的高能量脉冲激光进行光裂解，从而达到破坏局部组织的目的。Nd∶YAG 激光进行后囊膜切开术，不需要切开眼球，手术风险相对较小，简单，手术成功率高，术后视力恢复快，是目前治疗后发性白内障的首选方法。

Nd∶YAG 激光仪

第二节　晶状体脱位

由于先天性悬韧带发育不全、眼外伤以及一些眼内病变导致晶状体悬韧带部分或全部破裂，致使晶状体的位置异常。若出生时晶状体就不在正常位置，为晶状体异位。若出生后由于先天因素、外伤或其他一些疾病使晶状体位置改变，为晶状体脱位。临床上以晶状体脱位较为常见。

【临床表现】

依据晶状体悬韧带全部断裂还是部分断裂，分为全脱位和部分脱位。

1.**晶状体全脱位**　晶状体悬韧带全部断裂，脱位有以下部位：

（1）**前房内**：晶状体多沉于前房下方，透明晶状体呈油滴状，边缘带金色光泽；混浊的晶状体则呈白色盘状物。因影响到前房角，房水外流受阻而致眼压急性升高。

（2）**玻璃体腔内**：呈一透明球状物，早期尚可活动，长期则固定于下方，与视网膜粘连。

（3）**嵌于瞳孔区**：晶状体一部分突至于前房内，影响房水循环而致眼压急性升高。

（4）**脱位于眼球外**：严重外伤时角巩膜缘破裂，晶状体可脱位至球结膜下，甚至眼外。

2.**晶状体半脱位**　瞳孔区可见部分晶状体，散大瞳孔后可见部分晶状体赤道部，该区悬韧带断裂。晶状体半脱位后可产生单眼复视。眼底可见到双像。

晶状体脱位及半脱位

【诊断】

根据病史、症状和裂隙灯显微镜下检查结果，必要时行散瞳检查，可以作出较明确的诊断。

【治疗】

根据晶状体脱位程度进行治疗。晶状体全脱位,如脱入前房内和嵌于瞳孔区应立即手术摘除晶状体。脱入玻璃体腔者,如无症状可以随诊观察。如果发生晶状体过敏性葡萄膜炎、继发性青光眼或视网膜脱离等并发症时需将晶状体取出。因外伤眼球破裂,晶状体脱位于结膜下时,应手术取出晶状体并缝合角巩膜伤口。晶状体半脱位时,如果晶状体透明,且无明显症状和并发症时,可观察或配戴眼镜矫正屈光不正。如半脱位明显,有发生全脱位危险或所引起的屈光不正不能用镜片矫正时,应考虑手术治疗。

(黄 健)

思考题

1. 请试述皮质性白内障的分期。

2. 请简述白内障术前检查内容。

3. 白内障目前手术治疗方法有哪些?先进的方法是什么?我国在这方面有哪些成绩?

ER 1-10-10

练习题

第十一章 | 玻璃体病

教学课件

思维导图

ER 1-11-1　ER 1-11-2

学习目标

1. 掌握：玻璃体积血的临床表现和治疗。
2. 熟悉：飞蚊症、玻璃体炎症的临床表现和治疗原则。
3. 了解：玻璃体寄生虫病的治疗原则。
4. 学会对玻璃体病患者进行病史采集，能够运用裂隙灯显微镜、检眼镜等眼科设备进行眼前段及玻璃体、眼底检查。
5. 具备玻璃体病专业知识，尊重患者，关爱患者，能有效进行医患沟通，并能根据病史、体格检查及辅助检查结果进行综合分析，提出玻璃体疾病的治疗原则。

案例导入

患者，男，50岁，左眼撞伤后突发视物模糊1小时入院。该患者患高血压8年，服用降血压药物，血压控制欠佳。眼部检查：视力 右眼0.6 左眼 手动/30cm，右眼眼前段未见异常，眼底：视盘边界清，视网膜淡红，动脉细，反光明显增强，呈铜丝状外观，A∶V=1∶3，黄斑中心凹反射隐约可见。左眼结膜无充血，角膜透明，虹膜正常，瞳孔欠圆，直径约5mm，对光反射迟钝，晶状体透明，玻璃体内大量弥散性红色混浊，眼底窥不清。眼压：右眼12mmHg，左眼14mmHg。

请思考：

1. 该患者可能的诊断是什么？
2. 该患者还做哪些检查？
3. 治疗原则是什么？

玻璃体是眼内屈光间质的重要组成部分，正常情况下玻璃体呈透明的凝胶状态，主要由纤细的胶原结构和亲水的透明质酸组成。正常玻璃体能抑制多种细胞的增生，维持玻璃体内环境的稳定。玻璃体具有导光作用，对视网膜具有支撑作用、有缓冲外力及抗振动作用。玻璃体构成血-玻璃体屏障，能阻止视网膜血管内的大分子进入玻璃体。

玻璃体的基本病理改变为凝胶状的玻璃体逐渐脱水收缩，水与胶原分离，称为玻璃体液化（liquifaction）。老年人玻璃体进一步液化导致玻璃体脱离，玻璃体和晶状体囊的分开称为玻璃体前脱离，玻璃体和视网膜内界膜的分离称为玻璃体后脱离（posterior vitreous detachment，PVD）。

第一节　玻璃体积血

玻璃体本身无血管，不发生出血。玻璃体积血（vitreous hemorrhage）多因内眼血管性疾患和损伤引起，也可由全身性疾病引起。

【病因】

常见于视网膜裂孔和视网膜脱离、玻璃体后脱离、眼外伤、视网膜血管性疾病伴缺血性改变，如增殖性糖尿病视网膜病变、视网膜中央静脉阻塞或视网膜分支静脉阻塞、视网膜静脉周围炎等。

【临床表现】

不同程度的玻璃体积血，临床表现不同。玻璃体积血量少时，可有红色烟雾眼前飘动，视力不同程度的减退，检眼镜检查可见玻璃体中有血性漂浮物。玻璃体积血量大时，视力急剧减退甚至仅存光感，整个眼底均不能窥见。

ER 1-11-3

玻璃体积血

【诊断】

根据症状和眼底检查进行诊断。眼底不能窥见时，应行超声检查，排除视网膜脱离和眼内肿瘤等。

【治疗】

1. 出血量少者不需特殊处理，可待其自行吸收，同时治疗引起玻璃体积血的原发病。

2. 怀疑存在视网膜裂孔时，令患者卧床休息，待积血下沉后及时给予激光光凝或视网膜冷冻封孔。

3. 大量出血吸收困难者，未合并视网膜脱离和纤维血管膜的可以观察 2~3 个月，如玻璃体积血仍不吸收时可进行玻璃体切割术；合并视网膜脱离时，应尽早行玻璃体切割术。

4. 对于存在视网膜新生血管或脉络膜新生血管者，可给予抗 VEGF 治疗。

第二节 飞 蚊 症

飞蚊症（muscae volitantes；floaters）是指眼前有飘动的小黑影，尤其看白色明亮背景时症状更明显，还可能伴有闪光感。

【病因】

玻璃体液化和后脱离是飞蚊症的主要原因。

【临床表现】

眼前会出现黑影，并且会随着眼球的转动而飘动，好像飞蚊一般，其形状有小点状、细丝状或网状等，尤其在看白色墙壁等较为明亮的背景时，更容易发现它的存在。此外，临床上常见到有"飞蚊"症状，经仔细检查，并未发现明显玻璃体病变。对主诉有飞蚊症的患者，应散瞳后仔细检查眼底，包括三面镜检查。

【诊断】

通过临床表现，结合眼底检查、超声检查进行诊断。

【治疗】

仅有玻璃体后脱离的患者无须特殊治疗，对有危害视力的病变如视网膜裂孔等，应按有关治疗原则处理。

第三节 玻璃体炎症与玻璃体寄生虫病

一、玻璃体炎症

玻璃体炎症常继发于周围组织如中间葡萄膜炎、后葡萄膜炎等炎性疾病，也可由外伤或手术将病原微生物带入眼内引发。

【分类】

1. 非感染性玻璃体炎症　炎性反应来源于周围组织如虹膜、睫状体和脉络膜。

2. 感染性玻璃体炎症

（1）**内源性**：病原微生物由血流或淋巴进入眼内，或由于免疫功能抑制、免疫功能缺陷而感染。

（2）**外源性**：玻璃体是微生物极好的生长基，细菌等微生物进入玻璃体可导致玻璃体炎，又称眼内炎。

1）手术后眼内炎：可发生在任何内眼手术以后，如白内障、青光眼、角膜移植、玻璃体切割和眼穿孔伤修复术后等。最常见的致病菌为葡萄球菌。病原体可存在于眼睑、睫毛、泪道内，手术缝线、人工晶状体等也可以成为感染源。

2）眼球破裂伤和眼内异物等。

【**临床表现**】

1. 非感染性玻璃体炎症

（1）**症状**：炎性细胞进入玻璃体腔后可产生视物漂浮感，严重时视物模糊，玻璃体炎的症状主要来自原发病灶如虹膜睫状体炎或脉络膜炎。

（2）**体征**：裂隙灯及检眼镜下可见到玻璃体点状混浊。随着炎症的转归，点状混浊逐渐减少甚至消失。

2. 感染性玻璃体炎症

（1）**症状**：视力模糊、眼痛、畏光、飞蚊症；手术后细菌性眼内炎通常发生在术后 1~7 天，突然眼痛和视力下降；真菌性感染常发生在手术后 3 周；术后 30 天发生的急性眼内炎常由伤口缝线感染，伤口滤过泡破损引起。慢性眼内炎发生于术后几个月甚至一年，常见于人工晶状体植入术后，临床症状较急性者轻。

（2）**体征**：①内源性感染常从眼后部开始，可同时存在视网膜炎症性疾患。脉络膜白色结节或斑块，边界清楚，可蔓延到视网膜前产生玻璃体混浊，也可发生前房积脓。②手术后细菌感染常有眼睑红肿，球结膜混合充血，伤口有脓液渗出，前房积脓或玻璃体积脓，若不治疗视力会很快丧失。③手术后真菌感染常侵及前部玻璃体，前部玻璃体表面积脓或膜形成，若治疗不及时，感染可向后部玻璃体腔和前房蔓延。

ER 1-11-4

眼内炎
B 超图像

【**诊断**】

依据病史、临床表现，结合超声检查进行诊断，必要时行细菌和真菌的培养及药物敏感试验。

【**治疗**】

1. 抗生素或抗真菌药　首先给予广谱抗生素控制感染，再根据细菌、真菌培养和药物敏感试验的结果，选择敏感抗生素或抗真菌药治疗。用药途径有眼内注药、结膜下注射、结膜囊点药和静脉给药。

2. 玻璃体切割术　玻璃体切割能清除玻璃体腔脓肿和致病菌，快速恢复透明度，目前广泛用于眼内炎的治疗。

二、玻璃体寄生虫病

常见的玻璃体寄生虫病是猪囊尾蚴病（cysticercosis），在我国北方地区并非少见。绦虫的卵和头节穿过小肠黏膜，经血液进入眼内。猪囊尾蚴可停留在脉络膜、视网膜或玻璃体腔内。

【**临床表现**】

1. 症状当虫体存活时，尽管有炎性反应，但患者自主感觉症状轻，有时可看到虫体变形和蠕动的阴影；当虫体死亡后炎性反应迅速增强，合并眼内炎时视力下降。

2. 体征可见视网膜下或玻璃体内黄白色半透明圆形猪囊尾蚴，大小为 1.5~6PD（视乳头直径），强光照射可引起囊尾蚴的头部产生伸缩动作，头缩入囊内时可见有致密的黄白色圆点。位于视网膜下的虫体可以引起周围视网膜水肿和炎症,甚至导致继发性视网膜脱离。虫体进入玻璃体后引起玻璃体混浊,原虫体所在视网膜下的部位可以形成瘢痕。

【诊断】

依据眼内虫体的存在或 ELISA 绦虫抗体检查结果进行诊断。

【治疗】

存在于视网膜下的猪囊尾蚴可首先选择药物治疗,如吡喹酮;较大的视网膜下猪囊尾蚴可由巩膜侧取出;进入玻璃体腔的猪囊尾蚴可行玻璃体切割术取出虫体,合并视网膜脱离时修复视网膜。

第四节　玻璃体手术

ER 1-11-5

Phaco+IOL 联合经睫状体扁平部前段玻璃体切割术治疗恶性青光眼

玻璃体手术是应用专用设备在眼内实现照明、灌注、切割和多种精细操作的手术方式。玻璃体手术的基本作用是切除混浊的玻璃体或切除玻璃体视网膜牵拉,恢复透明的屈光间质和促进视网膜复位,以恢复患者视功能。随着手术器械和仪器的不断改进以及各种眼内填充物的使用,玻璃体手术的成功率不断提高,适应证不断扩大,目前已成为眼科的常规治疗手段。

知识拓展

玻璃体手术适应证

玻璃体手术范围除角膜、巩膜外几乎遍及整个眼球,其适应证分为眼前段适应证、眼后段适应证。主要适应证有:复杂晶状体手术联合眼前段玻璃体手术、眼前段修复性玻璃体手术、恶性青光眼、玻璃体积血、眼内炎、复杂性视网膜脱离、眼外伤、黄斑疾病、眼猪囊尾蚴病、脉络膜黑色素瘤、玻璃体活体组织检查等。

（徐　芳）

思考题

1. 请简述玻璃体积血的治疗原则。
2. 请简述飞蚊症的临床表现。
3. 请简述感染性玻璃体炎症的临床表现。

ER 1-11-6

练习题

第十二章 ｜ 视网膜病与视神经疾病

教学课件　　思维导图

学习目标

1. 掌握：视网膜中央动脉阻塞、视网膜中央静脉阻塞、中心性浆液性脉络膜视网膜病变、视网膜脱离及视神经炎的临床表现及治疗原则。

2. 熟悉：动脉硬化、高血压与糖尿病视网膜病变的分级或分期；年龄相关性黄斑变性临床表现、分型。

3. 了解：视网膜静脉周围炎、动脉硬化、高血压与糖尿病视网膜病变的治疗原则；视网膜色素变性、视网膜母细胞瘤的临床表现；视盘水肿及视神经萎缩的发病原因及治疗原则。

4. 学会对视网膜与视神经疾病的常规检查，能正确阅读辅助检查结果，并进行初步诊断。

5. 具备根据病史、体格检查及辅助检查结果进行综合分析并提出视网膜病和视神经疾病的治疗原则的能力，细心解释病情，帮助患者更好地理解疾病，促进康复。

案例导入

患者，男，45 岁，左眼视物模糊 1 天。1 天前左眼突感模糊，眼前有遮挡感，自觉眼前闪光。该患者为高度近视，无高血压及糖尿病病史。眼部检查：视力 右眼 1.0 左眼 手动/50cm，右眼眼前段及眼底未见异常。左眼结膜无充血，角膜透明，晶状体透明，玻璃体轻度混浊，眼底：视盘边界清，未见水肿及渗出，视网膜豹纹状，上方视网膜青灰色波浪状隆起，视网膜血管爬行其间，颞上象限赤道部附近，可见红色边界清晰样马蹄形裂孔，余窥不清，眼压 右眼 13mmHg 左眼 5mmHg。

请思考：

1. 该患者的诊断可能是什么？
2. 该患者还需做哪些检查？
3. 治疗原则是什么？

视网膜和视神经具有感受和传导视觉信息的功能。它们结构复杂而精细，受到损害极易产生视功能障碍。另外，一些全身病亦可累及视网膜和视神经出现病变。

ER 1-12-3

视网膜病变
表现

第一节　视网膜血管病

一、视网膜动脉阻塞

视网膜动脉阻塞（retinal artery obstruction，RAO）是严重损害视力的急性发作性眼病。从颈总动脉到视网膜内微动脉之间任何部位的阻塞都会引起相应区域的视网膜缺血。依据所阻塞血管的不同可以分为：视网膜中央动脉阻塞、视网膜分支动脉阻塞和视网膜微动脉阻塞。本病的诱因包括高血压病、动脉粥样硬化、凝血病和栓子栓塞等。

【临床表现】

本病多发生在老年人,常单眼急性发病。

1. **视网膜中央动脉阻塞**(central retinal artery occlusion,CRAO) 表现为突发无痛性视力丧失,有些患者发病前有一过性黑矇表现。患眼瞳孔散大,直接光反射极度迟缓或消失,间接光反射存在。眼底检查:视网膜弥漫性混浊,后极部尤为明显,黄斑区因视网膜较薄,可透见其深面的脉络膜红色背景,形成"樱桃红斑"(图1-12-1)。视网膜动静脉变细,严重者可见节段性血柱。

2. **视网膜分支动脉阻塞**(branch retinal artery occlusion,BRAO) 表现为视力不同程度的下降,视野某一区域突然出现遮挡感。眼底检查:阻塞支动脉血管明显变细,受累动脉供血区视网膜灰白色水肿。

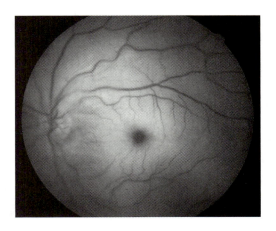

图 1-12-1 视网膜中央动脉阻塞

3. **视网膜毛细血管前微动脉阻塞**(precapillary arteriole occlusion) 视网膜微动脉的阻塞导致的视网膜神经纤维层缺血坏死,一般对视力影响较小。眼底检查:视网膜动脉血管变细,视网膜表层可见黄白色的棉絮斑。多见于高血压,糖尿病,肾病等所导致的视网膜病变。

【诊断】

根据病史及临床表现可作出诊断。荧光素眼底血管造影可见视网膜动脉和静脉充盈时间延长,阻塞血管内无荧光素进入,形成无灌注区。

ER 1-12-4

眼底血管造影

【治疗】

尽快改善血液循环状态,同时积极查找病因,治疗原发病。对于视网膜中央动脉阻塞者应争分夺秒,积极挽救视功能。可用血管扩张剂,如亚硝酸异戊酯吸入或硝酸甘油片含服,球后注射妥拉唑林;按摩眼球、前房穿刺或口服乙酰唑胺等降低眼压;也可吸入95%氧和5%二氧化碳混合气体,缓解视网膜缺氧状态。

二、视网膜静脉阻塞

视网膜静脉阻塞(retinal vein occlusion,RVO)较视网膜动脉阻塞多见。血管壁改变和血流动力学改变等均可促使血栓形成,进而引起视网膜静脉阻塞的发生。

【临床表现】

按照阻塞发生的部位不同分为视网膜中央静脉阻塞(图1-12-2)和视网膜分支静脉阻塞(图1-12-3)。

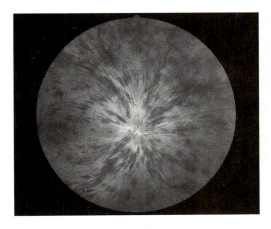

图 1-12-2 视网膜中央静脉阻塞

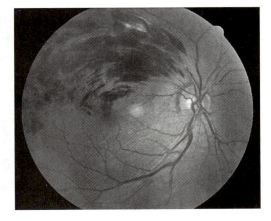

图 1-12-3 视网膜分支静脉阻塞

1. **视网膜中央静脉阻塞**（central retinal vein occlusion，CRVO） 患者可处于各年龄段。多为单眼发病，视力不同程度下降。眼底表现特点为各象限的视网膜静脉迂曲扩张，视网膜内出血呈火焰状，沿视网膜静脉分布。视盘和视网膜水肿，黄斑区尤为明显，久之，易形成黄斑囊样水肿。根据临床表现和预后可分为非缺血型和缺血型。

（1）**非缺血型**：轻中度视力下降。眼底检查：各分支静脉迂曲扩张较轻，视网膜有点状或火焰状出血，轻度视盘及黄斑水肿。荧光素眼底血管造影（fundus fluorescein angiography，FFA）无或少量无灌注区。

（2）**缺血型**：视力损害严重，多低于0.1。眼底检查：各象限出血水肿明显，静脉显著扩张，常见棉绒斑、黄斑囊样水肿及新生血管，后期可有新生血管生成。可导致玻璃体积血及牵拉性视网膜脱离。FFA可有广泛的毛细血管无灌注区（图1-12-4）。

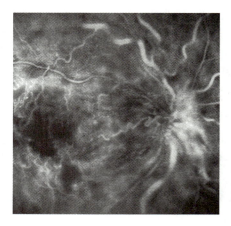

图1-12-4 广泛的毛细血管无灌注区

2. **视网膜分支静脉阻塞**（branch retinal vein occlusion，BRVO） 患者视力不同程度下降，颞上支阻塞最常见，鼻侧支阻塞较少。分为非缺血型和缺血型。眼底检查：阻塞支静脉迂曲扩张，受阻静脉引流区视网膜出血、水肿及棉绒斑。

【诊断】

根据病史及临床表现可作出诊断。荧光素眼底血管造影显示视网膜静脉循环时间延长，毛细血管渗漏，如有无灌注区则支持缺血型的诊断。

【治疗】

首先针对全身病进行病因治疗。眼局部重点在预防和治疗并发症，对于非缺血性黄斑水肿，可采用格栅样光凝或微脉冲光凝；黄斑水肿严重者，视网膜光凝联合玻璃体内注射抗血管内皮生长因子（vascular endothelial growth factor，VEGF）药物可有效消除水肿，利于视网膜光凝并可改善视力；对于缺血型CRVO，应行全视网膜光凝，防治眼新生血管并发症；发生大量非吸收性玻璃体积血和/或视网膜脱离时，宜行玻璃体切割术和眼内光凝。

三、视网膜静脉周围炎

视网膜静脉周围炎（retinal periphlebitis）又名Eales病，是一种较为常见的具体病因未明的视网膜血管性病变，多见于青年男性，双眼多先后发病。患者早期一般无明显症状。可因玻璃体腔内少量积血而表现为飞蚊症，也可因玻璃体腔内大量积血而表现为视力锐减。玻璃体腔内积血反复发生，是本病的一个特点。眼底检查可见病变主要位于周边部，视网膜周边部小血管闭塞、血管白鞘、视网膜新生血管（图1-12-5），程度不等的玻璃体积血。反复出血者，可见机化膜或条索，严重者有牵拉性视网膜脱离。

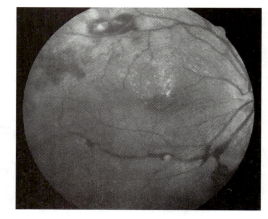

图1-12-5 视网膜静脉周围炎

【诊断】

根据病史及临床表现可作出诊断。FFA检查：受累小静脉管壁着色，毛细血管扩张，荧光素渗漏，周边大片毛细血管无灌注区和新生血管膜。

【治疗】

早期可试用糖皮质激素；激光光凝周边部病变区血管及无灌注区；对持久的玻璃体积血和牵拉

性视网膜脱离,应采用玻璃体切割联合眼内光凝术。

四、早产儿视网膜病变

早产儿视网膜病变(retinopathy of prematurity,ROP)是指在孕 36 周以下、低出生体重、长时间吸氧的早产儿,其未血管化的视网膜产生纤维新生血管膜增生、收缩,并进一步引起牵拉性视网膜脱离和失明。

【病程与分期】

各期变化见表 1-12-1。

表 1-12-1　早产儿视网膜病变国际分类法

部位	严重程度
Ⅰ区:以视盘为中心,60°范围内的后部视网膜	第 1 期:在血管化与非血管化视网膜之间存在分界线
Ⅱ区:从Ⅰ区向前到鼻侧锯齿缘的距离的圆形范围	第 2 期:分界线抬高、加宽、体积变大,形成嵴
Ⅲ区:余下的颞侧周边视网膜	第 3 期:嵴伴有视网膜外纤维血管组织增生,按增生量可分为轻、中、重
范围　按累及的钟点数目计	第 4 期:不完全视网膜脱离,A. 中心凹不累及;B. 中心凹累及
	第 5 期:漏斗状视网膜全脱离。前部及后部可分别开放或关闭

此外,视网膜后极部血管扩张、扭曲,称为"附加"病变,预示急性进展。

【诊断】

根据病史及临床表现可作出诊断。

【治疗】

应对 37 周以下早产儿出生后及时检查,对高危者应每周检查。对Ⅲ区的 1 期、2 期病变定期随诊;对阈值前病变(Ⅰ区的任何病变,Ⅱ区的 2 期+、3 期、3 期+)密切观察病情;对阈值病变(Ⅰ区和Ⅱ区的 3 期+病变连续达 5 个钟点,或累计达 8 个钟点)行间接检眼镜下光凝或冷凝治疗;对 4 期和 5 期病变可以进行手术治疗。

第二节　黄斑疾病

一、年龄相关性黄斑变性

年龄相关性黄斑变性(age-related macular degeneration,ARMD)病因不明,是一种随年龄增加而发病率上升并导致中心视力下降的疾病。发病年龄多在 50 岁以后,已成为老年人主要致盲眼病之一。

【临床表现】

有两种表现类型。

1. **干性 ARMD**　又称萎缩性或非新生血管性 ARMD。患者视力缓慢下降,可伴有视物变形,晚期视力严重下降。眼底可见后极部视网膜外层、视网膜色素上皮(RPE)层、玻璃膜及脉络膜毛细血管呈缓慢进行性变性萎缩,其特征性表现为黄斑区玻璃膜疣(drusen),色素紊乱及地图样萎缩。

ER 1-12-5
年龄相关性黄斑变性

2. **湿性 ARMD**　又称渗出性或新生血管性 ARMD。基本病理机制是脉络膜新生血管形成,长入 RPE 层下或感觉层下,引发渗出性或出血性脱离。患者视力减退较萎缩型快而严重。眼底可见后极部视网膜感觉层下或 RPE 下暗红甚至暗黑色出血,病变区或边缘有黄白色硬性渗出及玻璃膜疣,病程晚期黄斑下出血机化,形成盘状瘢痕。

【诊断】

根据病史及临床表现可作出诊断。干性年龄相关性黄斑变性 FFA 典型表现为片状强荧光和片状弱荧光，无荧光素渗漏。湿性年龄相关性黄斑变性 FFA 和 ICGA 检查可显示脉络膜新生血管。

【治疗】

对萎缩型病变和视力下降者可行低视力矫治。软性玻璃膜疣可行激光光凝或微脉冲激光照射，可促进吸收。对湿性 ARMD，目前临床上最主流的治疗方法是玻璃体内注射抗 VEGF 药物，可通过抑制 VEGF 发挥作用，疗效确切。目前临床上用于治疗的药物有康柏西普、雷珠单抗、阿柏西普。对于中心凹 200μm 以外的典型性脉络膜新生血管，可行激光光凝治疗。

二、中心性浆液性脉络膜视网膜病变

中心性浆液性脉络膜视网膜病变（central serous chorioretinopathy，CSC）好发于健康男性，可单眼亦可双眼受累，年龄多在 20~50 岁。本病具有自限性，但有些病例可复发。

【临床表现】

患者骤然发觉视物模糊，视野中心似有淡影遮挡，视物变暗、变形、变色等。眼底检查：轻者仅见后极部视网膜呈闪烁不定的反光，中心凹光反射略为弥散；重者可见黄斑区视网膜有圆形隆起的盘状脱离，其边缘有反光轮，中心凹反射消失。数周后盘状脱离区可有众多细小黄白色点。

【辅助检查】

Amsler 表检查常有变形或暗点。OCT 检查可见黄斑区神经上皮层脱离（图 1-12-6）。FFA 检查：静脉期可见黄斑部一个或多个强荧光渗漏点，随着造影进程，荧光点迅速扩大，呈"墨渍样"渗漏，有些病例渗漏呈"烟囱喷出"样改变。

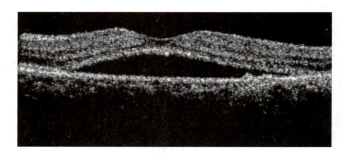

图 1-12-6　中心性浆液性脉络膜视网膜病变

【诊断】

根据病史及临床表现结合辅助检查可作出诊断。

【治疗】

尚无特殊药物治疗。应禁用糖皮质激素和血管扩张药物，如渗漏点在中心凹 200μm 以外，可用激光光凝治疗。

第三节　动脉硬化、高血压与糖尿病性视网膜病变

一、动脉硬化性视网膜病变

动脉硬化性视网膜病变（arteriosclerotic retinopathy）是指由老年性动脉硬化、动脉粥样硬化和小动脉硬化引起视网膜动脉血管所发生的病理改变。动脉硬化性视网膜病变在一定程度上，反映了脑血管和全身其他血管系统的情况。

【临床表现】

主要表现为视网膜动脉弥漫性变细、弯曲度增加、颜色变淡、动脉反光增宽、血管走行平直。动静脉交叉处可见静脉遮蔽和静脉斜坡现象。后极部视网膜可见渗出和出血，一般不伴有水肿。

【诊断】

根据病史及临床表现可作出诊断。

【治疗】

预防为主,起居规律,膳食合理,监控引起动脉硬化的因素,如血压、血脂等改变。

二、高血压性视网膜病变

高血压性视网膜病变(hypertensive retinopathy)可见于原发性和继发性高血压。眼底改变与年龄、血压升高的程度、病程的长短有关。视网膜动脉对高血压的反应是血管痉挛、变窄、血管壁增厚,严重时出现渗出、出血和棉绒斑。

【临床表现】

1. 慢性高血压性视网膜病变 根据病变进展和严重程度分为四级。Ⅰ级:主要为血管收缩、变窄,视网膜动脉普遍变细,动脉反光带增宽;Ⅱ级:主要为动脉硬化,视网膜动脉狭窄,动静脉交叉压迫;Ⅲ级:在上述病变基础上有眼底出血,棉絮状渗出;Ⅳ级:在Ⅲ级改变基础上,伴有视盘水肿。

2. 急进型高血压性视网膜病变 短期内突然发生急剧的血压升高,多见于 40 岁以下青壮年。最主要的眼底改变为视盘水肿、视网膜出血和渗出,又称高血压性视神经视网膜病变。同时可见视网膜火焰状出血、棉绒斑、硬性渗出以及 Elschning 斑(脉络膜梗死灶)。

【诊断】

根据病史及临床表现可作出诊断。

【治疗】

基本原则是去除病因,降低血压的治疗。

三、糖尿病性视网膜病变

糖尿病性视网膜病变(diabetic retinopathy,DR)是糖尿病患者眼部最重要的并发症,是 40 岁以上人群主要致盲眼病之一。其发病率与糖尿病的病程、发病年龄、遗传因素和血糖控制情况有关,病程越长,发病率越高。

视网膜微血管病变是糖尿病视网膜病变的基本病理过程。

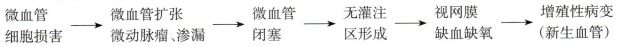

【临床分期】

1984 年全国眼底病学术会议制定了 DR 的分期标准,按 DR 发展阶段和严重程度分为非增殖性糖尿病性视网膜病变(nonproliferative diabetic retinopathy,NPDR)和增殖性糖尿病性视网膜病变(proliferative diabetic retinopathy,PDR)Ⅱ型 6 期(表 1-12-2)。

表 1-12-2 糖尿病性视网膜病变的国内临床分期(1984 年)

病变	严重程度	眼底表现
非增殖型(单纯性)	Ⅰ	以后极部为中心,出现微血管瘤和小出血点
	Ⅱ	出现黄白色硬性渗出及出血斑
	Ⅲ	出现白色棉绒斑和出血斑
增殖型	Ⅳ	眼底有新生血管或并有玻璃体积血
	Ⅴ	眼底新生血管和纤维增殖
	Ⅵ	眼底新生血管和纤维增殖,并发牵拉性视网膜脱离

2002 年在悉尼召开的国际眼科学术会议上拟定了 DR 新的临床分级标准,分为无明显视网膜病变、轻度 NPDR、中度 NPDR、重度 NPDR 和 PDR 共 5 期,同时加入了糖尿病性黄斑水肿的分级(表 1-12-3)。

表 1-12-3　糖尿病性视网膜病变新的国际临床分级标准（2002 年）

病变严重程度	散瞳眼底检查所见
无明显视网膜病变	无异常
轻度 NPDR	仅有微血管瘤
中度 NPDR	微血管瘤，存在轻于重度 NPDR 的表现
重度 NPDR	出现下列任一改变，但无 PDR 表现 1. 任一象限中有多于 20 处视网膜内出血 2. 在 2 个以上象限有静脉串珠样改变 3. 在 1 个以上象限有显著的视网膜内微血管异常
PDR	出现以下一种或多种改变： 新生血管形成、玻璃体积血或视网膜前出血
糖尿病性黄斑水肿分级	
无明显糖尿病性黄斑水肿	后极部无明显视网膜增厚或硬性渗出
轻度糖尿病性黄斑水肿	后极部存在部分视网膜增厚或硬性渗出，但远离黄斑中心
中度糖尿病性黄斑水肿	视网膜增厚或硬性渗出接近黄斑但未涉及黄斑中心
重度糖尿病性黄斑水肿	视网膜增厚或硬性渗出涉及黄斑中心

【临床表现】

病变早期，一般无眼部自觉症状。随着病程的进展，可引起不同程度的视力下降、视物变形、眼前黑影飘动及视野缺损等症状，最终可致失明。眼底检查可见微血管瘤、出血、渗出、黄斑水肿、视网膜新生血管及增殖，严重者出现玻璃体积血和牵拉性视网膜脱离（图 1-12-7）。

【诊断】

根据病史及临床表现可作出诊断。

【治疗】

积极治疗糖尿病，严格控制血糖。眼部治疗主要是依据病情，采用玻璃体腔注射抗 VEGF 药物、视网膜激光光凝或玻璃体切割联合眼内光凝治疗。2016 年美国眼科学会（AAO）发布的最新版糖尿病视网膜病变临床指南提出，抗 VEGF 药物是黄斑水肿的首选治疗方式，可联合同时或延后的局部激光治疗。

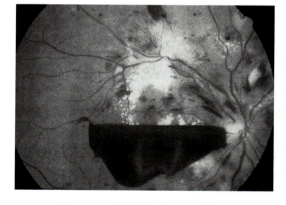

图 1-12-7　糖尿病性视网膜病变

第四节　视网膜色素变性

视网膜色素变性（retinitis pigmentosa，RP）是感光细胞-色素上皮复合体原发性异常的一组遗传性疾病。遗传方式可为常染色体显性、常染色体隐性或性连锁隐性遗传。

本病常双眼受累，男性多于女性。一般在 30 岁以前发病，常见于儿童或青少年期起病，至青春期症状加重，到中年或老年时因黄斑受累视力严重障碍而失明。

【临床表现】

夜盲是首发症状，并呈进行性加重。视野向心性缩小，晚期形成管状视野，严重者视力丧失。眼底检查：早期仅见赤道部视网膜色素稍紊乱，视网膜血管旁出现骨细胞样色素沉着，并向后极部及锯齿缘方向发展。晚期视盘萎缩呈蜡黄色，视网膜血管变细，脉络膜血管硬化，视网膜逐渐变成青灰色(图 1-12-8)。患眼常有晶状体后囊下锅巴样混浊。

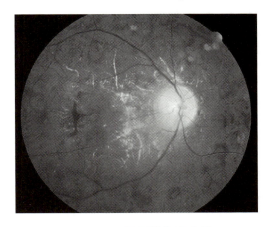

图 1-12-8 视网膜色素变性

【辅助检查】

视网膜色素变性的诊断除依据典型的临床表现外,常伴有以下辅助检查的异常:①视野检查:发病早期视野呈环形暗点,逐渐向中心和周边扩展,表现为视野进行性缩小,晚期形成管状视野,但中心视力可较长时间保留,双眼表现对称。②FFA 检查:由于视网膜色素上皮广泛变性萎缩,眼底弥漫性斑驳状强荧光,严重者有大面积透见荧光区,色素沉着处为荧光遮蔽。约 75% 病例可见染料渗漏,多见于视盘、血管弓区及黄斑区,可伴有黄斑囊样水肿。晚期患眼脉络膜毛细血管萎缩,呈斑片状,多位于赤道附近。③眼电生理检查:ERG 在发病早期即显著异常(振幅降低及潜伏期延长),甚至无波形。EOG 也同时异常。④OCT 检查:视网膜脉络膜萎缩变薄,晚期黄斑萎缩。

【诊断】

根据病史及临床表现结合辅助检查可作出诊断。

【治疗】

本病目前尚无有效疗法。低视力者可试戴助视器。营养素、血管扩张剂及抗氧化剂(维生素A、维生素 E 等)的治疗作用未确定。

第五节　视网膜母细胞瘤

视网膜母细胞瘤(retinoblastoma,RB)是婴幼儿最常见的眼内恶性肿瘤。单眼或双眼均可发生,90% 的患儿在 3 岁前发病。本病无种族、地域及性别差异。

【临床分期】

以往根据视网膜母细胞瘤的临床表现,将其分为 4 期:眼内期、青光眼期、眼外期及转移期。近年来制定了新的 RB 国际分类法,共分为 A~E 组 5 个组别。A 组与 B 组患眼的 RB 限制在视网膜,C 组与 D 组患眼的 RB 已扩散进入玻璃体及视网膜下腔。C 组患眼肿瘤为局部扩散,D 组患眼肿瘤为弥漫性播种。E 组的患眼已被 RB 破坏,难以救治。

【临床表现】

早期不易发现,患儿多因被发现瞳孔区出现白色反光(白瞳征)和斜视而就诊。本病患儿早期一般无明显不适,中晚期因继发青光眼可出现眼红、眼痛、头痛等症状。眼底表现:早期可见视网膜上出现圆形或椭圆形边界不清灰白色结节状实体肿物,可向玻璃体腔内突起,也可沿脉络膜扁平生长。肿块表面的视网膜血管扩张、出血,可伴渗出性视网膜脱离。中晚期眼球增大呈"牛眼"状或形成巩膜葡萄肿,瘤组织可穿破巩膜侵及球外和眶内,甚至发生肿瘤全身转移,导致死亡。

【诊断】

根据典型临床表现及辅助检查:①眼 B 型超声检查能发现肿瘤钙化并测量肿瘤大小。②CT 检查可发现钙化斑,还可显示受累增粗的视神经,眼眶、颅内受侵犯的程度及有无松果体神经母细胞瘤。③MRI 虽不能发现钙化斑,但对于软组织对比分辨率更高,在评价视神经和松果体肿瘤方面优于 CT。本病需与转移性眼内炎及视网膜毛细血管扩张症(Coats 病)相鉴别。

白瞳征的鉴别

　　儿童白瞳征是多种眼病引起的一种常见临床体征，表现为瞳孔区呈白色、黄白色反光，俗称"猫眼"，可单眼或双眼发病。儿童期白瞳征主要包括视网膜母细胞瘤、永存性原始玻璃体增生症、早产儿视网膜病变、Coats病、转移性眼内炎、先天性白内障等。由于产生白瞳征的病因繁多，病变性质差异很大，治疗方法和预后也悬殊，故临床对白瞳征的诊断和鉴别极为重视。视网膜母细胞瘤的鉴别主要应注意以下三种疾病：①Coats病：多为男性青少年，单眼发病，其眼底特点为视网膜血管异常扩张、视网膜内和下有大片黄白色脂质渗出及胆固醇结晶，可伴发渗出性视网膜脱离，多无钙化表现。②早产儿视网膜病变：患儿低体重，有早产史和吸高浓度氧史。由于周边视网膜血管发育不全导致的缺血缺氧，双眼发生增殖性病变，重者发生牵拉性视网膜脱离，增殖病变收缩至晶状体后，呈白瞳征表现。③转移性眼内炎：多见于儿童高热病后，病原体经血液循环到达眼内。患眼前房、玻璃体内大量渗出，玻璃体脓肿形成，瞳孔呈黄白色，亦可表现为白瞳征。患眼眼压多低于正常。

【治疗】

　　治疗原则：根据肿瘤的大小、位置和发展程度，采用不同的疗法。选择治疗方法时首先应考虑挽救患儿生命，其次考虑保存患眼的视力以提高患儿的生活质量。对局限于视网膜内的早期小肿瘤，可采用激光或冷冻治疗；中等大小肿瘤可用敷贴器放疗；但绝大多数仍采取眼球摘除术；若肿瘤已扩散或转移者，可行化疗或放疗。

第六节　视网膜脱离

　　视网膜脱离（retinal detachment，RD）是指视网膜神经上皮层和色素上皮层之间的分离。按照发病原因分为孔源性、渗出性和牵拉性三类。本节重点介绍较为常见的孔源性视网膜脱离。

　　孔源性视网膜脱离是指在视网膜裂孔形成的基础上，液化的玻璃体经视网膜裂孔进入视网膜神经上皮下，使视网膜神经上皮与色素上皮分离。其发生需要两大要素：①视网膜裂孔形成。②玻璃体牵拉与液化。

【临床表现】

　　早期可有飞蚊症、闪光感等前驱症状，继而出现与视网膜脱离范围相一致的眼前遮挡感；脱离累及黄斑区时，视力明显减退。眼压多偏低。眼底检查可见脱离区视网膜呈青灰色波浪状隆起，视网膜血管爬行其上（图1-12-9）。裂孔呈红色边界清晰样外观，多见于颞上象限赤道部附近。屈光间质不清，眼底检查困难时，应行眼B超检查。

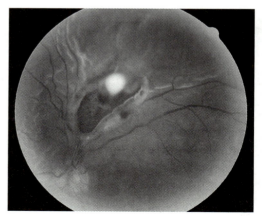

图1-12-9　视网膜脱离

【诊断】

　　根据典型的症状、眼底及眼B超检查可以诊断。

【治疗】

　　治疗原则是封闭裂孔，促使脱离的视网膜复位。要点是术前、术中查清所有裂孔，并进行准确定位。手术方法有巩膜外垫压术、巩膜环扎术，复杂病例选择玻璃体切除手术。裂孔封闭方法可采用激光光凝、电凝、冷凝裂孔周围，产生的炎症反应使裂孔处视网膜神经上皮与色素上皮粘连封闭裂孔。

第七节　视神经疾病

一、视神经炎

视神经炎（optic neuritis）泛指视神经的炎性脱髓鞘、感染、非特异性炎症疾病。因病变损害的部位不同而分为球内段的视盘炎和球后段的球后视神经炎。视神经炎大多为单侧性。视盘炎多见于儿童，球后视神经炎多见于青壮年。本病病因较为复杂，常见于炎性脱髓鞘疾病、局部或全身的感染以及一些自身免疫性疾病，约 1/3 的患者可能找不到确切病因。

知识拓展

视神经炎的分类

2014 年中华医学会眼科学分会神经眼科学组提出的"视神经炎诊断和治疗专家共识"将视神经炎分为 4 大类型：①特发性视神经炎：包括特发性脱髓鞘性视神经炎、视神经脊髓炎相关性视神经炎和其他中枢神经系统脱髓鞘疾病相关性视神经炎。②感染性和感染相关性视神经炎。③自身免疫性视神经病。④其他无法归类的视神经炎。

【临床表现】

视力突然减退，严重者视力仅光感甚至丧失。瞳孔可不同程度散大，直接对光反射迟钝或消失，间接对光反射存在。视盘炎眼底表现为视盘充血、水肿，边界模糊、隆起度一般小于 3 个屈光度，视盘表面或其周围有小的出血点，视网膜静脉增粗。球后视神经炎眼底多无异常改变。视野可见中心暗点、旁中心暗点或向心性缩小。

【诊断】

根据病史及临床表现可作出诊断。VEP 可表现为 P100 波潜伏期延长，振幅降低。头部 MRI 检查脑白质有无脱髓鞘斑，对早期诊断多发性硬化、选择治疗方案以及患者的预后判断有参考意义。

【治疗】

针对病因进行治疗，同时给予糖皮质激素、神经营养药物及血管扩张剂。必要时联用抗生素、抗病毒药、血浆置换、免疫球蛋白等综合治疗方案。

二、视盘水肿

视盘水肿（papilloedema）是视盘的一种充血水肿隆起状态，视功能一般多无明显障碍，以双眼发病多见。颅内肿瘤、炎症、外伤及先天畸形等神经系统疾病所引起的颅内压增高是其最常见的病因。

【临床表现】

早期视力正常，可有一过性视物模糊；可伴有头痛、恶心、呕吐等颅内压增高的表现。眼底可见双侧视盘明显隆起，边界不清；视盘及其周围视网膜可见出血、毛细血管扩张、静脉迂曲增粗（图 1-12-10）。

【诊断】

根据病史及临床表现可作出诊断。

【治疗】

针对病因治疗。对症治疗可用高渗脱水剂等；对排除了颅内占位，视盘血管炎性视盘水肿，糖皮质激素有良

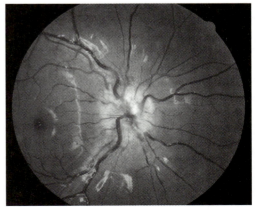

图 1-12-10　视盘水肿

好效果;对有严重头痛及视神经病变,若脱水剂治疗无效,可选用视神经鞘减压术。

三、视神经萎缩

视神经萎缩(optic atrophy)指任何疾病引起的视网膜神经节细胞及其轴突的变性,视盘颜色浅淡,最终导致视力减退直至丧失。颅内高压或炎症、视网膜病变、视神经血管性、外伤性、代谢性、遗传性、中毒性等病变都可引起视神经萎缩。临床上视神经萎缩分为原发性和继发性两大类。

【临床表现】

1. 原发性视神经萎缩 为筛板以后的视神经、视交叉、视束以及外侧膝状体的视路损害,其萎缩过程呈下行性。表现为视盘色淡或苍白,边界清楚,视杯筛孔清楚可见,视网膜血管一般正常(图1-12-11)。

2. 继发性视神经萎缩 原发病变在视盘、视网膜、脉络膜,其萎缩过程呈上行性。眼底表现为视盘色灰白、边界不清、生理凹陷消失等,并可伴有导致视神经萎缩的眼部原发病的表现(图1-12-12)。

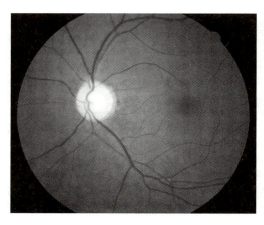

图 1-12-11　原发性视神经萎缩

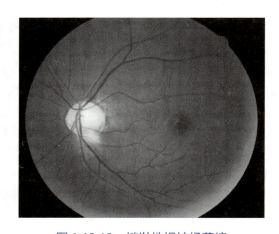

图 1-12-12　继发性视神经萎缩

【诊断】

根据眼底表现,诊断不难,但需结合多种辅助检查以明确病因,如视野、电生理、CT、MRI等,必要时须结合神经科检查。

【治疗】

目前尚无特效疗法。积极治疗原发疾病,争取保留有用视力。可试用神经营养剂及血管扩张剂等治疗。

(何章彪)

思考题

1. 请试述视网膜静脉阻塞的分类。
2. 视网膜脱离的治疗原则是什么?
3. 视神经炎的临床表现有哪些?

ER 1-12-6

练习题

第十三章 | 眼 外 伤

教学课件

思维导图

学习目标

1. 掌握：常见机械性眼外伤的临床分类及检查、诊断、处理原则；眼酸碱化学伤的急救、检查、诊断及治疗原则。
2. 熟悉：眼球钝挫伤、开放性眼球外伤、眼内异物、视神经损伤等临床表现、诊断、急诊处理及治疗原则；辐射性眼损伤的临床表现及预防措施。
3. 了解：眼外伤的预防和预后评估。
4. 学会应用所学知识进行预防眼外伤卫生宣传教育工作。在带教老师指导下，学会对眼外伤患者进行病史采集和规范记录，初步确定病因；学会根据病史、临床表现及辅助检查结果进行综合分析，提出眼外伤的治疗原则。
5. 具备执业过程中保护患者视力等身心健康的素养；懂得以患者为中心进行诊治。

案例导入

患者，男，30 岁，铁屑击入右眼后眼痛伴视物不清 3 天。检查：视力 右眼 0.05（矫正视力），混合性充血，角膜中央对应瞳孔缘区 9 点处可见一 1mm 穿通伤口，前房浅，虹膜前移，瞳孔变形，晶状体混浊，玻璃体及眼底窥不清，眼压：6mmHg，左眼未见异常。

请思考：
1. 该患者诊断可能是什么？
2. 该患者还需做哪些检查？
3. 治疗原则是什么？

第一节　概　述

眼外伤（ocular trauma）是指机械性、物理性和化学性等因素直接作用于眼部，引起眼的结构和功能的损害。受伤后视力下降甚至失明，眼外伤是视力损害的主要原因之一。正确防治眼外伤，对于保护和挽救视功能具有十分重要的临床和社会意义。

一、眼外伤的分类

眼外伤按致伤原因可分为机械性和非机械性。前者分钝挫伤、穿通伤和异物伤等；后者分热烧伤、化学伤和辐射伤等。按损伤程度分为轻、中、重度。①轻度：眼睑、结膜和角膜等浅表组织的擦伤及轻度酸碱烧伤。②中度：眼睑、泪器和结膜的撕裂伤、角膜浅层异物伤及中度酸碱烧伤。③重度：眼球穿通伤、眼内异物、眼球钝挫伤及重度酸碱烧伤。

眼外伤中，机械性眼外伤最为常见，而且损害极其严重。国际机械性眼外伤分类法（ocular

trauma terminology）将眼外伤分为开放性和闭合性损伤。开放性眼外伤根据致伤原因分为裂伤（laceration）、眼球破裂伤（eyeball rupture）、混合伤（mixed injury）。裂伤包括：①眼球穿通伤（perforating injury of eyeball）是锐器造成单一眼球壁全层裂口。②眼球贯通伤（penetrating wound of eyeball）是锐器造成眼球壁有入口和出口的损伤。③眼内异物（intraocular foreign body），是异物进入眼球内。眼球破裂伤是钝器所致的眼球壁全层裂开，常见于眼外肌止点和角巩膜缘。混合伤同时具备两种或两种以上损伤的特征。无眼球壁全层裂开的为闭合性眼外伤，包括钝挫伤、板层裂伤和表浅异物。钝挫伤是由钝力引起受伤部位或远部组织的损伤。

二、眼外伤病史采集

接诊眼外伤患者，正确全面病史采集对分析和判断伤情、决定如何进行紧急或后续处置、评估预后十分重要。除常规病史采集外，专科病史采集应根据情况详细了解何时、何地、受伤原因，致伤性质，有无异物进入；是否合并全身性损伤；受伤前后视力变化；经何急诊处置（破伤风抗毒素和抗生素等使用情况）。采集到的所有重要相关信息应客观地记录。

三、眼外伤的检查

总体原则是在不延误急救、避免因检查而加重损伤、尽量减少伤病员痛苦的前提下有重点地对眼外伤进行检查：①快速评估全身情况。②检查判断视力状态和瞳孔对光反应。③若怀疑开放性眼外伤，不要强行分开眼睑进行检查，以免致眼内容物疝出。④常规用裂隙灯或手电光（放大镜下）及眼底检查。依次检查：眼表有无异物、出血和擦伤，有无异物入口、前房积血、虹膜损伤及嵌顿、白内障、视网膜异常等。⑤辅助检查：如 X 线、B 超、CT 或 MRI 及电生理检查等，以判断有无异物、眼球破裂及视功能损害等。⑥避免再次损伤，必要时在麻醉下或手术中进行。

四、眼外伤的处理原则

复杂眼外伤往往有多种眼结构损伤。外伤后的并发症，如眼内炎症、感染、细胞过度增生，可造成更大的危害。正确的诊断、恰当的急救和后续治疗对挽救受伤眼极为重要。

1. **紧急处理原则**　眼的结构精细、复杂，一旦外伤，应及时救治，如合并有休克和重要脏器损伤时，应先抢救生命。根据不同的眼外伤类型进行相应的紧急处置。眼球破裂或有眼球穿通伤，应立即就地用硬纸板类的物品遮盖固定，以暂时性保护眼球；切记禁止不当的检查或处置。非眼科专科医师，或不具备眼科手术条件时，不宜随意清除眼部血痂或嵌塞于眼部的异物，并迅速转送到有条件的医院进行眼科专科处理；同时，避免一切影响局部或全身麻醉的举措；如果发生酸碱化学伤，最重要的举措就是立即就近取水，进行充分的冲洗，至少持续冲洗30分钟，伤后开始冲洗的时间越晚，预后越差；对开放性伤应注射破伤风抗毒素。

2. **后续处置原则**　急诊通过初期缝合，恢复眼球或眼部结构的完整性，对复合伤或开放性眼外伤应采用"二次手术"原则。择期进行再次手术，进行眼内或眶内结构重建，恢复视功能或达到美容效果。尽量不做一期眼球摘除，慎重修剪或去除受损的眼部组织。合理使用抗生素、糖皮质激素等对成功救治眼外伤也十分重要。由于一些并发症或后遗症可发生于伤后数月甚至数十年，还有危及对侧健眼的风险（如交感性眼炎等），对严重眼外伤应强调终身随访。

五、眼外伤的预防

尽管眼科学及相关科学的飞速发展使眼外伤的预后得到了很大改善，但一些严重的眼外伤预后仍然很差，因此预防极为重要。致伤原因以击伤、刺伤、炸伤、撞伤，以及酸碱化学伤、热烧伤等最常见。致伤环境主要发生在工地、田野、家庭、街道及公共活动场所等。有 90% 以上的眼外伤是可以预防的,但有效的预防需要社会各界共同努力。加强卫生安全的宣传教育,注重岗前培训,严格执行操作规章制度,完善防护措施,如戴防护面罩或眼镜、规范使用爆炸物、注意预防飞溅物伤眼、加强锋利用具和物品管理等,能有效减少眼外伤。

第二节　眼钝挫伤

钝挫伤(blunt trauma)是眼球及其附属器遭受机械性钝力所致的损伤。常见致伤物有石块、木棍、皮带、拳头、弹弓、球类等。

一、眼睑挫裂伤

挫伤致眼睑小血管破裂,常引起眼睑水肿和出血。出血初为青紫色,以后渐变为黄色,可在1~2周内完全吸收。严重挫伤,因眼睑肿胀,不能睁眼。暴力或锐器切割伤时,可出现眼睑皮肤全层裂伤,甚至深达肌层睑板和睑结膜。内眦部裂伤常合并泪小管断裂,下睑裂伤或泪小管断裂,会出现溢泪。暴力引起的眼睑挫裂伤可合并有眼球挫裂伤,甚至眼球破裂以及视网膜震荡伤(见本章节)。眼睑裂伤,后期容易导致眼睑畸形、溢泪,甚至出现暴露性角膜炎。有视力下降者检查眼底。

ER 1-13-3
眼睑全层裂伤

ER 1-13-4
眼睑裂伤清创
缝合术

【诊断】

根据病因及临床表现可进行诊断。

【治疗】

1. 眼睑淤血和肿胀较明显时,可在伤后48小时内冷敷,以后热敷。

2. 眼睑裂伤应尽早清创缝合,尽量保留组织,切不可去除皮肤,注意功能和美容效果的恢复;对全层裂伤应严格分层对位缝合,以减轻瘢痕形成和眼睑畸形,伴有上睑提肌断裂时应修复,以免发生上睑下垂;泪小管断裂应置管吻合。缝合后应注射破伤风抗毒素。

3. 并发症如眼球破裂,要及时治疗。

4. **眼睑裂伤修复原则**　眼睑血供丰富,极少发生缺血坏死。缝合时应将睑缘、睑板和皮肤严格对合,缝合应尽早完成,伤后24小时组织水肿,会增加缝合难度。

5. 严重的眼睑肿胀不能睁眼者,禁忌强行翻眼睑,避免对眼球破裂造成更严重损伤。

二、角膜挫伤

角膜挫伤常见有角膜上皮擦伤、角膜基质层水肿等。损伤后有明显疼痛、畏光和流泪、眼睑痉挛等角膜刺激症状,伴视力减退。角膜上皮擦伤只损伤角膜上皮。角膜基质层水肿可致角膜内皮及后弹力层裂伤,表现为角膜上皮剥脱、基质层水肿混浊及后弹力层皱褶。严重者可致角膜破裂,合并虹膜嵌顿、瞳孔变形。容易继发感染引起角膜溃疡甚至眼内炎。

【诊断】

根据裂隙灯检查判断损伤程度和性质,同时,依据上皮缺损区荧光素着色等可进行诊断。

【治疗】

角膜上皮擦伤者可涂抗生素眼膏包扎。角膜内皮及后弹力层裂伤者可用糖皮质激素消炎和高渗糖点眼减轻水肿,必要时用散瞳剂。角膜破裂合并其他眼外伤处理见本章节相应内容。

三、虹膜睫状体挫伤

（一）虹膜裂伤与虹膜根部断离

【临床表现】

常见有：①因虹膜瞳孔缘及瞳孔括约肌断裂，出现不规则裂口，或虹膜基质纵形裂口。②虹膜根部离断（iridodialysis），虹膜根部有半月形缺损，瞳孔呈"D"字形（图1-13-1），可出现单眼复视，若整个虹膜完全离断，称外伤性无虹膜。③瞳孔括约肌受损，表现为外伤性瞳孔扩大，多为中度，瞳孔不圆，对光反射迟钝。④睫状肌或支配神经受损时，可产生调节麻痹，导致近视力障碍。

【诊断】

根据病因及临床检查可明确诊断。

【治疗】

瞳孔缘或基质裂口无须特殊处理。虹膜根部离断伴

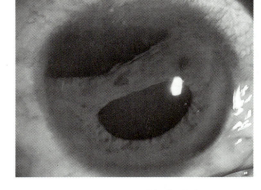

图1-13-1　虹膜根部离断

有复视症状，可行虹膜缝合术。外伤性瞳孔散大，轻者可能恢复或部分恢复，重者不能恢复。伴有调节麻痹者则配眼镜矫正。同时需检查对光反射及视力，并判断是否有复视。

（二）前房积血

前房积血（hyphema）多为虹膜或睫状体血管破裂引起。少量出血仅见房水中出现红细胞，出血较多时前房积血呈液平面，大量出血时前房充满血液。前房积血多能自行吸收，但出血量大时，可堵塞前房角引起眼压升高，进而损害角膜内皮细胞导致角膜血染（blood staining of cornea），严重者角膜无法恢复透明。根据积血占前房的容量可分为3级：少于1/3为Ⅰ级，1/3~2/3为Ⅱ级，多于2/3为Ⅲ级。出血量大要测量眼压。

ER 1-13-5

前房积血

【诊断】

根据病因、检查可明确诊断。

【治疗】

患者应半卧位休息，遮盖双眼，限制眼球活动。应用止血剂和糖皮质激素。虹膜炎症者可5天后散瞳治疗。眼压升高时用降眼压药物。对前房积血多、吸收慢、眼压升高，药物治疗无效者，5~7天后应行前房冲洗术或凝血块切除术，以防角膜血染和视神经损害。

四、晶状体挫伤

晶状体挫伤容易发生晶状体脱位或半脱位以及外伤性白内障（参见第十章第一节白内障）。晶状体脱位或半脱位是外伤造成晶状体悬韧带全部或部分断裂所致。晶状体半脱位在瞳孔区见部分晶状体的赤道部（图1-13-2）。晶状体全脱位向前脱入前房或嵌顿于瞳孔区，引起急性继发性青光眼和角膜内皮损伤；向后脱入玻璃体，出现前房变深；经破裂的角巩膜创口，脱出于结膜下。晶状体半脱位或全脱位均有虹膜震颤及屈光的改变，也可出现单眼复视。

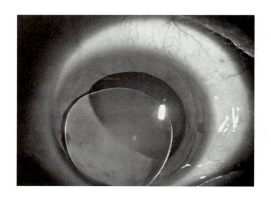

图1-13-2　晶状体脱位（晶状体全脱位于前房）

【诊断】

根据病因及裂隙灯检查能发现晶状体脱位和虹膜震颤等改变,可明确诊断。

【治疗】

晶状体脱位的治疗,参见"第十章第二节晶状体脱位"。晶状体混浊者,应根据视力下降的程度考虑是否行手术治疗。

ER 1-13-6

晶状体半脱位

五、玻璃体积血

由睫状体、视网膜或脉络膜的血管损伤引起玻璃体积血。

【临床表现】

少量出血,可自行吸收;出血量大,屈光介质混浊。可合并黄斑损伤、脉络膜破裂及视网膜脱离等,严重影响功能。

【诊断】

根据病因及临床检查可以明确诊断。

【治疗】

少量出血无须特殊处理;大量出血以及有黄斑损伤、脉络膜破裂或视网膜脱离时,需要手术治疗。参见"第十一章玻璃体病"。

六、视网膜震荡与挫伤

视网膜震荡(commotio retinae)是指眼球钝挫伤后,视网膜后极部出现一过性灰白色视网膜水肿,黄斑中央凹反射消失,视力下降。由于受打击部位传送的冲击波损伤外层视网膜,色素上皮受损,屏障功能破坏,细胞外水肿,使视网膜混浊,视力可下降至 0.1 以下。主要表现为 2 种结局:①一些病例在 3~4 周水肿消退后,视力恢复较好,属于"视网膜震荡"。②有些病例存在明显的光感受器损伤、视网膜外层变性坏死,黄斑部色素紊乱,视力明显减退,可称为"视网膜挫伤",严重的伴有视网膜出血。

【诊断】

检眼镜检查或眼底照相能进行诊断,OCT 检查可检查黄斑区损伤程度。

【治疗】

早期大剂量应用糖皮质激素可能减轻视网膜水肿,神经营养药、血管扩张剂、维生素类等药物疗效尚未肯定。

七、视神经挫伤

视神经挫伤亦称外伤性视神经病变(traumatic optic neuropathy)分为直接损伤和间接损伤两种。直接损伤是由于视神经直接撕裂、骨碎片等异物引起的撕裂或者压迫;间接损伤最常见,可发生于头颅外伤,前额部外伤,尤其是眉弓外侧的挫伤,是剪切力作用于视神经或视神经管内滋养血管的附着点造成的损害。严重者直接造成视神经撕脱。典型表现为视力即刻丧失,无光感,出现相对性传入性瞳孔障碍。视盘正常,4~8 周内会出现视神经萎缩。

【诊断】

根据病因及临床表现可进行诊断,影像学检查、VEP 检查有助于诊断。

【治疗】

视神经挫伤的视功能预后一般很差。可应用糖皮质激素、高渗脱水剂、维生素类和神经营养药等治疗。视神经撕脱则无有效治疗方法。颅脑损伤患者要及时检查,以便及时发现视神经挫伤。

八、眼球破裂

严重的眼球钝挫伤可致眼球破裂。视力骤降至光感或无光感,眼压多降低,也可能正常或升高。常发生在角巩膜缘,也可发生在直肌下或后部巩膜。巩膜裂口者容易漏诊和误诊。破裂处常有眼内组织脱出或嵌顿。结膜下出血或血肿,角膜变形,前房及玻璃体积血,眼底无法窥视,眼球运动障碍。B超或CT检查可显示眼环连续性的中断、眼球变形、眼球体积缩小或眼球轴径缩短以及其他眼内结构受损的征象。可行VEP检查视神经功能。

【诊断】

根据外伤史及临床表现可以诊断。

【治疗】

1. 禁忌挤压和冲洗,及时双眼包盖。急诊手术,遵守二次手术原则。

2. 对伤口处巩膜进行探查。一期清创缝合,尽量保留眼球,术后应用抗生素、激素及破伤风抗毒素,预防感染和交感性眼炎的发生。2周左右行玻璃体切割术,大部分患者能保留眼球甚至有视力。无视功能又无法恢复眼球结构才考虑眼球摘除术。

第三节　眼球穿通伤

眼球穿通伤(perforating injury of eyeball)由锐器的刺入、切割造成眼球壁的全层裂开,伴或不伴有眼内损伤或组织脱出,严重者甚至产生贯通伤,以金属碎片、刀、剪刺伤者多见。常合并眼内异物,可继发眼内感染引起眼内炎,少数患者可导致交感性眼炎。治疗措施是否及时适当是预后关键。

【临床表现】

按伤口的部位,可分为三类

1. **角膜穿通伤**　伤后有明显眼痛、畏光、流泪和视力减退。角膜创口较小(<3mm)且规则,可自行闭合,角膜呈点状或线状混浊;若伤口大且不规则,常有虹膜脱出及嵌顿、前房变浅或消失,可伴有前房积血、晶状体或眼后段损伤。

2. **角巩膜穿通伤**　伤口累及角膜和巩膜,可引起虹膜睫状体、晶状体和玻璃体的损伤、脱出及眼内出血,伴有明显的眼痛等角膜刺激症状,视力明显下降。

3. **巩膜穿通伤**　较小的巩膜伤口容易忽略,伤口表面仅见结膜下出血。大的伤口常伴有脉络膜、玻璃体和视网膜的损伤及出血,预后差。

【诊断】

根据病史及临床表现可进行诊断。

【治疗】

治疗原则:急诊处理,积极缝合伤口,以恢复眼球解剖结构的完整,防治感染和防止并发症发生,严重者二次手术。

1. **较小伤口**　较小且规则的角膜伤口伴前房存在者,抗生素眼膏加压双眼包扎即可。3mm以上的伤口需要在手术显微镜下严密缝合并恢复前房,术后不规则散光,可配戴角膜接触镜。有脱出的虹膜睫状体和视网膜者,用抗生素溶液冲洗后尽可能将其还纳复位。脱出的晶状体和玻璃体予以摘除或切除。贯通伤的出口多不能缝合,由其自闭。

2. **复杂病例**　对复杂病例早期缝合伤口,恢复前房,控制感染。在1~2周内,再处理外伤性白内障、玻璃体积血、异物或视网膜脱离等。

3. **药物治疗**　局部和全身应用抗生素、糖皮质激素及破伤风抗毒素。

ER 1-13-7

角膜裂伤
缝合术

第四节　眼异物伤

一、眼表异物

眼表异物常见有结膜异物和角膜异物。大多数为金属异物(如铁质、铜和铅),非金属异物包括玻璃、碎石、植物性异物(如木刺、竹签)和动物性异物(如毛、刺)等。不同性质的异物所引起的损伤及其处理有所不同。

【临床表现】

患眼存在明显角膜刺激症状,如刺痛、畏光、流泪、异物感和眼睑痉挛等。

1. **结膜异物**　常见的有灰尘、煤屑等。异物多隐藏在睑板下沟、穹隆部及半月皱襞。

2. **角膜异物**　以铁屑、煤屑较多见。可嵌入角膜深层。铁质异物可形成锈斑,植物性异物容易引起感染。

【诊断】

根据外伤史及临床表现可以明确诊断。

【治疗】

角膜异物
取出术

在表面麻醉下,结膜、角膜浅层异物,用无菌湿棉签拭除异物,或行结膜囊冲洗。角膜异物,要严格无菌操作,可用异物针或注射针头剔除,角膜残留铁锈斑应尽量一次刮除。如异物已部分穿透角膜进入前房,应在手术显微镜下取出,必要时缝合角膜伤口。异物取出后常规应用抗生素滴眼液或眼膏预防感染。

二、眼内异物

眼内异物(intraocular foreign body)是指各种异物穿透眼球壁,留于眼内。除外伤造成的组织破坏外,还有异物的特殊损害,如化学性及毒性反应、眼内继发感染等。尤其是铜质异物和铁质异物发生的铜质沉着症(chalcosis)和铁质沉着症(siderosis),可以造成视力丧失和眼球萎缩等严重后果。

【诊断】

眼内异物的诊断应根据外伤史、临床表现、伤口和伤道以及影像学检查等综合分析诊断。

1. **外伤史**　如敲击金属或石质、爆炸伤和车辆交通事故挡风玻璃破碎等应怀疑有异物存留。高速小金属片可由锤子和机械上飞出,易被忽视。

2. **伤口或伤道**　发现伤口是诊断的重要依据。巩膜伤口较难发现,常被结膜下出血掩盖,应仔细检查。

3. 裂隙灯或检眼镜检查可直接或间接发现眼内异物。

4. 眼部B超、X线、UBM、CT和MRI(磁性异物禁用)等检查,可确定眼内有无异物,异物性质、大小和位置,及其与周围组织的关系。

知识拓展

铁质沉着症

铁质沉着症(siderosis)是指铁片与玻璃体或眼内组织接触后,铁离子迅速氧化与扩散,激发 Haber-weiss 反应,形成强力氧化剂,引起脂质过氧化、细胞膜损伤以及酶失活,造成严重的眼结构与功能损害。

铁离子最容易沉着在上皮组织,瞳孔括约肌、开大肌,无色素睫状上皮、晶状体上皮以及视网膜。光感受器和色素上皮细胞对铁质沉着最敏感。

铁质沉着症损害后的症状为主要为夜盲、向心性视野缺损甚至失明。体征包括：角膜基质铁锈色沉着、虹膜异色症、瞳孔扩大及反应迟钝、晶状体前棕色沉着、白内障、玻璃体混浊、周边视网膜色素增生（早期、晚期为弥漫性），视网膜血管变窄，视盘色淡、萎缩。因为铁离子聚集在小梁网，可继发开角型青光眼。ERG改变包括极早期a波升高，b波正常，以后b波降低，最终消失。

【治疗】

眼内异物尤其是铁、铜等金属异物一般应尽早取出。手术方法取决于异物大小、位置、性质及眼部并发症情况。磁性异物可用磁铁吸出。手术必须以重建和恢复视功能为目的。

三、眶内异物

外伤后异物可能进入眶内的眼球外组织，常见的异物有金属弹片、气枪弹或竹木碎片。临床上眼局部可见眼眶组织表面伤口，出血、肿胀和疼痛，甚至损伤视神经，导致视力下降。根据外伤情况和异物的性质进行处理。

第五节　酸碱化学伤

化学物品的溶液、粉尘、气体进入或接触眼部，引起眼部组织的化学性伤（chemical injuries）。其中最常见的有酸性和碱性伤，需要急诊处理。碱性伤比酸性伤更为严重，因为酸对蛋白质有凝固作用，凝固的蛋白不溶于水，能阻止酸性物质继续向深层渗透。而碱性物质通过与眼组织细胞中的脂类物质发生皂化反应，溶解脂肪和蛋白质，很快渗透到组织深层和眼内，引起持续性的破坏，导致角膜溃疡、穿孔、眼内组织破坏和眼内炎。

【临床表现】

根据伤后组织损伤程度，可将酸碱烧伤分为轻、中、重三度。

1. **轻度**　多由弱酸或稀释的弱碱引起。眼睑与结膜轻度充血水肿，角膜上皮剥脱，角膜基质层水肿。数日后水肿消退，上皮修复，不留瘢痕，无明显并发症，视力多不受影响。

2. **中度**　由强酸或较稀的碱引起。眼睑皮肤出现水疱、糜烂，结膜水肿，部分缺血坏死，角膜上皮广泛剥脱，角膜明显水肿混浊或形成白色凝固层。可遗留角膜斑翳，影响视力。

3. **重度**　大多为强碱引起。结膜广泛性缺血坏死，角膜全层瓷白色混浊，眼内结构不能窥见。可出现角膜溃疡或穿孔、角膜白斑、继发性青光眼、白内障及眼球萎缩等并发症。

此外，眼睑、泪道、结膜烧伤可引起睑球粘连、眼睑畸形、眼干燥症和眼睑闭合不全等并发症。慎挤压眼球，以免造成眼球穿孔。

【诊断】

根据眼部化学物品接触史及临床检查可明确诊断。

【急救与治疗】

1. **急救**　原则是分秒必争，就地取材，彻底冲洗。伤后就地用大量清水或其他水源反复冲洗至少30分钟。冲洗时翻转眼睑，转动眼球，暴露穹隆部，将结膜囊内的化学物质彻底冲出。及时彻底冲洗与化学性烧伤的预后有很大关系。冲洗后涂入抗生素眼膏，包扎后再转送专科进一步处理。

2. **治疗**

（1）早期治疗：①首先进行眼部清创术，进一步冲洗，保持清洁伤口。②伤口局部和全身应用抗生素控制感染。③1%阿托品滴眼液散瞳避免虹膜发生后粘连。④适时局部和全身应用糖皮质激素和非甾体抗炎药物，减轻角膜水肿和前房渗出等炎症反应。伤后2周角膜有溶解倾向，应停用激素。⑤局部或全身应用维生素C促进胶原合成。0.5%依地酸二钠可用于石灰烧伤患者。⑥应用胶原酶抑制剂,防止角膜穿孔。⑦重度强碱性伤可进行前房穿刺冲洗,以减轻对眼内组织的损害。⑧结膜囊应用药膏或隔膜分离结膜,换药时用玻璃棒充分分离结膜,若结膜有广泛坏死,或角膜上皮坏死,可做早期切除,防止睑球粘连。⑨结膜下注射自体血清或全血,以稀释化学品的浓度,分离组织,阻止烧伤向深处渗透,改善角膜营养,促进组织再生。⑩伤后2周角膜溶解变薄者,可行角膜板层移植、羊膜移植或口腔黏膜移植术。

(2)**后期治疗**:主要是针对并发症的手术治疗。如矫正睑外翻、睑球粘连、角膜移植术或抗青光眼治疗等。

第六节　热烧伤与辐射伤

一、眼部热烧伤

眼部热烧伤(ocular burn)是指由各种高温液体或气体,如沸水、沸油、蒸汽等接触眼组织而致烫伤。

【临床表现】

轻者眼睑红斑、水疱,结膜水肿,角膜轻度混浊。严重者可引起眼睑、结膜、角膜和巩膜深度烧伤,组织坏死。组织愈合后可出现瘢痕性睑外翻、眼睑闭合不全、睑球粘连,角膜炎、角膜瘢痕,甚至眼球萎缩等。

【诊断】

根据眼部热烧伤史及临床表现可以明确诊断。

【治疗】

原则是防止感染,促进愈合,预防睑球粘连等并发症的发生。清除结膜及角膜表面的致伤物质和坏死组织,结膜囊内涂抗生素眼膏,散瞳包扎。严重的热烧伤处理大致同严重酸碱烧伤。

二、眼部辐射伤

电磁波谱中各种辐射线直接照射眼部造成的损害,如紫外线、微波、红外线、可见光、X线和γ射线等。不同波长的辐射线对眼的损害各不相同。

(一)紫外线损伤

紫外线损伤(ultraviolet radiation injury)也称为电光性眼炎(electric ophthalmia)或雪盲。电焊、紫外线灯或者高原、雪地等紫外线被角膜等眼部组织吸收后,产生光化学反应,造成眼部损伤。

【临床表现】

一般在照射后3~8小时发病,主要表现为角膜刺激症状,如异物感、疼痛、畏光、流泪、眼睑痉挛,眼睑皮肤充血,结膜充血水肿,角膜散在点状或片状上皮脱落。

【诊断】

根据病史及在裂隙灯下荧光素染色观察角膜有散在点状或片状上皮脱落,可明确诊断。

【治疗】

剧痛者可滴眼用表面麻醉剂,涂抗生素眼膏并包盖患眼,也可同时滴用促进角膜上皮愈合的眼液或凝胶,24小时后症状减轻或痊愈。

(二)红外线损伤

熔化的玻璃、高热的金属或太阳光等产生的大量红外线引起的眼部损伤。

【临床表现】

其中短波红外线(波长800~1 200nm)可被晶状体吸收引起白内障。红外线透过屈光间质可造成黄斑的灼伤,甚至形成黄斑裂孔,导致视力下降,出现中心暗点。

【诊断】

根据病史及临床表现可进行诊断。

【治疗】

接触红外线人员应戴含氧化铁的特制防护眼镜。

(三)可见光损伤

直视太阳光或受强烈弧光照射,通过热和光化学作用引起的黄斑损伤。

【临床表现】

出现不同程度的视力下降,严重者有中心暗点、视物变形和头痛。眼底检查可见中心凹附近黄白色小点和色素紊乱。

【诊断】

根据眼外伤史及临床表现可进行诊断。

【治疗】

预防可见光对眼的损伤,同时,对眼部的相关疾病进行治疗。

(朱文憬)

思考题

1. 请说出眼外伤的分类。

2. 请说出眼球穿通伤急诊处理有哪些?

3. 请针对结角膜异物,写出自己的诊疗计划。

4. 请简述眼内异物的诊断和治疗原则。

5. 石灰或水泥进入眼内,应如何进行急救? 后续怎么处理?

ER 1-13-9

练习题

第十四章 | 眼的屈光与调节

教学课件

思维导图

学习目标

1. 掌握：眼屈光的概念；近视、远视、老视的概念、临床表现、诊断、治疗。
2. 熟悉：眼的调节与集合的机制；正视、散光、屈光参差的概念、临床表现及治疗。
3. 了解：屈光度的概念。
4. 学会运用屈光不正检查进行诊断和鉴别诊断；具有运用检查结果分析患者的病情，并指导临床治疗的能力。
5. 具备青少年近视防治公共卫生健康教育宣传的素养，能引导全社会共同关爱青少年近视防治以及老年视觉健康。

案例导入

患儿，男，10 岁。自述视远模糊 3 个月。检查：视力 右眼 0.6/1.0 左眼 0.3/1.0。双眼结膜无充血，角膜透明，房水清，晶状体尚透明，玻璃体无混浊，眼底检查无明显异常。

请思考：
1. 该患儿诊断可能是什么？
2. 该病产生的原因有哪些？
3. 请拟订治疗计划。

第一节 眼的屈光与调节

一、眼的屈光和屈光力

当外界光线通过眼的光学系统时，在各界面发生偏折，称为屈光（refraction）。光线在界面的偏折程度可用屈光力（refractive power）来表达，屈光力取决于两介质的折射率和界面的曲率半径。屈光力的单位是屈光度（diopter，D），是光学系统焦距（f）（以米为单位）倒数，即：$D=1/f$。眼屈光系统中参与屈光的成分是角膜、房水、晶状体和玻璃体，角膜的屈光力约为 43D，晶状体约为 19D。

视觉信息的获得取决于外部入射光线经眼屈光后能否清晰聚焦在视网膜上，即眼的屈光状态（refractive status）是否得当。眼的屈光力与眼轴长度（axial length）匹配与否是决定屈光状态的关键。

二、眼的调节与集合

眼为了看清楚近物，需要增加眼的屈光力，使近物在视网膜上形成清晰的像，这种为看清近物而改变屈光力的功能称为调节（accommodation）。眼的调

调节幅度与年龄相关公式

节依赖于晶状体的弹性、睫状肌的功能、睫状环的结构、悬韧带状态等多种因素（图1-14-1）。调节力即视近物时通过调节改变的屈光力大小，以屈光度"D"为单位。眼所能付出的最大调节力称为调节幅度（amplitude，AMP）。调节幅度与年龄密切相关，其最小值的计算公式为：调节幅度=15−0.25*年龄，眼实际付出的调节力，应当小于调节幅度。正视眼看清眼前物体，需要付出的调节力是物距的倒数，比如看清40cm，需要1/0.4=2.5D的调节力。

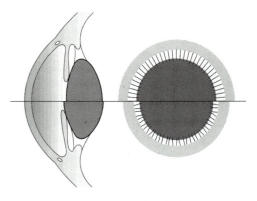

图1-14-1　调节作用的机制

知识拓展

眼的调节机制

　　看远目标时，睫状肌松弛，睫状环扩大，晶状体悬韧带保持一定紧张度，晶状体在悬韧带的牵引下形状相对扁平，使屈光力下降，以看清远处目标；看近目标时，睫状肌收缩，睫状环缩小，晶状体悬韧带松弛，晶状体由于其弹性而变凸，前面的弯曲度增加而使屈光力增强，以看清近处目标。

　　人眼能看清最远的一点为远点，人眼能在最大调节时所能看清的最近的一点称为近点，远点与近点的距离为调节范围。

　　双眼注视远处目标时，两眼视轴平行而且调节处于松弛状态，注视近处目标时，为保持双眼单视，双眼同时会引起内转，称为集合（convergence）。调节与集合保持密切的协同关系，调节越大，则集合也越大，两者的协同关系如果被破坏，会引起视疲劳，甚至发生内斜视或外斜视。视近物时，眼的调节、集合和瞳孔缩小同时发生，称为眼的三联动现象，又称为近反射。

ER 1-14-4

眼的三联动现象

第二节　正视与屈光不正

一、正视

　　正视（emmetropia）是眼球在调节静止的状态下，来自5m以外的平行光线，经过眼的屈光系统后，在视网膜黄斑中心凹聚焦（图1-14-2）。

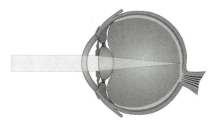

图1-14-2　正视眼

二、屈光不正

　　屈光不正（refraction error）是眼球在调节静止的状态下，来自5m以外的平行光线，经过眼的屈光系统后，不能在视网膜黄斑中心凹聚焦，不能产生清晰的像。包括近视、远视、散光。双眼的屈光不正通常会有程度不同的差异，表现为屈光参差。

（一）近视

　　近视（myopia）是眼在调节静止的状态下，平行光线经眼的屈光系统后，所形成的焦点在视网膜之前，在视网膜上成像不清晰（图1-14-3）。

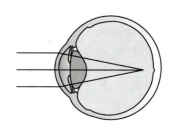

图1-14-3　近视眼

近视根据屈光成分可分为屈光性近视与轴性近视,前者主要由于角膜或晶状体等的曲率过大所致,眼轴长度基本正常;后者由于眼轴过长所致,屈光力基本正常。以凹透镜矫正。轻度近视:-3.00D以下;中度近视:-3.25D~-6.00D;高度近视:-6.25D以上。按病程进展和病理变化分为单纯性近视和病理性近视。儿童、青少年早期近视的发生,主要是因为视近物时间过长,用眼疲劳,调节过度,导致短期屈光力改变所致,这种近视又称为调节性近视,进而演变为轴性近视。早期近视可以预防和控制,儿童、青少年近视的防控,需要我们全社会的共同努力(图1-14-4)。

【病因】

近视眼的确切发病机制尚不清楚,与遗传、环境、营养、用眼习惯等多种因素综合影响有关。

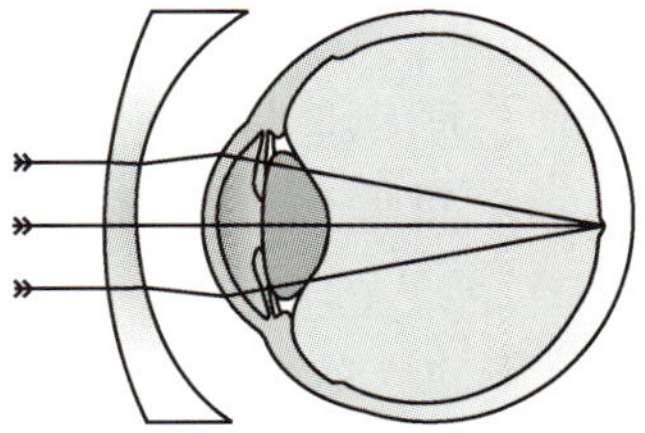

【临床表现】

1. **症状** 轻、中度近视,远视力下降,近视力正常。初期常有远视力波动,注视远处物体时眯眼,视远容易视疲劳等。高度近视除远视力严重下降外,常伴有夜间视力差、飞蚊症、漂浮物、闪光感等症状。

图 1-14-4　近视眼矫正

2. **眼位偏斜** 近视眼易导致外隐斜或外斜视。

3. **眼球改变** 眼轴变长,主要在赤道部以后,后极部尤为明显,有的形成后巩膜葡萄肿。

4. **眼底改变** 轻度近视眼底一般无变化;高度近视可出现不同程度的眼底退行性改变,如豹纹状眼底、视网膜周边部变性、玻璃体液化、混浊、后脱离以及视网膜脱离等。

5. **A/B 超检查** 测量眼轴长度并排除后巩膜葡萄肿;OCT检查有助于早期发现黄斑区视网膜、脉络膜病变。

【诊断】

根据视功能检查及屈光度检查,同时排除泪膜、角膜等眼部疾病;眼底检查排除视网膜病变。通过以上检查可明确诊断。儿童、青少年近视需定期复查。注意鉴别开角型或先天性青光眼。

【治疗】

1. **非手术矫正** 选用使患者能舒适生活的最佳视力的最低度数镜片。过度矫正可能促使近视加重。

(1)框架眼镜:是最简单安全的矫正方法。建议12岁以下尤其是初次验光的儿童,一定要进行睫状肌麻痹验光。定期(0.5~1年)复查,适时调整矫正度数。

(2)角膜接触镜:角膜接触镜从材料上分为软镜(soft contact lens)和硬镜(rigid contact lens)。硬镜目前有硬性透气性接触镜(rigid gaspermeable contact lens,RGP)和角膜塑形镜(orthokeratology,OK)。角膜塑形镜是一种特殊设计的高透氧硬镜。角膜接触镜配戴要严格配镜适应证,并定期复查,适用于近视、屈光参差较大及某些特殊职业者。角膜塑形镜夜间配戴白天取下,对控制青少年近视加深方面有作用。

2. **手术矫正** 近视的手术矫正是通过手术方式改变眼的屈光度,主要方法有激光角膜屈光手术、有晶状体眼人工晶状体植入术(phakic intraocular lens implantation,PIOL)和后巩膜加固术(posterior scleral reinforcement,PSR)。近视矫正手术需要严格按照各类手术的禁忌证和适应证进行筛查和实施,主要适用于18岁以上度数稳定的近视患者。

激光角膜
屈光手术

LASIK 矫正近
视原理示意图

【预防】

近视与遗传因素有关,但很大程度上也与后天的生活及阅读环境和不良用眼习惯有关。因此养成良好用眼习惯,注意用眼环境卫生,定期检查视力并及时矫治,建立青少年近视档案并定期随访等对预防近视具有积极的意义。

1. 减少近距离阅读时间 近距离（<33cm）阅读与近视的发展呈正相关。近距离持续时间过久（>45 分钟），导致调节持续过久，甚至调节痉挛。

2. 增加户外活动 户外活动时间与近视的发病率和进展量呈负相关，是近视的一种保护因素。鼓励保障青少年儿童每天户外活动 2 小时以上。

3. 培养良好的读写习惯 除控制近距离阅读外，不良读写习惯是近视的危险因素。养成保持正确的读写姿势以及静态阅读对防止青少年近视十分重要。

4. 采光照明 读写应在采光良好、照明充足的环境中进行，桌面的平均照度值不应低于 300 勒克斯（lux），以避免眩光和视疲劳等。

5. 眼保健操 眼保健操可让眼睛放松，有助于控制近视。

6. 其他 保障充足营养、充分睡眠、足量微量元素以及减少电子产品的使用等。

（二）远视

远视（hyperopia）是在调节静止的状态下，平行光线经眼的屈光系统屈折后在视网膜后形成焦点，在视网膜上成像不清晰。远视眼分为轴性远视与屈光性远视两类，轴性远视为主，儿童因为眼球发育迟缓，存在生理性远视。按程度分为：轻度远视：+3.00D 以下；中度远视：+3.25D~+5.00D；高度远视：+5.00D 以上（图 1-14-5、图 1-14-6）。

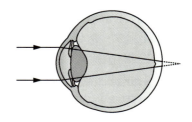

图 1-14-5　远视眼的屈光

【临床表现】

1. 症状 ①视力改变：轻度远视通过过度调节，可使远、近视力都达到正常；中度远视，远视力正常，近视力下降；高度远视，远、近视力都下降。轻、中度远视，因为远视力正常容易被忽视。②视疲劳：患者常觉眼球、眼眶和眉弓部胀痛，近距离工作稍久更为明显。③可合并弱视。

2. 内斜视 远视患者因过多使用调节，常伴随过多集合，产生调节性内斜视，并因此可能产生弱视。

3. 高度远视 眼球明显小，前房浅。眼底视盘色红，边缘欠清，稍隆起。

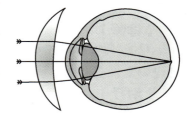

图 1-14-6　远视眼的矫正

【诊断】

根据视功能检查及屈光度检查，可明确诊断。儿童、青少年远视也需定期复查。高度远视者需检查前房角，注意检查并监测眼压变化。儿童弱视眼可行 VEP 检查。

【治疗】

远视可用凸透镜矫正。凸透镜可辅助增加眼屈光力，使平行光线焦点落在视网膜上，恢复物像清晰度。轻度远视无症状可不矫正，如有视疲劳或内斜视，即使远视度数低也应完全矫正。中度或以上远视患者应戴镜矫正以增强视力，以消除视疲劳以及防止眼位变化。儿童期因生理性远视应多在室外活动，多注视远距离景色可减少视疲劳。

（三）散光

散光（astigmatism）是由于眼球各子午线的屈光力不同，平行光线进入眼内，在各径线上不能在视网膜上形成焦点，而形成弥散光斑，导致视网膜上成像不清晰（图 1-14-7）。

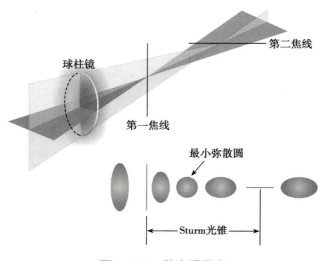

图 1-14-7　散光眼屈光

【病因及分类】

散光可由角膜或晶状体产生。散光可分为规则散光与不规则散光。最大屈光力和最小屈光力主子午线相互垂直者为规则散光,不相互垂直者为不规则散光。不规则散光主要由于角膜薄翳、圆锥角膜或晶状体疾病等使角膜或晶状体屈光面不规则所致。规则散光度以柱镜表示,通常转换为一定轴位的球镜度。规则散光根据各径线的屈光状态可分为:

1. **单纯近视散光**　一个主径线为正视,另一主径线为近视。

2. **单纯远视散光**　一个主径线为正视,另一主径线为远视。

3. **复性近视散光**　两条互相垂直的主径线均为近视,但度数不同。

4. **复性远视散光**　两条互相垂直的主径线均为远视,但度数不同。

5. **混合散光**　一个主径线为近视,另一个与其垂直的主径线为远视。

【临床表现】

散光常合并发生于近视或远视,同时具有近视或远视相应的临床表现。除不同程度的远、近视力减退外,更容易产生调节性视疲劳,表现为眼胀痛、头痛等,虽然因为长期视物适应,无明显视觉上的视物变形,但注视视力表符号,会出现视物变形。为获得视觉清晰,常常眯眼视物,达到针孔或裂隙的作用,以提升视力。高度不对称散光或斜轴散光患者可有头位倾斜和斜颈。散光度数大者,视盘呈椭圆形,边缘模糊。

【诊断】

根据视功能及屈光度检查,可以明确诊断。

【治疗】

1. **规则散光**　用柱镜矫正,实则为在散光轴上增加相应柱镜屈光度。配镜应严格按照度数与轴向,戴镜时,镜片中心要保持在眼轴位。

2. **不规则散光**　可不矫正,也可试用角膜接触镜矫正,或应用角膜屈光手术进行矫正。

(四)屈光参差

屈光参差(anisometropia)是双眼屈光状态不等,双眼屈光差异不超过1.00D者称为生理性屈光参差;当双眼屈光差异超过1.00D者,就有可能会出现各种视觉问题。

【临床表现】

1. **单眼抑制**　一般屈光参差如超过2.50D,因双眼物像大小不等产生融合困难而破坏双眼单视,引起单眼抑制甚至发生弱视。

2. **交替视力**　如一眼为近视,一眼为轻度远视,看远时用远视眼,看近时用近视眼。

【诊断】

根据视功能及屈光度检查,可以明确诊断。

【治疗】

1. 戴镜能适应者应予矫正,因耐受力存在个体差异,对眼镜不能完全适应者,可适当减少更高度数眼镜片度数,通过双眼视平衡来最终确定镜片度数。

2. 框架眼镜无法矫正者,可试戴角膜接触镜,也可根据患者条件行角膜屈光手术或眼内屈光手术。

第三节　老　视

随着年龄增长,晶状体弹性逐渐下降,睫状肌和悬韧带功能也逐渐变弱,从而引起眼的调节功能减弱,近视力减退。在40~45岁开始,出现阅读等近距离工作困难,这种由于年龄增长所致的生理性眼调节力减弱称为老视(presbyopia)。

【临床表现】

1. 视近困难 近点逐渐变远,常将目标放得远些才能看清,但距离更远,字体成像更小,清晰度也受影响,常常产生视觉矛盾,需要更大字体才能满足老年阅读需求。

2. 阅读需要更强的照明光线不足时,由于瞳孔增大,反而调节力减弱,视物更不清晰,特别是傍晚时更明显。足够的光线既增加了书本与文字之间的对比度,又使老视者瞳孔缩小,景深加大,近视力提高。

3. 视近不能持久 因为调节力减退,老视者要在接近双眼调节极限的状态下近距离工作,所以不能持久。某些老视者甚至会出现眼胀、流泪和头痛等视疲劳症状。

4. 视力改变

(1)**正视眼**:近视力下降,远视力正常。

(2)**近视眼**:裸眼近视力正常,远视力下降;屈光矫正后,近视力下降,远视力正常。

(3)**远视眼**:裸眼近视力明显下降,远视力正常或下降;屈光矫正后,近视力有部分改善,但依然下降,远视力基本正常。

【老视影响因素】

老视是一种生理现象,无论屈光状态如何,每个人均会发生老视。除年龄外,老视的发生和发展还与屈光不正状态、用眼方式、工作距离和精细程度、身体素质、地理位置、药物有关。主要是因为长期过度使用调节和长期不使用调节都会促使调节能力的退化。比如:长期近距离阅读或者远视眼,因为长期过度使用调节会更早发生老视,高温状态以及药物因素也可能会促使晶状体和睫状肌老化,使老视更早发生。

【诊断】

根据病史,视功能、屈光度检查及老视验光,可以明确诊断。

【治疗】

1. 屈光不正矫正 如有屈光不正,应先检测屈光不正并矫正。

2. 凸透镜矫正 在屈光不正矫正基础上,用凸透镜补偿视近物时调节的不足,以改善近视力。矫正度数要以满足阅读和工作距离需要为前提,通过试戴最终确定矫正度数。老视经凸透镜矫正后只能满足视近阅读,老视矫正状态下远视力可有不同程度下降。

3. 对有同时视远和视近需求者,可用双光镜或渐变镜矫正,但渐变镜会有视物变形区,老年试戴初期,要防止因视觉错觉出现走路不稳。

(朱文憬)

> **思考题**

1. 请简述调节产生的机制。
2. 如何预防近视眼?
3. 试述老视和远视的异同点。

ER 1-14-7

练习题

第十五章 | 斜视与弱视

教学课件

思维导图

学习目标

1. 掌握：斜视的概念、遮盖试验、角膜映光法检查，共同性斜视和非共同性斜视的病因、表现、诊断；弱视的概念、病因分类、表现与诊断。
2. 熟悉：斜视的分类，一般检查；共同性斜视、非共同性斜视及弱视的治疗。
3. 了解：斜视的三棱镜检查。
4. 学会正确进行斜视、弱视检查，并会分析患者病情，给予合理的治疗指导。
5. 具备对斜视、弱视的初步诊断能力，具有同情心，尊重、爱护患者，保护患者隐私，会正确进行心理疏导。能介绍我国在小儿斜视弱视方面取得的成绩，普及弱视的科学防治知识。

案例导入

患者，女，4 岁，因"发现右眼向内斜 2 年"就诊。眼科检查：视力右眼 0.12 左眼 0.5，双眼球及眼底检查未发现异常。角膜映光法（Hirschberg 法）：右眼+15°，双眼可交替注视。交替遮盖：双眼均由内至正位。各诊断眼位眼球运动无异常。睫状肌麻痹后，检影验光：右眼+6.00D，左眼+3.50D；戴矫正眼镜后 Hirschberg 法双眼正位。

请思考：

1. 该患儿的诊断可能是什么？
2. 还需要进行哪些检查以明确诊断？
3. 请拟定治疗方案。

第一节　斜　视

斜视（strabismus）是指一眼注视目标时，另一眼偏离该目标的异常眼位。斜视是眼科常见疾病，患病率约为 3%。斜视不仅影响美观，而且破坏双眼视觉，立体视功能下降或丧失；儿童患者还有弱视的风险。

一、斜视的分类

目前，常用的斜视分类有：

1. **按眼位偏斜的方向分**　内斜视（esotropia，ET）、外斜视（exotropia，XT）、重直斜视、旋转斜视以及混合型斜视。
2. **按眼位偏斜能否被融合机制控制分**　隐斜（phoria）、间歇性斜视和恒定性斜视。
3. **按发病年龄分**　婴儿型斜视（或先天性斜视）和获得性斜视。
4. **按注视情况分**　单眼性斜视和交替性斜视。

5. 按眼球运动和斜视角有无变化分 共同性斜视和非共同性斜视。

知识拓展

斜视角与眼位

斜视角即眼位偏斜时的偏斜度。为了便于疾病的诊断,临床上将之分为第一斜视角和第二斜视角。第一斜视角是指主视眼(或麻痹性斜视中的健眼)注视时,眼位偏斜的偏斜度;第二斜视角是指斜位眼(或麻痹性斜视中麻痹肌所在眼)注视时,眼位偏斜的角度。

眼位指眼球的位置。临床分为第一眼位、第二眼位、第三眼位。第一眼位也称原在位,是双眼注视正前方时的眼位;第二眼位是指双眼向上、向下、向左、向右注视时的眼位;第三眼位是指双眼向右上、右下、左上、左下注视时的眼位。第二、第三眼位是临床分析麻痹性斜视受累肌的常用眼位,统称为诊断眼位。

二、斜视的临床检查

(一) 一般检查

针对斜视患者,除详细收集病史外,还要进行必要的检查。斜视的一般检查有视力、屈光状态、注视性质、眼部检查。

1. 视力检查 须包括裸眼视力和矫正视力、远视力和近视力、单眼视力和双眼视力;有代偿头位者须分别检查代偿头位和正位时视力。

内斜视和外斜视　　垂直分离性斜视

2. 屈光检查 一般要求在睫状肌充分麻痹后验光;内斜视的儿童和青少年首诊患者,建议使用阿托品等能充分麻痹睫状肌的药物。

3. 注视性质检查 临床上常用直接检眼镜观察黄斑中心凹的位置来确定患者的注视性质。斜视患者注视性质检查有助于判断有无弱视及其预后,一般非黄斑中心注视眼,弱视的可能极大。

诊断眼位图

4. 眼部检查 重点评估头位、眼位、眼球运动,眼球有无器质性病变等,可以帮助寻找斜视的原因、评估斜视的预后。

(二) 斜视检查

1. 遮盖法 为斜视的定性检查,包括遮盖-去遮盖和交替遮盖。

遮盖-去遮盖时,令受检者注视视标,遮盖一眼,观察对侧眼有无移动,移动则确定对侧眼存在显斜视;无移动,则表明对侧眼是注视位。然后去遮盖并同时观察去遮盖眼,若去遮盖眼从偏斜位返回注视位,说明该眼隐斜;若被遮盖眼停在某一斜位上,说明该眼显斜。若双眼分别遮盖时,对侧眼均无移动,说明无显斜视。

遮盖法检查

交替遮盖时,令受检者注视视标,检查者将遮盖板迅速在两眼之间交替遮盖,保证两眼始终有一眼被遮盖,以打破融合功能。观察交替遮盖时去遮盖瞬间眼球有无移动,如有移动,则表明存在斜视或隐斜。

2. 角膜映光法 又称 Hirschberg 法,是一种相对简便快捷的斜视定量检查法,一般用于检查患者看近的斜视度。检查者对面而坐,让受检者注视正前方33cm(或50cm)处的调节视标,手电灯光也在此距离处照射患者鼻根区,然后观察角膜上反光点的位置。当瞳孔直径 4mm 时,反光点位于瞳孔缘者偏斜约为 15°,位于瞳孔缘与角膜缘间距的中点时偏斜约为 30°;位于角膜缘时偏斜约为 45°。该法因受被检

角膜映光点的位置与斜视度

者 Kappa 角影响,只能粗略估计斜视度,不能用于斜视手术量的计算。

3. 三棱镜法 是一种精确的斜视定量检查法,临床常和遮盖法、角膜映光法联合使用,可以分别测量 33cm 处及 6m 处戴镜与不戴镜的斜视度数。检查时,让被检者注视视标(或笔灯),将三棱镜置于斜眼前,尖端指向斜视方向,由小至大不断增加棱镜度数,直至遮盖时眼球移动消除(或将角膜映光点移到角膜中央,与另一眼对称),此时所加棱镜度即为被检眼的斜视度。

三棱镜加遮盖试验

4. 其他 同视机、马氏杆等均可用以斜视的定量检查。

斜视检查时须注意:屈光不正斜视患者需检查配戴合适眼镜后的眼位;麻痹性斜视患者应测定双眼分别注视及在不同诊断眼位时的斜视角;考虑 A-V 型斜视,需测量向上、向下各注视25°时的斜视角。

三、共同性斜视

共同性斜视是眼外肌本身及其支配神经均无器质性病变,由于某一对拮抗肌力量不平衡引起的眼位偏斜。

【病因】

1. 屈光不正 远视眼多需运用较大调节与集合,逐渐促使内直肌力量大于外直肌而产生内斜视;反之,近视眼多引起外斜视。

2. 神经支配异常 支配集合的神经功能过强或支配外展的神经功能不足产生内斜视,反之产生外斜视。

3. 眼外肌发育异常 致使拮抗肌之间失去平衡。

【临床表现及常见类型】

斜视患者,当一眼注视目标时,另一眼偏向目标之外。偏于目标的内侧者为内斜视,偏于目标的外侧者为外斜视。主要特征有眼球运动无限制,在各不同方向注视或更换注视眼后,其偏斜角度相等;患者无复视、头晕及头位偏斜(代偿性头位);可有视功能障碍,包括视力下降、弱视和双眼单视功能障碍。

1. 共同性内斜视

(1)**先天性(婴儿型)内斜视**:为出生后 6 个月以内发病的内斜视。斜视度较大且稳定,远近斜视角相等,一般无明显屈光异常。交替性斜视一般无弱视,单眼性斜视常合并弱视。

(2)**调节性内斜视**:是因调节力增加或调节性集合与调节的比值(AC/A)值过高,导致集合过量产生的内斜视。屈光调节性内斜视多为中、高度远视,充分睫状肌麻痹或远视完全矫正后内斜视症状消失或减轻;非屈光调节性内斜视看近斜视角大于看远,AC/A 值通常 $\geqslant 7^{\triangle}/D$。

调节性内斜视

(3)**非调节性内斜视**:AC/A 值正常。基本型内斜视与调节无关,远近斜视角相等;集合过强型内斜视屈光不正全矫后,看近斜视角大于看远至少 15$^{\triangle}$。

2. 共同性外斜视

(1)**间歇性外斜视**:斜视角度变化较大,在注意力集中时可保持正位,疲劳或遮盖一眼时出现外斜。

(2)**恒定性外斜视**:外斜视恒定,融合机制不能控制眼位。

部分调节性内斜视

【诊断】

根据病史及眼部斜视的检查结果,可以诊断。

【治疗】

1. 屈光不正矫正 应在睫状肌充分麻痹下验光,并配戴合适眼镜。

2. 弱视治疗 开始治疗的时间越早,疗效越好。

3. 手术治疗 对于斜视角已稳定,或经非手术治疗后仍有偏斜,以及有交替性注视的患儿皆应尽早手术,使双眼视轴平行,恢复双眼视功能。

4. 其他 包括脱抑制训练、融像功能训练等正位视训练和三棱镜的使用。

四、非共同性斜视

非共同性斜视是指眼球运动有不同程度的障碍或限制,导致斜视角随注视方向或注视眼的改变而发生变化。包括麻痹性斜视和限制性斜视,前者是由于支配眼外肌运动的神经核、神经或眼外肌本身器质性病变引起,后者则是由于肌肉组织的粘连或嵌顿等机械限制所致。本节介绍麻痹性斜视。

【病因】

麻痹性斜视按发生时间分为先天性和后天性两类。前者是支配眼外肌运动的神经核、神经或眼外肌先天发育不良、缺如或产伤等引起,以上斜肌不全麻痹最常见;后者常因外伤、脑血管疾病、糖尿病、炎症、肿瘤、毒素等全身疾病,伤及眼外肌神经支配或直接损伤眼外肌导致,临床常见展神经麻痹、上斜肌麻痹和动眼神经麻痹。

ER 1-15-11

先天性上斜肌
麻痹(右眼)

【临床表现】

1. 眼球运动受限 患眼向麻痹肌作用方向运动时有不同程度受限。

2. 眼位偏斜 患眼向麻痹肌作用相反的方向偏斜。

3. 斜视角改变 斜视角随注视方向及注视眼的不同而变化,向麻痹肌作用方向注视时,斜视角最大;第二斜视角大于第一斜视角。

4. 代偿头位 头转向麻痹肌作用的方向。水平肌麻痹时,头向左/右转,眼向相反方向注视;上转肌麻痹时,颏部上仰,眼向下注视;下转肌麻痹时,颏部内收,眼向上注视;斜肌麻痹时,头向肩部倾斜,一般倾向低位眼侧。

5. 可有混淆视与复视、眼性眩晕、恶心、面部发育不对称等。

【诊断】

根据病史及眼球运动受限,斜视角随注视方向及注视眼的不同而变化,有代偿头位等进行诊断。

【治疗】

1. 病因治疗 有明确病因的需积极治疗原发病。

2. 药物治疗

(1)**营养神经药物**:维生素 B_1、维生素 B_{12} 和三磷酸腺苷等。

(2)**类固醇激素和抗生素**:用于神经炎和肌炎引起的麻痹性斜视。

3. 光学治疗 可采用三棱镜片消除复视。

4. 手术治疗

(1)先天性麻痹性斜视以手术治疗为主。

(2)后天性麻痹性斜视患者,在病因清楚、病因治疗、病情稳定 6 个月后,仍有斜视者应行手术治疗。

通过手术以加强受累肌、减弱其拮抗肌或(及)配偶肌功能,使眼外肌产生新的相对平衡。

第二节 弱 视

弱视(amblyopia)是指视觉发育期内由于异常视觉经验(因单眼斜视、屈光参差和高度屈光不正及形觉剥夺)引起的单眼或双眼矫正视力下降。儿童患病率为 1.3%~3%,常为单眼。

人眼视觉发育的分期及不同年龄段儿童正常视力下限

　　人类出生时,视觉系统并未发育成熟,视路的结构和功能须在正常的视觉经验刺激下不断发育和完善。0~12岁是视觉发育的敏感期;而0~3岁是发育最快、对环境变化最敏感的时期,称为视觉发育的关键期,关键期内短暂的单眼剥夺也会引起重度弱视。双眼视觉发育6~8岁成熟。视觉发育期是弱视治疗的最佳时期。

　　儿童正常视力参考值下限:3岁为0.5,4~5岁为0.6,6~7岁为0.7,>7岁为0.8。两眼视力可有差别,但相差不超过2行。

【病因与分类】

　　1. **斜视性弱视**　常为单眼弱视,见于单眼性斜视。斜视导致同一物体的像,不能同时聚焦在双眼黄斑区,引起复视及视觉混淆,大脑皮质中枢主动抑制由非黄斑注视眼(斜视眼)传入的视觉信息,导致弱视。

　　2. **屈光参差性弱视**　常为单眼弱视。当两眼之间存在屈光参差(球镜相差≥1.50D,柱镜相差≥1.00D),致使两眼视网膜成像大小不等,融合困难,屈光不正程度较重一侧因竞争性抑制而弱视。屈光参差的度数越大,弱视的患病率越高,程度也越重。中低度近视性屈光参差一般不形成弱视。

　　3. **屈光不正性弱视**　常为双眼弱视。未经过矫正的屈光不正无法使影像清晰聚焦在视网膜上,视觉发育抑制导致弱视。一般认为远视≥5.00D、散光≥2.00D、近视≥10.00D会增加弱视的危险性。

　　4. **形觉剥夺性弱视**　在视觉发育关键期内由于屈光间质混浊(如白内障、角膜混浊、玻璃体炎症或积血等)、完全性上睑下垂、医源性眼睑缝合或遮盖一眼过久,剥夺了外界物体在黄斑形成清晰物像的机会,产生弱视。

【临床表现】

　　1. **视力减退**　最佳矫正视力低于正常同龄人的下限,经治疗可以恢复或部分恢复。

　　2. **拥挤现象**　弱视眼分辨排列成行视标的能力较分辨单个视标的能力差。是注视点与邻近视标之间相互影响所致。

　　3. **注视性质改变**　程度较重的弱视,因视力下降显著导致中心凹失去注视功能,形成旁中心注视、黄斑旁注视或周边注视。

　　4. **立体视觉降低**　双眼融合功能是立体视觉的基础,任何一眼的视力低下,均会融像受损,立体视觉就会不同程度下降。

　　5. **对比敏感度降低**　弱视眼的对比敏感度下降,曲线的高峰值左移(向低空间频率端)。

　　6. **调节功能异常**　弱视眼调节灵活度差、调节幅度降低、调节性集合异常。

　　7. **弱视的病因表现**　如屈光参差、白内障、上睑下垂、斜视等。

【诊断】

　　根据病史及检查进行诊断。若无法明确诊断,应密切观察,也可同时进行简便易行的视功能训练。

【治疗】

　　1. **病因治疗**　矫正屈光不正,尽早治疗白内障、上睑下垂等。

　　2. **遮盖治疗**

　　(1)**遮盖健眼**:用于中心注视患者,以强迫弱视眼注视。

　　(2)**遮盖弱视眼**:用于旁中心注视患者,在红光闪烁刺激疗法、红色滤光片法、海丁格刷及后像疗法等矫正注视类型时,保证并维持治疗效果。待转为中心注视后再遮盖健眼。

3.光学药物疗法(压抑疗法) 利用阿托品和屈光矫正,压抑健眼的看远或看近,从而保证和促进弱视眼看远或看近。

4.其他 包括精细目力工作、视刺激疗法、弱视眼脱抑制训练、双眼视觉功能训练等。

(巩 玲)

思考题

1.请简述遮盖法检查。

2.请思考如何鉴别麻痹性斜视与共同性斜视。

3.请简述弱视的病因分类及临床表现。

ER 1-15-12

练习题

第十六章 | 眼 眶 病

ER 1-16-1
ER 1-16-2

教学课件　　思维导图

学习目标

1. 掌握：眼眶蜂窝织炎、甲状腺相关性眼病的临床表现、诊断及治疗。
2. 熟悉：眼眶特发性炎症、眼眶爆裂性骨折的临床表现及治疗。
3. 了解：眼眶病的应用解剖特点及常用检查方法；眼眶常见肿瘤的临床表现及治疗。
4. 学会对眼眶病患者进行病史采集及检查。能识别眼眶蜂窝织炎、甲状腺相关性眼病及海绵状毛细血管瘤。
5. 具备医患沟通能力，能向患者或家属讲解眼眶蜂窝织炎、甲状腺相关性眼病、眼眶特发性炎症、眼眶爆裂性骨折的治疗原则，眼眶肿瘤的一般处理；能正确进行心理疏导。

案例导入

　　患者，男，50岁，左眼肿物生长40年。儿童期即发现。眼部检查：左眼眶外上缘扪及一质软肿物，球形，表面光滑，无压痛。眼球突出度：右眼11mm　左眼13mm，双眼角膜透明，前房深度正常，瞳孔圆，光反射存在，晶状体透明，眼底未见明显异常。眼压：T_n（双眼）。
　　请思考：
　　1. 该患者的诊断可能是什么？
　　2. 该患者还需做哪些检查？
　　3. 治疗原则是什么？

第一节　眼眶的应用解剖特点

　　眼眶是锥体形的骨性空腔，眶壁与颅腔及鼻窦关系密切，眶内有眼球、视神经、眼外肌、泪腺、血管、神经、筋膜及脂肪等组织结构，病变时临床表现较复杂。眶内容积有限，眶内炎症性或循环障碍性水肿、肿瘤、血管扩张、眼外肌肥大、出血及寄生虫等，均能使眶内容积增加，引起眼球突出（exophthalmos）。

第二节　眼眶病的诊断

　　眼眶疾病种类繁多，综合分析才能作出正确诊断。
　　【病史及一般情况】
　　应详细询问发病缓急、病程长短、症状及进展、既往病史、其他全身病以及家族史等。
　　【眼部检查】
　　主要进行视力和视野、眼球突出度、眶区扪诊、眶组织搏动、眼球运动和眼睑检查。

【影像检查】

主要有 X 线检查、超声检查、计算机断层成像(CT)及磁共振成像(MRI)检查。

【病理检查】

病理检查有诊断性活体组织检查和治疗性摘除后的病理检查。

第三节　眼眶病的分类

眼眶病分类主要有:

1. 肿瘤性病变　常见眼眶海绵状静脉畸形、神经纤维瘤及泪腺混合瘤等。

2. 炎症性病变　常见感染性的病变有眼眶蜂窝织炎、脓肿;非感染性炎症病变主要有眼眶特发性炎症、甲状腺相关性眼病。

3. 先天性发育异常　常见的有皮样囊肿、眶骨发育畸形等。

4. 血管性病变　常见的有海绵窦动静脉瘘、静脉曲张等。

5. 眼眶外伤　眶壁骨折、眶内异物、出血等。

第四节　眼眶炎症

一、眼眶蜂窝织炎

眼眶蜂窝织炎(orbital cellulitis)是眶内软组织的急性感染,多由邻近组织的细菌感染扩展引起。

【临床表现】

眼眶蜂窝织炎分为隔前蜂窝织炎和隔后蜂窝织炎。隔前蜂窝织炎是指炎症和感染局限在眶隔之前的眼睑和眶周结构。主要表现为眼睑水肿,眼球未受累。隔后蜂窝织炎是眶隔后眶软组织感染引起的,表现为发热,眼球明显前突、眼睑红肿,球结膜高度充血水肿,甚至突出于睑裂之外,眼球运动明显受限、转动时疼痛。若感染向颅内扩展,可造成海绵窦血栓、脑膜炎,危及生命。

【诊断】

根据眼部及全身表现,进行诊断。

【治疗】

确诊后尽早全身采用足量的广谱抗生素,争取做细菌培养和药敏试验,及时应用有效抗生素。根据病情适当使用糖皮质激素治疗。眼局部同时使用抗感染滴眼液,涂眼膏保护暴露的角膜。如炎症已化脓局限,形成眶内脓肿,可在波动最明显处切开引流。若并发海绵窦血栓,应按败血症的治疗原则进行抢救。

二、眼眶特发性炎症

眼眶特发性炎症(idiopathic orbital inflammation),以往称眼眶炎性假瘤,基本病理改变是炎细胞浸润,纤维组织增生和变性等,临床症状类似肿瘤。

【临床表现】

典型的表现是急性起病,眼眶痛、眼球运动障碍,复视和眼球突出,眼睑和结膜肿胀、充血。病变后期,眼球运动各方向明显受限,上睑下垂,视神经萎缩,视力丧失,眼球固定,且疼痛难忍。

【诊断】

根据眼部及全身表现,进行诊断。

【治疗】

病变的组织类型与疗效关系密切。淋巴细胞浸润对激素和放疗均敏感,其他免疫抑制剂及抗肿瘤的药物也可使用。纤维组织增生型可行物理疗法软化瘢痕。根据病情,可采取手术切除。

三、甲状腺相关性眼病

甲状腺相关性眼病(thyroid associated ophthalmopathy)是引起成人单眼或双眼眼球突出的最常见原因之一,是一种自身免疫性疾病。

【临床表现】

临床主要表现为两种类型:一是伴随眼部症状出现,实验室检查发现甲状腺功能亢进,眼部炎症表现突出;二是眼部发病时无甲亢,甲状腺内分泌轴的功能正常或轻度异常,眼部炎症表现不突出,影像显示眼外肌肿大。

ER 1-16-4

甲状腺相关性眼病眼睑征显示双上睑退缩

眼部主要临床表现:①眼睑征,表现为睑裂开大、角膜上缘和上部巩膜暴露;当眼球向下运动时,上睑不随眼球向下移动。②眼球突出、复视及眼球运动受限。

【诊断】

根据临床症状和体征,以及影像学表现,进行诊断。甲状腺功能及相关抗体检查有助于诊断。

【治疗】

全身治疗主要是甲状腺功能异常的治疗,糖皮质激素可以全身或局部应用,也可用免疫抑制剂。眼部治疗主要是保护性治疗。对于严重突眼或伴压迫性视神经病变的患眼,药物治疗无效时,也可用放射治疗,或手术治疗。

> **知识拓展**
>
> ### 眼眶减压术
>
> 眼眶减压术包括眶脂肪切除术、骨性眼眶减压术,以减低眶内压,缓解眼球突出和对视神经的压迫。它是治疗甲状腺相关性眼病眼球突出、压迫性视神经病变、暴露性角膜炎等较好的手术。

第五节　眼眶肿瘤

眼眶肿瘤可原发于眼眶,也可由邻近组织肿瘤侵犯所致,或为远处的转移癌。

一、眼眶皮样囊肿

眼眶皮样囊肿(orbital dermoid cyst)是胚胎时期表面外胚层植入或粘连于中胚层所形成的囊肿。

【临床表现】

皮样囊肿和表皮样囊肿增长缓慢,浅表病变多在儿童期即可发现,临床表现为渐进性眼球突出。扪诊为圆形肿物,质软、表面光滑,无压痛。X线可显示眶壁的骨压迫性改变,密度减低,周围骨密度增高。

【诊断】

根据病史、临床症状和体征,以及影像学表现,进行诊断。

【治疗】

手术完全切除,应将囊壁去除干净。

二、眼眶海绵状静脉畸形

眼眶海绵状静脉畸形(orbital cavernous venous malformation)以往称海绵状血管瘤,是成人眶内最常见的良性肿瘤。

【临床表现】

眼眶海绵状静脉畸形呈无痛性、慢性进行性眼球突出。生长缓慢,视力一般不受影响。位于眶前部的肿瘤,局部隆起,呈紫蓝色。触诊为中等硬度、圆滑、可推动的肿物。眶深部肿瘤虽不能触及,但按压眼球有弹性阻力。肿瘤位于眶尖者,可压迫视神经,较早引起视力下降、视神经萎缩及眼底改变。B超检查有典型的回声图像,CT显示具有良性占位病变的特征。

眼眶海绵状静脉畸形 CT 像

【诊断】

根据临床表现,以及影像学检查,进行诊断。

【治疗】

对体积小、发展慢、视力好、眼球突出不明显者可观察。影响视力并出现症状时,可施行手术切除。

三、眼眶脑膜瘤

眼眶脑膜瘤(orbital meningioma)包括原发于视神经外表面的蛛网膜或眶内异位脑膜细胞的脑膜瘤和继发于颅内的脑膜瘤。

【临床表现】

慢性眼球突出、眼睑水肿、视力下降是主要的临床症状。视神经鞘脑膜瘤的瘤细胞增生,早期引起视盘水肿,继而视神经萎缩。继发于颅内源于蝶骨鞍部的肿瘤,邻近视神经,压迫视神经较早引起同侧原发性视神经萎缩。超声、CT及MRI可显示肿瘤的相应表现。

【诊断】

根据临床表现,影像学检查有助于诊断。

【治疗】

脑膜瘤的治疗主要是手术,术后容易复发。儿童的脑膜瘤,较成人更具侵犯性,预后更差。

四、眼眶横纹肌肉瘤

眼眶横纹肌肉瘤(orbital rhabdomyosarcoma)为儿童最常见的原发性眶内恶性肿瘤,多在10岁前发病。肿瘤发展快,恶性程度高,预后不良。

【临床表现】

肿瘤好发于眶上部,可有上睑下垂,眼睑水肿,颜色改变,眼球向前下方移位。典型的表现为急性发病,很快发展为单侧突眼,皮肤充血,肿硬,发热,可误诊为眶蜂窝织炎。如肿瘤侵及视神经和眼外肌,则视力丧失、眼球运动障碍。CT显示眶内的高密度软组织病变,可见骨破坏,肿瘤呈侵袭性生长。

【诊断】

根据临床表现、影像学检查、病理检查进行诊断。

【治疗】

一般采取综合治疗,术前化疗使肿瘤体积变小,大范围切除肿瘤,术后再化疗和放疗。

第六节　眼眶爆裂性骨折

眼眶爆裂性骨折（orbital blowout fracture）是由于外力作用于眼部,其冲击力使眼眶压力突然增高,外力沿眶壁及软组织传递,使薄弱处的眼眶骨壁发生破裂,眶内软组织疝出或嵌塞,造成眼球内陷、眼球运动障碍的一组综合征。

【临床表现】

临床上多见眼眶内壁骨折或下壁骨折。外伤早期多表现复视,眼睑肿胀充血、眼球突出、固定,球结膜出血、水肿。眼球内陷和眼球运动障碍是眼眶爆裂性骨折最常见的临床表现。

CT 扫描主要征象有眶内软组织水肿、鼻旁窦出血、眶壁骨折、眼外肌移位、眼球内陷等。

【诊断】

根据临床表现、CT 扫描进行诊断。

【治疗】

早期对症治疗,眶压较高者可使用脱水剂、糖皮质激素减轻水肿,鼻旁窦损伤较严重,可疑并发感染者加用抗生素;视力损伤者仔细查找原因并给予相应的治疗。手术原则是还纳疝出的眼眶软组织;修复骨折的眶壁,可选用合适的填充材料修复。近年内镜下手术效果较好。手术后常需要进行一定阶段的眼球运动训练。

（黄　健）

> **思考题**
>
> 1. 甲状腺相关眼病的临床表现有哪些?
> 2. 请试述眶蜂窝织炎的治疗方法。
> 3. 眼眶爆裂性骨折临床表现有哪些?

ER 1-16-6

练习题

第十七章 | 防盲与治盲

教学课件

思维导图

学习目标

1. 掌握:世界卫生组织 2009 年新规定的低视力与盲的分级标准。
2. 熟悉:几种主要致盲疾病的防治。
3. 了解:防盲治盲的现状。
4. 学会对低视力和盲的患者进行正确的分级,能识别常见的致盲性眼病。
5. 具备根据检查结果进行综合分析的能力,并能提出相应防治方法。

第一节　盲和视力损伤的标准

世界卫生组织(WHO)2009 年提出了新的低视力与盲的分级标准(表 1-17-1)。

表 1-17-1　世界卫生组织视力损伤标准

视力损伤		日常生活视力	
级别	类别	低于	等于或好于
0 级	轻度或无视力损伤		0.3
1 级	中度视力损伤	0.3	0.1
2 级	重度视力损伤	0.1	0.05
3 级	盲	0.05	0.02
4 级	盲	0.02	光感
5 级	盲	无光感	

所谓日常生活视力是指在日常屈光状态下的视力:一个平时不戴眼镜的人,则其裸眼视力为日常生活视力;一个戴眼镜的人,无论这副眼镜是否合适,其日常生活视力是戴这副眼镜的视力;一个配眼镜的人但日常不戴用,其日常生活视力为裸眼视力。

儿童视力残疾的主要病因是先天遗传性眼病,如先天性小角膜、小眼球、视网膜色素变性等。许多低视力患儿和盲童可能仅有短暂的视觉经验或根本没有视觉经验,缺乏进一步建立视觉记忆的基础。患儿由于受到语言表达能力与理解能力的限制,常常表达不出或意识不到自己有视觉损害。

老年人视力残疾的主要病因是白内障、角膜病、青光眼、糖尿病性视网膜病变等。我国的很多城市已提前步入老年型社会,老年低视力患者也越来越多。

第二节　防盲与治盲状况

盲和视力损伤是世界范围内重要的公共卫生、社会和经济问题。目前全世界视力损伤的人群约为 1.61 亿,其中盲人为 3 700 万,低视力者为 1.24 亿。90% 的盲人生活在发展中国家。全世界盲人患病率为 0.7%。导致盲发生的原因:白内障占 51%,青光眼占 8%,老年性黄斑变性占 5%,儿童盲及角膜病占 4%,屈光不正及沙眼占 3%,糖尿病性视网膜病变占 1%,其他因素导致的盲占 21%。根据 WHO 估计,全球 80% 的盲人可以避免。如白内障盲,完全可以通过手术使患者恢复视力。

我国政府高度重视防盲治盲工作,通过制定实施防盲治盲规划、建立防盲治盲工作体系和开展防盲治盲项目,取得显著成绩。目前,我国已基本形成国家、省(区、市)以及部分地(市)的防盲治盲管理和技术指导体系,并通过开展评选 "防盲先进县" 和 "白内障无障碍县" 等,进一步提高了白内障手术的覆盖率,加强了基层眼保健网络和防盲治盲队伍的建设。目前我国 94% 的县医院可以开展眼科医疗服务,其中 84% 的县医院可以开展白内障复明手术,为建立我国防盲治盲长效工作机制奠定坚实基础。此外,每年 6 月 6 日在全国范围内举办 "爱眼日" 宣传活动,也营造了全社会爱眼护眼的良好氛围。

第三节　几种主要致盲疾病的防治

一、白内障

白内障

全球有约 2 500 万人因白内障而失明,我国盲人约有一半的致盲原因是白内障,而且每年新增白内障盲人约 40 万人。大部分的白内障患者可以通过手术,恢复到接近正常的视力,今后应该继续大力推行 "复明工程",开展白内障防治,以提高他们的生活质量。

二、青光眼

青光眼是我国主要致盲眼病之一。大多数青光眼,只能进行控制,而不能达到根治的目的。因此,早期筛查,合理治疗,定期随诊,普及青光眼防治知识,开展视神经保护的研究,将有助于青光眼防治。

三、角膜病

外伤、炎症等引起的角膜混浊是我国主要的致盲原因之一。安全生产,岗前培训是预防角膜外伤的重要保障。目前角膜移植是治疗角膜病盲的有效手段,但受到供体数量的限制,故应加强宣传,倡导遗体器官捐献。我国在人工角膜方面取得了可喜成绩。

四、年龄相关性黄斑变性

有报告显示我国 50 岁以上年龄相关性黄斑变性的发病率为 15.5%,是该人群首位致盲原因。目前治疗如玻璃体腔注药等方法,主要是延缓疾病进展。

五、糖尿病性视网膜病变

糖尿病患病人群数量多,有年轻化的趋势。其并发症(如新生血管性青光眼)导致严重的视力损伤。预防和治疗糖尿病是控制糖尿病性视网膜病变的根本措施。

六、儿童盲

先天及遗传眼病是我国儿童盲的主要原因,预防是该病治疗的关键。预防在于宣传和普及遗传眼病知识,开展遗传咨询,做好孕期保健,避免近亲联姻,提倡优生优育。

第四节　盲和低视力的康复

视觉康复是指采取各种有效措施以改善视功能,减轻视力残疾所造成的影响,使视力残疾者重返社会。低视力患者虽然未达到盲的程度,但在工作与生活上受到很大的限制。目前,已越来越重视对低视力的研究,并专门设置低视力门诊。近几年我国一些医疗、科研部门也成立了低视力门诊,积极开展低视力的研究和防治工作。

对于手术和药物治疗无效的盲人和低视力者,大部分可借助助视器提高视力,并用残余视力工作、学习,以获得较高质量的生活。目前使用的助视器有远、近两种。远用助视器,常用放大倍数为25倍的 Galileo 式望远镜,以看清远方景物。但远用助视器不适于行走时配戴。近用助视器的种类较多:手持放大镜是一种由凸球镜片组成的助视器,最为常用,可使视网膜成像增大;立式放大镜一般是将凸球镜片固定在支架上,读物与透镜间的距离不变,这样可减少透镜周边部的畸变;双合透镜放大镜是由一组消球面差正透镜组成,置于眼镜架上,它们各有不同的放大倍数,根据需要选用,其优点是在近距离工作时不需用手固定,缺点是焦距短,照明要求高;近用望远镜亦称望远显微镜,将望远镜加阅读帽而成,可用它阅读、写字;电子助视器,利用电视屏幕等将阅读物放大,便于阅读。

儿童低视力的康复训练,在通过训练提高视觉效果的同时,增加听觉、触觉、嗅觉及味觉训练等。老年人低视力的康复训练,目的是要让其充分利用残余视力,基本做到独立生活。

(李海燕)

思考题

1. 请试述低视力与盲的标准。
2. 低视力助视器有哪些?
3. 我国防盲治盲工作主要做了哪些?

ER 1-17-4

练习题

第二篇

耳鼻咽喉头颈外科学

绪　论

教学课件

　　耳鼻咽喉头颈外科学（Otorhinolaryngology Head and Neck Surgery）是研究耳、鼻、咽、喉、气管、食管及颈部诸器官解剖、生理和疾病现象的一门学科。该学科属于临床医学二级学科，下设三级学科有鼻科学、咽科学、喉科学、耳科学、变态反应学、头颈肿瘤学等。随着近二十年的快速发展，学科的内涵有了极大的丰富，形成了更为详细的亚专业分科，可谓枝繁叶茂。

　　本学科的发展同其他临床医学学科一样，经历了一个由小到大，由分到合，逐渐发展壮大，形成拥有完整体系的现代临床医学学科。其中耳科学最早，公元前 2 500 年，古埃及 Edwin Smith Surgical Papyrus 曾描述颞骨外伤及其对听觉的影响。公元前 400 年，Hippocrates 就提出了鼓膜是听觉器官的一部分。在中国古代，最早对耳鼻咽喉头颈外科疾病的描述见于公元前 13 世纪商代甲骨文中。在 18 世纪至 19 世纪，欧洲开始出现独立的学科，其后鼻科学与喉科学也相继分出。19 世纪中叶，耳鼻咽喉科才逐渐合并为临床医学中一门独立的二级学科。20 世纪 50 年代至 60 年代，根据学科发展的特点，北美、欧洲正式将耳鼻咽喉科更名为耳鼻咽喉头颈外科。我国于 1911 年建立耳鼻咽喉科，随着我国医学事业的飞速发展，2000 年以后学科也更名为耳鼻咽喉头颈外科。目前耳科学、鼻科学、咽喉科学、头颈外科学以及小儿耳鼻咽喉科学日臻成熟，相应耳显微外科、耳神经外科、颅底外科、鼻内镜外科、喉显微外科、听力及言语病理学等四级学科也飞速发展，标志着我国耳鼻咽喉头颈外科学已步入迅速发展的新时期。目前我国大多数县级以上医院都建立了耳鼻咽喉科，并开展了大量的临床工作，服务于广大患者。

　　耳鼻咽喉头颈外科相关的器官涉及人类的听觉、平衡、发音及言语、呼吸及吞咽等多种生理功能，其相应疾病包括先天性、炎症性、占位性等多种疾病，影响到人类的多种生理功能，甚至生命。相关解剖结构具有孔小洞深、结构紧凑、毗邻复杂、相互影响、相互关联的特点。因此，相关生理功能如言语、吞咽、呼吸等均是由相关器官来共同协调完成，相应在发病机制上就存在相互影响、相互制约，要求我们在掌握本学科疾病时，以完整系统的概念去整体把握疾病的诊断与治疗。

　　因上述解剖学的特点，传统上各种医学内镜在学科相关疾病的诊断与治疗中有广泛的应用，可以说耳鼻咽喉头颈外科是使用各种内镜最早、最为广泛的学科。随着现代医学技术的飞速发展，各种先进的内镜包括耳内镜、鼻内镜、咽喉内镜、气管镜、支气管镜、胃镜等在临床得到更为广泛的应用，目前大多数的临床诊断及治疗均在内镜下实现了微创化的手术治疗。

　　耳鼻咽喉头颈外科相关疾病发病率极高，其中"四炎一聋"（即中耳炎、鼻炎及鼻窦炎、咽炎及扁桃体炎、喉炎和耳聋）加肿瘤性疾病是常见病与多发病，肿瘤性疾病也是本学科的重点疾病。

　　耳鼻咽喉头颈外科近十年有了飞速的发展，主要发展包括以下几个方面：

　　（1）**耳外科快速发展及耳内科的崛起**：人工听力学概念及内涵渐丰富，各型鼓室成形术、电子耳蜗植入术、声桥、脑干电极植入、耳聋基因的测定及人工干扰使防聋治聋实现了质的飞跃，众多的耳聋患者在积极有效的医学干预下回到了有声的世界。随着眩晕相关疾病发病机制的深入研究，耳内科学的队伍日益壮大，诊治了大量原来认识不清、无法控制的眩晕患者。

（2）**头颈肿瘤外科**：肿瘤切除的原则已由器官切除阶段发展到功能保留的肿瘤外科阶段。随着功能性喉癌外科技术的发展，功能重建与头颈部缺损修复很大程度提高了临床治愈率。在基础研究方面，相关研究一定程度上揭示了喉癌、鼻咽癌等的头颈肿瘤发生发展的分子机制并为新的临床治疗靶点提供了契机。新辅助治疗及免疫学治疗成为恶性肿瘤治疗的新的重要方法。

（3）**颅底外科**：颅底外科的起源最早可追溯到 16 世纪。近 50 年，CT、MRI 及 PET-CT 等逼真的影像手段在临床的应用，为颅底外科的发展创造了条件。微创手术及其他综合治疗手段极大地提升了颅底肿瘤的控制率，同时也降低了肿瘤治疗后致残率。

（4）**鼻内镜外科**：完整的理论体系加上日益完善的医疗设备，使得鼻内镜外科形成了鼻内镜外科学的理论，在该理论体系的支持下，目前不仅完成了传统的 95% 以上的鼻科手术，还形成鼻颅底外科、鼻眼相关外科等多个交界外科。

（5）**睡眠医学**：耳鼻咽喉同仁在阻塞性睡眠呼吸暂停低通气综合征（obstructive sleep apnea hypopnea syndrome，OSAHS）的基础研究与临床治疗中完成了大量的工作，综合治疗缓解了大部分 OSAHS 患者的病情。

（6）**嗓音疾病**：嗓音言语病理学的建立与逐步发展为发音功能恢复奠定了基础，同时各种先进技术使用嗓音疾病的定性定量诊治成为可能，嗓音训练已广泛应用于临床治疗中，并取得满意的临床疗效。

（7）**变态反应相关疾病**：随着免疫学的发展，尤其临床免疫学的新进展，并实现临床医学转化，为变态反应疾病及肿瘤性疾病的诊断及治疗提供了新的路径。

随着分子生物学、生物物理学、计算机和光电子科学等的应用，以及高新技术的不断涌现，耳鼻咽喉头颈外科的学科内涵有了极大的改变。学科虽已取得了许多突破性的进展，但尚待解决的问题比比皆是。需要广大有志者共同努力，去完善和发展这一学科。

（皇甫辉）

第一章 | 耳鼻咽喉头颈外科应用解剖与生理

教学课件

思维导图

ER 2-1-1　　ER 2-1-2

学习目标

1. 掌握：中耳、咽鼓管的解剖及生理；鼻腔、鼻窦的解剖及生理；咽鼓管咽口、咽隐窝、咽峡、会厌谷、梨状窝等基本解剖结构；咽淋巴环解剖特点及毗邻关系；喉部基本结构和小儿喉部的解剖特点。

2. 熟悉：耳科颞骨的分部，外耳与内耳的解剖，面神经的解剖；外鼻支架，鼻腔黏膜，鼻窦毗邻关系；咽壁的结构；喉的淋巴回流、筋膜间隙；气管和食管的生理功能。

3. 了解：听觉生理、平衡觉的形成机制；鼻腔鼻窦的血供和神经支配；咽壁的分层与筋膜间隙；喉的肌肉与韧带，血管；甲状腺和甲状旁腺的解剖。

4. 学会运用耳鼻咽喉头颈外科解剖知识，理解本科常见疾病的发病机制。

5. 逐步树立尊重患者、爱护患者、保护患者隐私的职业素养；具备急救意识、安全意识；养成实事求是、严谨细致的工作作风。

案例导入

患儿，男，6岁，因右耳闷胀感3天入院。家长代诉5天前患儿受凉后出现鼻塞、流涕，服用药物后鼻塞、流涕症状消退，3天前出现右耳闷胀感。平素有睡觉打鼾现象，受凉后明显。查体：双侧扁桃体 III 度肿大；右耳鼓膜凹陷、光锥消失。X线头部侧位片显示腺样体肥大，门诊医师拟分泌性中耳炎、腺样体肥大收入院。

请思考：

1. 请解释患儿为何出现打鼾症状。

2. 请运用耳鼻咽部的解剖特点解释患儿出现耳闷胀感形成的原因。

第一节　耳部的应用解剖与生理

一、耳部的应用解剖

耳由外耳（external ear）、中耳（middle ear）和内耳（internal ear）三部分组成（图 2-1-1）。

（一）外耳

外耳包括耳郭及外耳道。

1. 耳郭（auricle）　由软骨外覆软骨膜及皮肤构成，其边缘卷曲为耳轮，耳轮的起点为外耳道口上方的耳轮脚，其下端连于耳垂。耳轮的前方有一与其似平行的弧形隆起，称为对耳轮。对耳轮前方的凹陷称为耳甲腔，耳甲腔前方为外耳道口，外耳道口前方为耳屏，耳屏与耳轮脚之间的凹陷为耳前切迹（图 2-1-2）。耳郭后面较平整，稍膨隆，其附着处称耳郭后沟，为耳科手术定位的重要标志。

耳郭血供由耳后动脉及颞浅动脉供给，血管位置表浅，皮肤菲薄，故易受冻伤。

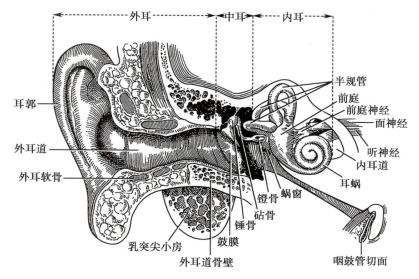

图 2-1-1 耳的组成及分部

2. 外耳道（external acoustic meatus） 呈 "S" 形，起自外耳道口，止于鼓膜，长 2.5~3.5cm，外 1/3 为软骨部，内 2/3 为骨部。骨性外耳道的后上壁由颞骨鳞部构成，前壁、下壁和大部分后壁由颞骨鼓部构成。外耳道有两处狭窄，一处为骨部与软骨部交界处，另一处为骨部距鼓膜约 0.5cm 处，后者称外耳道峡。

外耳道软骨部的皮肤含有毛囊、皮脂腺及耵聍腺，为外耳道疖肿的好发部位。而骨性外耳道的皮肤菲薄，无毛囊及腺体存在。

外耳道的神经由三叉神经、面神经及迷走神经相应分支支配。

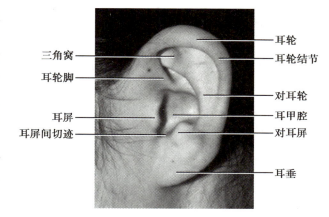

图 2-1-2 耳郭的表面标志

（二）中耳

中耳（middle ear）是位于颞骨中的不规则含气腔和通道，包括鼓室、鼓窦、乳突及咽鼓管四部分。

1. 鼓室（tympanic cavity） 是颞骨内最大的不规则含气腔，由颞骨岩部、鳞部、鼓部及鼓膜围绕而成。

（1）鼓室近似于一立方体，共有 6 个壁（图 2-1-3）。

1）外壁：又称鼓膜壁，由骨部和膜部两部分组成。骨部由上鼓室的外壁和骨性鼓环组成。膜部即鼓膜，为鼓室外侧壁的主要组成部分。

鼓膜为椭圆形半透明薄膜。高约 9mm、宽约 8mm、厚约 0.1mm，分为紧张部与松弛部两部分。紧张部为鼓膜的主要部分，呈浅漏斗状，周边借纤维软骨环附于鼓骨的鼓沟中。松弛部位于紧张部之上，略呈三角形，直接附着于鼓切迹处。

鼓膜的组织学结构分 3 层，外为上皮层，与外耳道皮肤相连，覆以复层鳞状上皮；中间为纤维层，锤骨柄附着于此，松弛部无此层；内侧为黏膜层，与鼓室的黏膜相延续，外伤后愈合的鼓膜因缺乏纤维层而"薄如蝉翼"。

鼓膜的标志：鼓膜的中心部最凹处相当于锤骨柄的尖端，称为鼓膜脐。在锤骨柄的前下方可见

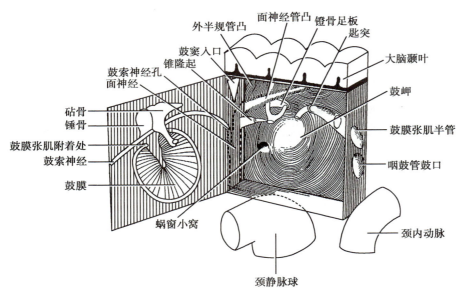

图 2-1-3　鼓室六壁模式图

一三角形反光区,称为光锥。鼓膜内陷变形时,光锥可变形或消失(图 2-1-4)。为便于描述,人为将鼓膜分为 4 个象限,即沿锤骨柄作一假想线,再经鼓膜脐作一与之垂直的假想线,将鼓膜分为前上、前下、后上、后下 4 个象限(图 2-1-5)。

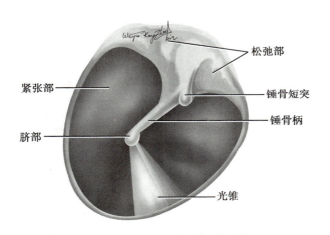

图 2-1-4　正常鼓膜像(右耳)

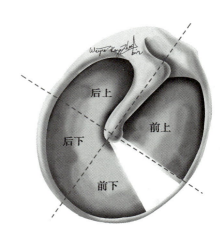

图 2-1-5　鼓膜四个象限(右耳)

2)内壁:即内耳的外壁(迷路壁)。有多个突起及小凹,鼓岬为中央较大的突起,系耳蜗底周所在处。在鼓岬的后上方有一椭圆形凹陷,称前庭窗龛,龛底有一近似椭圆形的窗孔向内通内耳的前庭,称为前庭窗(又名卵圆窗),由镫骨足板及其周围的环韧带封闭。鼓岬的后下方有一圆形凹陷,称蜗窗龛,其内有一通向耳蜗鼓阶的圆形窗孔,称为蜗窗或圆窗,由圆窗膜封闭,又称第二鼓膜。面神经管的水平部走行于前庭窗的后上方,是手术中寻找面神经的重要标志。

3)前壁:即颈动脉壁,其下部以极薄的骨板与颈内动脉相隔,上部有 2 个开口,上为鼓膜张肌半管的开口,下为咽鼓管半管的鼓室口。

4)后壁:即乳突壁,上宽下窄,面神经垂直段通过此壁的内侧。上部有鼓窦入口,上鼓室借此与鼓窦相通。鼓窦入口的底部有砧骨窝,鼓窦入口的内侧、面神经管凸的后上方为外骨半规管隆凸。

5)上壁:即鼓室盖,分隔鼓室与颅中窝,上有岩鳞裂,婴幼儿时常未闭合,硬脑膜的细小血管经此裂与鼓室相通,成为耳源性颅内感染的传染途径之一。

6)下壁:又称颈静脉壁,为一菲薄的骨板,将鼓室与颈静脉球分隔。此壁若缺损,颈静脉球的蓝色即可透过鼓膜下隐约可见。

(2)**鼓室的内容物**:包括听小骨、肌肉、韧带及神经。

1)听小骨:即锤骨、砧骨和镫骨,是人体最小的一组骨头,三者以关节连接成链,称为听骨链(ossicular chain),借韧带悬吊于鼓室腔,其中锤骨以锤骨柄与鼓膜相贴,砧骨居三者之间,镫骨借镫骨足板与前庭窗相连,听小骨将鼓膜振动的能量传入内耳(图2-1-6,图2-1-7)。

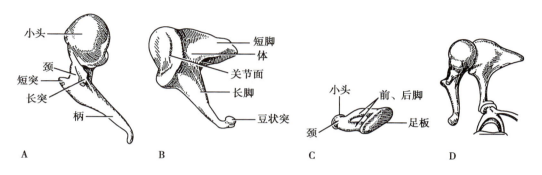

图 2-1-6　听小骨及听骨链
A.锤骨;B.砧骨;C.镫骨;D.听骨链。

2)肌肉:鼓室的肌肉有鼓膜张肌和镫骨肌。鼓膜张肌可防止强声对鼓膜及内耳的损伤。镫骨肌是人体最小的一块肌肉,收缩时可以减少内耳的压力。

3)韧带:将听骨固定于鼓室之内,主要有:锤上韧带、锤前韧带、锤外侧韧带、砧骨上韧带、砧骨后韧带、镫骨环韧带等。

4)神经:由舌咽神经的鼓室支与颈内动脉交感神经丛的上、下颈鼓支组成的鼓室丛,司鼓室、咽鼓管及乳突气房的感觉;另外,面神经分支的鼓索神经也走行于鼓室内,横过鼓室后与舌神经合并,司舌前2/3的味觉。

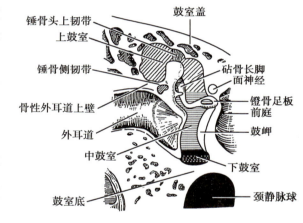

图 2-1-7　鼓室及鼓室内容

2. **咽鼓管**(pharyngotympanic tube)　是鼓室与鼻咽的通道,成人长约35mm,由外1/3的骨部和内2/3软骨部构成。咽鼓管的鼓室端称为鼓室口,位于鼓室前壁,鼻咽端的开口位于鼻咽外侧壁,位于下鼻甲后端的后下方。绕鼻咽口后方和上方有一隆起,为咽鼓管圆枕。成人咽鼓管鼓室口高于咽口15~25mm,而小儿的咽鼓管则近乎水平位。在解剖学上,小儿咽鼓管与成人相比具有管腔短、接近水平、内径宽的特点,因此婴幼儿的中耳炎更易经此途径感染(图2-1-8)。咽鼓管对维持中耳的生理功能有重要作用,咽鼓管通常处于关闭状态,在吞咽、张口及捏鼻鼓气时开放,空气由咽口经咽鼓管进入鼓室,使鼓室内气压与外界气压保持平衡。咽鼓管功能异常,通气功能下降是形成分泌性中耳炎的主要原因之一。

3. **鼓窦**(tympanic antrum)　为鼓室后上方一个较大的含气腔,是鼓室与乳突气房相通的要道,出生即存在。鼓窦的形状不规则,与乳突的气化程度有直接关系。

4. **乳突**(mastoid process)　位于颞骨的后下部,内含有许多大小不等、相互交通的有黏膜被覆的气腔,即乳突气房。根据气房发育的情况,可将乳突分为4型,即气化型,气房发育完全,最为多见,约占80%;板障型,气房发育不良,小而数量少;硬化型,乳突气房近乎未发育;混合型,为以上任何2型或3型的同时存在(图2-1-9)。

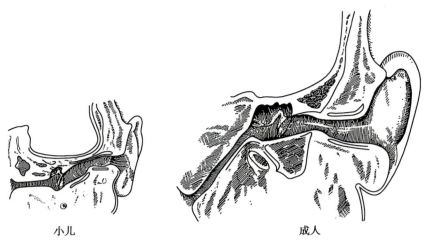

图 2-1-8　小儿咽鼓管与成人咽鼓管解剖对比

（三）内耳

内耳（internal ear）又称迷路，位于颞骨岩部内，含有听觉与位置觉重要感受装置。由骨迷路、膜迷路和淋巴液组成。骨迷路是内耳的骨性包裹，膜迷路包含在骨迷路之中。骨迷路与膜迷路之间的间隙充满外淋巴液，膜迷路内含有内淋巴液，内、外淋巴互不相通。

1. 骨迷路（osseous labyrinth） 由致密的骨质构成。分为前庭、耳蜗和半规管三部分（图 2-1-10）。

（1）**前庭（vestibule）**：居骨迷路的中部，耳蜗与半规管之间，为一不规则的椭圆形腔，容纳椭圆囊和球囊。向前与耳蜗的前庭阶相通，向后与骨半规管相通，外壁为鼓室内壁，上有前庭窗和蜗窗，内壁构成内耳道底（图 2-1-11）。

（2）**耳蜗（cochlea）**：位于前庭的前部，为蜗牛壳形螺旋骨管，由中央的蜗轴和周围的骨蜗管组成，骨蜗管旋绕蜗轴 2½~2¾ 周，故骨蜗管共有 3 个管腔，即前庭阶、中阶和鼓阶。其中前庭阶起自前庭窗，鼓阶起自蜗窗，中阶位于前庭阶内，属膜迷路（图 2-1-12）。

（3）**半规管（semicircular canal）**：每侧共 3 个半规管，均位于前庭的后上方，分别为外骨

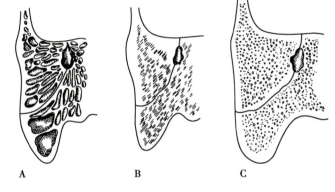

图 2-1-9　乳突气化分型
A. 气化型；B. 硬化型；C. 混合型。

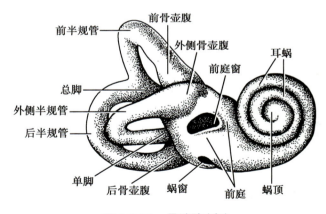

图 2-1-10　骨迷路（右）

半规管（水平半规管）、前骨半规管（上半规管）和后骨半规管。半规管一端膨大称为壶腹，前、后骨半规管的非壶腹端合成一总脚，外骨半规管的非壶腹端称为单脚。3 个半规管互相垂直。

2. 膜迷路（membranous labyrinth） 包含在骨迷路内，由椭圆囊、球囊、3 个膜半规管、膜蜗管（中阶）、内淋巴管和内淋巴囊构成。膜迷路借网状纤维系着于骨迷路内，悬浮于外淋巴中，膜迷路内充满内淋巴（图 2-1-13）。

（1）**位觉感受器**：膜半规管与骨半规管的形状相同，约占骨半规管腔隙的 1/4，在骨半规管的壶

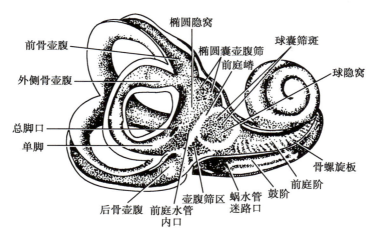

图 2-1-11 前庭剖切面

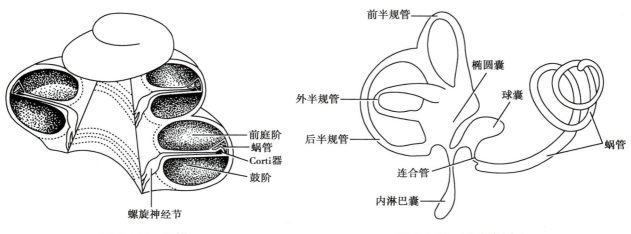

图 2-1-12 耳蜗

图 2-1-13 膜迷路（右）

腹部,同样是位觉感受器。前庭神经的末梢感受器分布于椭圆囊斑、球囊斑及壶腹嵴。

（2）**听觉感受器**：膜蜗管（membranous cochlear duct）又名中阶,为一螺旋形膜性盲管,内含内淋巴。膜蜗管的横切面呈三角形,分外壁、上壁及下壁 3 个壁。外壁为螺旋韧带和血管纹,上壁为前庭膜,下壁主要为基底膜,在基底膜上有由支持细胞、内毛细胞、外毛细胞和胶状盖膜组成的 Corti 器（螺旋器）,是听觉感受器（图 2-1-14）。

3. **内耳的血供**　主要来自小脑前下动脉或基底动脉分出的迷路动脉,该动脉进入内耳后分为前庭前动脉和耳蜗总动脉。其中半规管还接受来自耳后动脉的茎乳动脉分支,属于终末支,供血甚微。静脉血分别汇成迷路静脉、前庭水管静脉和蜗水管静脉,最终流入颈内静脉。

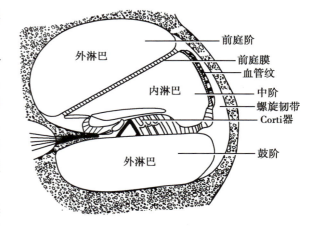

图 2-1-14 耳蜗横切面图

4. **听神经及传导径路**　听神经分为蜗神经和前庭神经 2 支。

（1）**蜗神经及其传导径路**：螺旋神经节位于蜗轴与骨螺旋板连接处,由双极神经细胞组成,其周围突分布于螺旋器,中枢突在内耳道底形成蜗神经,其上行传导径路依次为蜗神经背核和腹核、双侧上橄榄核、外侧丘系、下丘、内侧膝状体,经内囊到达大脑皮质的听区(图2-1-15)。

ER 2-1-4

听神经
及传导径路

(2)**前庭神经及其传导径路**:前庭神经节位于内耳道底部,亦由双极神经细胞组成,其周围突分布于膜半规管的壶腹嵴、椭圆囊斑和球囊斑,中枢突形成前庭神经,于蜗神经上方进入脑桥和延髓,大部分神经纤维止于前庭神经核,小部分达小脑。前庭核发出的二级神经元,分别达于小脑、第Ⅲ、Ⅳ、Ⅵ脑神经核等(图2-1-16)。

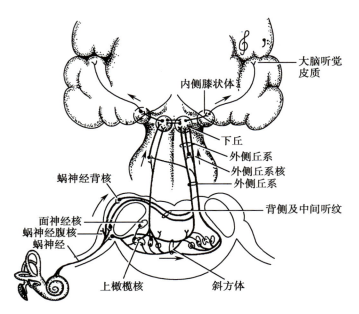

图 2-1-15　蜗神经传导通路

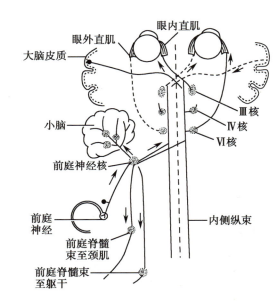

图 2-1-16　前庭神经传导通路

ER 2-1-5

面神经的
应用解剖

> **知识拓展**
>
> ## 面神经的应用解剖
>
> 　　面神经为一混合神经,以运动纤维为主,少部分感觉纤维和副交感纤维。面神经离开脑桥后,与听神经伴行到达内耳门,进入内耳道后它位于听神经的前方,在内耳道底的前上方进入面神经管,在管内面神经分为迷路段、鼓室段和乳突段,最后经茎乳孔出颅。中耳病变和手术时易引起鼓室段和乳突段的损伤。面神经出茎乳孔后,分支支配面部表情肌,其中支配额肌、眼轮匝肌和皱眉肌的面神经受双侧大脑皮质控制,支配面下部表情肌的面神经,仅受对侧大脑皮质控制,因而一侧中枢性面神经损害,皱额和闭眼功能无明显障碍,仅出现对侧面下部瘫痪,是面神经周围性瘫与中枢性瘫的鉴别点。

二、耳部的生理学

(一)听觉

　　声波在介质内以机械能的形式传播,最终将能量传至内耳螺旋器,换能后以生物电的形式传导并产生听觉。人耳听觉的声波频率为20~20 000Hz,但对1 000~3 000Hz的声波最敏感。声音的强度称声强,声强级以分贝(dB)为单位。引起人耳听觉的某一最小声强值称为听阈,人耳的听阈随声波频率的不同而各异。

声波传导的两种途径：①空气传导：声波由耳郭集音后，经外耳道振动鼓膜，引起鼓膜和听骨链机械振动，通过镫骨足板振动内耳的内、外淋巴液，引发基底膜上的螺旋器产生神经冲动，经蜗神经传至听觉中枢，引起听觉（图2-1-17）。②骨传导：为声波直接振动颅骨，使内耳淋巴液发生相应的波动，并刺激耳蜗的螺旋器产生神经冲动，引起听觉。

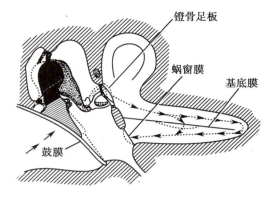

图 2-1-17　气传导

（二）平衡

人体维持平衡，主要依靠前庭系、视觉系及本体感觉系相互协调来完成。前庭系包括半规管、椭圆囊斑和球囊斑。半规管主要感受正、负角加速度的刺激。在正或负角加速度作用下，膜半规管的内淋巴在惯性作用下发生反旋转方向的流动，刺激壶腹嵴内毛细胞产生神经冲动，传入各级前庭中枢，引起综合反应，以维持身体的动态平衡。椭圆囊斑和球囊斑主要感受直线加（减）速度的刺激，这种刺激产生的神经冲动，经前庭神经传入各级前庭中枢，感知各种头位变化，维持身体静态平衡。前庭神经核：不仅能传导神经冲动，也与许多传导束有密切联系，故在平衡功能紊乱时，会产生眩晕、眼球震颤、恶心、呕吐、面色苍白、出汗、心悸等症状。

第二节　鼻部的应用解剖与生理

一、鼻部的应用解剖

鼻（nose）由外鼻、鼻腔及鼻窦三部分组成。外鼻突出于颜面中央，鼻腔是位于两侧面颅骨之间的不规则腔隙，鼻窦是位于鼻腔周围含气骨性空腔，借自然窦口开口于鼻腔，并同眼眶，前、中颅底等结构毗邻。

（一）外鼻

外鼻（external nose）以骨及软骨为支架，外覆软组织构成，呈基底向下的三棱椎体。上端与额部相连，称鼻根，下端向前突起为鼻尖，鼻根与鼻尖之间为鼻梁，鼻梁两侧为鼻背，而鼻尖两侧由大翼软骨为支架形成的弧形隆起为鼻翼。两侧鼻翼软骨内侧脚及鼻中隔下缘构成鼻小柱。鼻翼游离缘、鼻小柱及上唇共同构成双侧前鼻孔，鼻翼向外与面颊交界处有一浅沟，称为鼻唇沟（图2-1-18），面神经功能异常时，鼻唇沟可变浅或消失。

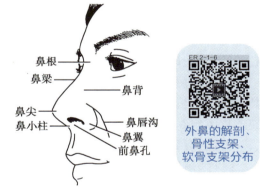

ER 2-1-6

外鼻的解剖、骨性支架、软骨支架分布

图 2-1-18　外鼻

1. 支架　外鼻的支架由骨和软骨共同构成，骨性支架包括额骨鼻突、鼻骨和上颌骨额突，软骨主要为隔背软骨与大翼软骨。其中鼻骨是左右成对，上窄厚、下宽薄的近似于长方形的骨片，外伤易造成骨折。隔背软骨底面观似"铁锚状"，由两侧的鼻外侧软骨及鼻中隔软骨组成，它们与鼻骨、上颌骨额突共同支持鼻背。大翼软骨底面观呈马蹄铁形，有两脚，左右两外侧脚构成鼻翼支架，两内侧脚夹鼻中隔软骨之前缘构成鼻小柱支架（图2-1-19，图2-1-20）。

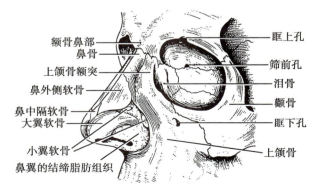

图 2-1-19　外鼻的支架

2. 皮肤 鼻根与鼻背部皮肤薄而松弛,而鼻尖及鼻翼皮肤较厚,与其下脂肪纤维组织与软骨膜连接紧密,炎症时皮肤稍有肿胀即压迫神经末梢,痛感明显。外鼻皮肤富含皮脂腺及汗腺,是鼻部疖肿、痤疮的好发部位。

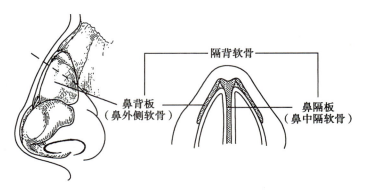

图 2-1-20 隔背软骨

3. 静脉 外鼻静脉主要经内眦静脉和面静脉入颈内静脉,同时内眦静脉又经眼上、下静脉与海绵窦相通,加之面部的静脉无静脉瓣,血液可双向流动,故当鼻部疖肿、面部感染灶受不正当挤压或治疗不当时可引起海绵窦血栓性静脉炎(图 2-1-21)。临床上将鼻根部与上唇三角形区域称为"危险三角区"。

4. 神经 运动神经为面神经。感觉神经为三叉神经第一支(眼神经)和第二支(上颌神经)的分支,即筛前神经、滑车上神经、滑车下神经和眶下神经。

5. 淋巴回流 外鼻的淋巴主要注入下颌下淋巴结和腮腺淋巴结。

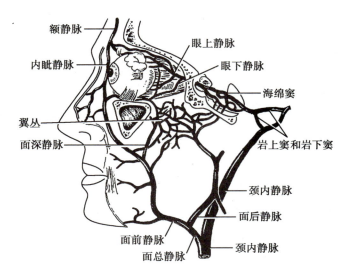

图 2-1-21 外鼻静脉与眼静脉及海绵窦的关系

(二)鼻腔

鼻腔(nasal cavity)为一顶窄底宽的不规则狭长腔隙,起于前鼻孔,后端借后鼻孔与鼻咽部相通,以鼻中隔为界分为左右两侧鼻孔,以鼻内孔(鼻翼内侧弧形隆起,也称鼻阈)为界分为鼻前庭和固有鼻腔。

1. 鼻前庭 鼻前庭(nasal vestibule)即鼻翼内面所对应的空间,前端为前鼻孔,后方为鼻内孔。鼻前庭内有皮肤覆盖,长有鼻毛,皮肤富含皮脂腺和汗腺,同样是疖肿的好发部位,同时因局部组织缺乏皮下组织,皮肤直接与软骨膜紧密粘连,一旦发生疖肿,疼痛明显。

2. 固有鼻腔 起自鼻内孔,止于后鼻孔,有内、外、顶、底四壁。

(1)内侧壁:即鼻中隔(nasal septum),由软骨及骨组成,包括鼻中隔软骨、筛骨正中板及犁骨。在鼻中隔的前下方黏膜内血管丰富,交织成网,为鼻出血的好发部位,儿童及青壮年尤为多见,称为利特尔区(Little 区),又称为鼻腔的"易出血区"(图 2-1-22,图 2-1-23)。

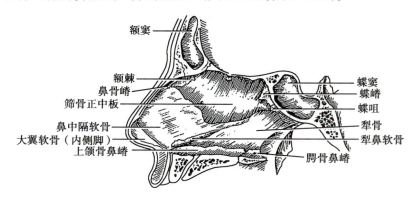

图 2-1-22 鼻腔内侧壁

（2）**外侧壁**：鼻腔外侧壁表面有 3 个呈阶梯状排列的长条骨片，外覆骨膜及黏膜，从下向上依次称为下鼻甲、中鼻甲、上鼻甲，由下向上 3 个鼻甲的大小依次缩小 1/3，前端位置依次后退 1/3，3 个鼻甲与对应的鼻腔外侧壁形成一间隙，分别称为下鼻道、中鼻道、上鼻道，中鼻甲及中鼻道有极为重要的临床意义（图 2-1-24，图 2-1-25）。

下鼻甲为一单独呈水平状卷曲的长骨片，附着于上颌骨内侧壁和腭骨垂直板。表面被覆黏膜即为下鼻甲，是 3 对鼻甲中体积最大的，下鼻道的前上方有鼻泪管的开口；下鼻道外侧壁的前段近下鼻甲附着处，骨壁最薄，是上颌窦穿刺冲洗的最佳进针点（图 2-1-24，图 2-1-25）。

中鼻甲属筛骨的一部分，分水平部与垂直部，从前上向后下倾斜形成的中鼻甲基板将筛窦分为前组筛窦和后组筛窦。中鼻道解剖结构复杂，是内镜手术进路最为重要的区域，有两个隆起，前下者呈弧形嵴状隆起，名钩突；其后上的隆起，名筛泡。两者之间的半月形裂隙，名为半月裂孔，半月裂孔向前下和外上逐渐扩大的漏斗状空间，名为筛漏斗，额窦经鼻额管开口于其最上部（图 2-1-26）。

中鼻甲、中鼻道及其附近区域解剖异常及病理改变是鼻及鼻窦炎的主要病因，现代鼻科学将该区域称为窦口鼻道复合体（ostiomeatal complex，OMC），它是指以筛漏斗为中心的附近区域，包括筛漏斗、钩突、筛泡、半月裂孔、中鼻甲、中鼻道，以及前组筛窦、额窦及上颌窦开口等一系列结构。

上鼻甲属筛骨的一部分，其最小，位于鼻腔外侧壁后上部。上鼻甲后端的后上方有蝶筛隐窝，是蝶窦开口所在部位，因此，上鼻甲是术中判定蝶窦开口的重要标志之一。

（3）**顶壁**：呈穹隆状。前段倾斜上升，由鼻骨和额骨鼻突构成。后段倾斜向下，即蝶窦前壁。中段呈水平状，即分隔颅前窝的筛骨水平板，又名筛板，嗅神经穿过筛

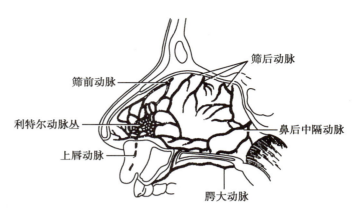

图 2-1-23 鼻腔易出血区

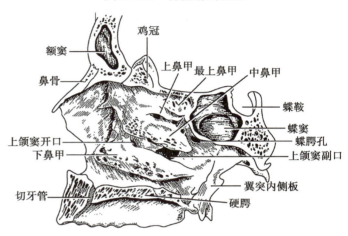

图 2-1-24 鼻腔外侧壁骨性结构

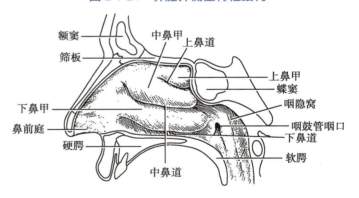

图 2-1-25 正常鼻腔外侧壁

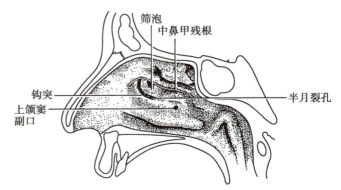

图 2-1-26 中鼻道的解剖结构

孔进入颅内，筛板菲薄而脆，损伤后易形成脑脊液鼻漏，是鼻部手术的危险区。

（4）**底壁**：即硬腭的鼻腔面，与口腔相隔。前 3/4 由上颌骨腭突、后 1/4 由腭骨水平部构成。

3. 鼻腔黏膜　分为嗅区黏膜和呼吸区黏膜两部分。

（1）**嗅区黏膜**：面积较小，主要分布于上鼻甲内侧面及与其相对应的鼻中隔部。嗅区黏膜为假复层无纤毛柱状上皮，含有由具有嗅毛的双极嗅细胞、支持细胞和基底细胞构成的特异性感觉上皮即嗅器。分泌物能溶解到达嗅区的含气味微粒，刺激嗅毛产生嗅觉。

（2）**呼吸区黏膜**：指除嗅区以外的鼻腔黏膜区。占鼻腔黏膜的绝大部分，表面光滑湿润，内含丰富的静脉窦，构成海绵体样结构。鼻腔前 1/3 分别为鳞状上皮、移行上皮和假复层柱状上皮，后 2/3 为假复层纤毛柱状上皮，每个柱状纤毛细胞表面有 250~300 根纤毛，借纤毛摆动可将鼻腔内尘埃、细菌等异物随分泌物排至鼻咽部。杯状细胞内含大量黏液颗粒，具有分泌功能。黏膜下层含有丰富的黏液腺和浆液腺，能产生大量分泌物，在黏膜表面形成一层随纤毛运动而不断向后移动的黏液毯。黏膜下层毛细血管丰富，对化学物质（如组胺等）的作用非常敏感，能迅速舒缩。呼吸区黏膜对吸入的气体有很好的加温、保湿和过滤清洁作用。

4. 鼻腔的血管　动脉主要来自颈内动脉的分支眼动脉及颈外动脉的分支颌内动脉，其中眼动脉在眶内分为筛前动脉和筛后动脉，筛前动脉主要供应前组筛窦、鼻腔的前上部，而筛后动脉主要供应后组筛窦及鼻腔的后上部（图 2-1-27）。

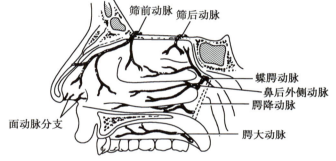

图 2-1-27　鼻腔外侧壁的动脉

鼻腔的静脉主要汇入颈内静脉，鼻腔上部静脉则可经眼静脉汇入海绵窦，或经筛静脉汇入颅内的静脉和硬脑膜窦，鼻中隔前下部的静脉亦构成血管丛，称克氏静脉丛，也是该部位出血的重要来源。老年人下鼻道外侧壁后部近鼻咽处有表浅扩张的鼻后侧静脉丛，称为吴氏鼻-鼻咽静脉丛，是老年人鼻出血的主要部位。

5. 鼻腔的淋巴　分布较少，鼻腔前 1/3 的淋巴汇入耳前淋巴结、腮腺淋巴结、下颌下淋巴结，后 2/3 的淋巴汇入咽后淋巴结及颈深淋巴结上群。

6. 鼻腔的神经　包括嗅神经、感觉神经和自主神经。

嗅神经分布于嗅区黏膜。嗅细胞中枢突汇集成嗅丝，穿经筛板上的筛孔抵达嗅球。嗅神经鞘膜即由硬脑膜延续构成，嗅神经周围的空隙与蛛网膜下腔直接相通；感觉神经主要来自三叉神经的眼神经和上颌神经的分支，有筛前神经、筛后神经、蝶腭神经等；自主神经主要有交感神经和副交感神经。交感神经主司鼻黏膜血管收缩，副交感神经则主司鼻黏膜血管扩张和腺体分泌。

（三）鼻窦

鼻窦（nasal sinuses）是位于鼻腔周围颅骨内的含气空腔，借自然窦口与鼻腔相通。依据窦口所在位置，将开口于中鼻道的上颌窦、额窦及前组筛窦称为前组鼻窦；将开口于上鼻道和蝶筛隐窝的后组筛窦及蝶窦称为后组鼻窦（图 2-1-28）。

1. 上颌窦（maxillary sinus）　位于上颌骨体内，为鼻窦中体积最大者，成人平均约 13ml，形似一横置的锥体，共 5 个壁。①前壁：中央薄而凹陷，称为尖牙窝，为上颌窦手术的进路之一;在尖牙窝上方为眶下孔,内有眶下神经和同名血管走行。②后外壁:与翼腭窝及颞下窝毗邻,上颌窦肿瘤破坏此壁累及翼内肌,导致张口受限;在严重鼻出血时,可经此壁结扎上颌动脉。③内壁:为鼻腔外侧壁,有上颌窦的窦口通中鼻道。④上壁:即眶底,炎症、肿瘤、囊肿或外伤时两者可互相影响。⑤底壁:即上颌骨牙槽突,上颌第5、6、7牙根感染可引起牙源性上颌窦炎。

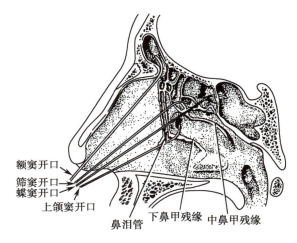

图 2-1-28　鼻窦的开口部位

2. **筛窦**(ethmoidal sinus)　为筛骨体内的含气空腔,共有6个壁。①外侧壁即眼眶内侧壁,由泪骨和纸样板构成。②内侧壁即鼻腔外侧壁,附有上鼻甲和中鼻甲。③顶壁即额骨眶板,亦为颅前窝底的一部分,其内侧与筛板相连,外侧即眶顶壁。④下壁即中鼻道外侧壁,如筛泡、钩突和筛漏斗等。⑤前壁与上颌骨额突及额窦相接。⑥后壁借蝶筛板与蝶窦相邻,随后组筛窦发育情况,此壁有较大的解剖变异。

3. **额窦**　位于额骨内,左右各一,开口于中鼻道,属前组鼻窦。前壁为额骨外骨板,后壁即为额骨内骨板,较薄,与颅前窝相邻,底壁为眶顶壁及前组筛窦的顶壁,内侧壁为两侧额窦之中隔,额窦的发育有较大的差异。

4. **蝶窦**(sphenoidal sinus)　居蝶骨体内,由蝶窦中隔分为左右两侧蝶窦,共有6个壁。①蝶窦外侧壁与颈内动脉、视神经、海绵窦毗邻,损伤可出现致死性大出血、失明等严重并发症。②顶壁为颅中窝的底,构成蝶鞍的底部,承托垂体。③前壁参与构成鼻腔顶的后壁和筛窦的后壁,上方近鼻中隔处有蝶窦的自然开口。④后壁骨质较厚,其后为枕骨的斜坡,毗邻脑桥。⑤下壁为后鼻孔上缘和鼻咽顶。⑥内侧壁即蝶窦中隔。

5. **鼻窦的血管、淋巴及神经**

(1) **血管**:上颌窦由鼻后外侧动脉、上颌牙槽后动脉和眶下动脉等供应;静脉回流入蝶腭静脉。

筛窦由筛前、筛后、眶上和鼻后外侧动脉等供应,静脉回流入筛前、后静脉,亦可回流到硬脑膜的静脉和嗅球、额叶的静脉丛。

额窦由筛前、眶下和鼻后外侧动脉等供应,静脉回流入筛前静脉,也可经板障静脉、硬脑膜的静脉入矢状窦。

蝶窦由颈外动脉的分支咽升动脉,上颌动脉咽支和蝶腭动脉的小分支等供应,静脉回流入蝶腭静脉,并有静脉与海绵窦相通。

(2) **淋巴**:鼻窦内毛细淋巴管不多,汇入咽后淋巴结和颈深淋巴结上群。

(3) **感觉神经**:均由三叉神经第一、二支主司。

二、鼻部的生理学

鼻腔、鼻窦及其被覆盖的上皮赋予了鼻腔特殊的功能,负责对外来空气的清洁、加温、加湿和过滤;能够感受嗅觉之外还是重要的发声共鸣器官。

(一)呼吸功能

1. **鼻阻力及意义**　一定的鼻阻力是维持正常通气的前提条件,鼻阻力主要由鼻瓣膜区的诸多结构形成,包含鼻中隔软骨前下端、鼻外侧软骨前端和鼻腔最前部的梨状孔底部。由于鼻阻力的存在,使得进入鼻腔的气流被分为层流和紊流两部分。鼻阻力占总气道阻力的 40%~50%。该阻力的存在有助于吸气时胸腔负压的形成,使肺泡充分扩张,增大气体的交换面积,同时呼气时又有助于延长气体在肺泡内的停留时间。

2. 鼻周期 系指正常人两侧下鼻甲黏膜内的容量血管呈交替性收缩与扩张,表现为两侧鼻甲大小和鼻腔阻力呈相应的交替性改变。此种改变 2~7 小时交替一次,两侧鼻腔总阻力维持不变,对鼻呼吸无明显影响。一般认为它可促使人们在睡眠中翻身,有利于提高睡眠质量。

3. 加温加湿、过滤及清洁功能 外界气体进入鼻腔后很快被调节接近正常体温,以保护下呼吸道黏膜,通常下鼻甲的温度保持在 33~35℃ 之间,该功能有赖于较大而迂曲的鼻黏膜表面和丰富的血供来维持。另外,鼻前庭的鼻毛对空气中较大的粉尘颗粒及细菌有阻挡及过滤作用,较小的尘埃颗粒可随气流的紊流而沉降,或随层流散落在黏液毯中,随纤毛摆动到达鼻咽部,被咽下或吐出。鼻腔的清洁作用主要由鼻黏膜表面的黏液纤毛系统来完成。

(二)嗅觉功能

日常闻到的气味是空气中不同种类的分子刺激鼻黏膜上的嗅觉感受器后所产生的反应,这些分子被称为嗅质。它与鼻黏膜上的受体结合后诱发神经冲动,由嗅神经传达到嗅球,再将嗅觉信息进行编码和加工处理后再传达到嗅皮质,在嗅皮质解码后形成不同的气味感觉。平静吸气时,仅有 5%~10% 的气体到达嗅区黏膜,在用力吸气时到达的气流较多,有助于辨识气味。

(三)免疫防御功能

鼻黏膜的免疫防御功能 源于鼻黏膜的具有免疫防御功能的物质有两大类,即:非特异性和特异性免疫物质。非特异性免疫物质,如溶菌酶、蛋白分解酶等;特异性免疫物质,主要有免疫球蛋白 IgG、IgA、IgE。近年来发现,在正常的鼻窦黏膜上皮中存在较大数量的一氧化氮(NO),具有抗菌、抗病毒的作用。另外,正常的鼻黏膜上皮细胞可产生多种细胞因子,这些细胞因子的变化可影响炎症细胞的聚积与活性水平。

(四)鼻的反射功能

1. 鼻肺反射(nasopulmonary reflex) 有实验证明,当鼻腔的阻力增高或鼻黏膜受到化学气体刺激时均可引起支气管的收缩,从而减少肺通气量,该现象称为鼻肺反射。其反射弧的传入纤维是鼻黏膜的三叉神经末梢,传出纤维是支配支气管平滑肌的迷走神经,中枢是三叉神经核和迷走神经核。

2. 喷嚏反射(sneezing reflex) 当鼻腔吸入异物后,鼻黏膜的三叉神经末梢受到刺激,产生一系列反射动作,如深吸气、悬雍垂下降、舌根上抬等,腹肌和膈肌剧烈收缩,然后声门突然开放,使气体从鼻腔口腔急剧喷出,借以清除鼻腔中的异物或刺激物。

另外,鼻腔还有发音共鸣功能,鼻窦在声音的共鸣、减轻头颅重量等方面有重要生理意义。

第三节 咽部的应用解剖与生理

一、咽部的应用解剖

咽是呼吸道和上消化道的共同通道,上宽下窄、前后扁平略呈漏斗形。上起颅底,下至第 6 颈椎,成人全长约 12cm。向前与鼻腔、口腔和喉相通;后壁与椎前筋膜相邻;两侧与颈部大血管和神经毗邻(图 2-1-29)。咽分为三部分,即鼻咽、口咽及喉咽部。

ER 2-1-11

咽的分布
及解剖结构

(一)鼻咽

鼻咽(nasopharynx)位于蝶骨体和枕骨基底部下方,顶部呈穹隆状,前方为鼻中隔后缘和后鼻孔,与鼻腔相通,后方平对第 1、2 颈椎。顶部黏膜内有丰富的淋巴组织聚集,称腺样体(adenoid),又称咽扁桃体。若腺样体肥大,可影响鼻通气,或阻塞咽鼓管咽口引起听力减退。左右两侧壁有咽鼓管咽口及咽隐窝。咽鼓管咽口位于下鼻甲平面后端后方 1.0~1.5cm 处,略呈三角形或喇叭形,咽口周围有散在的淋巴组织,称咽鼓管扁桃体(tubal tonsil),咽口上方有一隆起部分称咽鼓管圆枕(torus tubarius),咽鼓管圆枕后上方有一凹陷区,称咽隐窝(pharyngeal recess),是鼻咽癌的好发部位,其上方与颅底破裂孔接近,鼻咽癌易经此处侵及颅内。

(二)口咽

口咽(oropharynx)是口腔向后方的延续部,介于硬腭与会厌上缘平面之间,通常所谓咽部即指此区。后壁平对第2、3颈椎体,黏膜下有散在的淋巴滤泡。向前经咽峡与口腔相通。咽峡(isthmus of fauces)是由上方的腭垂和软腭游离缘、下方舌根、两侧腭舌弓和腭咽弓所围成的环形狭窄部分(图2-1-30)。腭舌弓和腭咽弓之间为扁桃体窝,腭扁桃体(palatine tonsil)位于其中。

在每侧腭咽弓的后方有纵行条状淋巴组织,名咽侧索。舌根表面粗糙,覆盖复层扁平上皮,与舌肌紧密相连。舌根上面有淋巴组织团块,称舌扁桃体,是组成咽淋巴内环的重要成分。

(三)喉咽

喉咽(laryngopharynx)又称下咽,位于会厌软骨上缘与环状软骨下缘平面之间,向下连接食管,后壁平对第3~6颈椎;前面自上而下有会厌、杓会厌襞和杓状软骨所围成的入口,称喉口,与喉腔相通。在会厌前方,舌会厌外侧襞和舌会厌正中襞之间,左右各有一个浅凹陷称会厌谷,在喉口两侧各有两个较深的隐窝名为梨状窝。两侧梨状窝之间,环状软骨板的后方称环后区,其下方即为食管入口(图2-1-31)。

(四)咽壁的构造

咽壁从内至外有4层,即黏膜层、纤维层、肌肉层和外膜层。

1. 黏膜层 鼻咽部的黏膜主要为假复层纤毛柱状上皮,口咽和喉咽的黏膜均为复层鳞状上皮,黏膜下除含有丰富的黏液腺和浆液腺外,还有大量的淋巴组织聚集,与咽部的其他淋巴组织共同构成咽淋巴环。

2. 纤维层 又称腱膜层,主要由颅咽筋膜构成,介于黏膜层和肌层之间,上接颅底,下部渐薄,两侧的纤维组织在后壁正中形成咽缝,为咽缩肌的附着处。

3. 肌肉层 根据功能的不同分为3组,即咽缩肌组、咽提肌组、腭帆肌组,完成不同的功能。

4. 外膜层 又称筋膜层,是覆盖于咽缩肌之外,由咽肌层周围的结缔组织所组成,系颊咽筋膜的延续。

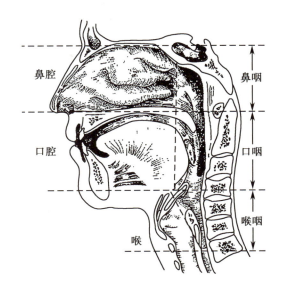

图 2-1-29 咽的分部

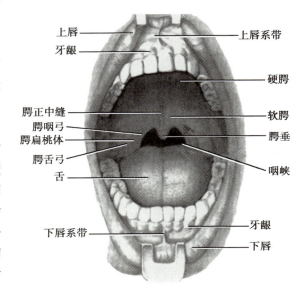

图 2-1-30 咽峡的组成

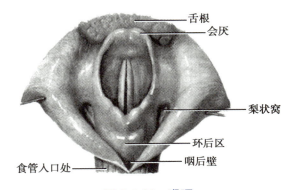

图 2-1-31 喉咽

（五）咽的淋巴组织

咽淋巴组织丰富，较大淋巴组织团块呈环状排列，称为咽淋巴环（Waldeyer 淋巴环），主要由咽扁桃体（腺样体）、咽鼓管扁桃体、腭扁桃体、咽侧索、咽后壁淋巴滤泡及舌扁桃体构成内环。内环淋巴流向颈部淋巴结，后者又互相交通，自成一环，称外环，主要由咽后淋巴结、下颌角淋巴结、颌下淋巴结、颏下淋巴结等组成（图 2-1-32）。

咽壁的构造与咽部间隙的分布

咽的淋巴分布及临床意义

1. 腺样体 又称咽扁桃体，位于鼻咽顶与后壁交界处，形似半个剥了皮的橘子，表面不平，有 5~6 条纵形沟隙，居中的沟隙最深，在其下端有时可见胚胎期残余的凹陷，称咽囊。腺样体出生后即存在，6~7 岁时最显著，一般 10 岁以后逐渐退化萎缩。

2. 腭扁桃体 位于口咽两侧腭舌弓与腭咽弓围成的三角形扁桃体窝内，为咽淋巴组织中最大者。

（1）扁桃体分为内侧面（游离面）、外侧面（深面）、上极和下极。外侧与咽腱膜和咽上缩肌相邻，咽腱膜与被膜间有疏松结缔组织，形成扁桃体周围隙。扁桃体手术沿此间隙进行，同时扁桃体脓肿在此间隙形成。扁桃体内侧面朝向咽腔，表面有鳞状上皮黏膜覆盖，其黏膜上皮向扁桃体实质陷入形成 6~20 个深浅不一的盲管，称为扁桃体隐窝，是细菌、病毒存留繁殖，形成感染"病灶"的部位（图 2-1-33）。

（2）**扁桃体的血管**：腭扁桃体的血液供应十分丰富，动脉有 5 支，均来自颈外动脉的分支，分别为腭降动脉、腭升动脉、面动脉扁桃体支、咽升动脉扁桃体支、舌背动脉（图 2-1-34）。扁桃体静脉血先流入扁桃体包膜外的扁桃体周围静脉丛，经咽静脉丛及舌静脉汇入颈内静脉。

（3）**扁桃体的神经**：扁桃体由咽丛、三叉神经第二支（上颌神经）以及舌咽神经的分支支配。

（六）咽的血管及神经

1. 动脉 咽部的血液供应来自颈外动脉的分支，有咽升动脉、面动脉、上颌动脉、舌动脉的分支。

2. 静脉 咽部的静脉经咽静脉丛和翼丛，流经面静脉，汇入颈内静脉。

3. 神经 咽部神经主要为舌咽神经、迷走神经和交感神经干的颈上神经节所构成的咽丛。

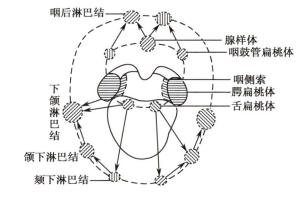

图 2-1-32　咽淋巴环

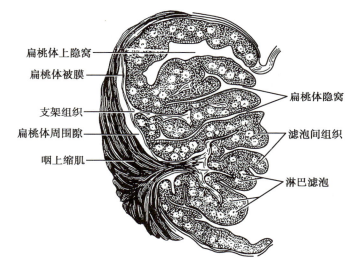

图 2-1-33　腭扁桃体及扁桃体隐窝

扁桃体的血管分布

二、咽部的生理学

（一）呼吸功能

咽部是呼吸时气流出入的通道，对吸入的空气有调节温度、湿度及清洁的作用。

（二）共鸣及言语形成

咽腔为共鸣腔之一，发音时，咽腔和口腔可改变形状，产生共鸣。正常的咽部结构与发音时咽部形态大小的相应变化，对语言形成的清晰度有重要作用。

（三）吞咽功能

吞咽过程可分为 3 期：即口腔期、咽腔期、食管期。咽腔期的吞咽活动最为复杂，有多个器官协调参与。

（四）防御保护功能

主要通过咽反射来完成。

（五）调节中耳气压功能

咽鼓管咽口的开放，与咽肌的运动密切相关。吞咽时咽鼓管可开放以调节中耳压力。

（六）扁桃体的免疫功能

扁桃体是免疫器官，扁桃体生发中心含有各种吞噬细胞，同时，扁桃体可以形成具有天然免疫力的细胞和抗体，如 T 细胞、B 细胞、吞噬细胞及免疫球蛋白等，因此对血液、淋巴或其他组织侵入机体的有害物质具有积极的防御作用。

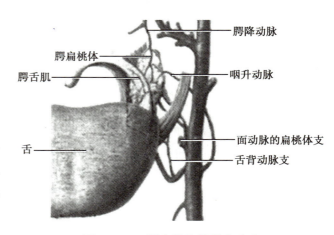

图 2-1-34　腭扁桃体的供血动脉

第四节　喉部的应用解剖与生理

一、喉部的应用解剖

喉（larynx）位于颈前正中，上通喉咽，下连气管。喉上端为会厌上缘，下端为环状软骨的下缘。在成年男性相当于第 3~6 颈椎平面，在女性及儿童喉位置偏高。喉是由软骨、肌肉、韧带、纤维结缔组织和黏膜构成的管腔样器官，前方有皮肤、皮下组织、筋膜及肌肉所覆盖，两侧有颈鞘内容走行，而后方则有喉咽与颈椎相隔（图 2-1-35）。

（一）喉软骨

软骨构成喉的支架，单块且较大的有甲状软骨、环状软骨和会厌软骨，成对而较小的有杓状软骨、小角软骨和楔状软骨（图 2-1-36）。

1. **甲状软骨（thyroid cartilage）**　为喉软骨中最大者，由左右对称的两块方形软骨板在前方中线接合而成，两板接合处形成交角，男性为锐角，称为喉结（laryngeal prominence）。甲状软骨上缘正中呈"V"形切迹，称甲状软骨切迹（thyroid notch），为颈前正中线的解剖标志。后缘钝圆，形成上角和下角。上角以韧带与舌骨大角相连，下角内面与环状软骨形成环甲关节。其后方是喉返神经入喉处。

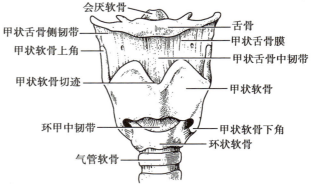

图 2-1-35　喉的位置及形状

ER 2-1-15

喉部的解剖分布

2. 会厌软骨（epiglottic cartilage）
位于舌骨及舌根后面,扁平,呈树叶状,上宽下窄,表面覆盖黏膜构成会厌。成人多表现为圆形、平展,树叶状。儿童则表现为两侧缘向内卷曲,较软。会厌分舌面与喉面,舌面的黏膜下组织疏松,炎症、外伤时易肿胀。会厌为喉入口的活瓣,吞咽动作时会厌向前下封闭喉入口,避免食团进入呼吸道。

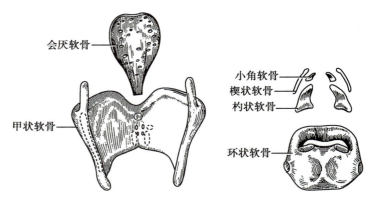

图 2-1-36　喉软骨

3. 环状软骨（cricoid cartilage）　甲状软骨之下,第一气管环之上,为喉气管中唯一完整的环形软骨,对保持喉气管的通畅至关重要。环状软骨的损伤,可引起喉狭窄。环状软骨的前部较窄,为环状软骨弓;后方较宽,为环状软骨板,板的上缘与杓状软骨形成的环杓关节,司声带的活动。

（二）喉肌
分喉外肌和喉内肌两组。

1. 喉外肌上接舌骨、下颌骨,下连胸骨、肩胛骨,它将喉与周围结构连接,并能起到升降与固定喉体作用。以舌骨为中心可分为舌骨上肌群和舌骨下肌群。

2. 喉内肌从功能上分为 5 组。
(1) **声带内收肌**:环杓侧肌和杓肌,两者收缩时可使声门闭合。
(2) **声带外展肌**:环杓后肌,收缩时使两侧声带后端分开,声门张大。
(3) **声带紧张肌**:环甲肌,收缩时将声韧带拉紧,增加声带紧张度。
(4) **声带松弛肌**:甲杓肌,收缩时使杓状软骨内转,缩短声带,使声带松弛。
(5) **会厌活动肌**:杓会厌肌使喉入口关闭,甲状会厌肌使喉入口开放。

（三）喉腔的分区
喉腔上界为喉入口,下界为环状软骨下缘。以声带为界,将喉腔分为声门上区、声门区和声门下区三部分(图 2-1-37)。

1. **声门上区**　指声带以上区域,包括会厌、杓会厌皱襞、室带和喉室。室带也称假声带,左右对称,位于声带上方并与之平行。喉室位于室带和声带之间,呈梭形腔隙,有黏液腺分泌黏液润滑声带。

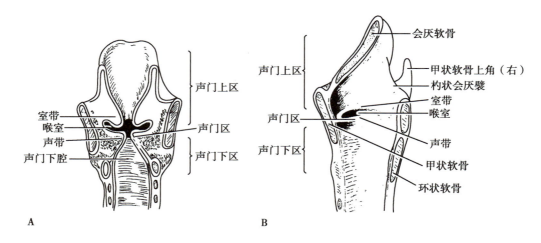

图 2-1-37　喉腔的分区
A.喉的冠状切面后面观;B.喉的矢状切面内面观。

2.**声门区**　是两侧声带之间的区域,包括两侧声带、前连合、后连合及杓状软骨区域。声带左右成对,由黏膜、声韧带、声带肌组成。在声带游离缘黏膜下有一潜在疏松的间隙,称Reink间隙,炎症或外伤时易引起水肿,影响发声,并与声带息肉的形成有一定关系。双侧声带外展时声门区可出现一等腰三角形的裂隙,称为声门裂(fissure of glottis),简称声门。空气由此进出,为喉最狭窄处。

3.**声门下区**　指声带游离缘以下至环状软骨下缘以上部分。幼儿期此处黏膜下组织疏松,炎症时易水肿而致喉阻塞。

(四)喉韧带与膜

1.**甲状舌骨膜**　是甲状软骨上缘和舌骨后面及下缘之间的弹性纤维结缔组织,膜中央的增厚部分称甲状舌骨中韧带。两侧较薄,有喉上神经内支及喉上动、静脉从此膜两侧入喉(图2-1-38)。

2.**环甲膜**　喉弹性圆锥的一部分,位于甲状软骨与环状软骨之间,其中央增厚而坚韧的部分称环甲中韧带,是手术进入上呼吸道的捷径。急性喉梗阻时,紧急情况下可行环甲膜穿刺或切开,进行急救(图2-1-39)。

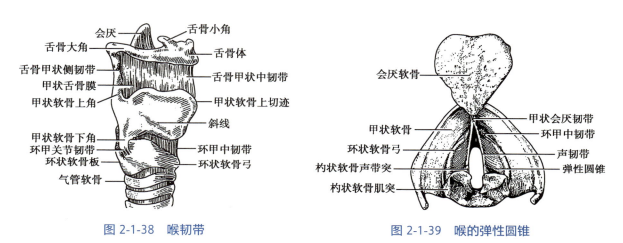

图 2-1-38　喉韧带　　　　　　　　　　　图 2-1-39　喉的弹性圆锥

> **知识拓展**
>
> ### 喉的间隙
>
> 　　会厌前间隙(preepiglottic space)形似一倒置的锥体,上宽下窄,会厌前间隙内充满脂肪组织,会厌软骨下部有多个小的血管与会厌前间隙相通。声门上型喉癌易循这些脉管小孔侵及此间隙,因此对于该类型喉癌,手术过程中要完整切除会厌前间隙;声门旁间隙(paraglottic space)左右各一,位于甲状软骨板内膜与甲杓肌之间,来自喉室的恶性肿瘤,喉室癌亦称跨声门型喉癌,易侵及此间隙,并沿黏膜下浸润性生长。

(五)喉的神经

喉的神经主要有喉上神经和喉返神经,两者均为迷走神经的分支。

1.**喉上神经**　在相当于舌骨大角平面分为内、外两支。外支主要为运动支,支配环甲肌。内支为感觉神经,穿过甲状舌骨膜入喉,分布于声带以上区域的黏膜(图2-1-40)。

2.**喉返神经**　是迷走神经入胸后的分支,左、右路径不完全相同,右侧喉返神经在锁骨下动脉之前分出,向后绕过该动脉下后方上行,在环甲关节后方入喉。左侧喉返神经则在主动脉弓前分出,向后绕过主动脉弓下后方上行入喉。由于其径路较右侧长,损伤机会较多,因此临床左侧声带麻痹较右侧多见。单侧喉返神经损伤后出现短期声音嘶哑,双侧损伤则常使声带外展受限,出现严重呼吸困难,需进行气管切开。喉返神经主要为运动神经,支配除环甲肌以外的喉内各肌,亦有感

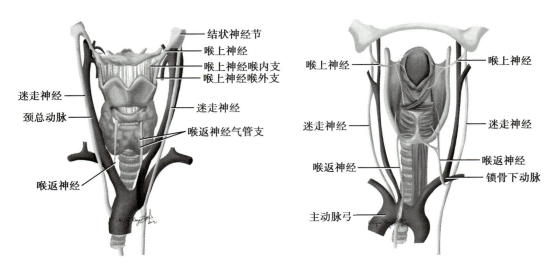

图 2-1-40　喉的神经

觉支分布于声门下区黏膜。

（六）喉的血管和淋巴

喉的动脉主要是来自甲状腺上动脉的喉上动脉、环甲动脉，以及来自甲状腺下动脉的喉下动脉。静脉与动脉伴行，汇入甲状腺上、中、下静脉。喉的淋巴以声门区为界分为声门上区和声门下区两组：声门上区的淋巴管丰富，汇入颈总动脉分叉处和颈内静脉附近的颈深上淋巴结群。声门区淋巴组织极少。声门下区淋巴管也较少，可穿出环甲膜，汇入喉前和气管前淋巴结后再进入颈深淋巴结下群，喉癌的淋巴结转移特点与解剖学特点相一致。

二、喉部的生理学

（一）呼吸功能

喉是上呼吸道的重要组成部分，声门裂是呼吸通道的最狭窄处，吸气时声门相对增宽，以减少呼吸道阻力，利于空气吸入；呼气时声门相对变窄，以增加呼吸阻力，利于肺泡内气体交换。呼吸时声门张开的大小是依据机体需求，通过中枢神经系统进行调节。运动时声带外展，声门开大，以便吸入更多的空气；反之，安静时声门变小，吸入空气减少。

喉的生理功能

（二）发声功能

喉是发音的重要器官。声带作为发音的振动器官，发声时，两侧声带内收并保持一定张力，在呼出气流的冲击下，声带振动形成声音。喉部发出的声音为基声，要通过喉腔、咽腔、口腔、鼻腔、鼻窦和气管、胸腔等上部与下部共鸣腔的共鸣作用，配合舌、唇、软腭等构语器官的动作，形成语言。音调的高低取决于声带振动的频率，声音的强弱取决于声带振幅的大小。声带或共鸣器官的病变可影响发声效果。

（三）保护下呼吸道与吞咽功能

喉对下呼吸道有保护作用。吞咽时，喉被上提，会厌向后下倾倒盖住喉入口，形成保护下呼吸道的第一道防线。此时两侧室带内收向中线靠拢，形成第二道防线。声带内收、声门闭合，形成第三道防线。在吞咽时，这三道防线同时关闭，食管口开放，食物从梨状窝进入食管，且可防止异物进入呼吸道。

（四）屏气功能

吸气后声门紧闭，呼吸暂停，控制膈肌活动，胸部固定，腹压增加，有利于完成排便、分娩、跳跃、上肢用力等活动。

第五节　气管、支气管、食管的应用解剖与生理

一、气管、支气管、食管的应用解剖

（一）气管

气管（trachea）是呼吸系统的重要组成部分，连于喉和左右主支气管之间，上起环状软骨下缘，下至气管隆嵴处，由 16~20 个气管环组成，管腔前 2/3 为马蹄形软骨，后 1/3 为坚实膜性结构。成人气管长 10~12cm，分为颈段气管与胸段气管。颈段气管位于颈前正中，有 7~8 个气管环，其位置表浅，其前覆盖有皮肤、筋膜及带状肌等。在第 2~4 气管环的前面，有甲状腺的峡部跨越。胸段气管有 9~12 个气管环，位于上纵隔内，两侧纵隔胸膜之间，前方有胸腺、左头臂静脉、主动脉弓，后方紧贴食管。

气管壁由内向外分别为黏膜层、黏膜下层、纤维软骨层，其外层为纤维和肌肉层。

气管的血供主要来自甲状腺下动脉与甲状腺下静脉，其分支分布于颈段气管前面，在头颈部手术中有重要的临床意义。

气管下端分支形成左、右主支气管，分叉处气管的内面形成上凸的纵嵴，称为气管隆嵴（carina of trachea），是左右主支气管的分界，其边缘光滑锐利，是支气管镜检查时的重要解剖标志。

（二）支气管

支气管（bronchus）连接气管与肺部，其结构与气管相似，由软骨环、结缔组织与平滑肌组成。成人气管约在第 5 胸椎上缘水平处分出左、右两主支气管，其中左、右主支气管相比，右侧主支气管具有粗、短、直的解剖特点，与气管纵轴延长线的夹角小，为 20°~30°，是临床易于形成右侧支气管异物的解剖学基础；而左侧主支气管则有细、长、斜的解剖学特点，与气管纵轴延长线的夹角为 40°~55°，临床左侧支气管异物较为少见。

气管、支气管由交感神经和副交感神经支配。交感神经司气管、支气管的扩张，副交感神经司气管、支气管收缩。

（三）食管

食管（esophagus）是上消化道的组成部分之一，为一富有弹性的肌性管道。成人约第 6 颈椎平面与喉咽下端相延续，在内镜下食管入口距上切牙 15~20cm。下行穿过横膈食管裂孔，进入腹部平第 10~11 胸椎与贲门相连。

食管自上而下有 4 处生理性狭窄。第一狭窄即食管入口处，成人距离上切牙的距离约 16cm，是食管最狭窄的部位，异物最易嵌顿于此；第二狭窄相当于第 4 胸椎平面，为主动脉弓压迫食管左侧壁所致，食管镜检查时局部可见搏动，距上切牙的距离约 23cm；第三狭窄相当于第 5 胸椎平面，为左主支气管压迫食管前壁而成，由于第二、三狭窄位置邻近，临床上常合称为第二狭窄；第四狭窄平第 10 胸椎，距上切牙的距离约 40cm，为食管穿过横膈裂孔所致。食管壁厚 3~4mm，从内到外由黏膜层、黏膜下层、肌层与纤维层构成。

食管的血供主要来自甲状腺下动脉及胸、腹主动脉的分支。食管上端静脉经甲状腺下静脉汇入上腔静脉；中段回流至奇静脉；下段则注入门静脉系统，因此，门静脉高压时，食管下段静脉则充盈曲张。食管由交感神经、副交感神经支配，神经纤维主要来自上、下颈交感神经节和迷走神经。淋巴主要引流到颈深下淋巴结群、锁骨上淋巴结、气管旁淋巴结、气管支气管淋巴结及腹腔淋巴结。

二、气管、支气管、食管的生理学

（一）气管、支气管的生理

1. 通气和呼吸调节功能　气管、支气管是外界气体进入肺内进行气体交换的主要通道，并有调节呼吸的作用。正常时气管、支气管管腔通畅，气道阻力小，气体交换充分。

2. 清洁功能　随空气被吸入的尘埃、细菌及其他微粒沉积在气管、支气管黏液层上,通过纤毛节律性击拍式摆动,黏液层由下而上的波浪式运动,推向喉部而被咳出。

3. 免疫功能　包括非特异性免疫和特异性免疫。

4. 防御性咳嗽和屏气反射　气管、支气管内壁黏膜下富有来自迷走神经的感觉传入神经末梢,机械性或化学性刺激均能引起咳嗽反射,并反射性引起呼吸暂停,声门关闭。

(二)食管生理

食团进入食管反射性地引起食管壁平滑肌按顺序地收缩,形成了食管由上而下的蠕动,把食团逐渐推向贲门。食管壁的黏膜下层黏液腺分泌黏液,起润滑保护作用。

第六节　颈部应用解剖

颈部(neck)位于头与胸部之间,以颈段脊柱为支架,连接头、躯干和上肢。颈部前方正中为颈段呼吸道和消化道,两侧有许多出入颅腔的大血管和神经排列。颈根部有胸膜顶、肺尖及出入胸腔、上肢的血管神经。颈部各层筋膜将规律排列的颈部诸肌与血管、神经、器官等包绕,形成筋膜鞘及筋膜间隙,是手术中的重要解剖标志。

一、颈部的分区

颈部以两侧斜方肌前缘为界,分为固有颈部和项部,两侧斜方肌前缘及脊柱颈部前方的部位,称固有颈部,即通常所指的颈部。

1. 固有颈部　分为颈前区、胸锁乳突肌区与颈外侧区三部分。

(1)**颈前区**:也称颈前三角。上界为下颌骨下缘,外界为胸锁乳突肌前缘。以舌骨为界,分为舌骨上区、舌骨下区。

(2)**颈外侧区**:也称颈后三角。以肩胛舌骨肌下腹为界,分为枕三角区与锁骨上三角区。

(3)**胸锁乳突肌区**:即胸锁乳突肌本身所在区域。

2. 项部　斜方肌覆盖的深部及脊柱颈部之间的部分称为项部。

二、各三角区内容物及主要解剖结构

1. 颏下三角　位于两侧二腹肌前腹与舌骨体间,内有数个淋巴结。

2. 下颌下三角　位于下颌骨下缘及二腹肌前、后腹之间,内有颌下腺及血管、神经和淋巴结。

3. 颈动脉三角　位于胸锁乳突肌前缘、肩胛舌骨肌上腹与二腹肌后腹之间。颈动脉三角区内有诸多重要血管神经:①颈内静脉;②颈总动脉:分为颈内及颈外动脉;③舌咽神经及舌下神经;④迷走神经:该神经在颈部及纵隔发出喉上及喉返神经;⑤副神经。功能性颈淋巴结清扫术及分区性颈淋巴结清扫术要尽量保留副神经。

4. 肌三角　位于颈前正中线、胸锁乳突肌前缘和肩胛舌骨肌上腹间,在此区内有喉、气管、食管、甲状腺等重要组织。

5. 胸锁乳突肌区　胸锁乳突肌起于胸骨柄前面、锁骨上缘内 1/3,向后上止于乳突外侧面。其浅层为皮肤、颈阔肌、颈筋膜浅层、颈外静脉等。在胸锁乳突肌后缘中点有枕小神经、耳大神经、颈横神经、锁骨上神经,依次由深筋膜伸出。深层有颈袢、颈动脉鞘、颈丛、膈神经及交感神经。

6. 颈外侧区　可分为枕三角和锁骨上三角。

(1)**枕三角**:位于胸锁乳突肌后缘、斜方肌前缘及肩胛舌骨肌下腹之间。底为椎前筋膜覆盖的颈深部肌层,顶为颈筋膜浅层,有副神经通过。

(2)**锁骨上三角**:位于胸锁乳突肌后缘、肩胛舌骨肌下腹与锁骨之间。内含臂丛、锁骨下动脉、

锁骨下静脉、胸导管颈段、胸膜顶及肺尖。

三、颈部的筋膜及筋膜间隙

颈部的筋膜分浅、深两层,其中浅层筋膜即皮下结缔组织。颈部深筋膜又称颈部固有筋膜,由致密的结缔组织构成,位于浅筋膜及颈阔肌的深面。

四、颈部的淋巴组织

颈部淋巴由淋巴结及淋巴管连成网链,收纳头、颈、部分胸部及上肢淋巴。分为浅和深淋巴结,以深层淋巴结最有意义。主要沿颈内静脉、副神经及颈横血管排列。

(王学锋)

思考题

1. 请简述中耳的组成及鼓室六壁的结构。
2. 请简述外鼻静脉回流特点及临床意义。
3. 请简述窦口鼻道复合体的构成及其在功能性鼻内镜手术中的意义。

ER 2-1-17
练习题

第二章 | 耳鼻咽喉检查法

学习目标

1. 掌握:耳鼻咽喉专科各种检查器械和使用方法;常用检查方法。
2. 熟悉:耳鼻咽喉专科常用检查的临床意义。
3. 了解:耳鼻咽喉专科特殊检查方法和临床意义。
4. 学会耳鼻咽喉科基本诊疗操作;能够使用、管理常用器械、仪器、设备。
5. 具有尊重患者、爱护患者、保护患者隐私的职业精神。能进行医患沟通,并能进行正确的心理疏导。

案例导入

患者,男,26 岁。耳痛及耳流脓三天前来就诊,体温 38.8℃,患者一周前患有急性鼻炎。

请思考:

1. 该患者需要进行哪方面的检查?
2. 请试述检查时所需使用的检查器械及检查方法。
3. 请简述在检查过程中的注意事项。

第一节 检查设备

耳鼻咽喉及相关头颈部区域诸器官在解剖学上具有部位深、孔窍小、不易直视观察的特点,临床检查时须借助于光源以及专门的检查器械才能进行,图 2-2-1 为常用的检查器械。随着各种内镜如鼻内镜、耳内镜、纤维和电子耳鼻咽喉镜、动态喉镜等在临床广泛使用,极大地提高了耳鼻咽喉部位检查的深度、广度、精确度和清晰度,同时具备影像显示、处理和保存的功能,有利于积累丰富的临床资料。

一、检查室的设置与设备

检查室宜背光稍暗,应配备有光源、检查椅、升降转凳、检查器械、消毒器械、污染器械盘、污物桶,以及一次性用品、敷料和药品（1% 麻黄碱液和 1% 丁卡因等）。目前诊疗综合工作台已成为常用的耳鼻咽喉科装备,配有带臂光源、自动升降旋转座椅、药物喷枪、负压吸引器、加热风机、内镜图像显示系统、纤维喉镜、阅片灯、储物盒、抽屉、试剂摆放台、计算机、打印机等,更便于临床专科诊疗（图 2-2-2）。

二、额镜的检查方法

额镜为中央有一小孔的凹面反射聚光镜,焦距为 25cm,借额带固定于检查者前额。检查时,光

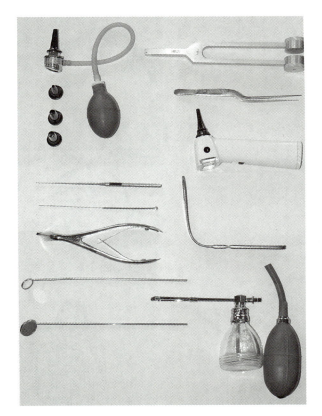

耳鼻咽喉检查
基本要求
及设备

图 2-2-1　耳鼻咽喉科常用检查器械

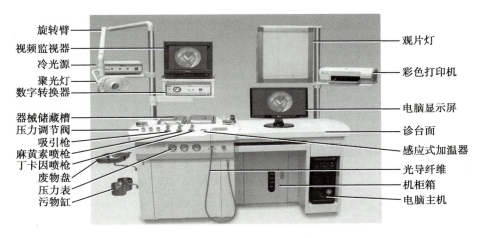

旋转臂
视频监视器
冷光源
聚光灯
数字转换器
器械储藏槽
压力调节阀
吸引枪
麻黄素喷枪
丁卡因喷枪
废物盘
压力表
污物缸

观片灯
彩色打印机
电脑显示屏
诊台面
感应式加温器
光导纤维
机柜箱
电脑主机

图 2-2-2　耳鼻咽喉科诊疗综合工作台

源一般置于额镜同侧,略高于受检者耳部,相距约 15cm。调整镜面,使投射于额镜面上的光线经反射后聚集于受检部位,保持瞳孔、额镜中央孔和受检部位处于同一条直线上。两眼同时睁开进行检查(图 2-2-3,图 2-2-4)。

三、检查体位

一般受检者与检查者相对而坐,受检者上身稍前倾(图 2-2-5)。检查不合作的儿童时,须由其家属或医务人员抱持,采用双腿夹住双下肢、右手固定额头部于胸前,左手环抱两臂,将其全身固定(图 2-2-6)。

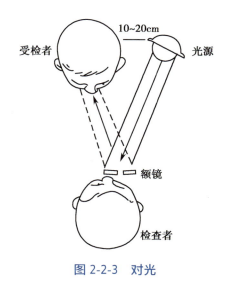

图 2-2-3　对光

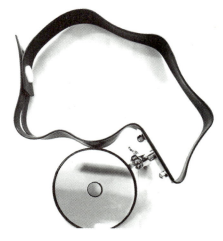

图 2-2-4　额镜

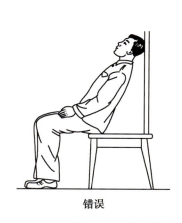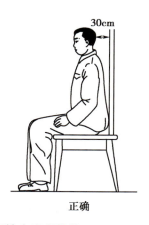

错误　　　　　　　　正确

图 2-2-5　耳鼻咽喉常规检查患者体位

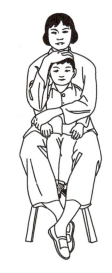

图 2-2-6　小儿受检时的体位

第二节　耳部检查法

一、耳部的一般检查法

（一）耳郭检查

观察有无畸形、局限性隆起、增厚，皮肤有无红肿或皲裂，耳周有无红肿、瘘口及瘢痕等，若有瘘口应以探针探查其深度及瘘管走向。触诊时检查耳郭有无牵拉痛，耳屏、乳突有无压痛，耳周围淋巴结是否肿大。

（二）外耳道及鼓膜检查

1. 徒手检查法　包括双手法和单手法（图 2-2-7，图 2-2-8）。外耳道被盯聍或外耳道分泌物堵塞者，需清理干净后再进行检查。因外耳道弯曲呈"S"状，检查时应将耳郭向后、上、外方轻轻牵拉，使外耳道变直，同时用示指将耳屏向前推压，使外耳道口扩大，以便观察。婴幼儿外耳道呈裂隙状，检查时应向后下牵拉耳郭，并将耳屏向前推才能使外耳道变直，便于观察。

观察外耳道有无盯聍、异物，皮肤是否红肿、有无疖肿，骨性外耳道后上壁有无塌陷，外耳道内有无分泌物、分泌物的性状及气味，鼓膜的正常解剖标志是否存在，鼓膜的色泽、活动度以及有无穿

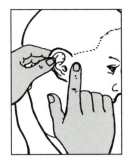

图 2-2-7　双手徒手检查法

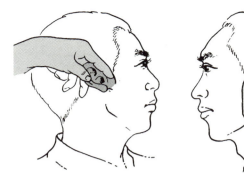

图 2-2-8　单手徒手检查法

孔,穿孔的部位及大小。鼓室黏膜是否充血、水肿,鼓室内有无肉芽、息肉或胆脂瘤等。

2.窥耳器检查法　可采用单手法或双手法。根据外耳道的宽窄选用适当口径的窥耳器。检查时,窥耳器的前端勿超过软骨部,以免引起疼痛。稍微转动窥耳器的方向和角度,以便观察鼓膜及外耳道全貌。

3.电耳镜检查法　与窥耳器检查法相同,自带光源,尤其适合门诊患者、卧床患者及婴幼儿患者检查。

4.鼓气耳镜　选择大小合适的鼓气耳镜置于外耳道内,将外耳道口封闭后,通过底部的放大镜进行观察,通过挤压橡皮球改变外耳道的压力观察鼓膜活动度(图 2-2-9)。

5.耳内镜检查法　耳内镜是冷光源硬管内镜,有不同规格并配备电视监视系统和照相设备,在观察的同时也可进行治疗。

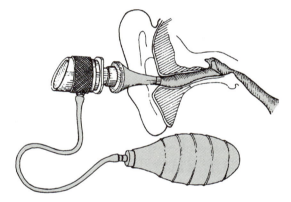

图 2-2-9　鼓气耳镜检查法

(三) 咽鼓管功能检查

咽鼓管功能状态与中耳疾病的发生和预后有密切关系。

1.吞咽法　将听诊器两端的橄榄头分别置入受检耳和检查者耳道内,嘱受检者做吞咽动作,如咽鼓管通畅,检查者可通过听诊管监听到一短促柔和的"嘟"声。亦可借耳镜直接观察吞咽时鼓膜是否振动。

2.捏鼻鼓气法　将听诊器两端的橄榄头分别置入受检耳和检查者耳道内,嘱受检者做捏鼻鼓气动作,如咽鼓管通畅,受检者可在听到"轰"的一声之后感觉耳内发胀,检查者可通过听诊器听到鼓膜的振动声或经电耳镜观察到鼓膜的活动。

3.波利策法　适用于咽鼓管功能差的患者或小儿。先清除鼻腔分泌物,让受检者口含少量饮用水。检查者将波士球的橄榄头塞入一侧前鼻孔,压住另一侧前鼻孔,患者吞咽水时检查者迅速捏压橡皮球,通过听诊管可以听到鼓膜振动声并观察鼓膜运动情况。此法也可用于治疗咽鼓管功能不良。

4.导管吹张法　清除受试者鼻腔及鼻咽部分泌物,麻醉鼻腔黏膜。将咽鼓管导管沿鼻底缓缓伸入鼻咽部,导管前端越过咽鼓管咽口(图 2-2-10),用橡皮球吹气数次,咽鼓管通畅时,可闻及轻柔的吹风样"嘘嘘"声及鼓膜振动声;如完全无声,则表明咽鼓管完全阻塞或闭锁。

咽鼓管吹张法既可用于检查咽鼓管是否通畅,亦可用于咽鼓管功能不良、分泌性中耳炎的治疗,但上呼吸道急性感染,鼻腔或鼻咽部有脓液、溃疡、肿瘤者忌用。另外,还可经咽鼓管造影术、声导抗测试法、咽鼓管纤维内镜检查法等检查咽鼓管的功能与结构。操作时动作要轻柔,以免造成医

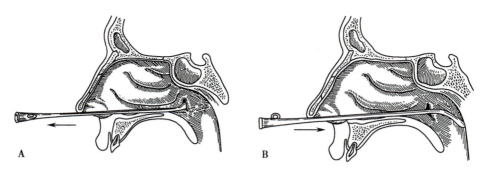

图 2-2-10　咽鼓管吹张导管法

源性损伤。

5.对于鼓膜穿孔者,可通过鼓室滴药法、咽鼓管造影法或声导抗仪等方法检查咽鼓管功能。

二、听功能检查法

临床听力检查法分为主观测听法与客观测听法。主观测听法需要依靠受试者的主观判断,又称为行为测听,包括语音实验、音叉试验、纯音听阈测试、言语测听等。客观测听法结果客观、可靠,包括声导抗、耳声发射及听性诱发电位测试等,尤其适合伪聋、智力障碍者和婴幼儿的检查。

(一)语音试验

该试验多用于一般体格检查。检查方法:受检者闭目立于距检查者 6m 处,受检耳朝向检查者,另耳用湿棉球堵塞。检查者用平静呼气之末的肺内残余气体发声,说出一些常用词汇让受检者复诵。一次不能复诵者,可重复 1~2 次;仍不能复诵时,再改用其他词汇测试;若还不能复诵,检查者逐步移近受检者再进行测试,直到能听清、复诵为止。记录此距离。如受检者 3m 处听清耳语,则记录为 3/6,正常为 6/6。同法检查另一耳。

(二)音叉试验

音叉试验是临床常用的主观听力检查法。用于初步判定耳聋,鉴别传导性或感觉神经性耳聋,但不能判断听力损失的程度。音叉由钢质或合金材料所制,由两个振动臂和一个叉柄组成,每套音叉由五个倍频程频率音叉组成,其振动频率分别为 C128、C256、C512、C1024 和 C2048,其中最常用的是 C256。检查时敲击音叉,将振动的叉臂末端置于距受试耳外耳道口 1cm 处,以检查气导(AC)听力;将振动的叉臂末端置于颅面中线上或鼓窦区,检查骨导(BC)听力。

1.林纳试验(Rinne test,RT) 又称气骨导比较试验,通过比较受试耳气导和骨导的长短来判断耳聋的性质。方法:先测试骨导听力,待听不到声音时立即测其气导听力,若仍能听到音叉声音,说明 AC>BC,称 RT 阳性(+)。若不能听及,则先测气导,再测骨导,若 BC>AC,则称 RT 阴性(-)。若气导与骨导时间相等,则记作 RT(±)。结果评价:正常者,AC 较 BC 长 2 倍左右,RT(+)为正常或感觉神经性耳聋,RT(-)为传导性耳聋,RT(±)为中度传导性耳聋或混合性耳聋。

2.韦伯试验(Weber test,WT) 又称骨导偏向试验,系比较两耳骨导听力的强弱。方法:取C256 或 C512 振动的音叉柄底部紧压于颅面中线上任何一点,以"→"表明受试者判断的骨导偏向侧,"="表示两侧相等。结果评价:"="为听力正常或两耳听力损失相等,偏向耳聋较重侧,示病耳为传导性耳聋;偏向健侧示病耳为感觉神经性耳聋。

3.施瓦巴赫试验(Schwabach test,ST) 又称骨导对比试验,比较正常人与受试者的骨导听力,当正常人骨导消失后,迅速测受试者同侧骨导听力,再按反向测试,受试者耳骨导较正常人延长为(+),缩短为(-),两者相似为(±)。结果评价:(+)为传导性耳聋,(-)为感觉神经性耳聋,(±)为正常。传导性耳聋和感觉神经性耳聋的音叉试验结果比较见表 2-2-1。

表 2-2-1　音叉试验结果比较

试验方法	传导性耳聋	感觉神经性耳聋
林纳试验（RT）	（-），（±）	（+）
韦伯试验（WT）	→病耳	→健耳
施瓦巴赫试验（ST）	（+）	（-）

4. 盖莱试验（Gelle test，GT）　用于检查鼓膜完整者的镫骨足板活动情况。鼓气耳镜贴紧外耳道壁，用橡皮球向外耳道内交替加、减压力，将振动音叉的叉柄底部置于乳突部。若镫骨活动正常，受试者感觉到随耳道压力变化一致的音叉声音强弱，为阳性（+），反之为阴性（-）。耳硬化或听骨链固定者为阴性。

（三）纯音听力计检查法

纯音听力计是利用电声学原理设计而成，能发出 125~10 000Hz 频率和-20~100dB 强度的纯音的听力检测设备。用于测试受试耳的听敏度，估计听觉损害的程度、类型和病变部位。

纯音听阈测试通过纯音听力计测试不同频率听觉的最小声强值，并绘制纯音听力图。足以引起一耳听觉的最小声强值即为该耳的听阈值。不同频率的纯音、听阈值亦不同。纯音听阈测试就是测定受检耳对不同频率纯音的听阈值。纯音测听必须在隔音室内进行。纯音听力计以一组健康青年人各频率纯音的气、骨导平均听阈声压级作为其各频率 0dB 的标准值。

测试方法：纯音听阈测试包括气导听阈测试和骨导听阈测试，一般先测试气导，后测试骨导。测试前先用 1 000Hz 40dB 听力级的声音刺激受检耳，作为熟悉试验。检查时从 1 000Hz 开始，按 2 000Hz、3 000Hz、4 000Hz、6 000Hz、8 000Hz、250Hz、500Hz 顺序进行检测，最后 1 000Hz 复查一次。受检者听到声音后，则每 5dB 一档递减直到阈值；再降低 5dB，确定听不到后仍以阈值声强重复确认。如果 40dB 处听不到刺激声，递增声强直至阈值。

1. 传导性耳聋　骨导正常或接近正常，气导听阈提高；气骨导间有间距，即气骨导差（air bone gap）一般不大于 60dB；气导曲线平坦或低频听力损失较重使曲线呈上升型（图 2-2-11）。

2. 感觉神经性耳聋　气、骨导曲线呈一致性下降，无气骨导差，一般高频听力损失较重，故听力图是渐降型或陡降型。严重的感觉神经性耳聋曲线呈岛状。少数感觉神经性耳聋亦可以低频听力损失为主（图 2-2-12）。

3. 混合性耳聋　兼有传导性耳聋与感觉神经性耳聋的听力图特点。气、骨导曲线皆下降，但存在一定的气骨导差值（图 2-2-13）。

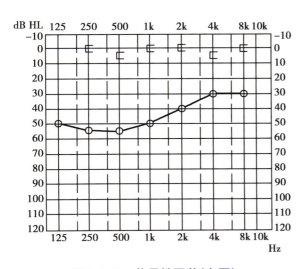

图 2-2-11　传导性耳聋（右耳）

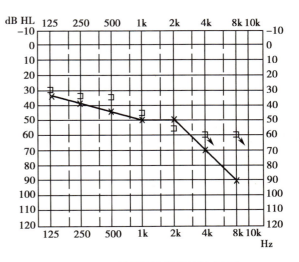

图 2-2-12　感觉神经性耳聋（左耳）

（四）言语测听法

言语测听法是将标准词汇录入数码载体上,通过耳机或自由声场进行测试。除普通话词汇外,还有广东方言等标准词汇。主要测试项目有言语接受阈和言语识别率。言语接受阈用声级 dB 表示,言语识别率是指受试耳能够听懂所测词汇中的百分率。正常受试耳能够听懂 50% 以上的测试词汇。言语识别率低多为感觉神经性耳聋,传导性耳聋言语识别率大多正常。

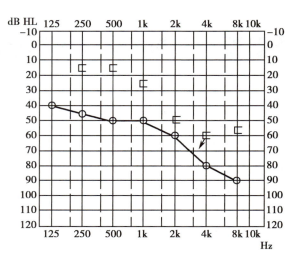

图 2-2-13　混合性耳聋(右耳)

（五）声导抗检测法

声导抗检测法是临床上常用的客观测试听力的方法之一。声导抗仪(图 2-2-14)由声刺激器、声导抗桥和气泵三大部分组成。声导抗测试是指当外耳道压力变化时鼓膜张力产生变化,鼓膜对声能传导能力也发生改变,利用这一特性记录鼓膜反射回外耳道的声能大小,通过计算机分析结果,反映中耳传音系统和脑干听觉通路功能。检查包括鼓室导抗图、静态声顺值及镫骨肌声反射。

1. 鼓室导抗图　测定外耳道压力变化时鼓膜连同听骨链对探测音顺应性的变化。通过改变外耳道压力,测量鼓膜被压入或拉出时声导抗的动态变化,同时用记录仪以压力声顺函数曲线形式记录下来,称为鼓室功能曲线。此曲线可客观地反映鼓室内各种病变的特性,并显示鼓室压力。

2. 静态声顺值　外耳道与鼓室压力相等时的最大声顺,通常称为静态声顺值,即鼓室导抗图峰顶与基线的差距。由于正常静态声顺值分布范围较广,

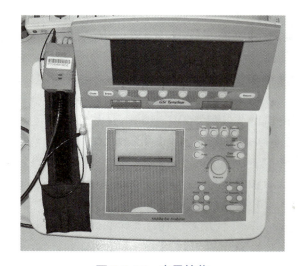

图 2-2-14　声导抗仪

个体差异性大,与各种中耳疾患重叠较多,不宜单独作为诊断指标,仅作参考。

3. 镫骨肌声反射(acoustic stapedius reflex)　声刺激在内耳转化为听神经冲动后,可引起镫骨肌反射性收缩,随后鼓膜松弛,称镫骨肌声反射。镫骨肌声反射的用途较广,目前主要用在估计听敏度、判别耳聋性质、确定响度重振与病理性适应、鉴别非器质性聋、为判断耳聋病变部位提供诊断参考;周围性面瘫做定位诊断和预后估价;重症肌无力做辅助诊断及疗效评估等。

（六）耳声发射检测法

耳声发射是耳蜗外毛细胞主动收缩过程中所产生的向外耳道发射的声能。耳声发射包括自发性声发射、瞬态诱发性耳声发射和畸变产物耳声发射,其中后两种是临床上常用的检测项目。临床上除了用于常规的听力检测外,现已在听力筛选上得到了广泛应用,尤其是它已成为新生儿听力筛查的首选方法。另外,耳声发射对蜗病变和蜗后病变聋的鉴别诊断也有帮助。

（七）电反应测听法

声波从耳蜗的毛细胞起沿听觉通路传入大脑过程中产生的神经冲动可以形成各种生物电反应,称为听觉诱发电位(auditory evoked potential,AEP),记录这些诱发电位并用于评估听觉通路各部分功能的方法称为电反应测听法(electric response audiometry,ERA),属客观测听检查法。

1. 耳蜗电图　耳蜗电图是从外耳道或鼓岬记录到的产生于耳蜗内的听觉电反应,包括耳蜗微

音电位和复合动作电位,在临床可用于客观听觉功能的检查、耳蜗病变的诊断及耳聋病变的定位。

2. 听性脑干反应(auditory brainstem response,ABR) 是受声刺激后在脑干产生的一系列听觉电反应,由 7 个正波组成,分别代表听神经传导路不同部位的生物电位,以Ⅰ、Ⅲ、Ⅴ波最为稳定。听性脑干反应的分析指标有:Ⅰ、Ⅲ、Ⅴ波的潜伏期及振幅,Ⅰ~Ⅲ、Ⅲ~Ⅴ、Ⅰ~Ⅴ波的波间潜伏期,两耳Ⅴ波潜伏期和Ⅰ~Ⅴ波潜伏期差值,各波的重复性等。根据以上指标判断耳聋的程度、性质和部位,是临床广泛使用的一种客观测听检查法。听觉多频稳态反应是近年来发展和应用的一项新技术,具有频率特异性高、客观性强、可以提供类似于纯音测试的直观结果等优点。

> **知识拓展**
>
> ### 如何选择听功能检查方法
>
> 听功能检查的方法很多,各有特点,耳语和言语测听很粗略;音叉试验是临床上最常用的基本主观听力检查法,但仅能判断耳聋性质,不能准确测得听阈的大小;纯音测试既能判断耳聋性质又能准确地记录听阈,是常用的一种测听方法,但其属于主观测听方法;声导抗测试能客观地反映中耳传音系统的功能状态,尤其适合幼儿和精神病患者,但不能准确记录听阈;ABR 既能准确判断听阈又有定位诊断价值,同时还属于客观测听方法。

三、前庭功能检查法

前庭功能检查的目的在于了解前庭功能状况,并为定位诊断提供依据。由于前庭神经系统和小脑、脊髓、肢体、眼、自主神经等具有广泛的联系,因此,前庭功能检查不仅与耳科疾病有关,而且和神经内科、外科、眼科、创伤科等亦有密切关系。

(一)平衡功能检查

平衡功能检查分为静态平衡和动态平衡功能检查。

1. 闭目直立检查法 受检者闭目,双脚并拢直立,两手手指互扣于胸前,观察受试者睁眼与闭眼时躯干有无倾倒。迷路有病变时偏倒向眼震慢相侧;小脑有病变时将向患侧或后方偏倒。

2. 过指试验 受试者睁眼、闭目各数次,用两手示指轮流碰触位于前下方的检查者示指。迷路有病变者双臂偏向眼震慢相侧,小脑有病变时,仅有一侧上臂偏移。

3. 行走试验 嘱受检者闭目由起始点向前走 5 步,然后向后退 5 步,反复 5 次。观察起点与终点之间的偏斜角度,偏斜角大于 90°者,表示两侧前庭功能有显著差异。

4. 瘘管试验 将鼓气耳镜置入外耳道,保持紧密不漏气,向外耳道内交替加压、减压;或向外耳道口快速按压耳屏,引起外耳道内压力变化。若骨迷路遭病变破坏形成瘘管,则出现眼震及眩晕,为瘘管试验阳性。若仅感眩晕而无眼震者为弱阳性,示瘘管可疑;无任何反应者为阴性。瘘管被肉芽、胆脂瘤等病变组织堵塞者,或者为死迷路,虽然存在瘘管,也可出现阴性,所以对瘘管试验阴性者不能完全排除瘘管的存在,应结合临床检查和病史进行全面分析。

(二)眼震检查

眼震是眼球的一种不随意的节律性运动,用于评价前庭眼反射的眼球运动。常见的有前庭性眼震、中枢性眼震、眼性眼震等。常用检查方法有:自发性眼震检查、位置性眼震检查及变位性眼震检查、冷热试验、旋转试验等。

四、耳部的影像学检查

颞骨 CT 和 MRI 是临床检查耳部疾病的常规方法,作为重要的耳科疾病检查手段,可为手术提供准确的参考指标。临床通常采用水平位和冠状位扫描,必要时可选择矢状位扫描。

(一) 颞骨 CT 扫描

颞骨 CT 扫描不仅可清晰显示细微骨性结构,还能显示其中的异常软组织阴影。因此,对耳的先天畸形、颞骨骨折、各种中耳炎症、肿瘤等具有较高的助诊价值。临床通常采用水平位和冠状位扫描,必要时可选择矢状位扫描。

(二) MRI

MRI 可显示内耳和内耳道软组织结构,用以准确诊断复杂的耳科疾病,如中耳及内耳畸形、颈静脉球体瘤和听神经瘤等,特别是对听神经瘤的诊断具有重要意义。

第三节　鼻部检查法

一、鼻部的一般检查法

(一) 外鼻

观察外鼻有无畸形、缺损、肿胀、新生物,色泽是否正常。触诊有无压痛、增厚、变硬,鼻骨有无骨折、移位、塌陷及骨擦感。

(二) 鼻腔

1. 鼻前庭　嘱被检者头稍后仰,以拇指将鼻尖抬起,观察鼻前庭皮肤有无充血、肿胀、皲裂、溃疡、疖肿、隆起及结痂,有无鼻毛脱落,有无赘生物等。

2. 前鼻镜检查　将前鼻镜两叶合拢,与鼻底平行伸入鼻前庭,不可超过鼻阈,缓缓张开镜叶,依次检查鼻腔各部(图 2-2-15)。先使受检者头位稍低(第一位置),由下至上顺序观察鼻底、下鼻道、下鼻甲、鼻中隔前下部,再使受检者头后仰 30°(第二位置),检查中鼻道、中鼻甲及嗅裂和鼻中隔中部,再使受检者头后仰至 60°(第三位置),观察鼻中隔上部、嗅裂、鼻堤、中鼻甲前端等(图 2-2-16)。

检查时应注意鼻甲有无充血、贫血、肿胀、肥厚、萎缩及息肉样变;各鼻道及鼻底有无分泌物及其性状;鼻中隔有无偏曲、穿孔、出血、血管曲张、溃疡糜烂或黏膜肥厚;鼻腔内有无新生物、异物等。如下鼻甲肿大,可用 1% 麻黄碱生理盐水收缩后再进行检查。检查完毕,取出前鼻镜时勿闭拢镜叶,以免钳夹鼻毛。

3. 鼻咽镜检查　详见间接鼻咽镜检查法。

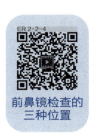

图 2-2-15　前鼻镜使用法

(三) 鼻窦

1. 一般检查　检查尖牙窝、内眦及眶内上角皮肤有无红肿、压痛,局部有无弹性或硬性膨隆,有无眼球移位或运动障碍、视力障碍等。

2. 前鼻镜检查　主要观察中鼻道、嗅裂或后鼻孔处有无脓涕存留,中鼻甲黏膜有无红肿、息肉样变,中鼻道有无息肉或其他新生物。

3. 体位引流　疑有鼻窦炎者,在鼻镜检查中未发现鼻道内有异常分泌物,可行体位引流。1% 麻黄碱生理盐水棉片充分收缩中鼻道与嗅裂附近黏膜,使窦口通畅。疑为上颌窦炎者,取头前倾 90°,患侧居上;疑为额窦炎,取正坐位,头位直立;疑为前组筛窦炎时,头位稍向后倾;疑为后组筛窦炎,头位稍向前倾;疑为蝶窦炎,取低头位。保持原位 10 分钟后检查鼻腔,观察有无分泌物排出,亦可取坐位,屈身,头下垂抵膝,下肢自然分开,10 分钟后坐正检查,观察中鼻道、嗅裂处有无脓性分泌物。

ER 2-2-4

前鼻镜检查的
三种位置

4. 上颌窦穿刺冲洗术 是诊断及治疗上颌窦疾病的常用方法之一,可用于上颌窦内病变的活检和分泌物的冲洗。主要方法是:用1%丁卡因棉片行下鼻道前段黏膜表面麻醉,将穿刺针伸入下鼻道内的下鼻甲附着缘下,在距下鼻甲前端1~5cm处,针尖朝向眼外眦方向,稍用力旋转即可将针头穿通上颌窦内侧壁。感到阻力消失时,拔出针芯,用空针如可抽出空气表明已进入窦腔内。此时可进行冲洗直至将脓液洗净,还可注入抗生素溶液或甲硝唑溶液。拔出穿刺针后将棉片填压于鼻底部。

二、鼻内镜检查法

鼻内镜可直接进入鼻腔的深部,在近乎直视下观察鼻腔、窦口甚至窦腔的情况。经下鼻道上颌窦穿孔术可将鼻内镜置入上颌窦内,直接观察窦内各壁和窦腔自然开口,也可在鼻内镜下发现鼻出血的出血部位并进行凝固止血,或钳取活体组织进行病理检查。鼻内镜分硬管镜和纤维镜。

(一)硬质鼻内镜检查法

硬质鼻内镜目前被广泛运用于鼻腔鼻窦手术。鼻内镜包括0°、30°、70°、90°及120°等视角,一般同时配有冲洗机吸引系统、图像显示和视频处理系统,显示并记录检查结果(图2-2-17)。受检者取坐位或仰卧位,1%丁卡因和少量肾上腺素的棉片表面麻醉,按照顺序逐一检查。①观察下鼻甲前端、下鼻甲全表面、下鼻道和鼻中隔。通常使用0°内镜从鼻底和下鼻道进镜,从前向后逐步观察。②观察中鼻甲、中鼻道、鼻咽侧壁及咽鼓管口、咽隐窝、蝶筛隐窝,可使用0°、30°或70°镜。③观察鼻咽顶、嗅裂、上鼻甲、上鼻道,可使用70°镜。④观察后鼻孔,可以发现鼻腔深部出血部位及早期肿瘤,确定颅底骨折及脑脊液鼻漏的瘘孔部位,还可以在直视下取活组织检查,行电凝固止血等。⑤检查鼻窦。

检查时要注意观察窦口鼻道复合体和影响中鼻道通气引流的相关解剖因素,视野范围内鼻黏膜形态,以及有无脓性分泌物、息肉、糜烂、囊肿及肿瘤等。

(二)软管鼻内镜检查法

可参照硬质鼻内镜的方法对鼻腔的各解剖部位进行检查。术中可随需要将内镜的末端弯曲,进入各鼻道,如中鼻道、半月裂、钩突、筛漏斗等处,观察上颌窦、额窦、筛窦、蝶窦的自然开口及其附近的病变。

三、鼻功能检查法

(一)鼻通气功能检查法

判定鼻通气程度、鼻道阻力大小、鼻道狭窄部位和鼻道有效横截面积等,以此

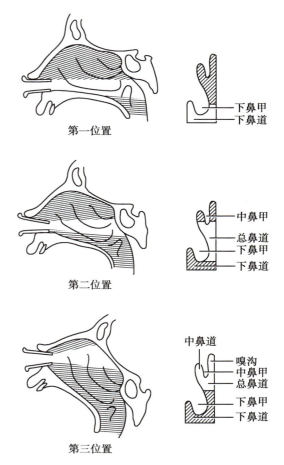

第一位置

下鼻甲
下鼻道

中鼻甲
总鼻道
下鼻甲
下鼻道

第二位置

中鼻道
嗅沟
中鼻甲
总鼻道
下鼻甲
下鼻道

第三位置

图 2-2-16 前鼻镜检查的三种位置

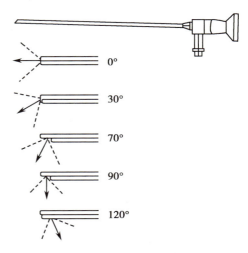

0°
30°
70°
90°
120°

图 2-2-17 鼻内镜

ER 2-2-5

上颌窦穿刺冲洗术的步骤及要点

判定病情和决定治疗方案。①指测法:用手指堵住一侧鼻孔,以手试其呼吸气流强弱。②鼻测压计法:测定呼吸时气流在鼻腔的阻力,正常成人鼻腔阻力是 196~294Pa(2~3cmH$_2$O)/(L·S),鼻腔阻塞性疾病时,鼻阻力升高;空鼻症时,鼻阻力明显降低。③鼻声反射测量法:定量判断鼻腔、鼻咽腔的容积、最小横截面积,客观评估鼻腔和鼻咽部疾病的病变程度、性质和疗效。

(二)鼻自洁功能检查法

常用方法是糖精试验,通过观察糖精从鼻腔排到咽部的时间,了解鼻黏膜纤毛传输系统对鼻的自洁功能状况。成人正常值为 3.85~13.2mm/s,平均为 7.82mm/s。

(三)嗅觉功能检查法

嗅觉功能检查法包括:①嗅瓶试验:为最常用的定性方法,以水作对照,令受检者闭目并用手指闭塞一侧鼻孔,将不同的液体如醋、酒精、煤油、香精等,分别置于另一侧鼻孔下,吸气分辨,再同法检查对侧。应避免用刺激性较强的薄荷、氨等。全部嗅出者为嗅觉良好,仅能嗅出 2 种以下者为嗅觉减退,全部不能嗅出者为嗅觉丧失。②嗅阈检查法:以多数人可嗅到的最低嗅剂浓度为一个嗅觉单位,将该嗅剂按 1~10 嗅觉单位配成 10 瓶,选出 7 种嗅剂,共配成大小相同的 70 个褐色瓶。让受检者依次嗅出各瓶气味,测出其最低辨别阈。也可以 7×10 小方格绘出嗅谱图,对某一嗅素缺失时,则在嗅谱图上出现一条黑色失嗅带。③嗅觉诱发电位:通过气味剂或电脉冲对嗅黏膜刺激后,再经过计算机叠加技术在特定位置记录到电位。嗅觉诱发电位作为客观而灵敏的电生理指标,用于辅助诊断嗅觉系统及其相关疾病。

四、鼻部的影像学检查

(一)X 线检查

常用的摄片体位有鼻额位(Caldwell 位)和鼻颏位(Water 位)。目的在于观察鼻窦和窦壁的透光度变化,判定鼻窦有无炎症、异物、囊肿、肿瘤、骨折等疾患。

(二)CT 检查

CT 检查是鼻内镜手术基本的辅助检查,可采用冠状位或轴位扫描,能清晰显示鼻腔、鼻窦细微的解剖结构,对鼻腔、鼻窦疾病诊断具有重要的临床意义。

(三)MRI 检查

MRI 检查不受骨影干扰,软组织辨识度高于 CT,对诊断鼻息肉、鼻窦囊肿、肿瘤具有重要的临床意义。磁共振更有利于观察病变与周围软组织、淋巴结等的解剖关系,能准确判断鼻及鼻窦与颅内或眶内有相关联病变时,病变位置、大小及侵及范围。

第四节　咽部检查法

一、口咽部检查法

受检者端坐,张口平静呼吸,检查者持压舌板掀起唇颊,检查牙、牙龈、硬腭、舌及口底。轻压舌前 2/3,自前向后观察口咽黏膜,腭舌弓、腭咽弓、腭扁桃体、咽侧壁及咽后壁等有无充血、肿胀、溃疡、干燥、结痂、假膜、局部隆起和淋巴滤泡增生等。观察腭扁桃体的大小、形态、色泽,表面是否光滑、有无瘢痕、假膜,隐窝口有无分泌物等。让受检者发"啊"音,观察软腭的运动,两侧是否对称,悬雍垂是否过长、分叉等。刺激咽后壁,观察咽反射情况。

临床上根据扁桃体肿大程度可分为三度:Ⅰ度,扁桃体超过腭舌弓,但不超过腭咽弓;Ⅱ度,遮盖腭咽弓;Ⅲ度,超过腭咽弓突向中线。

二、鼻咽部检查法

（一）间接鼻咽镜检查

间接鼻咽镜检查亦称后鼻孔检查。受检者端坐，头稍前倾，张口用鼻平静呼吸，检查者左手持压舌板轻压舌前 2/3，右手持加温而不烫的鼻咽镜，镜面朝上，置于软腭与咽后壁之间（图 2-2-18），左右转动镜面，避免触及咽壁或舌根，以免出现咽反射而影响检查。观察鼻咽各壁、软腭背面、鼻中隔后缘、后鼻孔、各鼻甲的后端、咽鼓管咽口、咽鼓管圆枕、咽隐窝及腺样体。注意鼻咽黏膜有无充血、肿胀、出血、溃疡、分泌物附着、隆起及新生物等。对咽反射敏感者，可用 1% 丁卡因溶液喷雾使咽部黏膜表面麻醉后再进行检查。

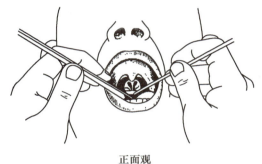
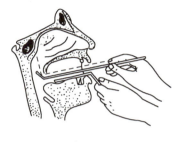

正面观　　　　　　　　　　　　　　侧面观

图 2-2-18　间接鼻咽镜检查法

（二）鼻咽内镜检查

1. 硬管内镜检查　分经鼻和经口两种。鼻腔黏膜收缩麻醉，将内镜经鼻底放入鼻咽部，或经口越过软腭而置于口咽部，转动镜管以观察鼻咽各部。

2. 纤维内镜检查　纤维内镜是一种软性内镜，经鼻腔导入后，能随意变换角度而观察到鼻咽部全貌，可钳取组织行病理学检查。检查前应清理干净鼻内分泌物。

（三）鼻咽部触诊

鼻咽部触诊主要用于儿童，目前较少采用。检查者站在小儿右后方，以左前臂挟持其头部，并用左手示指紧压患儿颊部，用戴好手套的右手示指经口伸入鼻咽部（图 2-2-19）。触诊鼻咽各壁，注意后鼻孔有无闭锁及腺样体的大小，肿物的大小、质地以及与周围的关系。撤出手指时，观察指端有无血迹或脓液。

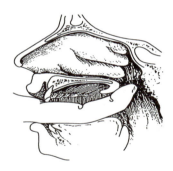

图 2-2-19　鼻咽部触诊示意图

鼻咽触诊

三、喉咽部检查法

详见本章喉部检查法。

四、咽部内镜检查法

鼻咽部内镜检查包括以下两种：①硬性内镜检查法：分为经鼻和经口两种，先用 1% 丁卡因鼻腔、咽腔喷雾黏膜表面麻醉后，将内镜管经鼻或者经口放入鼻咽部，转动内镜以观察鼻咽部。②纤维内镜检查法：检查前清理鼻腔分泌物，用 1% 丁卡因行鼻腔、咽腔喷雾黏膜表面麻醉，患者取坐位或卧位，检查者左手持操纵杆，右手将镜体远端经前鼻孔送入鼻腔底部，到达鼻咽部，拨动操纵杆以便观察鼻咽的各壁,对可疑病变的部位钳取标本进行病理学检查。

五、多导睡眠描记术

多导睡眠监测是最常用的睡眠监测手段,是诊断打鼾最重要的检查,是国际公认的诊断睡眠呼吸暂停低通气综合征的金标准,将为患者提供科学准确的临床诊断,为下一步开展必要的治疗做好准备。

多导睡眠描记(Polysomnography,PSG)是指在全夜睡眠过程中连续并同步描记脑电、眼电、下颌肌电、口鼻气流和呼吸动度、心电、血氧、鼾声、肢动、体位等多个参数,全部记录存储于计算机内并可由计算机自动分析。监测内容主要为睡眠结构、睡眠时呼吸状态的改变,此外还可根据需要监测睡眠时心血管功能、肢体活动等情况。现在便携式记录盒已经用于临床,可以监测血氧饱和度和呼吸气流等指标作为阻塞性睡眠呼吸暂停综合征的初筛检查,大大降低了检查成本。无电极的床垫式多导睡眠监测系统的研制是诊断技术的重大进步,使睡眠呼吸监测更加舒适、自然,也可利用此项技术进行大规模流行病学调查(图 2-2-20)。

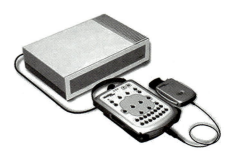

图 2-2-20　多导睡眠监测仪

六、咽部的影像学检查

X 线检查最常用的是鼻咽侧位片,主要用于腺样体肥大的检查,根据鼻咽顶后壁黏膜增厚的程度及气道的宽窄,判断有无腺样体的肥大。CT 及 MRI 检查适合于鼻咽部的占位性病变,可提示病变范围及与周围结构的关系。

第五节　喉部检查法

一、喉部的一般检查法

观察喉外形、喉体大小、位置以及两侧是否对称,甲状软骨是否在颈部正中,触诊甲状软骨、环状软骨、舌骨、环甲膜等标志,有无皮下气肿、触痛、畸形,正常的喉软骨摩擦音等,颈部淋巴结有无肿大。

二、间接喉镜检查法

间接喉镜检查是最常用而简便的检查法。受检者端坐,上身稍前倾,头稍向后仰,张口伸舌,平静呼吸。检查者调整额镜对好光源,用消毒纱布包裹受检者舌前 2/3,用左手拇、中指挟持舌前部并向外轻拉,右手持预热的间接喉镜,镜面向下伸入咽腔,轻轻将腭垂推向后上方(图 2-2-21),检查舌根、舌扁桃体、会厌舌面、会厌谷、喉咽壁、杓状软骨及两侧梨状窝等处。嘱受检者发"衣"音和吸气,观察会厌喉面、喉前庭、前联合、杓间区、杓会厌襞以及梨状窝、环后隙、喉室、室带、声带等部位有无异常,并仔细观察声带运动情况。间接喉镜中影像为喉的倒影,但左右并不颠倒。受检者不能配合时,可用 1% 丁卡因喷雾剂表面麻醉后完成检查。

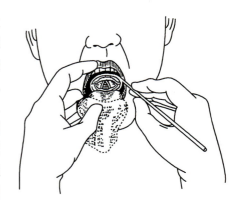

图 2-2-21　间接喉镜检查示意图

三、直接喉镜检查法

直接喉镜检查除了可进行喉腔和喉咽的直视检查外,还可借此施行喉内手术或其他喉部治疗。

随着纤维喉镜和电子喉镜的应用和普及,直接喉镜检查有减少趋势,现临床上进行喉部异物取出、儿童硬性支气管镜检查、喉部手术时仍有应用价值。它的基本原则是保持口腔和喉腔在一条直线上,以便视线直达喉部,检查喉腔内各部。

喉镜检查原理及要点

检查前应详细询问病史,做好口腔、牙齿、咽部、间接喉镜检查和全身检查。向受检者说明检查过程,以解除顾虑,取得配合。检查前4~6小时禁饮食。备好适当大小的喉镜、喉钳、光源、吸引器、气管切开术设备,必要时备好支气管镜和气管钳。成人术前可根据需要使用巴比妥类镇静药和阿托品,但对小儿和有呼吸困难的患者则不宜使用。

受检者仰卧,头颈部置于手术台外,肩部靠近手术台边缘,并高出手术台约15cm。助手固定受检者的头颈部,并根据检查时具体情况调整头位。检查者以纱布保护受检者上列牙齿及上唇,左手持直接喉镜沿舌背正中或右侧导入咽部,看见会厌后再深入1cm左右,挑起会厌,用力向上抬起喉镜,即可暴露喉腔,进行检查和手术(图2-2-22)。

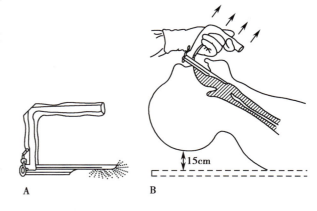

图 2-2-22　直接喉镜检查法
A. 直接喉镜;B. 检查方法。

四、纤维喉镜检查法

纤维喉镜是利用透光玻璃纤维的可曲性和可向任何方向导光的特点,制成镜体细而软的喉镜(图2-2-23),现已成为临床上广泛使用的方法,可经鼻或经口进行检查。受检者取坐位或仰卧位,鼻腔及口腔黏膜表面麻醉,将喉镜经鼻腔或口腔导入,对鼻、鼻咽、口咽及喉咽、喉等解剖部位进行检查,还可进行活检、息肉摘除及异物的取出等。纤维喉镜柔软可曲,检查时患者痛苦较小,对年老体弱、儿童、牙关紧闭、张口困难、颈椎强直的患者尤为适宜。其缺点是镜面小,镜管长,图像容易失真变形。

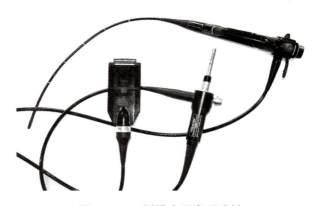

图 2-2-23　纤维电子鼻咽喉镜

五、动态喉镜检查法

动态喉镜又称频闪喉镜,通过频闪光在间接喉镜或光导纤维喉镜下观察声带振动情况。若频闪光的频率与声带振动不一致,声带就会出现慢动相。当声带黏膜某一部位出现上皮增生、小囊肿或癌变等情况,声带黏膜波可中断或消失。还可用于鉴别声带麻痹和环杓关节固定,若声带麻痹则黏膜波消失。动态喉镜检查可用来诊断早期喉癌和喉麻痹,也用于发声生理的研究。用动态喉镜检查作诊断时还应注意与喉部其他检查配合使用。

六、喉部的影像学检查

(一)X线检查

常用于检查喉部肿瘤及喉部狭窄的范围。喉部正位片仅可显示喉部有无偏斜及狭窄。侧位片对于诊断会厌和声门下区恶性肿瘤的范围、大小及喉狭窄的程度有一定的帮助。体层X线摄片是在平静呼吸或发音时进行喉部逐层显像,可避免喉部颈椎的重叠,能清楚显示病变的范围和性质。

（二）CT 检查

CT 是喉部损伤的首选检查方法，可显示有无喉软骨骨折及移位、喉腔内有无黏膜撕脱、黏膜下血肿及外伤后喉阻塞的情况。CT 可了解肿瘤大小、侵犯范围、颈部淋巴结转移情况等，为喉癌的分期和制定手术方案提供依据。

（三）MRI 检查

MRI 检查可显示肿瘤的大小以及侵犯的范围，颈部淋巴结转移情况。

知识拓展

声谱仪和声图仪

声谱仪是用电声学方法分析声音的物理学特性，将其频谱记录下来的探索音响分析仪。该仪器在人发声时记录的资料称声谱图，对各种声信号进行客观分析，由此分析人声中每一个无音的波形，为喉部疾病的诊断及疗效评估提供依据。目前主要的声音学评估有：声音振动基本频率、微扰值、信噪比及噪声谱等。

声图仪是将声音信号作频率、响度和强度的声学分析。如被分析的声音信号是语言，称为语图。用于分析各种病理嗓音的特征，研究嗓音的音质，客观记录语言缺陷，协助进行言语矫治及言语重建。其原理是使声音信号经频率分析装置处理后，以电压电流烧灼的方法在电敏记录纸上画出声图，可为正常言语研究、病理情况的探讨和法医的鉴定，提供有价值的诊断依据。

第六节　气管、支气管与食管检查法

一、气管、支气管检查法

临床上应用的支气管镜包括硬管支气管镜、纤维支气管镜和电子支气管镜。支气管镜检查具有诊断和治疗的双重功能，可明确气管、支气管的病变部位、范围和性质。

（一）适应证

①原因不明的咯血、肺气肿、肺不张、反复发作的肺炎等，疑有呼吸道异物或其他疾病需查明病因。②疑有气管支气管肿瘤、支气管内结核、支气管扩张等可通过支气管镜检查来发现病变并进行病灶活检。③收集下呼吸道分泌物，进行细菌培养。④吸出下呼吸道潴留的分泌物，以解除呼吸道阻塞。⑤取出气管、支气管异物。⑥气管、支气管病变的局部治疗，如气管内滴药或涂药。

（二）检查方法

1. 硬支气管镜检查

（1）**间接法**：适用于小儿。先以直接喉镜暴露声门后，再将支气管镜插入喉镜内，越过声门送入气管，退出喉镜，将支气管镜柄转向上逐渐伸入，看到隆凸后，根据情况变动头位，分别插入左右两侧支气管，依次检查气管、支气管（图 2-2-24）。

（2）**直接法**：适用于成人或较大儿童。将支气管镜慢慢由舌背正中或稍偏右侧送入，经腭垂、舌根部直达会厌，暴露声门。将镜柄向右转 90°，窥见左侧声带在镜管中央时，即在吸气时顺势导入支气管镜（图 2-2-25）。硬管支气管镜检查时，因器械对声门的刺激可致喉头水肿和呼吸困难，故操作应轻柔、准确，时间不宜超过 30 分钟，术中

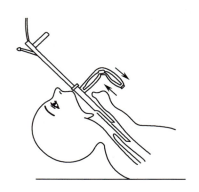

图 2-2-24　直接喉镜导入支气管镜

可给予地塞米松肌内注射或静脉滴注。

2. 纤维支气管镜检查　适用于检查气管、支气管及肺内病变,钳取组织行病理检查,吸取阻塞的分泌物及取出肺叶支气管内的小异物等。纤维支气管镜的末端可以弯曲,检查时可不拘体位,患者痛苦小,为临床检查提供了方便。

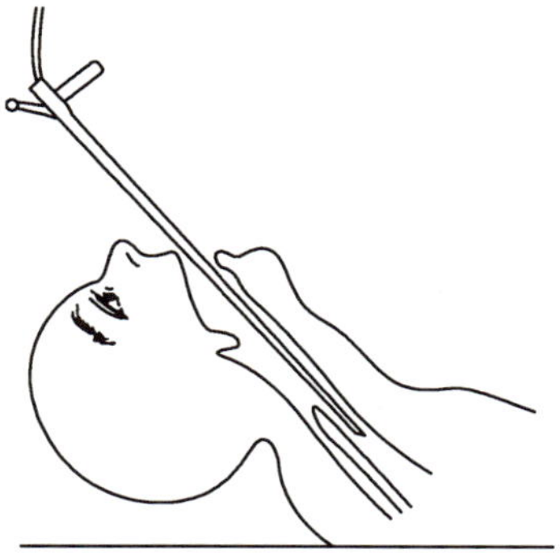

二、食管镜检查法

(一)适应证

①明确食管异物的诊断,取出食管异物。②检查食管狭窄的情况,行食管镜扩张术。③检查食管占位病变,并可行活检。

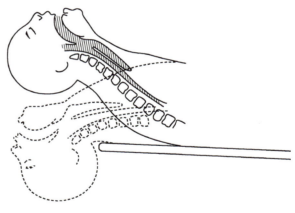

图 2-2-25　硬管支气管镜直接插入

(二)禁忌证

①食管腐蚀伤的急性期。②严重的心血管疾患,如重度脱水、全身衰竭,需在情况改善后手术。③严重的食管静脉曲张。④明显的脊柱前凸,严重的颈椎病变或张口困难。

(三)术前准备

①根据病史,术前需行食管钡餐造影,怀疑食管损伤严重者需行食管碘油造影,以避免因食管穿孔钡剂溢入纵隔。②术前禁饮食 4~6 小时。③术前 30 分钟可给予阿托品及镇静药。④根据年龄及发育情况选择合适的食管镜及异物钳。⑤检查可在局麻下完成。对于儿童及不配合的成人及有并发症或异物取出者,需行全身麻醉。

(四)操作方法

操作方法取仰卧垂头位,头后仰并高出手术台面约 15cm,随食管镜进入,可将头位渐放低(图 2-2-26)。检查者左手持食管镜的远端,同时固定于上切牙,右手持食管镜的近端,将食管镜经口腔导入。可循正中入路,经会厌、杓状软骨、环后隙,抬起食管镜前端达食管入口处;也可经右侧杓状软骨后外侧进入右侧梨状窝,然后渐移到中线,抬起食管镜前端暴露食管入口。通过食管入口是手术难点,需左手使用一向前、向上的力量将食管镜推入食管,行食管全程检查。

图 2-2-26　食管镜检查时患者体位

第七节　颈部检查法

一、颈部的一般检查法

被检查者多取坐位,不能坐立者取卧位,头颈部完全暴露,在良好的光线下进行。

(一)视诊

观察双侧是否对称,有无斜颈、强直,有无活动受限,有无静脉异常充盈、血管的异常搏动;皮肤有无充血、肿胀、瘘管、溃烂等;喉结的位置和外形;有无包块或隆起,包块的部位、形态、大小和表面皮肤颜色,是否随吞咽上下移动;观察腮腺、下颌下腺和甲状腺部位有无肿大。

(二)触诊

嘱患者头微低、放松,一手放在被检查者的后枕部协助其转动头部,以另一手指尖进行触诊。触诊顺序为颏下、下颌下、腮腺、颈侧和锁骨上区。注意各区域内淋巴结有无肿大,肿大淋巴结的部位、大小、数目、硬度、压痛、活动度、有无粘连。腮腺、下颌下腺有无肿大,颈前区触诊时应注意甲状腺情况。

（三）听诊

甲状腺功能亢进者可在甲状腺区听到一持续低调的静脉"嗡鸣"音。颈动脉瘤者可听到收缩期杂音。咽和颈段食管憩室者,吞咽时可在颈部相应部位听到气过声。喉阻塞者可听到喉鸣音,声门下有活动异物时可闻及拍击音。

二、颈部的影像学检查

（一）超声检查

常用于甲状腺、腮腺、淋巴结和颈部肿块的检查,可确定有无占位性病变、病变范围及与邻近组织的关系。超声引导下的颈部穿刺活检亦广泛应用于临床。

（二）X 线检查

X 线检查正位片可显示气道是否狭窄、移位,软组织内是否有钙化等。侧位片可以显示椎前软组织、气道、甲状腺、喉的侧位表现。

（三）CT 和 MRI 检查

目前 CT 和 MRI 已成为头颈部的主要检查技术。多平面重建、三维重建、血管成像、仿真内镜等技术的应用,使颈部器官解剖结构、病变及病变与周围的关系更加清晰。MRI 能够明确显示肿瘤的范围及侵犯的深度,尤其对颅底、脑神经的侵犯,MRI 显示比 CT 更清晰、更准确。MRI 还可做颈部的血管造影,显示血管异常。两者结合具有较强的诊断和鉴别诊断价值。

（四）数字减影血管造影

数字减影血管造影（digital subtraction angiography,DSA）可用于判定颈部肿块与血管的关系、肿块的血供来源。在 DSA 引导下,可经血管内导管将栓塞物注入肿瘤血管内,以阻断肿瘤血供。

（五）放射性核素检查

放射性核素检查是应用放射性核素及其标记物对肿瘤进行诊断的检查方法,最常用的是甲状腺核素显影,可将占位性病变分为冷、温、凉、热结节,"温度"的高低与局部肿块聚集 I^{131} 的功能成正比,冷结节聚碘功能明显低于周围正常腺体组织或完全无浓聚,单个冷结节提示为甲状腺恶性肿瘤。

（苑明茹）

思考题

1. 请试述额镜的使用方法。
2. 请简述鼻腔、口咽部、喉部及外耳道和鼓膜的常用检查方法。
3. 请试述听功能检查的主要类型及其所包含的检查项目。

ER 2-2-9

练习题

第三章 | 耳部疾病

教学课件

思维导图

学习目标

1. 掌握：分泌性中耳炎、急性和慢性化脓性中耳炎、中耳胆脂瘤的临床表现和治疗原则；化脓性中耳炎颅内、颅外并发症的分类和主要临床表现。

2. 熟悉：耳郭外伤、鼓膜外伤的临床表现及治疗；外耳道疖与外耳道炎的临床表现及治疗。

3. 了解：颞骨骨折的临床表现及治疗；耳郭假囊肿的临床表现和治疗；梅尼埃病的发病机制、临床表现和治疗原则；耳聋的预防。

4. 具备分泌性中耳炎、急性和慢性化脓性中耳炎、中耳胆脂瘤的诊断能力；具有耳聋识别并指导、帮助患者进行助听康复的能力；具有识别耳科危急重症并及时转诊能力。

5. 具有尊重患者、保护患者隐私的职业道德，具有耳科治疗技术不断进步的民族自豪感及关爱生命和救死扶伤的职业精神。

案例导入

患者，李女士，55岁。左耳反复流脓20余年，感冒后加重1周。检查：左外耳道见脓性分泌物，清除后见鼓膜紧张部大穿孔，鼓室黏膜水肿，有分泌物。颞骨CT检查见左乳突呈板障型，上鼓室及鼓窦区有密度增高影，未见明显骨质破坏。

请思考：

1. 该患者的可能诊断是什么？
2. 该患者的诊断依据有哪些？
3. 如何处理？

第一节 耳 外 伤

耳外伤包括外耳、中耳及内耳的损伤。临床常见有耳郭外伤、鼓膜外伤及颞骨骨折等，亦可伴有头面部、躯干、肢体等多部位的同时受累。

一、耳郭外伤

【病因】

耳郭外伤（injury of auricle）是外耳损伤中的常见病，因耳郭暴露于头颅两侧，较易受外力损伤。常见损伤原因有机械性损伤如挫伤和撕裂伤，其次有物理性损伤如冻伤及烧伤等。耳郭外伤可单独发生，亦可伴发于头面部外伤。

耳郭是由较薄的皮肤覆盖在凹凸不平的软骨上组成。耳郭软骨薄而富有弹性，是整个耳郭的支架,如因外伤、感染发生缺损或变形就会造成耳郭的畸形,影响外耳的功能及外观。

【临床表现】

不同原因所致耳郭外伤在不同时期表现各有不同。早期多表现为血肿、出血、皮肤和软骨断裂,若继发感染,后期可表现为缺损或畸形。

1. 耳郭挫伤 多为钝物撞击所致,轻者仅皮肤擦伤、局部红肿,重者可形成血肿,表现为皮下或软骨膜下紫红色半圆形隆起,面积可大可小。因耳郭皮下组织少,血液循环差,血肿不易吸收,若不及时处理,血肿机化可致耳郭增厚变形;大的血肿可继发感染,引起软骨坏死、耳郭畸形。

2. 耳郭撕裂伤 轻者表现为受伤耳郭的小裂口,重者有组织缺损,甚至耳郭部分或完全断离。

【诊断】

根据外伤史,典型临床表现,作出诊断。

【治疗】

治疗原则:及时清创止血、控制感染、预防畸形。

1. 耳郭挫伤 耳郭血肿应早期抽吸治疗,并加压包扎 48 小时,必要时可反复抽吸;大面积血肿应尽早手术切开清除积血,同时应用抗生素预防感染。

2. 耳郭撕裂伤 外伤后应早期清创缝合,尽量保留皮肤。如有耳郭缺损,视缺失程度施行相应的耳郭成形术,术后应用抗生素防治感染。

二、鼓膜外伤

【病因】

因直接或间接外力作用于鼓膜形成的创伤称为鼓膜外伤(injury of tympanic membrane)。可分为器械伤(如挖耳损伤鼓膜)、压力伤(爆震、掌击)及医源性损伤(外耳道各种操作),此外如颞骨骨折、烧伤等亦可造成鼓膜外伤。

【临床表现】

1. 鼓膜破裂后突感耳痛、听力减退伴耳鸣,耳道内少量出血和耳内闭塞感。气压伤时,因气压、撞击可致内耳受损,出现眩晕、恶心。

2. 耳镜检查 可见鼓膜多呈不规则裂隙状穿孔,穿孔边缘及耳道内有血迹或血痂;颞骨骨折伴脑脊液漏时,可见有清水样液渗出。

3. 听力检查 传导性耳聋或混合性耳聋。

【诊断】

根据外伤史、典型临床表现、相应的耳部检查,作出诊断。

【治疗】

1. 应用抗生素预防感染,外耳道用酒精擦拭消毒,外耳道口松填消毒棉球,保持外耳道清洁干燥。

2. 预防上呼吸道感染,嘱患者切勿用力擤鼻,以防来自鼻咽的感染。

3. 禁止外耳道冲洗或滴药。穿孔愈合前,禁止游泳、滴入液体。绝大多数的穿孔若无感染可于 3~4 周自行愈合,较大且经久不愈的穿孔可择期行鼓膜修补术。

ER 2-3-3

鼓膜修补术

【预防】

加强卫生宣教,避免锐器挖耳;外耳道治疗操作时细心,避免伤及鼓膜;在强气压环境中做好耳的防护。

三、颞骨骨折

颞骨骨折(temporal bone fracture)常为头部外伤的一部分,多因车祸、头部撞击、坠落等引起,常伴不同程度的颅内、面部或胸腹部等组织、器官损伤。颅底骨折中约有 1/3 伴有颞骨岩部骨折。临床常以骨折线与颞骨岩部长轴的关系将骨折分为纵行、横行、混合型和岩尖骨折四种类型（图 2-3-1）。

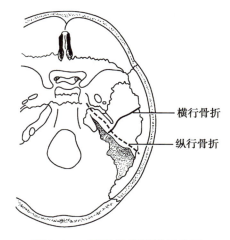

图 2-3-1　颞骨岩部骨折示意图

横行骨折
纵行骨折

【临床表现】

1. 纵行骨折　最常见，占 70%~80%。多由颞部和顶部受撞击所致。约 20% 的纵行骨折可两侧同时发生。骨折线与岩部长轴平行，常起自颞骨鳞部，通过外耳道后上壁、中耳顶部，沿颈动脉管，至颅中窝底的棘孔或破裂孔附近。外耳道皮肤及鼓膜常被撕裂，中耳结构受损，血自外耳道流出或自咽鼓管经鼻、咽流出。出现传导性耳聋和低频耳鸣。因骨折线多于骨迷路前方或外侧穿过，故极少伤及内耳。约 20% 的纵行骨折可致面神经受压、水肿或因血肿压迫发生面瘫，但预后较好。偶可累及颞颌关节。伴硬脑膜撕裂时，脑脊液可经鼓室、鼓膜损伤处外流形成耳漏、鼻漏。

2. 横行骨折　较少见，约占 20%。主要是枕部暴力所致。骨折线与岩部长轴垂直，常起自颅后窝的枕骨大孔，横过岩锥直达颅中窝。或经过舌下神经孔及岩部的管孔（如颈静脉孔），少数可经内耳道和迷路到达破裂孔或棘孔附近。因骨折线可通过内耳道或骨迷路，故常有耳蜗、前庭及面神经受损症状，如感觉神经性耳聋、面瘫、眩晕、自发性眼震和血鼓室等。面瘫的发生率约为 50%，且不易恢复。脑桥侧和蛛网膜下腔的脑脊液经骨折缝流入鼓室也可形成脑脊液耳漏、鼻漏。

3. 混合型骨折　少见，常因颅骨多发性骨折，颞骨同时发生纵行与横行骨折，出现多种中耳与内耳症状。

4. 岩尖骨折　很少见，可损伤第Ⅱ~Ⅵ对脑神经，出现弱视、睑裂变小、上睑下垂、瞳孔扩大、眼球运动障碍、复视等眼部症状以及三叉神经痛和面部感觉障碍。岩尖骨折可损伤颈内动脉，引起致命性大出血。

ER 2-3-4

颞骨骨折类型

【诊断】

根据外伤史、典型临床表现，结合相应影像学检查，作出诊断。

【治疗】

1. 颞骨骨折常伴有颅脑外伤，若有颅内压增高或耳、鼻出血时，应与神经外科医师协作，共同抢救患者。首先应关注危及患者生命的主要问题，如保持呼吸道通畅，必要时行气管切开术。控制出血，及时补液或输血，预防失血性休克，维持循环系统的正常功能。如病情允许，应做头颅 CT 或MRI、神经系统检查。

2. 应用抗生素预防颅内和耳部感染，注意耳部消毒。若患者全身情况许可，应在严格无菌操作下清除外耳道积血或污物。如有脑脊液耳漏，不可行外耳道填塞，仅于外耳道口放置消毒棉球。如病情许可，采取头高位或半卧位，脑脊液耳漏多可自止。如超过 2~3 周仍未停止者，需行手术修补。

3. 由颞骨横行骨折引起的周围性面瘫者，病情许可时，手术减压愈早愈好。对后遗鼓膜穿孔、听骨链断离者，可于后期行鼓室成形术。

第二节　耳郭假囊肿

耳郭假囊肿（pseudocyst of auricle）是指耳郭软骨夹层内的非化脓性浆液性渗出所形成的囊肿，因其囊壁无上皮层故称假性囊肿。病因不明，多认为与机械性刺激或挤压有关。多发于 20~50 岁者，男性多于女性。

【临床表现】

1.偶然发现耳郭外侧面局限性囊性隆起,有肿胀感,无痛,有时有灼热和痒感。常因刺激后迅速增大。较小囊肿仅稍隆起,大者隆起明显,有波动感,无压痛,表面肤色正常或略红。

2.穿刺可抽出淡黄色液体,生化检查含丰富蛋白质,细菌培养无细菌生长。多数病例在穿刺后不久又会有渗出液积聚。

【诊断】

根据病史,典型临床表现,相应的耳部检查,尤其是诊断性穿刺抽液,作出诊断。

【治疗】

治疗目的是减少囊液渗出,促进囊壁粘连愈合,预防囊肿感染。

1.早期或小囊肿可用冷敷、超短波、紫外线照射等物理治疗。

2.积液明显者可采用穿刺抽液,加压包扎,也可抽液后注入硬化剂,加压包扎,促使囊壁粘连、机化。

3.穿刺效果不佳者可手术治疗,在囊肿隆起部切除一部分囊壁,开一小窗,清除积液、加压包扎、促进囊壁粘连愈合。

4.酌情使用抗生素预防感染。

第三节 外耳道耵聍栓塞

耵聍在外耳道积聚过多,形成团块,将外耳道阻塞,称为外耳道耵聍栓塞(impacted cerumen)。

【临床表现】

1.**症状** 外耳道未完全堵塞时,症状不明显,可有局部瘙痒感。完全堵塞时,耳闷胀不适,伴听力下降、耳鸣,甚至眩晕。下颌关节活动时或进水膨胀后可有耳痛,伴感染则疼痛剧烈。

2.**耳镜检查** 外耳道内有棕黑色团块,触之硬,也有软如枣泥者,与外耳道壁可无间隙。听力检查为传导性耳聋。

【诊断】

根据病史,典型临床表现,相应的耳部检查,作出诊断。

【治疗】

取出外耳道耵聍是唯一治疗方法。但需注意操作轻柔以减少疼痛和避免外耳道或鼓膜损伤,若损伤外耳道皮肤,要注意预防感染。

1.**耵聍钩或膝状镊取出法** 对可活动、未完全阻塞外耳道的耵聍,可用耵聍钩或膝状镊取出。完全阻塞者需用耵聍钩将耵聍与外耳道分离出缝隙后,慢慢钩出。

2.**外耳道冲洗法** 对难以取出者,可先滴用3%~5%碳酸氢钠溶液软化耵聍,每天4~6次,2~3天后待耵聍软化,用温的生理盐水冲出,或用吸引器慢慢吸出。注意若有急慢性化脓性中耳炎不能用冲洗法。

第四节 外耳道疖与外耳道炎

一、外耳道疖

外耳道皮肤毛囊、皮脂腺或耵聍腺的局限性化脓性感染称为外耳道疖(furuncle of external acoustic meatus)。

【病因】

外耳道疖肿多发生在软骨部,由皮肤毛囊、皮脂腺或耵聍腺感染而形成的。致病菌多为金黄色葡萄球菌。常见感染途径有：①挖耳引起外耳道皮肤损伤。②游泳、洗头、洗澡时不洁水进入和浸泡。③化脓性中耳炎的脓液刺激。④糖尿病、慢性肾炎、营养不良等全身性疾病使局部抵抗力下降。

【临床表现】

1. **症状**　局部跳动性疼痛为主要症状，常因外耳道皮下组织少、皮肤和软骨膜连接紧密、炎性肿胀刺激神经末梢所致。疖肿破溃后有稠厚脓液流出，可混有血液。脓液感染邻近皮肤可引起多发性疖肿。外耳道后壁的疖肿，皮肤肿胀可蔓延到耳后，使耳郭后沟消失、耳郭耸立。严重者可伴有发热和全身不适。因疖肿部位不同，可引起耳前或耳后淋巴结肿痛。

2. **检查**　有明显的耳屏压痛和耳郭牵拉痛，外耳道软骨部有局限性红肿，肿胀的中央可有白色脓头。血常规检查示白细胞升高。

【诊断及鉴别诊断】

根据临床症状和体征，多不难诊断。当肿胀波及耳后，使耳郭后沟消失时，需与急性乳突炎、慢性化脓性中耳乳突炎和耳后骨膜下脓肿相鉴别。

【治疗】

1. **局部治疗**

（1）早期可用鱼石脂甘油纱条敷于红肿处，每日更换一次；也可局部理疗，促进炎症消散。未成熟疖肿禁忌切开，以防炎症扩散。

（2）疖肿成熟时，可用无菌针头刺破脓头，用棉签挤压脓头排出脓液。疖肿较大，波动感明显者，可在局麻下沿外耳道纵轴平行切开，用镊子将稠厚的脓栓取出，脓腔置引流条。

（3）疖肿已经破溃，用3%过氧化氢溶液将脓液清洗干净，保持引流通畅。

2. **全身治疗**　积极应用抗生素控制感染。疼痛剧烈者，服用镇静、止痛药。

二、外耳道炎

外耳道炎（otitis externa）是指外耳道皮肤或皮下组织的急、慢性弥漫性炎症。

【临床表现】

1. **急性弥漫性外耳道炎**　初期耳内灼热感，随病情发展耳内胀痛逐渐加剧，咀嚼或说话时加重。外耳道内有稀薄或渐呈脓性分泌物流出。检查有耳郭牵拉痛和耳屏压痛；外耳道弥漫性红肿、潮湿，有时可见小脓疱；病情严重者耳郭周围可水肿，耳周淋巴结肿胀或压痛。

2. **慢性外耳道炎**　患者常感耳痒不适，耳道内少量分泌物流出。检查见外耳道皮肤多增厚、有痂皮附着，撕脱后外耳道皮肤呈渗血状。外耳道潮湿，内有少量黏稠分泌物或有白色豆渣状分泌物堆积于外耳道深部。

> **知识拓展**
>
> ### 外耳道真菌病
>
> 外耳道真菌病又称真菌性外耳道炎，是外耳道内真菌侵入或外耳道内的条件致病性真菌，在适宜的条件下繁殖所引起的外耳道炎性病变。多半是在机体抵抗力下降，全身长期大剂量应用或滥用抗生素或糖皮质激素类药物的情况下，所引起的真菌感染。临床症状有耳内发痒及闷胀感；真菌大量繁殖，堆积成团块可致阻塞感，听觉障碍、耳鸣甚至眩晕。临床检查可见外耳道深部和鼓膜覆盖有白色、灰黄色或烟黑色薄膜、丝状、绒毛状霉苔，揭去霉苔和痂皮，可见患处充血肿胀、潮湿、轻度糜烂，或有少量渗血。显微镜下可见菌丝和孢子，也可做真菌培养检查，明确诊断。治疗主要是清除外耳道内污物，保持外耳道干燥。局部应用广谱抗真菌霜剂或滴耳液，一般不需要全身应用抗真菌药。

【诊断】

根据病史、典型临床表现，相应的耳部检查，不难作出诊断。

【治疗】

1. 清洁外耳道，保持局部清洁、干燥和引流通畅。

2. 外耳道红肿时，局部滴用2%~3%酚甘油或敷用鱼石脂软膏，可起到消炎止痛的作用。如外耳道肿胀严重，影响引流，可在外耳道内放一细纱条引流，也利于滴药后药液流入外耳道深部。

3. 严重的外耳道炎需全身应用抗生素。避免使用有耳毒性药物。耳痛剧烈者给予镇静止痛药。必要时可联合应用抗生素和糖皮质激素类药物。

【预防】

改变不良的挖耳习惯；避免在污水中游泳；洗头、洗澡时避免水进入外耳道内，耳内进水及时拭干。

第五节　分泌性中耳炎

分泌性中耳炎（otitis media with effusion，OME）是指以鼓室积液、听力下降为主要特征的中耳非化脓性炎症。本病有较多的命名，如分泌性中耳炎、浆液性中耳炎、卡他性中耳炎等，分泌物极为黏稠者称为胶耳（glue ear）。

本病在小儿的发病率明显高于成人，是引起小儿听力下降的重要原因之一。按病程的长短不同，可分为急性和慢性（病程在8周以上）两种。慢性分泌性中耳炎多由急性分泌性中耳炎反复发作，迁延转化而来，也可缓慢起病而无急性病程。

【病因】

目前病因尚未明确。主要为中耳通气功能障碍导致鼓室负压，黏膜中的静脉扩张，通透性增加，血清漏出于鼓室形成积液所致。

1. 咽鼓管功能障碍

（1）咽鼓管机械性阻塞：儿童腺样体肥大、肥厚性鼻炎、鼻咽部肿瘤或淋巴增生、长时间的后鼻孔填塞等可直接阻塞咽鼓管开口。

（2）功能障碍：咽鼓管软骨弹性较差，咽鼓管软骨段的管壁易发生塌陷阻塞。腭裂患者常因腭部肌肉无中线附着点，收缩功能不良，咽鼓管不能主动开放，易患此病。

（3）咽鼓管的清洁、防御功能障碍：咽鼓管黏膜的黏液纤毛输送系统可将分泌物和病原体排送至鼻咽部，保持中耳的无菌状态。头颈部肿瘤放射治疗可使此黏液纤毛输送系统受损而不能发挥功能。

2. 局部感染　研究发现在中耳积液中可检出流感嗜血杆菌、肺炎链球菌、乙型溶血性链球菌、金黄色葡萄球菌等。病毒感染也为原因之一。

3. 免疫因素　中耳积液中可检测到细菌的特异性抗体、炎性介质、免疫复合物及补体等，提示分泌性中耳炎可能是一种由抗体介导的免疫复合物疾病（Ⅲ型变态反应）。

4. 其他　气压损伤、胃-食管反流、牙错位咬合等均可引起本病。

【临床表现】

1. 症状

（1）听力下降：急性发病者多有上呼吸道感染病史，以后听力逐渐下降，伴有自声增强。当头位变动听力可暂时改善。积液黏稠时，变动头位可无听力改变。小儿多因对声音反应不敏感、侧耳听音、学习时注意力不集中被家长发现而就诊。慢性者，发病隐匿，常不能提供确定的发病时间。

（2）耳痛：急性期可有耳痛，可轻可重。慢性期耳痛不明显。

（3）**耳闷塞感**：患耳有闷胀感或阻塞感，按压耳屏可缓解。

（4）**耳鸣**：患者可有耳鸣，多为低调、间歇性，如噼啪声、嗡嗡声或流水声。当头部运动、打哈欠、捏鼻鼓气时，耳内可出现气过水声，积液黏稠或充满鼓室时，则无此症状。

2. 检查

（1）**鼓膜**：急性期，鼓膜松弛部充血，或全鼓膜轻度弥漫性充血。鼓膜内陷，光锥缩短、变形或消失，锤骨柄向后上方移位，锤骨短突明显外突。鼓室积液时，鼓膜失去正常光泽，若液体稀薄未充满鼓室时，透过鼓膜可看见液平面（图2-3-2）。此液面呈弧形，凹面向上，患者头位变动时，此平面与地面的水平关系不变。有时尚可见到气泡，作咽鼓管吹张后气泡可增多。

（2）**听力检查**：音叉试验和纯音听阈测试提示传导性耳聋。听力损失程度不一。听阈可随积液量的变化而有波动，听力损失一般以低频为主，积液排出后听力即改善。声导抗图对诊断有重要价值，早期鼓室负压，声阻抗为负压型（C型），出现鼓室积液时为平坦型（B型），两者均为分泌性中耳炎的典型曲线。

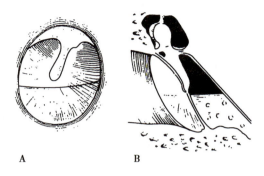

图2-3-2 鼓室积液
A.透过鼓膜可见液平面与液中气泡；B.鼓室剖面观示鼓室积液情况。

【诊断】

根据病史和临床表现，结合鼓膜检查和听力检查，可以诊断。诊断性鼓膜穿刺术可确诊。

【鉴别诊断】

需要与下列疾病相鉴别。

1. 鼻咽癌 分泌性中耳炎可为鼻咽癌患者的首发症状，特别是中老年单侧慢性分泌性中耳炎患者，应注意排除鼻咽癌。鼻咽镜检查和血清EBV-VCA-IgA检测应列为常规检查项目之一，对可疑患者应行鼻咽部活检，必要时作鼻咽部CT扫描或MRI。

2. 脑脊液耳漏 颞骨骨折或先天性缺损破裂合并脑脊液耳漏而鼓膜完整者，脑脊液积聚于鼓室，可产生类似分泌性中耳炎的临床表现。根据外伤史、鼓室液体的实验室检查、颞骨影像学检查可鉴别。

3. 胆固醇肉芽肿 又称为特发性血鼓室，病因不明，可为分泌性中耳炎晚期的并发症。中耳内有棕褐色液体，鼓室及乳突腔内有暗红色或棕褐色肉芽。鼓膜呈蓝色或蓝黑色。颞骨CT检查见鼓室及乳突腔内有软组织影，偶见骨质破坏。

【治疗】

治疗原则：控制感染，清除中耳积液，改善咽鼓管通气引流，治疗相关疾病。12岁以下儿童和成人患者的治疗模式有较大区别，分别叙述。

1. 成人的治疗

（1）**保守治疗**

1）抗生素：急性期可适当短期使用青霉素类或头孢类抗生素。

2）保持鼻腔及咽鼓管通畅：局部应用减充血剂，有利于改善鼻腔及咽鼓管的通气和引流。

3）糖皮质激素：地塞米松或泼尼松短期口服，减少积液渗出，促使积液的吸收。

4）黏液稀化剂、促排剂：稀化黏液，降低咽鼓管黏膜的表面张力和咽鼓管开放的压力。

5）咽鼓管吹张：慢性期可用捏鼻鼓气法、波氏球法或导管法进行吹张。

（2）**手术治疗**

1）鼓膜穿刺术：局麻下通过鼓膜穿刺抽出积液，必要时可于1~2周后重复进行。也可以在抽液后注入糖皮质激素类药物（图2-3-3）。

2）鼓膜切开术：积液黏稠不能抽出，或经过反复穿刺，积液在抽吸后很快又生成、聚积时，宜做鼓膜切开术（图2-3-4）。

3）鼓膜切开加置管术：病情迁延不愈或反复发作、中耳积液过于黏稠、头部放射治疗后咽鼓管功能短期内难以恢复正常者，均应行鼓膜置管术，以改善中耳通气引流，利于咽鼓管功能的恢复（图2-3-5）。

（3）**病因治疗**：积极治疗鼻咽部或鼻腔疾病，如腺样体肥大、鼻-鼻窦炎、下鼻甲肥大等。胃-咽反流、扁桃体肥大等可能与分泌性中耳炎发作有关的问题，应给予处理。

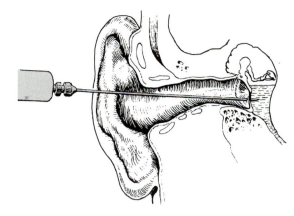

图 2-3-3　鼓膜穿刺术位置示意图

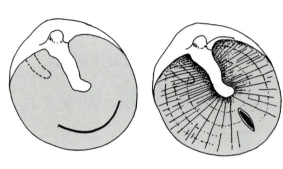

图 2-3-4　鼓膜切开术示意图

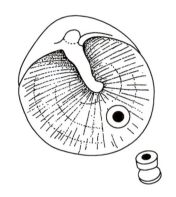

图 2-3-5　鼓膜切开加置管术示意图

2. 小于 12 岁患者的治疗

（1）**保守治疗**：自诊断之日起对患儿进行为期 3 个月的观察随访，观察期间每 2~4 周定期行鼓气耳镜和声导抗检查，多数可自愈。

（2）**手术治疗**：观察期间较好耳的听力水平为 40dB 或更差；病程持续在 3~4 个月或以上并伴听力减退；已经引起鼓膜或中耳的结构损伤；合并急性中耳炎反复发作等，可考虑外科手术干预。

1）首次手术：首选鼓膜置管术。对有腺样体炎或腺样体肥大者，同时行腺样体切除术。

2）再次手术：鼓膜置管脱落或取管后复发，可行腺样体切除术和鼓膜切开术，同时行鼓膜置管或不置管；不建议单独行鼓膜切开术或单独行腺样体切除术。

第六节　急性化脓性中耳炎

急性化脓性中耳炎（acute suppurative otitis media，AOM）是中耳黏膜的急性化脓性炎症。好发于儿童，冬春季节多见，常继发于上呼吸道感染。

【病因】

主要的致病菌为肺炎链球菌、葡萄球菌、流感嗜血杆菌、溶血性链球菌等。常见的感染途径有以下三条，其中以咽鼓管途径最常见。

1. 咽鼓管途径

（1）急性上呼吸道感染或急性传染病时，病原体经咽鼓管侵入中耳，引发感染。儿童特别是小儿因解剖学因素病原体更易经咽鼓管进入中耳。

（2）在污水中游泳或跳水，不当地擤鼻、咽鼓管吹张、鼻腔冲洗，病原体可经咽鼓管侵入中耳。

（3）哺乳方法不当，如平卧吮奶时，乳汁或胃内容物可经咽鼓管逆流进入中耳。

2. 鼓膜途径 不符合无菌操作的鼓膜穿刺、鼓膜置管，鼓膜外伤，均可使致病菌直接侵入中耳。

3. 血行感染 极少见。

【病理】

主要病理表现为中耳乳突腔黏膜、骨膜、骨质的化脓性炎性反应，鼓室乳突内有脓性分泌物。随着脓性分泌物的增多，局部坏死，穿孔，发生耳流脓。若鼓室引流通畅，炎症可逐步吸收，黏膜恢复正常，如治疗不及时或不当，病变可迁延为慢性。

【临床表现】

1. 症状

（1）**全身症状**：轻重不一。可有畏寒、发热、倦怠、食欲缺乏。小儿症状常较重，可出现高热、惊厥，可伴呕吐、腹泻等类似胃肠道中毒症状。鼓膜穿孔后，全身症状明显减轻。

（2）**耳痛**：耳深部剧烈疼痛，搏动性跳痛或刺痛，可向同侧头部或牙齿放射。小儿常表现为哭闹不止、挠耳。鼓膜穿孔前，耳痛剧烈，穿孔后耳痛减轻。

（3）**听力减退和耳鸣**：从发病之初患者可有明显耳闷、耳鸣和听力下降。耳痛剧烈时，听觉问题常被忽视。少数患者伴眩晕。鼓膜穿孔后，听力改善。

（4）**耳漏**：初为血水样分泌物，后渐变为脓性。

2. 检查

（1）**耳部触诊**：乳突区可有轻压痛，鼓窦区明显。小儿乳突区皮肤可出现轻度红肿。

（2）**耳镜检查**：早期，鼓膜松弛部充血，锤骨柄及鼓膜紧张部周边可见放射状扩张的血管。随后，鼓膜呈弥漫性充血、肿胀，向外膨出，正常标志不易辨别。穿孔一般位于紧张部，鼓膜膨隆最明显处。开始时为一小黄点，然后发生穿孔。检查可见针尖样、搏动性亮点，称为"灯塔征"，为分泌物间断性溢出所致。坏死性中耳炎者，鼓膜形成大穿孔。

（3）**听力检查**：多为传导性耳聋，少数患者可因耳蜗受损而出现混合性耳聋或感觉神经性耳聋。中耳声阻抗多表现为 B 型曲线。

（4）**实验室检查**：白细胞总数增多，中性粒细胞增加，鼓膜穿孔后血象渐恢复正常。

【诊断及鉴别诊断】

根据病史、临床表现和检查，本病即可诊断。应该注意与外耳道炎、外耳道疖和急性鼓膜炎鉴别。

【治疗】

治疗原则：控制感染、通畅引流和去除病因。

1. 全身治疗

（1）**控制感染**：及早应用足量广谱抗生素控制感染，鼓膜穿孔后可取脓液进行细菌培养和药敏试验，并参照结果调整敏感抗生素。症状消失后仍需继续治疗数日，以求彻底治愈。

（2）**对症、支持治疗**：注意休息，进清淡、易消化饮食，保持大便通畅。小儿呕吐、腹泻者，应注意补液，纠正电解质紊乱。

2. 局部治疗

（1）**鼓膜穿孔前**：①应用 2% 酚甘油滴耳，可消炎止痛。因此药遇脓液或血水后可释放苯酚，故鼓膜穿孔后应立即停止使用，以免腐蚀鼓室黏膜和鼓膜。②应用减充血剂喷鼻，利于咽鼓管功能的恢复，减轻局部炎症。③全身及局部症状较重，鼓膜膨出明显，经上述治疗后效果不佳，应在无菌操作下行鼓膜切开术。

（2）**鼓膜穿孔后**：①用 3% 过氧化氢液彻底清洗外耳道，拭干外耳道。②局部应用抗生素滴耳液，如 0.3% 左氧氟沙星滴耳液，禁用粉剂。③感染完全控制、炎症消退后，部分患者的鼓膜穿孔可自行愈合,若鼓膜穿孔长期不愈合者可行鼓膜修补术。④鼓膜已穿孔或已做鼓膜切开术后,耳痛、发热仍不消退,鼓膜充血显著者,或已合并急性乳突炎及有其他并发症者,应行单纯乳突切开术,改善中耳引流。

3. 病因治疗　积极治疗鼻腔、鼻窦、咽部及鼻咽部疾病,有助于防止中耳炎复发。

第七节　慢性化脓性中耳炎

细菌感染中耳乳突腔黏膜、骨膜或深达骨质,引起化脓性炎症,病程超过6周称为慢性化脓性中耳炎(chronic suppurative otitis media,CSOM)。慢性化脓性中耳炎是耳科常见病,临床以反复流脓、鼓膜穿孔和听力下降为特点。可引起颅内、外并发症。

知识拓展

中耳炎分类与分型

国内早期一直沿用将慢性化脓性中耳炎分为"单纯型、骨疡型、胆脂瘤型"的三型分类法。该分类法根据病理上有无骨质破坏以及造成颅内并发症可能性,分为安全性中耳炎和危险性中耳炎。2012年版中耳炎临床分类和手术分型中,将胆脂瘤型中耳炎改为中耳胆脂瘤,以充分反映该病的临床特点与发生机制,增加了特殊类型中耳炎,另外把慢性化脓性中耳炎分为活动期与静止期两个阶段,科学反映了中耳炎现状。

【病因】

主要原因为急性化脓性中耳炎未及时或彻底治疗,病情迁延为慢性。常见致病菌有铜绿假单胞菌、金黄色葡萄球菌、大肠埃希菌、变形杆菌等。

【病理】

轻者病变主要位于鼓室黏膜层,表现为黏膜充血、水肿、炎性渗出,若感染得到控制,病变可进入静止期,此时黏膜干燥,鼓膜穿孔仍存在,个别小的穿孔也可自行愈合。病变重者,除黏膜病变外,病变可深达骨膜、骨质,形成慢性骨疡,局部肉芽或息肉生长,病变迁延不愈。有些患者可局部发生鳞状上皮化生继发胆脂瘤。

【临床表现】

慢性化脓性中耳炎以是否持续流脓分为静止期和活动期,主要临床表现为耳溢液、听力下降、耳鸣和鼓膜穿孔。

1. 耳溢液　耳内间断性流脓,量多少不等。上呼吸道感染或耳内进水后,流脓症状出现或脓量增多。分泌物一般为黏液或黏液脓性,一般无臭,静止期流脓可停止。急性发作期或有肉芽、息肉形成时分泌物可呈血性。

2. 听力下降、耳鸣　患耳可有不同程度的传导性或混合性耳聋。

3. 鼓膜穿孔　穿孔多位于鼓膜紧张部,大小不等,可为中央性或边缘性穿孔(图2-3-6)。急性发作期可见鼓室内分泌物,鼓室黏膜充血、肿胀,或可见穿孔处有息肉或肉芽。静止期,鼓室干燥。

4. 颞骨影像学检查　颞骨高分辨率CT检查可因中耳病变位置及程度不同而有多种影像学表现,如鼓室、鼓窦和乳突腔内有软组织影,或可见听小骨破坏影像,应仔细辨认。

【诊断及鉴别诊断】

根据病史、临床表现及鼓膜、鼓室检查、听力检查的情况,结合颞骨CT检查,诊断一般不难。应该与以下疾病鉴别。

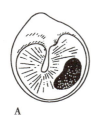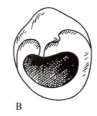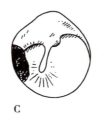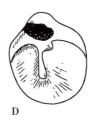

图 2-3-6 各种类型的鼓膜穿孔
A. 紧张部小穿孔;B. 紧张部大穿孔;C. 边缘性穿孔;D. 松弛部穿孔。

1. **中耳胆脂瘤** 详见本章第八节。

2. **中耳癌** 多见于中年以上患者,鼓室内有新生物生长,触之易出血,伴耳痛,可伴张口困难、面瘫或其他脑神经受损症状。颞骨 CT 检查可见骨质破坏。耳内新生物活检可确诊。

3. **结核性中耳炎** 多继发于肺结核或其他部位的结核,起病隐匿,耳内脓液稀薄,听力损失明显,早期即可发生面瘫。鼓膜紧张部大穿孔或边缘性穿孔,可见苍白色肉芽。颞骨 CT 检查见乳突及鼓室有骨质破坏或死骨形成。

【治疗】

治疗原则:控制感染,通畅引流,清除病灶,恢复听力,消除病因。

1. **病因治疗** 积极治疗急性化脓性中耳炎和邻近器官感染性疾病,如慢性扁桃体炎、慢性腺样体炎、慢性鼻窦炎等。

2. **药物治疗** 引流通畅者,以局部药物治疗为主,急性发作期宜全身应用抗生素。用药前尽可能取脓液作细菌培养和药敏试验,以指导用药。

局部用药:鼓室黏膜充血、水肿,分泌物较多时,可用抗生素滴耳液或抗生素与糖皮质激素混合液滴耳,如 0.3% 左氧氟沙星滴耳液、利福平滴耳液等;当鼓室脓液少时,可改用乙醇或甘油制剂,如 3%~4% 硼酸甘油,3%~4% 硼酸乙醇,2.5%~5% 氯霉素甘油等。

局部用药的注意事项:①局部用药前应先用生理盐水或 3% 过氧化氢液彻底清洗外耳道及鼓室的脓液并拭干,然后滴药。②滴耳液的温度尽可能与体温接近,以免引起眩晕。③忌用耳毒性药物。④不主张用粉剂,以免影响引流。⑤忌用腐蚀剂。⑥避免使用有色药物。⑦抗生素滴耳液不能长期使用。

3. **手术治疗** 耳流脓停止,遗留鼓膜紧张部中央性穿孔,可行鼓室成形术;中耳有肉芽或息肉,颞骨 CT 见上鼓室、乳突有病变者,应作乳突开放加鼓室成形术。手术应在彻底清除病变的前提下,注意保护中耳和内耳的结构,尽可能重建中耳的传音结构。

第八节 中耳胆脂瘤

中耳胆脂瘤是鳞状上皮组织在中耳的异常积聚,常在中鼓室、上鼓室、乳突,形成的囊性结构,而非真性肿瘤。其生成机制、病理及转归与慢性化脓性中耳炎不同。胆脂瘤发展过程中可伴有细菌生长,与慢性化脓性中耳炎伴随,其临床处理与中耳炎有相同之处,故仍将其列入中耳炎分类。因胆脂瘤具有侵袭性、破坏性、迁徙性和异常增殖等特点,并可破坏骨质,引起颅内、外并发症,应高度重视。

【病因和发病机制】

颞骨内的胆脂瘤可分为先天性和后天性两种。其确切发病机制尚不清楚,主要有如下几种学说。

1. **袋状内陷学说** 由于咽鼓管功能障碍,中耳内长期处于负压状态,鼓膜松弛部向鼓室内陷入,逐渐加深形成囊袋,囊袋的内皮即上鼓室的内面表皮,此表层上皮及角化物质不断脱落,在囊袋内聚集,不能排出,使囊袋逐渐扩大,形成胆脂瘤。

2. 上皮移行学说 外耳道及鼓膜的上皮沿穿孔的骨面向鼓室内移行生长,并逐渐到达上鼓室或鼓窦区,形成胆脂瘤。

3. 基底细胞过度增殖学说 鼓膜松弛部的上皮细胞能通过增殖而形成上皮小柱,破坏基底膜后伸入上皮下组织,由基底层生角质细胞乳头样生长形成胆脂瘤。

4. 鳞状上皮化生学说 黏膜上皮被化生为鳞状上皮细胞,脱落的角化物质发生堆积,可形成胆脂瘤。此假说迄今未能得到证实。

【临床表现】

1. 不伴感染的胆脂瘤,早期可无任何症状。

2. 继发性胆脂瘤可有长期持续耳流脓,脓量时多时少,常有特殊的恶臭。伴有肉芽者,脓液中可带血丝。后天原发性胆脂瘤早期无耳流脓,合并感染后可有耳流脓。

3. 一般均有较重的传导性听力损失。但原发性上鼓室内早期局限性的小胆脂瘤可不引起明显的听力损害,即使听骨已有部分破坏,因胆脂瘤可作为缺损听骨之间的传音桥梁,听力损失并不明显。如病变侵及耳蜗,则听力损失可呈混合性。

4. 耳镜检查 鼓膜松弛部或紧张部后上边缘性穿孔,从穿孔处可见鼓室内有灰白色鳞屑状或豆渣样无定形物质,奇臭。若穿孔被痂皮覆盖,常致漏诊。

5. 纯音测听 听力损失可轻可重,多为传导性或混合性听力损失。

6. 颞骨CT 显示上鼓室、鼓窦或乳突有边缘浓密,整齐的骨质破坏区。

【诊断】

根据病史和临床表现,结合耳镜检查、颞骨影像学检查和听力检查结果,诊断一般不难。

【鉴别诊断】

本病主要与不伴胆脂瘤的慢性化脓性中耳炎鉴别(表2-3-1)。

表2-3-1 慢性化脓性中耳炎与中耳胆脂瘤鉴别

要点	慢性化脓性中耳炎	中耳胆脂瘤伴感染
耳流脓	多为间歇性,分泌物黏液	持续性,如穿孔被痂皮所堵则为间歇性
	脓性,可以无臭	分泌物脓性或黏液脓,可含"豆渣样物",奇臭
听力	一般为轻度传导性听力损失	听力损失可轻可重,为传导性或混合性
鼓膜及鼓室	紧张部中央性穿孔	松弛部穿孔或紧张部后上边缘性穿孔,鼓室内有灰白色鳞片状或无定形物质,可伴有肉芽
颞骨CT	无骨质破坏或较少骨质破坏	骨质破坏,边缘浓密,整齐
颅内外并发症	少见	常有
治疗原则	药物治疗、手术治疗	尽早行乳突根治术

【治疗】

胆脂瘤可出现颅内并发症,威胁生命。故原则上应及早手术治疗。手术治疗的目的:①彻底清除胆脂瘤和炎性肉芽、息肉以及病变的骨质、黏膜等。②重建传音结构:术中尽可能保留与传音结构有关的健康组织,如听小骨,残余鼓膜,咽鼓管黏膜等,并在此基础上一期或二期重建传音结构。③力求干耳。④预防并发症。

第九节　化脓性中耳炎并发症

化脓性中耳炎及中耳胆脂瘤等耳部疾病向周围或远处扩散,由此引起的各种并发症,称为耳源性并发症(otogenic complications)。由于中耳特殊的解剖位置,炎症可扩散至颅外或颅内,特别是颅内并发症,常可危及生命,是耳鼻咽喉头颈外科危急重症之一。

【分类】

耳源性并发症可分为两类,即颅外并发症和颅内并发症。

1. **颅外并发症**　包括颞骨内和颞骨外并发症。

(1)颞骨内并发症:迷路炎、岩锥炎及耳源性周围性面瘫。

(2)颞骨外并发症:耳后骨膜下脓肿及瘘管、颈深部脓肿(Bezold脓肿)、二腹肌下脓肿(Mouret脓肿),帽状腱膜下脓肿等。

2. **颅内并发症**　硬脑膜外脓肿、硬脑膜下脓肿、乙状窦血栓性静脉炎、蛛网膜炎、耳源性脑积水、脑膜炎、脑脓肿、脑疝等。

【传播途径】

1. **经破坏的骨壁途径**　这是最常见的传播途径。这与中耳乳突的解剖毗邻关系密切相关。当鼓室、鼓窦、乙状窦、窦脑膜角等骨壁破坏后,感染可向颅内蔓延。有这些方式:①感染穿破乳突外侧壁或乳突尖部的骨质,形成耳后骨膜下脓肿和颈深部脓肿(也称Bezold脓肿)。②鼓室盖受炎症侵蚀破坏时,细菌即可进入颅内形成硬脑膜外脓肿,脑膜炎甚至脑脓肿。③半规管或鼓岬遭破坏,细菌可循此向内耳扩散,导致迷路炎。④中耳乳突的后壁与乙状窦相邻,该区骨质破坏时可形成乙状窦或横窦周围炎甚至脓肿。⑤窦脑膜角受侵蚀后,炎症可直接与颅中窝或颅后窝相通,可出现小脑脓肿。⑥中耳的内侧壁和后壁的炎症侵蚀骨质常波及面神经,形成周围性面瘫。

2. **血行途径**　中耳黏膜骨质内有许多血管可与脑膜、脑组织中的血管相通,使炎症沿血液循环途径蔓延,不仅引起颅内并发症,还可造成脓毒败血症,出现如肺炎和肝脓肿等远处脏器的化脓性感染。

3. 炎症可循前庭窗、蜗窗等解剖通道和小儿尚未闭合的骨缝直接传播,形成颅内、外并发症。

【诊断】

由于抗生素的使用,耳源性并发症的症状可能不典型,需详询病史,完善检查,特别注意以下几点。

1. **详询病史**　中耳炎患者突然出现神志改变、意识淡漠,常常是发生颅内并发症的首发症状。流脓突然减少、增多或停止,同时伴头痛、高热,出现耳后肿胀等应考虑并发症的可能。

2. **临床表现**　注意观察有无颅内并发症的特征性表现(如脑膜刺激症状、颅内压增高的表现及中枢局灶性定位体征)。注意眼底改变,腰穿和脑脊液及血液的实验室检查对诊断颅内并发症具有重要参考价值。

3. **检查**　观察耳道内分泌物性质、有无臭味,有无血性分泌物;鼓膜的穿孔部位、性质;有无小穿孔引流不畅;有无肉芽及胆脂瘤等;有无慢性化脓性中耳炎急性发作;乳突区有无红肿压痛;颈部是否有硬条索状物。

4. **颞骨和颅脑影像学检查**　了解有无骨质破坏以及并发症的范围和类型。

5. **细菌培养**　做脓液和脑脊液的细菌培养及药敏试验,有助于指导用药。

【临床表现与处理】

1. **颅外并发症**

(1)**耳后骨膜下脓肿**:乳突腔内蓄积的脓液经乳突外侧骨板溃破区流入并聚积于耳后乳突骨膜的下方,形成耳后骨膜下脓肿。脓肿穿破骨膜和耳后皮肤,则形成耳后瘘管,可经久不愈。对急性乳突炎形成的耳后脓肿可行单纯乳突凿开术,慢性化脓性中耳乳突炎引起者可行乳突根治术,彻底引流。

(2)**颈部 Bezold 脓肿和颈深部脓肿**:表现为发热,寒战,患耳同侧颈部疼痛,运动受限,乳突尖至下颌角处肿胀,压痛明显,因脓肿位置较深,波动感不明显,须及早行脓肿引流,并实施乳突根治术。

(3)**化脓性迷路炎**:是中耳乳突炎常见的并发症。表现为不同程度的眩晕、恶心、呕吐,听力下降甚至全聋,检查可见眼震、平衡障碍等,瘘管试验可为阳性。化脓性迷路炎还有向颅内扩散的危险。在积极使用抗生素的同时,行乳突根治术。化脓性迷路炎需要将迷路切开引流,迷路瘘管须用小骨片或筋膜修补。

2. 颅内并发症

(1)**硬脑膜外脓肿**:较小的脓肿无症状,常在乳突手术中发现。脓肿较大时可出现患侧头痛、发热、情绪易激动等,头痛多呈不规则、局限性和持续性剧烈跳痛,常有耳周局部持续性重压感,体温多不超过 38℃。如脓肿向中耳溃破,则出现耳流脓量突然增多,头痛反而减轻。一经确诊,应立即行乳突根治术,彻底清除中耳乳突病变组织并详细检查鼓室天盖、鼓窦天盖、乳突天盖及乙状窦骨板,寻找与脓肿相通的骨质破坏区,扩大并彻底暴露硬脑膜,探查脓肿并排净脓液,去除肉芽组织直至正常硬脑膜,保证引流通畅。

(2)**乙状窦血栓性静脉炎**:早期症状不典型,患者可有耳痛及剧烈头痛。细菌侵入乙状窦引起静脉系统感染,可出寒战、高热(体温可达 39~40℃以上),可伴有抽搐。Tobey-Ayer 试验阳性,提示乙状窦内有阻塞性血栓。眼底检查可见患侧视乳头水肿,视网膜静脉扩张。压迫颈内静脉时,眼底静脉无变化,表明颈内静脉内有闭塞性血栓,称为 Growe 试验阳性。

治疗以手术为主,辅以足量抗生素及支持治疗。确诊后应紧急行乳突根治术,清除病灶并探查乙状窦,若有乙状窦脓肿和坏死,应切开乙状窦壁,吸除感染血栓,通畅引流。

(3)**耳源性脑膜炎**:发病时患者出现高热、头痛、呕吐等症状。体温可高达 40~41℃,脉速,头痛剧烈,以枕后部为重,呕吐呈喷射状。病变累及脑血管或脑实质时,可发生脑疝,出现相应的中枢神经系统症状。脑膜刺激征阳性。脑脊液压力增高,混浊,多形核白细胞增多,蛋白含量增高,糖与氯化物含量降低。细菌培养阳性。

应尽早行乳突根治术,彻底清除病灶,通畅引流;保持水和电解质的平衡;颅内高压时应降颅压以防脑疝形成,紧急时降颅压和手术同时进行;同时应用足量广谱抗生素控制感染,酌情使用糖皮质激素。

(4)**耳源性脑脓肿**:占脑脓肿的 80%,常为单发。临床表现可分为四期,①起病期:出现体温升高、轻微脑膜刺激征(畏寒、头痛、恶心、呕吐等)等症状。脑脊液中细胞数及蛋白量轻度或中度增加,血中白细胞总数增多并有核左移。此期历时数天。②隐伏期:多无明显症状,可有轻微不规则的头痛、乏力、食欲缺乏、低热、精神抑郁、少语、嗜睡或易兴奋等表现。此期可持续 10 天至数周。③显症期:是脓肿形成期,该期可出现颅内高压症状,最显著的表现为头痛,多始于患侧,渐扩展至整个头部,前额或后枕部最著,头痛多为持续性,常于夜间加剧;出现与饮食无关的喷射状呕吐,有不同程度的意识障碍,眼底检查可见视乳头水肿;其他还可见频频打哈欠、频繁的无意识动作(如挖鼻、触弄睾丸等)、性格与行为改变等。④终期:此期脑脓肿可破裂进入蛛网膜下腔,引起弥漫性脑膜炎,或破入脑室导致暴发性脑膜炎、脑室炎;大脑颞叶脓肿可引起小脑幕切迹疝,小脑脓肿可发生枕骨大孔疝。患者常突然或逐渐陷入深度昏迷,出现呼吸及心跳停止而死亡。

治疗以积极降低颅内压和及早手术为主,控制感染和对症支持治疗为辅。

第十节　梅尼埃病

梅尼埃病（Ménière's disease）是一种原因不明、以膜迷路积水为主要病理特征的内耳疾病。临床表现为发作性旋转性眩晕，单侧或双侧波动性听力损失，耳鸣和/或耳胀满感。本病多发于青壮年，男女发病率无明显差异。一般单耳发病，随着病程延长，可出现双耳受累。

【病因】

迄今不明。可能与下列因素有关。

1. **内淋巴管机械阻塞与内淋巴液吸收障碍**　内淋巴液由耳蜗血管纹和前庭暗细胞产生后，通过局部环流和/或纵流方式到达内淋巴囊而被吸收。其中局部环流主要发生在前庭的椭圆囊斑和半规管壶腹内，纵流主要发生在耳蜗和球囊斑内。在上述通路中的任何部位的狭窄或阻塞均可引起内淋巴管机械阻塞与内淋巴液吸收障碍，是膜迷路积水的主要原因。

2. **精神因素导致的内耳循环障碍**　不少患者在发病前有情绪波动、精神紧张、过度疲劳病史。本学说认为，由于自主神经功能紊乱，内耳小血管痉挛可导致内耳及内淋巴囊微循环障碍，代谢紊乱，导致膜迷路积水。

3. **免疫反应与自身免疫异常**　近年来大量研究证实，内耳能接受抗原刺激并产生免疫应答。发生抗原抗体反应，导致内耳毛细血管扩张，通透性增加，体液渗入膜迷路，造成膜迷路积水。

4. **其他病因**　内淋巴囊功能紊乱，遗传因素，球囊耳石脱落等。

【病理】

病理表现为膜迷路积水，主要发生在耳蜗蜗管和球囊，椭圆囊和壶腹相对不明显，半规管与内淋巴囊一般不膨大。而蜗管的肿胀使前庭膜凸向前庭阶，重者可贴近骨壁而阻断外淋巴液流动。内淋巴液压力极高时可使前庭膜破裂，内外淋巴液混合。裂孔小者多能自愈，亦可反复破裂。疾病早期感觉上皮变化不明显，但当膜迷路反复破裂或长期不愈时，血管纹、盖膜、耳蜗毛细胞及其支持细胞、传入神经纤维及其螺旋神经节细胞均可发生退变。内、外淋巴液混合所致离子平衡破坏是梅尼埃病临床发病的病理生理基础。

【临床表现】

典型的梅尼埃病症状包括发作性眩晕，波动性、渐进性听力下降，耳鸣以及耳胀满感。

1. **眩晕**　多呈突发性眩晕，少数患者发作前可有轻微耳胀满感、耳痒、耳鸣等。患者感到自身或周围物体沿一定的方向与平面旋转，或为摇晃感、漂浮感，同时常伴有恶心、呕吐、面色苍白、出冷汗、脉搏迟缓、血压下降等自主神经反射症状。患者神志清醒，眩晕持续时间多为20分钟至12小时。在缓解期可有不平衡或不稳感，可持续数天。眩晕常反复发作，复发次数越多，持续越长、间歇越短。发作间歇期可为数日、数周、数月、数年。

2. **听力下降**　患病初期可无自觉听力下降，多次发作后始感明显。一般为单侧，发作期加重，间歇期减轻，呈明显波动性听力下降，是本病的一个重要特征。听力丧失的程度随发作次数的增加而增大，间歇期亦无缓解，也有一次发作后听力即下降严重而不恢复者，但极少全聋。

3. **耳鸣**　多出现在眩晕发作之前。初为持续性低音调吹风声或流水声，后转为高音调蝉鸣声、哨声或汽笛声。耳鸣在眩晕发作时加剧，间歇期可减轻，但常不消失。

4. **耳胀满感**　发作期患耳内或头部有胀满、沉重或压迫感，有时感耳周灼痛。

【辅助检查】

1. **耳镜检查**　鼓膜正常，声导抗测试鼓室导抗图正常，咽鼓管功能良好。

2. **前庭功能检查**　发作期可观察到水平或旋转水平性自发性眼震或位置性眼震。间歇期自发性眼震和各种诱发试验结果可能正常，多次复发者患耳前庭功能可能减退或丧失。

3. **听力检查**　呈感觉神经性耳聋。纯音听力图早期为上升型或峰型（低、高频两端下降型，峰值常位于 2 000Hz 处)、晚期可呈平坦型或下降型。耳蜗电图的总和电位(summating potential,SP)增大,SP、动作电位(action potential,AP)复合波增宽,SP/AP 比值增加(SP/AP≥0.4)。长期发作患者的平均言语识别率可降低,平均听阈提高。

4. 甘油试验 目的是通过减少异常增加的内淋巴而检测听觉功能的变化,协助诊断。临床常用按 1.2~1.5g/kg 的甘油加等量生理盐水或果汁空腹饮下,服用前与服用后 3 小时内,每隔 1 小时做 1 次纯音测听。若患耳在服甘油后平均听阈提高 15dB 或以上为阳性。本病甘油试验常为阳性,但在间歇期、脱水等药物治疗期可为阴性。

5. 影像学检查 对临床怀疑有颅内病变的患者,应行 CT 或 MRI 检查。部分患者影像学检查可见前庭水管变细、变直。

【诊断及鉴别诊断】

梅尼埃病的诊断主要依靠病史、辅助检查,在排除其他可引起眩晕的疾病后,作出临床诊断。需要与常见周围性眩晕疾病鉴别:

1. 良性阵发性位置性眩晕 系特定头位诱发的短暂(数秒至数十秒)阵发性眩晕,伴有眼震,无耳蜗症状,眩晕发作常与头位改变有关。

2. 前庭神经炎 以突发眩晕,向健侧的自发性眼震,恶心、呕吐为特征。前庭功能减弱而无耳鸣和耳聋。数天后症状逐渐缓解,但可转变为持续数个月的位置性眩晕。极少复发。

3. 前庭药物中毒 有应用耳毒性药物的病史,起病慢,程度轻,持续时间长,非发作性,可因逐渐被代偿而缓解,伴耳聋和耳鸣。

4. 迷路炎 有化脓性中耳炎及中耳手术病史。

5. 突发性聋 约半数突发性聋患者伴眩晕,但极少反复发作。听力损失快而重,以高频为主,无波动。

6. Hunt 综合征 可伴轻度眩晕、耳鸣和听力障碍,耳郭或其周围皮肤的带状疱疹及周围性面瘫有助于鉴别。

7. Cogan 综合征 除眩晕及双侧耳鸣、耳聋外,非梅毒性角膜实质炎与脉管炎为其特点,糖皮质激素治疗效果显著。

8. 外淋巴瘘 蜗窗或前庭窗自发性或继发性外淋巴瘘,除波动性听力减退外,可合并眩晕及平衡障碍。可疑者宜行窗膜探查术证实并修补之。

9. 听神经瘤 参见本章第十一节中听神经瘤部分内容。

知识拓展

梅尼埃病诊断

中华耳鼻咽喉头颈外科杂志编委会及中华医学会耳鼻咽喉头颈外科学分会于 2006 年贵阳会议制定出梅尼埃病的诊断依据:①发作性旋转性眩晕 2 次或 2 次以上,每次持续时间 20 分钟至数小时;常伴自主神经功能紊乱和平衡障碍。无意识障碍。②波动性听力损失,早期多为低频听力损失,随病情进展听力损失逐渐加重。至少 1 次纯音测听为感音神经性听力损失,可出现听觉重振现象。③伴有耳鸣和/或耳胀满感。④排除其他疾病引起的眩晕,如良性阵发性位置性眩晕、迷路炎、前庭神经元炎、药物中毒性眩晕、突发性聋、椎基底动脉供血不足和颅内占位性病变等。可疑诊断:①仅有一次眩晕发作,纯音测听为感音神经性听力损失,伴耳鸣和耳胀满感。②发作性眩晕 2 次或 2 次以上,每次持续 20 分钟至数小时;听力正常,不伴耳鸣和耳胀满感。③波动性低频感音神经性听力损失,可出现重振现象,无明显眩晕发作。符合以上任何一条为可疑诊断。对于可疑诊断者根据条件可进一步行甘油试验、耳蜗电图、耳声发射及前庭功能检查。

【治疗】

本病的治疗有内科和外科手段。

1. 内科治疗 包括发作期和间歇期的治疗。目的是减少眩晕的发作次数和减轻发作的严重性,终止或减轻发作时伴发的耳聋和耳鸣,并防止耳聋和平衡障碍进一步发展。

(1) **急性发作期的治疗**:①卧床休息,症状缓解后宜尽早逐渐下床活动。②前庭神经抑制剂:常用的有地西泮、苯海拉明、地芬尼多、甲氧氯普胺等,其中地西泮可能会影响前庭代偿,故仅用于眩晕急性发作;苯海拉明可有效抑制眩晕和呕吐症状,但青光眼和前列腺疾患者慎用;甲氧氯普胺在急性期镇吐效果较好,但大剂量和长期使用可引起锥体外系症状和内分泌障碍。③血管扩张药及钙离子通道阻滞剂:常用有桂利嗪、氟桂利嗪、倍他司汀等。

(2) **间歇期的治疗**:①饮食和生活方式调整:低盐饮食,避免咖啡因类饮料,如巧克力、酒精等;对久病、频繁发作、伴神经衰弱者要舒缓心理压力,消除心理忧虑。②药物治疗:利尿药,包括噻嗪类、保钾利尿类等,主要是减轻内耳压力和积水。③外耳道正压治疗:通过圆窗膜引起内淋巴压力的改变,从而经过内淋巴到内淋巴囊,使其进入脑脊液从而减少内淋巴的压力。④鼓室内注射庆大霉素(化学迷路切除):是目前针对单侧梅尼埃病顽固性眩晕患者经药物治疗无效的一线治疗方法,该方法对听力具有一定影响。

2. 外科手术治疗 凡眩晕发作频繁、剧烈,长期保守治疗无效,耳鸣且耳聋严重者可考虑手术治疗。手术方法较多,宜先选用破坏性较小,又能保存听力的术式。

(1) **听力保存手术**:按是否保存前庭功能而分两类。

1) 前庭功能保存类:①内淋巴囊减压术。②内淋巴分流术等。

2) 前庭功能破坏类:①经过电凝、冷冻或超声破坏前庭或半规管的膜迷路。②化学药物前庭破坏术。③各种进路的前庭神经切除、切断术等。

(2) **非听力保存手术即迷路切除术**:本病有时间不等的间歇和自愈倾向,评价治疗效果的客观标准争议颇多,因此,有关治疗效果的评判要慎重。

第十一节　耳部肿瘤

耳部肿瘤发病率较低,占耳鼻咽喉肿瘤不到 10%。耳周围邻近区域的某些肿瘤,如颞骨肿瘤、面神经瘤、颈静脉球体瘤和听神经瘤等,因便于临床诊断和治疗,也列入耳部肿瘤范围之内。原发于外耳者多属良性,原发于中耳者多属恶性。

一、外耳道乳头状瘤

外耳道乳头状瘤(papilloma)好发于青壮年男性,是外耳道最常见的良性肿瘤之一。多见于软骨部皮肤表面,一般认为该病与局部的慢性刺激及病毒感染有关,而挖耳可能是病毒感染的传播途径。

【临床表现】

早期肿瘤较小时可无任何症状,随肿瘤长大可出现耳痒、耳胀、耳内阻塞感、听力障碍及挖耳时出血,如继发感染则有耳痛、流脓等。检查可见外耳道乳头状的灰白色或棕黄色肿块,基底广,多无蒂,触之较硬。伴有感染则肿瘤可为暗红色且质软。血供差时瘤体偶可自行脱落。

【诊断】

本病有恶变倾向,须常规进行病理检查确诊。

【治疗】

尽早手术切除。可在局麻下用 YAG 激光、液氮冷冻切除或用刮匙刮除瘤组织。为防复发,术后可对肿瘤基底部行电凝器烧灼、硝酸银或干扰素创面涂布。肿瘤累及中耳乳突者应行乳突根治术。病理证实有癌变者,须行乳突扩大根治或邻骨部分切除术,术后放疗。

二、中耳癌

中耳癌(carcinoma of middle ear)的发病率较低,约占耳部恶性肿瘤的1.5%,以鳞状细胞癌最多见。好发年龄为40~60岁。肿瘤可原发于中耳,也可由邻近器官恶性肿瘤侵犯或远处的恶性肿瘤转移而来。

【病因】

原发性中耳癌的病因和发病机制不十分清楚。临床上约80%的中耳癌患者有慢性化脓性中耳炎病史,长期的炎症刺激可能是导致癌变的一个重要因素。光照中的紫外线是色性干皮病者患中耳颞骨鳞癌的明确病因。人乳头状瘤病毒1、6、18型是导致中耳乳头状瘤癌变的一个重要因素。

【临床表现】

中耳癌发病比较隐匿,以局部扩展侵蚀为特征,易向周围蔓延。早期症状多不明显或被慢性化脓性中耳炎症状所掩盖。

1. **反复血性耳漏** 为最早和最常见的症状,当脓性分泌物突然变为血性时,应警惕本病可能,晚期可破坏颈静脉球、颈内动脉而造成致死性大出血。

2. **耳部疼痛和头痛** 是中耳癌的显著特征,早期为耳内发胀感,晚期可出现剧烈跳痛或刺痛,并向颞部枕部放射,若侵入颅内头痛更剧烈。

3. **面瘫** 肿瘤侵犯面神经可出现面瘫。

4. **张口困难** 晚期中耳癌侵犯到颞颌关节或翼内肌引起张口困难。

5. **听力下降** 早期一般为传导性耳聋,晚期肿瘤侵入内耳可并发感觉神经性耳聋,表现为混合性耳聋,甚至全聋。

6. **脑神经受累症状** 癌肿向颞骨周围扩展,第Ⅴ、Ⅵ、Ⅸ、Ⅹ、Ⅺ、Ⅻ等脑神经可受累,出现复视、吞咽困难、声嘶、软腭麻痹、伸舌偏斜等相应症状。

7. **颈淋巴结肿大** 晚期病例患侧可出现淋巴结转移。

8. **耳镜检查** 可见外耳道、中耳有肉芽、息肉样或乳头状新生物,触之易出血;病理检查可确诊,CT、MRI检查可明确肿瘤侵犯范围。

【诊断】

根据临床表现可诊断,病理检查可确诊。

【治疗】

主要采用手术加放疗、化疗的综合治疗,晚期可予姑息支持治疗。其中手术彻底切除原发病灶和必要的辅助放疗是最为有效的方法。存在明显的手术禁忌证而无法进行手术时,行单纯姑息放疗和化疗。

三、听神经瘤

听神经瘤(acoustic neuroma,AN)主要起源于第Ⅷ脑神经远端或神经鞘部的施万细胞,又称神经鞘膜瘤或施万细胞瘤。绝大多数肿瘤来自前庭神经。听神经瘤70%~75%原发在内耳道内,是侧颅底外科和耳神经外科最常见的良性肿瘤。本病多见于成年人,发病高峰年龄为30~50岁,男女发病之比约为2∶3,多为单侧,双侧者极少见。

ER 2-3-5
听神经及传导径路

【临床表现】

听神经瘤的临床表现和肿瘤大小直接相关,多表现为位听神经的症状,少数病例有面神经的症状。高频感音神经性听力下降是听神经瘤最常见的典型表现,且呈缓慢进展性,多数病例表现为单侧听力下降,约 10% 的患者可以表现为突发性耳聋,常有言语分辨率差。约 70% 的患者同时合并耳鸣。因前庭功能受累可出现眩晕和平衡失调,部分患者可被中枢神经系统代偿而表现不明显。小肿瘤者常表现眩晕,肿瘤较大的患者更多为不平衡感。当肿瘤大于 2cm 时可有脑神经受累表现,出现面部麻木或眼部异物感等三叉神经受累症状。少数患者因肿瘤压迫面神经出现面瘫,若肿瘤压迫展神经可造成复视。当肿瘤大于 3cm 时,可出现同侧上、下肢的共济失调,水平、垂直或旋转性眼震和第Ⅸ、Ⅹ、Ⅺ脑神经瘫痪等脑干受累症状。第四脑室受压,阻碍脑脊液循环可致颅内高压,视力改变、头痛、恶心、喷射性呕吐。

【诊断】

根据临床表现与 CT、MRI 等典型表现可诊断。

【治疗】

尽早手术。手术切除是目前公认的首选治疗方法。对于高龄、肿瘤局限于内听道内、生长不明显且有条件定期接受 MRI 检查者,可进行观察。若发现肿瘤有明显生长,则立即行手术治疗或立体定向放射治疗。全身条件不适合外科治疗,且肿瘤小于 2cm,瘤体持续增大或症状持续加重的非囊性病变患者,可选用立体定向放射治疗。

第十二节　耳聋及其防治

一般正常人耳能听到频率为 20~20 000Hz 的声音。当人体听觉系统中的传音、感音、听神经或/和其各级中枢的任何结构或功能出现障碍时,都可表现为不同程度的听力减退,轻者称为重听,重者听不清或听不到外界声响时则称为耳聋(deafness)。临床上将两者统称为耳聋。

2021 年 3 月 3 日,WHO 发布有关听力的报告统计,全球有超过 15 亿人正遭受不同程度的听力损失,其中 4.3 亿人有中度或中度以上听力损失。据推算到 2050 年这个数字可能会增加到 25 亿。

【分类】

耳聋按病变性质可分为器质性聋和功能性聋两大类。前者可依照病变位置划分为传导性耳聋、感觉神经性耳聋和混合性耳聋 3 类。感觉神经性耳聋可细分为感音性耳聋,其病变部位在耳蜗,又称为耳蜗性聋;神经性耳聋,因病变部位在耳蜗以后的部位,又称为蜗后聋。功能性耳聋因无明显器质性变化,又称精神性聋或癔症性聋。按发病时间分类,可分为先天性聋和后天性聋。以语言功能发育程度划分为语前聋和语后聋。先天性聋按病因不同,可分为遗传性聋和非遗传性聋两类。

【分级】

1997 年,世界卫生组织公布的听力损失程度分级按照 5 000、1 000、2 000 及 4 000Hz 气导平均阈值计算,分四级。我国听力残疾标准与此分级标准接轨(表 2-3-2)。

表 2-3-2　WHO 听力损失分级标准(1997 年)

分级	平均听觉阈值/dBHL	分级	平均听觉阈值/dBHL
轻度	26~40	重度	61~80
中度	41~60	极重度	80 以上

2021 年,世卫组织发布了新版听力损失分级标准。新的分级将轻度听力损失起始值从 26db 降低到了 20db,听力损失分为轻度、中度、中重度、重度、极重度和全聋,每 15db 为一级,并且增加了单侧听力损失的标准(表 2-3-3)。

表 2-3-3　WHO 听力障碍分级标准（2021 年）

分级	听觉阈值/dbHL	分级	听觉阈值/dbHL
正常	<20	极重度	80~95
轻度	20~35	全聋	≥95
中度	35~50	单侧聋	好耳<20
中重度	50~65		差耳≥35
重度	65~80		

【临床表现及治疗原则】

1.传导性耳聋　在声音传导径路上（外耳、中耳）任何结构与功能障碍，都会导致进入内耳的声能减弱，所造成的听力下降称为传导性耳聋。听力损失的程度，可因病变部位和程度不同而有差别，最严重者气传导功能完全丧失，听阈可上升至 60dB。

（1）病因：①先天性疾病：常见有耳郭、鼓膜、听小骨畸形，外耳道狭窄或闭锁，蜗窗、前庭窗和鼓室的发育异常。②后天性疾病：常见有外耳道异物、耵聍栓塞、炎性肿胀、瘢痕闭锁、鼓膜炎、急慢性分泌性与化脓性中耳炎及其并发症和后遗症、耳硬化、中耳肿瘤等。

（2）治疗：应根据病因和病变的部位、性质及范围确定不同的治疗方法，具体可见各疾病诊疗章节。

2.感音神经性耳聋　由于螺旋器毛细胞、听神经、听觉传导径路或各级神经元受损害，致声音的感受与神经冲动传递障碍以及皮质功能缺如引起的听力下降，可分别称感音性或神经性或中枢性耳聋。临床上可统称为感觉神经性耳聋。

（1）临床特点

1）先天性聋：按病因可分为遗传性聋及非遗传性聋两大类。①遗传性聋：指由基因或染色体异常所致的感觉神经性耳聋，常伴有其他器官或组织的畸形。②非遗传性聋：妊娠早期母亲患病毒感染性疾患，或应用耳毒性药物等均可使胎儿耳聋。母子血液 Rh 因子相异、分娩时产程过长、难产、产伤致胎儿缺氧窒息也可致聋。

2）老年性聋：是人体老化过程在听觉器官中的表现。老年性聋的出现年龄与发展速度因人而异，其发病机制尚不清楚，似与遗传及整个生命过程中所遭受到的各种有害因素（包括疾病、精神创伤等）影响有关。

3）感染性聋：系指由各种急、慢性传染病产生，如流行性脑脊髓膜炎、猩红热、白喉、伤寒、斑疹伤寒、布鲁氏菌病、风疹、流行性感冒、腮腺炎、麻疹、水痘和带状疱疹、回归热、疟疾、梅毒、艾滋病等。病原微生物或其毒素通过血液循环进入内耳，影响内耳结构与功能，引起感音性耳聋。

4）药物中毒性聋：指误用某些药物或长期接触某些化学制品所致的耳聋。发病率渐增。已知有耳毒性的药物近百种。常见有氨基糖苷类抗生素；水杨酸类止痛药；抗疟药；抗恶性肿瘤药；袢利尿药等。另外包括铅、磷、砷、苯、一氧化碳、酒精、烟草等。这些药物与化学制品应用或接触，均有可能经血液循环、脑脊液或窗膜等途径直接或间接进入内耳，损害听觉及前庭器官功能，出现耳聋、耳鸣和眩晕。

5）创伤性聋：头颅闭合性创伤、颞骨骨折，可导致迷路震荡、内耳出血、内耳毛细胞和螺旋神经节细胞受损，潜水、爆震与长期噪声刺激均可引起内耳损伤，出现感觉神经性耳聋。

6）突发性聋：指 72 小时内突然发生的、原因不明的感音神经性听力损失，至少相邻的两个频率听力下降≥20dBHL，多为单耳或双耳同时或先后发生；未发现明确病因；可伴耳鸣、耳闷胀感、耳周皮肤感觉异常等；可伴眩晕，恶心、呕吐。需排除脑卒中、鼻咽癌、听神经瘤等严重疾病，以及梅尼埃病、各种类型中耳炎、病毒感染等。

7）自身免疫性聋：为多发于青壮年的双侧同时或先后出现的、非对称性、波动性、进行性感觉神经性耳聋。耳聋多在数周或数个月达到严重程度。前庭功能多相继逐渐受累。患者自觉头晕、不稳而无眼震。抗内耳组织特异性抗体试验、白细胞移动抑制试验、淋巴细胞转化试验等有助于诊断，患者常合并有其他自身免疫性疾病。

（2）**治疗**：感觉神经性耳聋的治疗原则是恢复或部分恢复已丧失的听力，尽量保存并利用残余的听力。

1）药物治疗：因致聋原因很多，发病机制和病理改变不尽相同，故尚无一个简单有效且适用于任何情况的药物疗法。目前多在治疗病因的同时，尽早选用可扩张内耳血管的药物、降低血液黏稠度和溶解小血栓的药物、维生素 B 族药物、能量制剂，必要时还可应用抗细菌、抗病毒及糖皮质激素类药物。

2）听觉和言语训练：听觉训练是借助听器，利用患者残余听力，或植入人工听觉设备后获得听力，通过长期的声响刺激，逐步培养其聆听习惯，提高听觉注意、定位及识别、记忆等方面的能力。言语训练是依据听觉、视觉与触觉等互补功能，借助适当的仪器（音频指示器、言语仪等），以科学的教学法训练聋儿发声、读唇，进而理解并积累词汇，掌握语法规则，灵活准确表达思想感情。发声训练包括呼吸方法、唇舌运动、嗓音运用，以及音素、音调、语调等项目的训练。听觉和言语训练相互补充，相互促进，不能偏废，应尽早开始，穿插施行。

3. 混合性耳聋　耳传音与感音系统同时受累所致的耳聋，称混合性耳聋。混合性耳聋的听力改变特征是既有气导损害，又有骨导损害，曲线呈缓降型，低频区有气骨导间距而高频区不明显。混合性耳聋的治疗方法，应根据不同病因及病情综合分析选定。

4. 功能性聋　又称精神性聋或癔症性聋，属非器质性耳聋。常由精神心理受创伤引起，表现为单侧或双侧听力突然严重丧失，无耳鸣和眩晕。说话的音调、强弱与发病前相同，但多有沉默、四肢震颤麻木、过度凝视等癔症症状。反复测听结果变异较大，无响度重振，言语接受阈和识别率较低。自描测听曲线为 V 型，镫骨肌声反射和听性脑干诱发电位正常。前庭功能无改变。患者可突然自愈或经各种暗示治疗而快速恢复。助听器常有奇效。但治愈后可复发。

5. 伪聋　又称诈聋，指听觉系统无病或仅有轻微损害，有意识夸大其听力损失程度者。伪聋的动机很复杂，多诡称单侧重度聋，因双侧聋易被识破。声导抗、听性诱发电位和耳声发射可作为识别伪聋的检测方法。

【人工助听技术】

助听设备可以对具有听力损失的人群进行有针对性的响度补偿，从而改善对外界声音的感知能力。常用的有：

1. 助听器（hearing aid）　是一种帮助聋人听取声音的扩音装置。种类很多，有气导与骨导、盒式与耳机式、单耳与双耳交联等。语频平均听力损失 35~80dB 者均可使用，听力损失 60dB 左右效果最好。单侧耳聋一般不需配用助听器。双侧耳聋者，若两耳损失程度大体相同，可用双耳助听器或单耳助听器；若两耳听力损失程度差别较大，但都未超过 50dB 者，宜给听力较差耳配用；若有一耳听力损失超过 50dB，则应给听力较好耳配用。此外，还应考虑听力损害的特点，例如助听器应该先用于言语识别率较高，听力图较平坦，气骨导间距较大或动态听力范围较宽之耳。外耳道狭窄或长期有炎症者宜用骨导助听器。

2. 人工耳蜗植入（cochlear implant，CI）　人工耳蜗又称电子耳蜗，是精密的电子仪器，包括植入体及言语处理器两部分，是目前帮助极重度聋人获得听力、获得或保持言语功能的良好工具。语前聋极重度者，应在言语中枢发育最佳阶段或之前植入，语后聋者应在失去听觉之后尽早植入。先天性聋儿经助听器训练不能获得应用听力者，应视为首选，但必须是应用助听器无效，耳内无活动性病变，影像学检查显示听神经发育正常，电生理学检查显示听觉通路完整。电子耳蜗的基本原理是基于感音性耳聋者的耳蜗螺旋神经纤维与节细胞大部分仍存活的情况,将连接到体外的声电换能器上的微电极经蜗窗插入耳蜗鼓阶内,并贴附于耳蜗轴骨壁上,用于直接刺激神经末梢,将模拟的听觉信息传向中枢,以期使全聋者重新感知声响。若配合以言语训练,可恢复部分言语功能。

3. 振动声桥(vibrant sound bridge,VSB) 是一种半植入式中耳助听装置。主要是利用装置内的漂浮质量传感器产生振动,并带动听骨链的振动或直接将该能量通过圆窗或前庭窗传到内耳,使之产生听觉。振动声桥适应证主要为传导性和混合性耳聋,还可拓展至部分先天性外耳中耳畸形的患者。

4. 骨锚式助听器(bone anchored hearing aid,BAHA) 是一种通过骨导方式改善听力的助听设备,包括声音处理器、钛质桥基和植入体三部分。它的工作原理是声音处理器通过麦克风收集外界的声音,声音经过电磁转换装置转换为机械振动,振动通过颅骨和颌骨传导到内耳,引起耳蜗内淋巴液波的振动,刺激毛细胞并将振动的动能转变成电脉冲信号,由听神经传至听觉中枢而产生听觉。BAHA 有两种佩戴方式:一种是颅骨颞侧植入式;另一种是带有基座的头带固定式,用于年龄小的患儿(5 周岁以下)。BAHA 除适用于单或双侧传导性耳聋、混合性耳聋以及单侧感觉神经性耳聋患者外,还可应用于其他特殊听力受损者,比如头部放疗后听力下降者、伴中度智力缺陷的传导性或混合性耳聋患者等。

(姜国雄)

思考题

1. 耳部外伤救治重点及急救原则有哪些?
2. 中耳炎有哪些类型? 各有什么特点?
3. 梅尼埃病的主要临床特点有哪些?

第四章 │ 鼻部疾病

教学课件

思维导图

学习目标

1. 掌握：急性鼻炎的病因、并发症及治疗原则；慢性鼻炎的分类、临床表现及治疗原则；急、慢性鼻-鼻窦炎的临床表现、诊断与治疗原则；变应性鼻炎的发病机制、临床表现、诊断与治疗原则；鼻出血的病因及治疗。

2. 熟悉：鼻疖的并发症及治疗原则；鼻息肉的定义、临床表现、鉴别诊断和治疗原则；鼻中隔偏曲的临床表现及治疗原则；鼻真菌病的分类、临床表现及治疗原则。

3. 了解：鼻骨骨折的诊断及治疗原则；鼻前庭囊肿、鼻窦囊肿的临床表现；鼻腔内翻性乳头状瘤、鼻腔鼻窦恶性肿瘤的临床表现；鼻内镜外科治疗鼻窦炎的基本原理；鼻窦负压置换、上颌窦穿刺、前鼻孔填塞操作。

4. 学会急慢性鼻窦炎、变应性鼻炎的诊断与治疗，了解鼻出血的鼻腔填塞及电凝止血，能够正确认识鼻息肉、鼻真菌病、鼻腔鼻窦良恶性肿瘤，并及时做好转诊工作。

5. 具有探索未知、勇攀医学高峰的社会责任感及使命感，树立救死扶伤、为人民服务的正确价值观。

案例导入

患者，男性，60岁，反复鼻塞、嗅觉减退、头痛10年余，患者诉20年前曾行鼻内镜手术。近10年再次出现反复鼻塞、嗅觉丧失，间断头痛，尤其是冷空气刺激后头痛明显，家属诉其呼出气味臭味明显，自己却不能闻到。鼻镜检查见：双侧鼻腔黏膜干燥明显，双侧下鼻甲萎缩明显，双侧鼻腔可见黄绿色干痂附着。

请思考：

1. 该患者诊断可能是什么？
2. 治疗原则是什么？
3. 全身治疗有哪些方面？

第一节　鼻前庭炎与鼻疖

一、鼻前庭炎

鼻前庭炎（vestibulitis of nose）是指鼻前庭皮肤的弥漫性炎症，分急、慢性两种，多因鼻腔脓性分泌物的刺激所致。长期接触有害粉尘、挖鼻等不良的生活习惯刺激鼻前庭局部也是常见病因。糖尿病患者更易患此病。

【临床表现】

炎症表现以鼻前庭外侧部明显，可为单侧或双侧。急性表现为局部疼痛明显，查体可见鼻前庭皮肤局部充血、肿胀,可伴有浅表糜烂。慢性者,局部痒、干燥、结痂。前鼻镜检查可见鼻毛稀少,皮肤增厚、结痂或皲裂等。

【诊断】

根据临床表现及检查可诊断。

【鉴别诊断】

需与鼻前庭湿疹相鉴别。鼻前庭湿疹以瘙痒为主,表面可有渗出,多伴外鼻、口唇等处皮肤的湿疹,常与过敏因素相关。

【治疗】

1.**病因治疗** 积极治疗鼻部原发性疾病如鼻炎、鼻窦炎疾病等,避免有害粉尘刺激,改正挖鼻等不良生活习惯。

2. 急性期用温热生理盐水或硼酸液热湿敷,配合外用抗生素软膏。红肿明显者加用红外线理疗辅助治疗。

3. 慢性期用 3% 过氧化氢溶液清除痂皮和脓液,局部涂抹 1%~2% 黄降汞软膏或抗生素软膏;渗出较多者用 5% 氧化锌软膏涂擦。皮肤糜烂和皲裂处涂以 10% 硝酸银,再涂以抗生素软膏。另外需注意有无全身疾病,如糖尿病。

二、鼻疖

鼻疖(furuncle of nose)是鼻前庭及外鼻皮肤毛囊、皮脂腺或汗腺的局限性急性化脓性炎症。

【病因】

挖鼻、拔鼻毛等不良的生活习惯或外伤导致金黄色葡萄球菌感染是其主要原因,也可继发于慢性鼻前庭炎,在机体抵抗力下降时易发病。

【临床表现】

鼻尖、鼻翼或鼻前庭局部出现红肿、灼热、触痛等症状。初期,局部皮肤丘状隆起,周围皮肤因浸润而质硬、充血,局部皮肤与软骨膜直接相连,急性炎症时,会出现剧烈疼痛,约 1 周内疖肿成熟后破溃排出脓液,症状逐渐减轻消失。

发病过程中,可伴有全身不适,发热,颏下、颌下淋巴结的肿大等,实验室检查多符合急性化脓性炎症改变。

【并发症】

炎症控制不当,可合并上唇及面颊部蜂窝织炎。严重者可通过内眦静脉和面静脉引起颅内感染,如海绵窦血栓性静脉炎,临床表现为寒战、高热、头剧痛,患侧眼睑及结膜水肿、眼球突出、固定甚至失明,若不及时治疗,炎症会波及对侧,可危及生命或遗留脑和眼部后遗症,严重情况可死亡。

【诊断】

根据临床表现及检查可诊断,需警惕颅内并发症。

【治疗】

1.**全身治疗** 注意适当休息,多饮水,通大便。酌情使用抗生素和镇痛剂。糖尿病患者应积极控制血糖。

2.**局部治疗** 疖肿未成熟者,可予以局部理疗,10% 鱼石脂软膏外用及全身抗生素治疗。疖肿已成熟者,在"无挤压"前提下予以引流或促进破溃。破溃后,局部清洁消毒,充分引流,促进早期愈合。

3. 合并颜面、眶蜂窝织炎和海绵窦血栓性静脉炎者,及时住院治疗,在眼科及神经科医师的共同诊治下,使用足量、有效、敏感抗生素进行治疗。

改变挖鼻及拔鼻毛的不良习惯,积极治疗鼻腔及鼻窦疾病。若鼻部已发生疖肿,切忌挤压。

第二节　急性鼻炎

急性鼻炎(acute rhinitis)俗称"伤风""感冒",是由病毒感染引起的鼻黏膜的急性炎症性疾病,常发生于气候变更的季节,冬季更为常见。各年龄段均可发生,尤其是儿童最为多发。

【病因】
病毒感染引起,可继发细菌感染。以鼻病毒最为常见,其次是腺病毒、冠状病毒、流感和副流感病毒、柯萨奇病毒等,病毒经飞沫传播侵入机体。当机体抵抗力下降,如疲劳、受凉、烟酒过度,心、肺等全身慢性疾患并存等情况下,加之环境因素,如空气流通差、空气污染严重以及局部因素妨碍鼻腔的通气引流等,均易导致疾病的发生。

【病理】
发病早期,鼻黏膜血管痉挛,腺体分泌减少;继之,黏膜中的血管和淋巴管扩张,黏膜充血、水肿,腺体分泌功能增加,鼻涕初为水样涕,渐变成黏液性,随着白细胞浸润及上皮细胞及纤毛脱落,渐转变成为黏脓涕;恢复期上皮细胞恢复正常。

【临床表现】
经呼吸道传播,病程持续时间为7~10天。

1. 潜伏期 1~3 天,表现为鼻内干燥、灼热感、痒和打喷嚏;检查见鼻腔黏膜充血和干燥。

2. 急性期 4~7 天,表现为鼻塞、水样鼻涕、嗅觉减退和闭塞性鼻音;继发细菌感染后,鼻涕转变为黏液性、黏脓性或脓性,全身症状因个体而异,主要表现为全身不适、倦怠、食欲下降、头痛和发热等,儿童全身症状较重,常出现高热(39℃以上),甚至惊厥,并伴有消化道症状,如恶心、呕吐、轻微腹痛和腹泻等。检查见鼻腔黏膜充血肿胀,下鼻甲充血肿大,总鼻道或鼻底有较多分泌物,早期为水样,渐变为黏液性或脓性(图 2-4-1)。

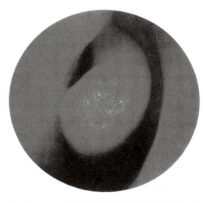

图 2-4-1　急性鼻炎(鼻腔黏膜充血状态)

3. 恢复期 7~10 天,若无并发症发生,上述症状逐渐减轻直至消失,鼻腔检查见黏膜充血减轻或正常,脓性分泌物渐消失。

【并发症】
1. **急性鼻窦炎**　鼻腔黏膜炎症经鼻窦自然窦口向窦腔黏膜内蔓延,其中以上颌窦及筛窦多见。

2. **急性中耳炎**　炎症通过咽鼓管导致。

3. **急性咽炎、喉炎、气管炎**　若炎症向下蔓延可能引起咽、喉、气管及支气管等部位的炎症,小儿或老年患者可合并肺炎。

【诊断】
根据临床表现及检查可诊断。

【鉴别诊断】
1. **流感**　全身症状如发热、头痛、四肢酸痛较重,而鼻咽喉的症状反而轻。其传染性强,短期内同一地区可出现较大人群发病。

2. **变应性鼻炎**　无全身症状,表现为阵发性喷嚏、清水样涕和鼻塞,然后可迅速消失。查体可见鼻黏膜苍白、水肿,找到特异性变应原有助于鉴别诊断。

3. **急性传染病**　许多呼吸道急性传染病早期症状也有类似急性鼻炎的症状,如麻疹、猩红热、百日咳等,但其全身症状较重,如高热、寒战、全身肌肉酸痛等。通过严格查体及病情观察可鉴别。

【治疗】

以支持及对症治疗为主,同时注意预防并发症。

1. 一般治疗　适当休息,多饮水,清淡饮食。初期可使用解热镇痛药促使发汗,中成药如抗病毒或抗感冒药减轻症状。对于合并有细菌感染者,使用抗生素治疗。

2. 局部治疗　可使用血管收缩剂滴鼻以减轻鼻塞症状,如羟甲唑啉鼻喷剂、1% 麻黄碱滴鼻液(儿童用 0.5%),恢复鼻腔通气。使用血管收缩剂的时间不宜超过 7 天,避免形成药物性鼻炎。也可用生理海水或 3% 高渗盐水冲洗鼻腔。另外可使用鼻用糖皮质激素喷鼻,如糠酸莫米松鼻喷剂,可以减轻鼻腔黏膜水肿,改善鼻腔、鼻窦引流。其次按摩针刺迎香穴可减轻临床症状。指导正确的擤鼻法,压迫一侧前鼻孔,轻擤出对侧鼻腔分泌物,可减少并发症的发生。

第三节　慢性鼻炎

慢性鼻炎(chronic rhinitis)是指鼻腔黏膜或黏膜下持续数月以上或反复发作的慢性炎症,且无明显的致病微生物感染,伴有不同程度鼻功能紊乱。分为慢性单纯性鼻炎和慢性肥厚性鼻炎两类。

【病因】

可能与下列因素有关。

1. 局部因素

(1)急性鼻炎反复发作或未彻底治疗。

(2)慢性鼻窦炎脓性分泌物长期刺激,鼻中隔偏曲影响鼻腔的通气,以及腺样体肥大等,常可诱发慢性鼻炎。

(3)鼻腔长期使用减充血药物,可导致药物性鼻炎。

2. 职业及环境因素　长期反复吸入粉尘(如水泥、石灰、煤尘、面粉等)或有害气体(如二氧化硫、甲醛等)。生活或生产环境中温度及湿度的急剧变化也对本病发生起一定的作用。

3. 全身因素

(1)**全身某些慢性疾病**:如贫血,糖尿病,风湿,结核,心、肝、肾等重要脏器的功能异常,可引起鼻黏膜血管长期淤血或反射性充血。

(2)维生素 A、维生素 C 的缺乏。

(3)**内分泌疾病或失调**:甲状腺功能减退可引起鼻黏膜水肿;妊娠早期及青春期鼻黏膜可出现生理性充血、肿胀。

4. 其他因素　如烟酒嗜好,长期劳累,变应性鼻炎等。

【病理】

1. 慢性单纯性鼻炎　鼻腔黏膜血管尤其下鼻甲海绵状血窦的慢性扩张,通透性增加,伴局部的淋巴细胞及浆细胞为主的炎症细胞浸润,腺体的分泌功能增强。

2. 慢性肥厚性鼻炎　早期如慢性单纯性鼻炎。随着病情发展,引起纤维组织增生,表现为黏膜、黏膜下层,甚至骨膜和骨的局限性或弥漫性纤维组织增生、肥厚,以下鼻甲最为明显,肉眼可呈结节状、桑葚状或分叶状,中鼻甲前端和鼻中隔也可发生。

【临床表现】

1. 慢性单纯性鼻炎

(1)**鼻塞**:呈间歇性及交替性鼻塞,白天、夏季、运动时减轻,而夜间、寒冷、休息时加重,双侧鼻腔可呈交替性鼻塞。

(2)多为黏液涕,量较多。

（3）一般无闭塞性鼻音、嗅觉减退、耳鸣及耳闷等症状，偶有头痛、头晕等不适。

（4）**检查**：鼻黏膜呈慢性充血，下鼻甲黏膜肿胀，表面光滑、柔软、富有弹性，鼻腔内可见有黏稠涕，对血管收缩剂敏感，滴用后下鼻甲肿胀可迅速消失。

2. 慢性肥厚性鼻炎

（1）**鼻塞**：多为持续性鼻塞，无交替现象。

（2）**少涕**：为黏液性或黏脓性，不易擤出。

（3）常有闭塞性鼻音、耳鸣及耳闷，伴有头痛、头晕、咽干、咽痛等。

（4）**检查**：鼻黏膜暗红色、肥厚，表面不光滑，可呈结节状、桑葚状，局部黏膜弹性差，对血管收缩剂不敏感或无反应。

【诊断】

根据病史、症状及体征易于诊断慢性鼻炎，但要注意两种类型间的鉴别诊断。

【治疗】

1. 慢性单纯性鼻炎　针对全身或局部病因予以相应治疗，如治疗全身慢性疾病，提高机体抵抗力，纠正鼻中隔偏曲等。局部治疗多选择保守治疗的方法。鼻用糖皮质激素是慢性鼻炎首选用药，具有良好抗炎、抗水肿作用。当鼻内分泌物黏稠不易擤出时，可用生理盐水或海水清洗鼻腔，清除鼻腔分泌物，改善鼻腔通气功能。对鼻腔黏膜充血肿胀明显，鼻塞严重，日常生活工作受到影响者，可选用盐酸羟甲唑啉鼻喷雾剂或 1% 麻黄碱滴鼻液（儿童用 0.5%），连续使用不超过 7 天。保守治疗效果不佳，可手术治疗。

2. 慢性肥厚性鼻炎　药物治疗同单纯性鼻炎。对肥厚的下鼻甲可采用多种手术治疗，如下鼻甲黏膜下部分切除术、黏骨膜切除术、下鼻甲骨折外移术、局部注射、微波、射频消融及激光治疗均有一定的疗效。

第四节　萎缩性鼻炎

萎缩性鼻炎（atrophic rhinitis）是以鼻黏膜萎缩或退行性变为病理特征的慢性炎症。多发生于青年女性以及相对贫困地区，其特征为鼻腔黏膜、骨膜甚至鼻甲骨发生进行性萎缩，伴有多量脓痂形成，因常有变形杆菌感染而奇臭，又名臭鼻症（ozena）。

【病因】

分为原发性及继发性两种。其中原发性萎缩性鼻炎病因不清楚，相关研究提示为一种自身免疫性疾病。而继发性萎缩性鼻炎病因较明确，认为与以下情况有关：①鼻腔、鼻窦受到脓性分泌物、有害粉尘、化学气体的刺激，造成鼻腔、鼻窦血液循环障碍，引起鼻黏膜萎缩。②不适当的手术所致鼻黏膜的广泛损伤，尤其是下鼻甲的过度切除，导致鼻腔宽大，过度通气，发生萎缩性鼻炎。③局部大剂量放射治疗后。④鼻部的某些特殊性疾病，如结核、梅毒和麻风等对鼻黏膜的损害。

【病理】

黏膜早期呈慢性炎症改变，逐步发展为进行性萎缩，黏膜和骨部血管逐渐发生闭塞性动脉内膜炎和海绵状静脉丛炎，血管壁结缔组织增生，管腔缩小或闭塞，血供不良导致黏膜、腺体、骨膜和骨质萎缩、纤维化以及黏膜鳞状上皮化，严重患者蝶腭神经节可发生纤维变性。

【临床表现】

1. 鼻塞　鼻腔脓痂阻塞，或鼻腔黏膜感觉神经萎缩后迟钝，产生"鼻塞感"。

2. 鼻干　鼻腔黏膜腺体萎缩、分泌物减少和鼻塞后长期张口呼吸所致。

3. 鼻出血　鼻黏膜的萎缩干燥、清理结痂时损伤局部黏膜均可导致出血。

4. 嗅觉障碍　嗅觉减退、消失　嗅区黏膜萎缩所致。

5. 恶臭 呼出气体带有特殊臭味,为晚期或严重者脓痂中蛋白质腐败分解所致,患者自己因嗅觉丧失而不觉。

6. 头痛、头昏 鼻腔黏膜萎缩,其调温保湿功能丧失,吸入的冷空气或脓痂刺激所致。

7. 耳闷、耳鸣、听力下降 如病变波及咽鼓管咽口,引起咽鼓管功能障碍,导致分泌性中耳炎的发生。

8. 检查 鼻腔宽大,鼻甲缩小,鼻腔黏膜干燥,附着有大量灰绿色脓痂充塞,伴有恶臭。自幼发病时,因外鼻发育异常可出现鞍鼻。病变可波及鼻咽、口咽及下咽,出现类似表现(图 2-4-2)。

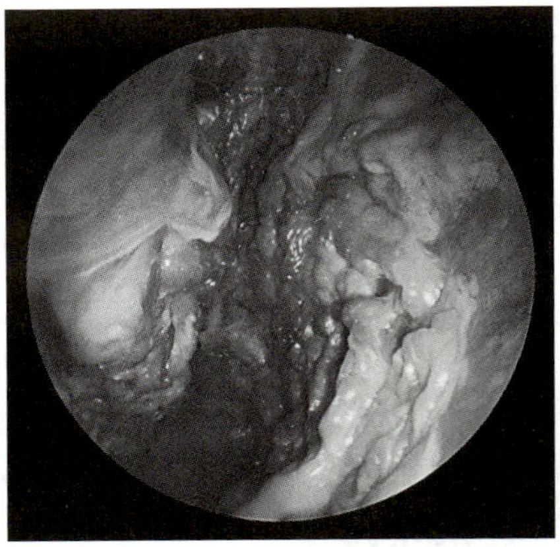

图 2-4-2 萎缩性鼻炎

【治疗】

目前尚无特效疗法,多为对症治疗。

1. 局部治疗

(1)可用生理海水或鼻腔冲洗器将温生理盐水或 1∶2 000~1∶5 000 高锰酸钾溶液冲洗鼻腔,每日 1~2 次,以清洁鼻腔、去除脓痂和臭味。

(2)可使用 1% 链霉素液体石蜡、1% 复方薄荷樟脑液体石蜡滴鼻,以湿润鼻腔黏膜、改善黏膜血液循环、软化脓痂而易擤出。

(3)1% 新斯的明涂抹黏膜可促进血管扩张。

(4)50% 葡萄糖外用可刺激黏膜腺体的分泌。

2. 手术治疗 目的在于缩小鼻腔的空间,减少鼻腔通气量,降低鼻腔黏膜水分蒸发,从而使结痂减少。手术常采用鼻腔外侧壁内移术。

3. 全身治疗 加强营养,改善环境及个人卫生,对本病也有一定的治疗作用。

第五节 变应性鼻炎

变应性鼻炎(allergic rhinitis,AR)是特异性个体接触致敏原后由 IgE 介导的介质(主要是组胺)释放,并有多种免疫活性细胞和细胞因子等参与的鼻黏膜非感染性慢性炎性疾病。以鼻痒、喷嚏、大量清水涕及鼻塞为其主要的临床特点。

临床分类依据变应原是否为季节性,分为季节性和常年性变应性鼻炎,前者常见致敏原为花粉、真菌等季节性吸入物变应原。由植物花粉播散引起,又称花粉症(pollinosis)。后者由常年存在的变应原引起。常见致敏原为尘螨、蟑螂、动物皮屑等室内常年性吸入物变应原,以及某些职业性变应原。依据临床症状发作时间分为间歇性和持续性变应性鼻炎,间歇性是指症状发生的天数<4天/周或病程<4 周。持续性是指症状发生的天数≥4 天/周并且病程≥连续 4 周。依据患者症状的程度和是否影响生活质量(包括睡眠、日常生活、工作和学习),变应性鼻炎分为轻度和中-重度,轻度是指症状较轻,对生活质量无影响;中-重度是指症状明显,对生活质量产生影响。

抗原(变应原)分为两大类:吸入性抗原和食物性抗原,其中以吸入性抗原尤为重要。吸入性抗原中常见有螨(包括螨的皮屑及其代谢物)、屋尘、花粉、昆虫、羽毛、上皮脱屑、真菌、植物纤维和某些化学物质等。食物性抗原如奶、蛋、鱼、虾、花生、大豆、面粉及某些水果、蔬菜等。

【发病机制及病理】

本病属 IgE 介导的 I 型变态反应,也与细胞因子、细胞间黏附分子(intercellular adhesion molecule,ICAM)及部分神经肽的相互作用密切相关。当特异性抗原进入机体后,鼻黏膜局部 CD4$^+$ T 淋巴细胞受细胞因子(IL-4)的刺激,分化成为 Th$_2$ 细胞,释放多种细胞因子,进而激活血管内皮细胞表达 ICAM-1 等黏附分子,促进多种淋巴细胞(嗜酸性粒细胞、肥大细胞、嗜碱性粒细胞及 T 淋巴细胞)向鼻黏膜局部的迁移、黏附及定位。变应原刺激机体产生的特异性 IgE 抗体结合在鼻黏膜局部的肥大细胞及嗜碱性粒细胞的细胞膜上,此时机体处于致敏状态。当该变应原再次进入机体时,变应原与 IgE 发生"桥连",进而激发细胞膜一系列的生化反应,最终释放以组胺为主的多种介质,介质作用于鼻黏膜血管、腺体、神经末梢上的受体,引起相应的组织反应,表现为阻力血管收缩(鼻黏膜苍白)或容量血管扩张(鼻塞、黏膜呈浅蓝色),毛细血管的通透性增高(黏膜水肿),多形核细胞、单核细胞浸润,其中以嗜酸性粒细胞为主。同时副交感神经的兴奋性增高,腺体分泌功能旺盛(大量清水样涕),感觉神经的敏感性增强(连续性喷嚏)。

ER 2-4-3

变异性鼻炎的发病机制及病理改变

【临床表现】

以鼻痒、阵发性喷嚏、大量清水样涕和鼻塞为主要特征。

1. 鼻痒　鼻腔黏膜感觉神经受到刺激后引起的鼻痒。严重时,可以伴眼、软腭和咽部、外耳道发痒。小儿有不断用手指或手掌揉搓鼻前部的动作。

2. 喷嚏　为反射性动作,阵发性喷嚏,可连续三个以上到数十个。

3. 清涕　鼻腺体分泌亢进,产生大量清水样涕,重者鼻涕可不自觉从鼻孔内滴出。

4. 鼻塞　鼻塞程度不一。多呈双侧,也有单侧,或双侧交替;轻重程度不一,间歇性或者持续性。

5. 嗅觉减退　鼻腔黏膜水肿可导致嗅觉有不同程度的减退。

6. 鼻镜检查　鼻黏膜苍白、充血或浅蓝色,黏膜水肿,下鼻甲肿大,严重时可与鼻中隔及鼻底接触。总鼻道或鼻底见大量水样分泌物(图 2-4-3)。

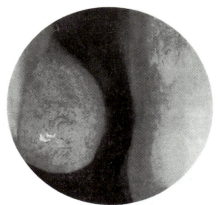

图 2-4-3　变应性鼻炎

7. 查找过敏原

(1)**皮肤试验**:主要方法包括皮肤点刺试验(skin prick test,SPT)和皮内试验。SPT 具有高敏感性和较高特异性,一般均在 80% 以上,因而对 AR 的诊断可提供有价值的证据,且较为便捷可靠,可用于儿童和老年人,临床推荐该方法。假如患者对某种变应原产生超敏反应,则 20 分钟内在皮肤点刺部位出现风团和红斑,风团直径≥3mm 判定为 SPT 阳性。

注意事项:①皮肤点刺试验应在停用抗组胺药物至少 7 天后进行。②对于超敏患者,皮肤试验应慎重进行,若特别必要,可将试剂浓度稀释后再进行。③皮肤试验后,患者需在候诊室观察半小时,候诊室应配备抗过敏性休克的抢救药品。④患者处于全身或局部过敏时,暂不行皮肤试验。

(2)**血液检查**:包括血清总 IgE 检测及血清特异性 IgE 检测,其中前者受体内多种因素的影响,后者结果较为可靠,适用于任何年龄的患者,不受皮肤条件的限制,其与 SPT 具有相似的诊断性能。

(3)**鼻黏膜激发试验**:该方法是将某种变应原直接作用于鼻黏膜,观察是否诱发临床相关症状。

【诊断】

根据常见的临床表现如喷嚏、清水样涕、鼻塞、鼻痒等,结合鼻黏膜苍白、水肿,鼻腔水样分泌物等体征,以及皮肤点刺试验的结果,即可作出正确的诊断。

【治疗】

包括对症治疗和对因治疗。前者主要是指药物治疗及手术治疗,后者主要是避免接触变应原及免疫治疗。

1. 避免接触变应原　对于已明确的变应原,应尽量避免或减少接触,从而减少疾病的发作。如花粉过敏者在花粉传播期尽量减少外出或戴厚口罩外出。螨过敏者应搞好居住环境卫生,减少螨的滋生。

2. 药物治疗

(1) **抗组胺药物**:与组胺竞争细胞膜 H1 受体,可迅速缓解鼻痒、喷嚏和鼻分泌亢进。第一代抗组胺药物如氯苯那敏,有一定的中枢抑制作用,表现为嗜睡及困倦。第二代全身抗组胺药物如西替利嗪、氯雷他定等多种,对中枢抑制作用减弱,抗 H1 受体作用增强,但也有一定的副作用。鼻用抗组胺药物具有局部作用明显,见效快,全身不良反应小等特点,如依巴斯汀等。

(2) **糖皮质激素**:包括全身和局部两种用药。前者如口服泼尼松,后者应用于变应性鼻炎的治疗较广泛,如糠酸莫米松、丙酸氟替卡松鼻喷雾剂等。其生物利用度低,可长期使用。

(3) **肥大细胞膜稳定剂**:稳定肥大细胞膜,减少化学介质的释放,临床常用的有色甘酸钠、酮替芬等。

(4) **鼻腔冲洗**:可用生理盐水或高渗海水冲洗鼻腔,减少进入鼻腔的粉尘和变应原的刺激,改善鼻腔通气。

(5) **局部减充血剂**:收缩血管缓解症状,如 1% 麻黄碱和盐酸羟甲唑啉等,但不能长期使用。

3. 免疫治疗(immunotherapy) 主要针对吸入性变应原引起的变应性鼻炎。通过注射或舌下含服的方法,反复和逐步递增已确定变应原的剂量,以提高机体对变应原的耐受能力。其临床疗效较为肯定,但治疗周期长,费用高。

4. 手术及其他治疗 对部分药物和/或免疫治疗效果不理想的病例,可考虑行选择性神经切断术,包括翼管神经切断术、筛前神经和筛后神经切断术等。临床也有对鼻腔"触发点"黏膜进行微波、射频等热烧灼,以降低其敏感性。

知识拓展

变应性鼻炎的药物治疗

在变应性鼻炎的治疗中,避免接触变应原、药物治疗适用于所有患者,免疫治疗主要针对轻度持续性和中-重度持续性患者。变应性鼻炎及其对哮喘的影响(ARIA)指南把变应性鼻炎分为 4 种类型,并推荐了药物的阶梯治疗方案。①轻度间歇性鼻炎:口服或鼻用 H1 受体阻断药;鼻用减充血剂(少于 10 天)。②中-重度间歇性鼻炎:口服或鼻用 H1 受体阻断药;口服或鼻用 H1 受体阻断药+减充血剂;鼻用糖皮质激素。③轻度持续性鼻炎:口服或鼻用 H1 受体阻断药;口服或鼻用 H1 受体阻断药+减充血剂;鼻用糖皮质激素;肥大细胞膜稳定剂。2~4 周后复查,若已无症状建议继续治疗,糖皮质激素则减量使用,若无改善应升级治疗。④中-重度持续性鼻炎:鼻用糖皮质激素应作为一线治疗;如果鼻塞很明显可加用 1~2 周的口服糖皮质激素;或用鼻用减充血剂;2~4 周后重新评估。若病情无改善,要考虑患者的依从性、用药是否正确、诊断有无错误等原因。若病情改善则应降级治疗。

第六节 鼻 息 肉

鼻息肉(nasal polyp)是鼻腔和鼻窦黏膜的常见慢性疾病,以极度水肿、少血管的鼻黏膜在鼻道形成息肉为临床特征。好发于前筛区,其中来源于上颌窦并发展到后鼻孔的单发息肉,称为上颌窦-后鼻孔息肉。另有鼻息肉病(nasal polyposis)概念,其具有以下特征:①有鼻息肉家族史、手术史。②皮质类固醇治疗效果明显。③内镜下双侧鼻黏膜广泛水肿样改变,似小囊泡融合在一起,息肉与正常黏膜无明显边界。④CT检查示全组鼻窦炎改变。⑤术后易复发。临床上两者尚无明确的区分标准。此外,鼻息肉病常伴有囊性纤维病、不动纤毛综合征、阿司匹林三联症(阿司匹林不耐受、支气管哮喘和鼻息肉)等。

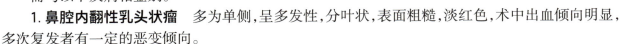
鼻息肉的病因及病例特点

【病因和病理】

病因不清,黏液纤毛运动的障碍,中鼻道某些微环境的改变,嗜酸性粒细胞的增多等均被视为其病因。在炎症因子的刺激下,上皮细胞和免疫活性细胞合成、释放 IL-3、IL-5 及多种细胞因子和炎症介质,使嗜酸性粒细胞在局部聚集,致使血管通透性增高,血浆渗出、组织水肿,上皮破裂、增殖。细胞外基质随之增生,血管、腺体增生,形成息肉。

息肉为覆以假复层柱状纤毛上皮的高度水肿的疏松结缔组织,浸润细胞以嗜酸性粒细胞为主,可见有浆细胞、淋巴细胞,如继发感染可有中性粒细胞浸润。

【临床表现】

多为双侧持续性、渐进性的鼻塞,鼻腔黏性或脓性分泌物。多伴有嗅觉减退或丧失,闭塞性鼻音。后鼻孔息肉阻塞咽鼓管可引起耳鸣和听力减退。鼻镜检查:典型鼻息肉表面光滑,半透明,呈灰白色或淡红色,如荔枝肉样半透明肿物(图 2-4-4)。可为单蒂、多蒂或广基,基底多位于中鼻道、筛窦,巨大鼻息肉可引起外鼻变形,形成"蛙鼻"(图 2-4-5)。

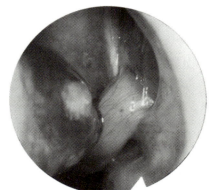
图 2-4-4　上颌窦后鼻孔息肉

【并发症】

1. 鼻窦炎　息肉引起窦口的阻塞,鼻腔黏膜的肿胀,息肉样变等均可影响窦腔的引流,继发感染可形成鼻窦炎。

2. 分泌性中耳炎　息肉的堵塞或鼻窦炎等可引起咽鼓管功能障碍,导致鼓室积液及听力下降。

3. 支气管哮喘　鼻息肉患者中有较高的支气管哮喘发病率,机制尚不明确。

【诊断】

根据病史、症状及体征,易于诊断,需辅助鼻窦 CT 检查以完善诊断,明确病变的范围。

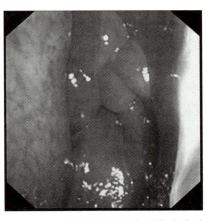
图 2-4-5　左鼻腔、左中鼻道多个息肉

【鉴别诊断】

需与以下疾病相鉴别。

1. 鼻腔内翻性乳头状瘤　多为单侧,呈多发性,分叶状,表面粗糙,淡红色,术中出血倾向明显,多次复发者有一定的恶变倾向。

2. 鼻咽纤维血管瘤　多见于青春期男性,多因鼻塞、鼻出血就诊。好发于鼻咽部,基底广泛,表面粗糙不平,色红,触之较硬。

3. 鼻内脑膜-脑膨出　发生于新生儿或幼儿,肿物多来自鼻腔顶部,表面光滑,单一肿物,不能移动,无蒂,影像学检查可帮助诊断。不可贸然活检,以免脑脊液鼻漏和颅内感染。

4. 鼻腔恶性肿瘤　如出现单侧进行性鼻塞、反复少量鼻出血或者脓血涕、鼻面部麻木等症状,可完善 CT、MRI 等影像学检查,予以病检,明确诊断。

【治疗】

以手术为主,辅以药物综合治疗。

1. 糖皮质激素治疗　激素可按局部喷鼻及全身口服用药两种方法。对于体积较小,初次发病的息肉可行单纯药物治疗;对于体积较大者及复发病例,可作为术前及术后的重要辅助治疗。

2. 手术治疗 目前主要行鼻内镜手术,在切除息肉病变的同时尽可能保留鼻腔黏膜正常组织。

第七节　急性鼻-鼻窦炎

急性鼻-鼻窦炎(acute rhinosinusitis)是指鼻腔及1个或1个以上的鼻窦黏膜的炎症。多继发于急性鼻炎,严重者可累及骨质,引起周围组织及邻近器官的并发症。

【病因】

1. 全身因素 过度劳累、营养不良等导致机体抵抗力下降可易发本病。

2. 局部因素

(1)**鼻腔疾病**:急慢性鼻炎、鼻中隔偏曲、窦口鼻道复合体解剖异常、鼻息肉、变应性鼻炎、鼻腔异物及肿瘤等,阻碍鼻腔及鼻窦的通气和引流。

(2)**邻近器官的炎症感染**:如扁桃体炎、咽炎、牙根感染等。

(3)**鼻腔填塞物放置时间过长**:如鼻腔异物、医源性填塞物等。

(4)**气压损伤**:如跳水、高空迅速下降时,均可使炎症分泌物或异物进入鼻窦,引起发病。

(5)**直接感染**:如鼻窦外伤、游泳时污水直接进入鼻窦等。

【致病菌】

多为化脓性球菌,如肺炎双球菌、溶血型链球菌、葡萄球菌等。其次为杆菌,如流感嗜血杆菌、大肠埃希菌等。也有厌氧菌感染。临床以混合感染最为多见。

【病理】

急性鼻窦炎病理过程同急性鼻炎。初为卡他期,进而发展为化脓期、并发症期,炎症可直接可侵及骨质,或经血管扩散引起骨髓炎、眶内及颅内并发症。

【临床表现】

1. 全身症状 多继发于上呼吸道感染或急性鼻炎,原有症状加重,出现有畏寒、发热、周身不适等症状。小儿可出现呕吐、腹泻、咳嗽等消化道和呼吸道症状。

2. 局部症状

(1)**鼻塞**:多为持续性鼻塞,伴有嗅觉减退或消失。

(2)**脓涕**:鼻腔大量脓性或黏脓性鼻涕。厌氧菌或大肠埃希菌感染者脓涕有恶臭。

(3)**头痛或局部疼痛**:脓性分泌物和细菌毒素对神经末梢的刺激、黏膜肿胀的压迫均可致头痛发生。各鼻窦头痛及局部疼痛有各自特点。

1)急性上颌窦炎:眶上额部痛,可能伴有同侧颌面部或上列磨牙痛。晨起轻,午后加重。

2)急性筛窦炎:内眦或鼻根部疼痛,一般头痛轻,前组筛窦炎头痛同额窦炎相似,后组筛窦炎同蝶窦炎相似。

3)急性额窦炎:晨起即前额部疼痛,且逐步加重,午后逐渐减轻,下午头痛消失。

4)急性蝶窦炎:眼球深处或颅底钝痛,可放射至头顶、耳后及枕部。晨轻午后重。

【检查】

1. 鼻局部红肿和压痛 上颌窦炎可有下睑和颌面压痛。额窦炎可有额窦前壁叩击痛、额部皮肤红肿及眶内上角压痛。筛窦炎可有鼻根部和内眦皮肤红肿及压痛。

2. 鼻腔检查 前鼻镜下可见鼻腔黏膜充血、肿胀,以中、下鼻甲变化明显,鼻腔内可见大量脓性或黏脓性鼻涕。用1%麻黄碱收缩鼻腔黏膜后,前组鼻窦炎时可见中鼻道有脓液;后组鼻窦炎可见嗅裂有脓液。可疑鼻窦炎时,可行体位引流后再检查鼻腔。鼻内镜检查对鼻窦炎诊断更为精确,检查前先用1%丁卡因及麻黄碱棉片放置于鼻腔内,收缩鼻黏膜和表面麻醉作用,以便检查。

3. **辅助检查**　鼻窦 CT 对诊断具有重要指导意义,是鼻窦检查的首选。MRI 可较好地显示软组织病变,但不作首选。

【诊断】

根据急性鼻-鼻窦炎病史、症状及体征与相关辅助检查,易于诊断。

【治疗】

祛除病因,恢复鼻腔通气及鼻窦引流,控制感染和预防并发症。

1. **全身治疗**

(1)一般治疗与急性鼻炎相同,适当休息,多饮水等。

(2)足量使用抗生素控制感染和预防并发症。

(3)如有变应性鼻炎患者应全身口服抗组胺药。

(4)如果考虑厌氧菌感染者可联合使用咪唑类药物。

(5)邻近感染病灶如牙源性上颌窦炎应同时对患牙进行治疗。

2. **局部治疗**　1% 麻黄碱滴鼻和鼻用糖皮质激素,可收缩鼻腔黏膜和减轻鼻黏膜水肿,帮助恢复鼻腔鼻窦的通气和引流功能。

3. **鼻窦负压置换或体位引流**　均可促使鼻窦内脓液流出。鼻窦负压置换宜在患者无发热时实施。

4. **鼻腔冲洗**　可用生理盐水或高渗盐水冲洗鼻腔,能促使脓性分泌物排出,改善鼻腔通气。

5. **物理治疗**　短波透热、红外线照射和局部热敷可改善局部血液循环,促进炎症消退。

6. **上颌窦穿刺冲洗**　用于上颌窦炎,穿刺可有效引流上颌窦内脓液,并可冲洗窦腔或局部用药。宜在全身症状消退及局部炎症得到控制下进行,穿刺部位位于下鼻道外侧壁、距离下鼻甲前端1~1.5cm 的下鼻甲附着处稍下方,该处骨壁最薄弱,易于穿透。穿刺时,上颌窦穿刺针尖斜面朝向下鼻甲外侧壁,针的方向是同侧耳郭上缘。稍加用力,有"落空"感说明已进入上颌窦内。

第八节　慢性鼻-鼻窦炎

慢性鼻-鼻窦炎(chronic rhinosinusitis)多为鼻腔及鼻窦急性炎症未彻底治愈,迁延反复所致。根据鼻窦炎症范围可分为前组鼻窦炎、后组鼻窦炎及全组鼻窦炎。根据鼻腔是否有息肉,分为伴有或不伴鼻息肉的慢性鼻-鼻窦炎。窦口鼻道复合体局部异常,阻碍窦口的引流及通气,是其发生的主要病因。各鼻窦中以上颌窦炎最为多见,其次为筛窦。

【病因】

病因和致病菌与急性化脓性鼻窦炎相似。

【病理】

黏膜的病理改变表现为水肿、增厚、血管增生、淋巴细胞及浆细胞浸润、上皮纤毛脱落或鳞状化生及息肉样变,若分泌腺管阻塞,则可发生囊性改变。可有骨膜增厚或骨质的吸收。黏膜可发生纤维组织增生而致血管阻塞和腺体萎缩。

【临床表现】

1. **全身症状**　轻重不一,有时可无。常见全身症状有精神不振、头晕、记忆力减退等。

2. **局部症状**　以鼻塞、脓涕为主要症状,次要症状包括头痛、嗅觉减退等。

(1)鼻塞:系鼻腔黏脓性分泌物较多,黏膜肿胀,息肉形成等所致。

(2)脓涕:为黏脓性或脓性鼻涕。前组鼻窦炎多可经前鼻孔擤出;后组鼻窦炎脓涕多经后鼻孔流入咽部,刺激咽部引起咽部不适,如咳嗽。牙源性上颌窦炎的鼻涕有腐臭味。

(3)头痛:不明显,多为钝痛或闷痛,细菌毒素吸收可引起脓毒性头痛,或窦口阻塞后窦腔内空气被吸收引起真空性头痛。疼痛部位与急性鼻窦炎相似,此类头痛会随着鼻腔通气引流的改善而有所减轻,头痛时间规律不明显。

(4)**嗅觉减退或丧失**:多因鼻塞及嗅区黏膜炎症性改变后功能下降所致,多可随鼻窦炎的治愈而恢复,少数为永久性的。

(5)**视力减退或失明**:为本病引起的眼眶并发症。较少见,多因引起球后视神经炎所致。

3. **鼻腔检查**　前鼻镜检查可见鼻黏膜呈慢性充血、肿胀、肥厚,中鼻甲肥大或息肉样变,中鼻道狭窄,黏膜水肿或息肉形成。前组鼻窦炎时,中鼻道可见有脓性分泌物引流,后组鼻窦炎脓液位于嗅裂或积蓄于鼻腔后端流入鼻咽部。1% 麻黄碱收缩鼻腔后再行体位引流,有助于诊断。鼻内镜检查能清楚、准确地看清病变部位及其他解剖学上的异常,对诊断有重要的意义。

4. **辅助检查**　鼻窦 CT 检查能更精确判断窦腔的大小、形态,有无液平面、黏膜增厚,中鼻道有无解剖变异,窦壁骨质有无破坏等。

5. **上颌窦穿刺冲洗**　通过穿刺冲洗可了解窦内脓液的性质、颜色、臭味及脓量,并可对脓性进行细菌培养和药物敏感试验。

【诊断】

根据病史,有鼻塞、脓涕的主要症状以及其他头痛、嗅觉减退等次要症状,既往有无急性鼻窦炎发作史,及临床检查可进行诊断。

【治疗】

治疗原则:慢性鼻-鼻窦炎不伴鼻息肉者首选药物治疗,无改善者可考虑手术治疗;伴有鼻息肉或鼻腔解剖结构异常者首选手术治疗;围手术期仍需药物治疗。

1. **鼻用糖皮质激素**　可减轻鼻黏膜水肿,促进炎症消退。

2. **抗生素使用**　包括青霉素或头孢类、大环内酯类抗生素等。尤其是低剂量大环内酯类抗生素,既可抗炎又可抗菌。

3. **黏液促排剂**　既可增强鼻黏膜纤毛摆动,又可稀化黏涕,能促进黏脓涕的排出。

4. **血管收缩剂**　可改善鼻腔通气和引流,不宜长期使用。

5. **鼻腔冲洗**　可用生理盐水或高渗盐水冲洗鼻腔,能促使脓性分泌物排出,改善鼻腔通气。

6. **上颌窦穿刺冲洗及鼻窦负压置换**　可直接清除窦腔内积液,促进炎症消退。

7. **功能性内镜鼻窦手术**　经药物规范治疗仍迁延不愈者可采用鼻窦内镜手术,鼻内镜手术可以解除机械阻塞、重建结构、通畅引流,极大地提高了慢性鼻-鼻窦炎的临床治愈率。

ER 2-4-5

慢性鼻-鼻窦炎手术

第九节　鼻中隔偏曲

鼻中隔偏曲(deviation of nasal septum)是指鼻中隔偏向单侧或双侧,或局部形成突起,并引起鼻腔通气功能障碍,产生临床症状者(图 2-4-6)。对于存在轻度偏曲而无临床症状者可视为生理状态。

【病因】

与以下因素有关:

1. **外伤**　可发生于儿童时期,多数情况患者不能提供明确外伤史。

2. **发育不均衡**　鼻中隔支架的骨性部分与软骨部分发育不均衡;面部骨骼发育速度的不平衡均可导致鼻中隔偏曲。

3. **鼻腔占位性病变**　如鼻腔单侧鼻息肉、肿瘤等,随着体积的增大,鼻中隔可被推移而偏离中线。

【临床表现】

1. **鼻塞** 鼻中隔"C型"偏曲者,多为单侧鼻塞。"S型"偏曲者多引起双侧鼻塞。

2. **鼻出血** 鼻中隔偏曲凸面黏膜变薄,受气流刺激,易发生糜烂出血。

3. **头痛** 偏曲突起部对鼻甲黏膜压迫,引起同侧头痛。

4. **邻近器官症状** 偏曲所致的鼻阻塞影响鼻窦引流时,可继发鼻窦炎。长期张口呼吸和鼻内炎性分泌物蓄积,易诱发上呼吸道感染。

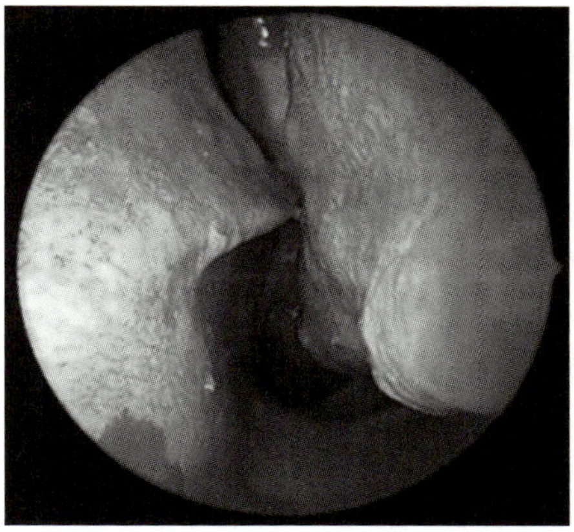

【诊断】

根据临床症状、体征易于诊断,鼻部 CT 有助于诊断。需注意是否合并有鼻部的其他疾病,如慢性鼻窦炎、鼻息肉及肿瘤等。

【治疗】

单纯鼻中隔偏曲无临床症状者无须处理。对于临床症状明显者,可行鼻中隔矫正术和鼻中隔黏膜下切除术。

图 2-4-6　鼻中隔偏曲

鼻内镜下鼻中隔矫正术

第十节　鼻　出　血

鼻出血(epistaxis)是鼻部最常见的临床症状之一,可由鼻部疾病引起,也可由全身疾病所致。鼻出血多为单侧,少数情况下可双侧出血;出血量多少不一,轻者仅涕中带血,重者可引起失血性休克,反复鼻出血可导致贫血。多数为鼻腔易出血区(Little area)出血(儿童及青壮年多见),少数为后鼻孔吴氏鼻-鼻咽静脉丛的出血(老年患者多见)。

【病因】

可分为局部及全身病因两类。

1. **局部病因**

(1)**鼻外伤或医源性损伤**:包括挖鼻、用力擤鼻、剧烈喷嚏等外力均可致鼻黏膜损伤而出血。鼻腔鼻窦手术和头颅部严重的外伤致前颅底或中颅底骨折,均可损伤筛前动脉或颈内动脉,临床可出现严重的鼻出血,甚至危及生命。

(2)**鼻腔及鼻窦炎症**:各种炎症可引起局部黏膜病变,增加鼻出血倾向。

(3)**鼻中隔病变**:鼻中隔穿孔、偏曲突起处黏膜变薄均易糜烂出血。

(4)**肿瘤**:鼻腔、鼻窦及鼻咽部肿瘤溃烂出血经鼻流出,如鼻腔血管瘤、内翻性乳头状瘤、鼻咽纤维血管瘤、鼻咽癌等均可表现有鼻出血的症状。

2. **全身病因** 凡引起血压增高、凝血功能障碍或血管张力改变的全身性疾病均可发生鼻出血。

(1)**心血管疾病**:高血压、动脉血管粥样硬化、充血性心力衰竭等。

(2)**血液病**:血友病、血小板减少性紫癜、白血病、再生障碍性贫血等。

(3)**某些急性传染病**:流感、出血热、麻疹、伤寒、传染性肝炎等。

(4)**肝、肾等慢性疾病和风湿热**:肝功能损害致凝血障碍,尿毒症可致血小板的异常,风湿热患儿常有鼻出血症状。

(5)**中毒**:接触某些化学物质如磷、汞、砷、苯等可破坏造血系统,长期服用水杨酸类药物可致血液内凝血酶原减少。

(6)**其他**:如遗传性出血性毛细血管扩张症、内分泌功能失调等。

【诊断】

根据病史及临床表现可进行诊断,判断出血的部位比较重要。

【治疗】

鼻出血属急诊,出血量大时,患者多情绪紧张,应安慰使其放松。明确哪侧鼻腔出血及出血量和时间等,有无全身病因对治疗有十分重要的意义。

1. **一般处理** 消除患者的紧张情绪,可取坐位,病情严重者可取半卧位,疑有休克者取平卧头低位。出血迅猛时,患者会咽下血液,刺激胃肠道引起呕吐,预防窒息。

2. **常用止血方法** 首先要明确出血部位,采用不同的止血方法。

(1)**简易止血法**:鼻出血多发生于鼻易出血区,压迫双侧鼻翼至鼻中隔前下方出血点约10分钟,观察出血是否停止。同时冰敷前额和后颈,以促使血管收缩减少出血。也可用含1%麻黄碱或0.1%肾上腺素棉片暂时性止血或用带负压的吸引管清理血凝块,以便寻找出血点。

(2)**电凝烧灼法**:有明确出血点时,可使用电凝烧灼法处理出血部位。现在临床多在鼻内镜下微波、射频等离子、激光、电刀等进行局部烧灼,临床止血效果好。化学烧灼法已少用。

(3)**填塞法**:对于出血点难以确定、出血较多或剧烈者,电凝烧灼法无效或无相应条件者,可选用鼻腔填塞法。

1)前鼻孔填塞法:多使用凡士林油纱条填塞鼻腔。另外,还可使用抗生素油纱条、止血纱布、明胶海绵作为填塞物。对于少量弥漫性渗血情况,可首选可吸收性填塞物,避免黏膜损伤。填塞物对鼻腔出血部位要产生一定的压力,才能达到压迫止血的目的。填塞时间一般1~2天,如同时使用抗生素,可延长至3~5天。碘仿纱条可填塞10~14天,同时使用抗生素。

2)后鼻孔填塞法:出血部位在鼻腔后部且前鼻孔填塞无效者,可使用后鼻孔填塞法。患者大拇指大小的锥形凡士林油纱球,前段留牵引线,纱球尖部朝前鼻孔,经口腔牵引并嵌顿堵塞后鼻孔,牵引线固定在前鼻孔处并行前鼻孔填塞,注意保护前鼻孔皮肤。此法填塞时间一般为3~5天。此法因极其痛苦,已少用。

3)新型材料填塞:膨胀海绵、气囊或水囊可用于鼻腔止血。

4)血管结扎法:对于严重出血且上述治疗无效者,可选择相应的供血动脉结扎术。中鼻甲下缘水平面以下出血者可考虑结扎同侧上颌动脉或颈外动脉。中鼻甲下缘平面以上出血者,则可考虑结扎筛前动脉,鼻中隔前部出血可结扎上唇动脉。

5)血管栓塞法:对严重出血者如肿瘤引起或者不明原因大出血可采用此法。

3. **全身治疗** 全身可使用止血药物治疗,已行鼻腔填塞者可使用广谱抗生素预防感染,如果进食少者,可营养支持治疗。严重出血者应注意观察血压变化,有无休克倾向;间断反复出血者,注意是否处于贫血状态。老年患者注意纠正高血压及心、脑等重要脏器的功能状况,可针对不同的病因采用相应的治疗。

第十一节 鼻 外 伤

一、鼻骨骨折

鼻骨位于梨状孔上方,因其突出于面部而易于发生骨折,如摔跤或直接暴力等。临床上严重者可同时出现上颌骨额突骨折、鼻中隔骨折脱位、颅底骨折等。

【临床表现】

外伤后鼻根部或鼻梁塌陷畸形、偏斜,多伴有鼻部出血。数小时后,软组织肿胀或血肿形成。如鼻腔黏膜肿胀、鼻中隔骨折偏曲、血块积聚,可出现鼻塞。

【诊断】

根据外伤史和临床体征,多易于诊断,常规应行鼻骨 CT 检查。

【治疗】

鼻骨骨折可在外伤后 2~3 小时复位,如鼻部皮肤已肿胀,要待肿胀消退后,根据局部畸形的程度及鼻部症状决定是否需行鼻骨复位术,复位宜在伤后 7~10 天进行。合并鼻中隔骨折,可同时进行手术。合并有颅底骨折、脑脊液鼻漏者禁鼻腔填塞,防止逆行颅内感染的发生。

单纯鼻骨复位术多可在局麻下完成,合并有鼻中隔脱位可同时予以纠正。复杂病例合并有颅面骨复合骨折,宜在全身麻醉下切开固定。陈旧性和复杂性鼻骨骨折,鼻骨 CT 三维重建对治疗有重要意义。

二、鼻窦骨折

严重的颅面部软组织挫裂伤时,常伴有鼻窦骨折,其中以上颌窦或额窦最为多见,筛窦次之,蝶窦最少。

【临床表现】

各鼻窦骨折临床表现不同,严重外伤时可为复合性鼻窦骨折。

上颌窦骨折发生在额突、前壁、眶底壁、内壁及牙槽突等处,相应出现面部畸形、复视、咬合错位等症状。

额窦骨折可分为前壁骨折、后壁骨折和鼻额管骨折。前壁骨折可致面部畸形,后壁骨折因解剖上与颅前窝相邻,可致脑脊液鼻漏及颅内损伤。

筛窦骨折多发生于面部中段的骨折,可出现有脑脊液鼻漏等症状;若筛窦、额窦及眼眶同时受累,称为额筛眶复合体骨折,可出现颅脑损伤、鼻部损伤及眼部损伤的症状,如脑脊液鼻漏、鼻根部塌陷、视力障碍等。

蝶窦骨折,较为少见,临床多表现为病情危重,可出现致死性出血、脑脊液鼻漏、创伤性尿崩症等相应症状。

ER 2-4-9

击出性骨折与
击入性骨折

【诊断】

根据外伤史和临床体征,可进行诊断,常规应行鼻窦和头颅 CT,以应对严重复杂的外伤。

【治疗】

鼻窦骨折需根据具体情况,分清主次分别进行治疗。先抢救可能危及生命或不可逆的并发症,然后进行骨折复位。如出现颅内并发症时,需与神经外科医师共同诊治,若合并有视力下降等,需首先对视力进行抢救性治疗。严重的鼻出血,需在抢救休克、防范误吸的同时予以有效的止血治疗。合并脑脊液鼻漏者一般禁忌填塞鼻腔,以免造成颅内的逆行感染。对于不同类型的鼻窦骨折,需采用不同的术式进行复位,恢复正常的形态及其通气引流的生理功能。

第十二节　鼻真菌病

鼻真菌病(rhinomycosis)是真菌感染鼻部引起的常见疾病。常见的致病真菌有曲霉菌、念珠菌、毛霉菌等,其中以鼻曲霉菌感染最为多见。真菌是机会致病菌,只有机体的抵抗力下降及有局部诱因时才发病。

【病因】

1. 全身因素　全身消耗性疾病或代谢性疾病,如糖尿病、甲状腺功能减退、严重的贫血等,可使机体免疫功能下降;长期应用大量广谱抗生素或免疫抑制剂等,均可为真菌感染创造条件。

2. 局部因素 牙源性感染、鼻腔及鼻窦通气引流异常是常见的局部诱因。

【病理】

按其病理特点,将鼻真菌病分为非侵袭型和侵袭型两种类型。

1. 非侵袭型

(1)**真菌球型**:是一种慢性、非侵袭性的真菌感染,一般没有临床症状,病变通常局限于一个鼻窦,以上颌窦多见。致病真菌主要是曲霉菌。真菌球由高度密集的同心圆样排列的菌丝形成,呈泥土样或干酪样团块,颜色各异,如灰色、绿色、红褐或黑褐色等。

(2)**变应性真菌性鼻窦炎**:发生于特应性体质的患者,病变累及多个鼻窦,易反复发作。发病机制尚不清楚,多数学者认为属于Ⅰ型和Ⅲ型变态反应。

2. 侵袭型

(1)**急性暴发型**:多由毛霉菌属引起。真菌侵入黏膜下动脉内,引起血栓性动脉炎,从而导致窦腔黏膜和骨质缺血坏死,坏死组织又为真菌的生长及繁殖提供了良好的环境,使窦腔及周围组织迅速被感染坏死。在机体抵抗力减退时,沿血管向邻近鼻窦或周围组织器官(如外鼻及面部、眼眶、颅底等)扩散,快速发展和蔓延,可在几天内引起死亡。

(2)**慢性侵袭型**:是以肉芽组织反应为病理组织学特征的慢性进行性疾病,有血管栓塞、梗死形成和组织坏死,可见淋巴细胞、浆细胞、中性粒细胞、嗜酸性粒细胞及朗汉斯巨细胞浸润的肉芽肿表现。

【临床表现】

各型临床表现不同。

1. 真菌球型 多为单侧鼻塞和脓臭涕,偶有涕中带血或头痛。影像学特征为单窦发病、骨质破坏和病变内有钙化灶(图 2-4-7)。临床此型多见。

2. 变应性真菌性鼻窦炎 多见于青年人,常伴有鼻息肉、支气管哮喘,变应原皮肤试验阳性反应。临床症状有鼻塞,涕多或鼻涕倒流。鼻腔检查可见典型的黏稠绿色或棕色黏液和鼻息肉。黏液涂片经染色可见有嗜酸性黏蛋白、夏雷结晶及真菌菌丝碎片。CT 检查与鼻窦炎相似。

3. 急性暴发型 病程短,病情变化快,有多个鼻窦受累。早期症状有发热、眶部肿胀、面部疼痛及肿胀,随着病变进展可发生头痛,视力下降,嗜睡。严重者出现球结

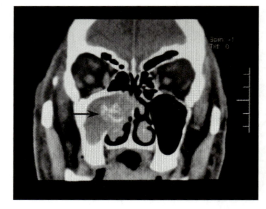

图 2-4-7 真菌性上颌窦炎特征(CT 扫描)
单窦发病,骨质破坏,窦腔有钙化斑。

膜水肿,眼球突出,球后疼痛,眼肌麻痹及颈强直等鼻-脑真菌病症状,迅速昏迷,死亡。重症者常合并有肺、肝、脾的真菌性损害。早期鼻黏膜缺血呈浅白色,晚期可见鼻甲和鼻中隔结痂及黑色坏死。影像学检查早期可见黏膜增厚,晚期可见骨质破坏。

4. 慢性侵袭型 病程进展缓慢,患者可有慢性鼻窦炎症状,可涕中带血,鼻腔内有结痂或干酪样物形成。前鼻镜检查可见鼻黏膜充血、肿胀,中鼻道脓液或息肉。有时在鼻腔或鼻道内见到灰褐色、黄褐色干酪样团块。鼻窦 CT 检查可见病变窦腔密度增高且不均匀,并可有局部的骨质破坏。影像学征象似恶性肿瘤表现。

【诊断】

凡单侧鼻涕带血或上颌窦冲洗液为脓性但含有暗红色血液或灰色或红褐色干酪样物者,或发现鼻窦骨质破坏,X 线摄片或 CT 显示窦腔密度不均,排除恶性肿瘤,应考虑鼻真菌病。通过涂片检查、真菌培养、病理组织学检查可确诊。需与慢性鼻窦炎、萎缩性鼻炎、鼻恶性肿瘤等鉴别。

【治疗】

根据分型不同,治疗有所区别。

1. 非侵袭型鼻真菌病 应行鼻内镜下鼻窦开放术,清除鼻息肉、鼻腔及鼻窦的病变组织及分泌物,恢复及保持鼻窦的通气引流。术后鼻腔冲洗,应定期鼻内镜下复查以便及时发现和清除残留病变。一般预后较好,不必使用抗真菌药物。变应性真菌性鼻窦炎还需使用抗组胺药物及糖皮质激素治疗。

2. 侵袭型鼻真菌病 尤其是急性暴发型,应在鼻内镜下开放鼻窦,清理术腔中的坏死组织,同时大量使用抗真菌药物,并且间断吸氧。该病凶险,治疗期间停用抗生素及免疫抑制剂。

第十三节 鼻 囊 肿

一、 鼻前庭囊肿

鼻前庭囊肿(cyst of nasal vestibule)是指位于鼻翼根部、梨状孔前方、上颌牙槽突表面软组织内的囊性肿块,系鼻腔底黏膜黏液腺腺管阻塞,腺体分泌物潴留所致。也可以是胚胎期球状突和上颌突融合部残留,亦称球颌突囊肿。

【病理】

囊肿多为圆形或椭圆形,生长缓慢。囊肿体积大时压迫可引起周围骨质的吸收。囊壁由结缔组织构成,坚韧而富有弹性,囊壁上皮多为纤毛柱状上皮、立方上皮或扁平上皮,富含有杯状细胞,囊液呈黄色或棕黄色黏液或浆液,合并感染可为脓液。

【临床表现】

早期无症状,随囊肿的增大,可表现为鼻翼、鼻前庭底部局部隆起,伴局部不适和疼痛。

检查可见一侧鼻前庭底部、鼻翼附着处或梨状孔外侧部隆起,可触及囊性肿物,柔软而有弹性,可有轻度触痛,合并感染时加重。穿刺为黄色或棕色的黏液或浆液,影像学检查提示梨状孔底部低密度圆形或椭圆形阴影,边缘清楚,无上列牙病变。

【诊断】

根据病史、体征及影像学检查可明确诊断。

【治疗】

囊肿引起面部畸形及影响鼻部功能者或合并感染者应手术治疗,手术取唇龈沟横切口进路,剥离囊肿,完整切除囊肿壁,避免复发。小的囊肿也可在鼻内镜下经鼻腔内切除。

二、鼻窦囊肿

鼻窦囊肿(cyst of nasal sinus)系指原发于鼻窦或来源于牙或牙根向上颌窦内发展的囊性肿物。分为鼻窦的黏液囊肿、黏膜囊肿及上颌窦牙源性囊肿。

(一)黏液囊肿

黏液囊肿(mucocele)最为多见,多发于筛窦,其次为额窦,上颌窦少见。因鼻窦自然开口的阻塞后窦内积液不能排出而逐渐形成,分泌物的蛋白含量增高使窦内渗透压进一步增高,窦内压力可压迫窦壁,引起骨质的破坏,产生局部隆起畸形,合并感染时为脓囊肿,可引起严重的眶内及颅内并发症。

【临床表现】

囊肿生长缓慢,早期多无症状,随囊肿体积的增加,可出现相应的临床症状。①眼部症状:可出现眼球移位、复视、流泪、头痛、眼痛等。蝶筛区囊肿严重者可出现眶尖综合征。②面部症状:囊肿体积的增加可致眶顶、内眦及面颊部隆起。③鼻部症状:筛窦囊肿可向中鼻道突出,使中鼻道膨隆或筛泡变大,额窦囊肿可致鼻顶部膨隆,临床可出现鼻塞、嗅觉减退及鼻窦炎症状。

【诊断】

根据病史、体征及辅助检查易于诊断,鼻腔鼻窦 CT 可明确病变的范围。

【治疗】

治疗以手术治疗为主,多采用鼻内镜手术,术中不必追求完整切除囊肿,以免损害周围组织,建立经鼻腔的永久性引流即可。

(二) 黏膜囊肿

黏膜囊肿(mucosal cyst)多发生于上颌窦。分为两种类型。①分泌型:系黏膜内黏液腺阻塞,腺体分泌物潴留在黏膜下形成囊肿。②非分泌型:常因炎症或变态反应,经毛细血管内渗出的浆液潴留于黏膜下层,渐膨大形成囊肿。

【临床表现】

临床多无症状。随囊肿体积的增大可自行破溃,经鼻腔流出淡黄色清亮液。

【诊断】

根据病史、体征及辅助检查可进行诊断,鼻窦 CT 有诊断意义。

【治疗】

小的囊肿无症状可不予治疗,大的囊肿有症状者可经鼻内镜下予以切除。

(三) 上颌窦牙源性囊肿

上颌窦牙源性囊肿(odontogenic cyst)系上列牙发育障碍或病变形成并突入到上颌窦内的囊肿,分为含牙囊肿及牙根囊肿。含牙囊肿的发生与牙齿发育有关,病理表现为囊肿中未长出的牙齿和增殖的造釉细胞被包围在囊肿内,侵入上颌窦腔。牙根囊肿则是由于牙根感染、牙髓坏死,根尖肉芽肿或脓肿形成,进而上皮细胞长入其内衬里而形成囊肿内壁,为鳞状上皮。如有感染发生,上皮被破坏,代以纤维组织。囊液为黄色水样液或稀黏液,同样含胆固醇结晶。

【临床表现】

含牙囊肿随着囊肿内分泌物逐渐增加,压迫骨壁,使骨壁变薄、萎缩、膨胀,形成面颊隆起。囊肿有纤维组织包膜,内层为鳞状上皮,囊腔内有棕色或黄色黏液,液体内含有胆固醇结晶。CT 检查囊肿可显示窦腔的增大,内含有牙影。

牙源性囊肿体积小时无症状,随囊肿体积的增大可出现面部的畸形,鼻塞,眼球的向上移位及视力障碍。牙根囊肿 CT 片示病牙根尖部圆形的囊影,伴周围组织的吸收现象。

【诊断】

根据病史、体征及 CT 检查可进行诊断。

【治疗】

以手术治疗为主,术前行病牙的治疗。

第十四节　鼻腔鼻窦肿瘤

一、内翻性乳头状瘤

鼻内翻性乳头状瘤(inverting papilloma)为鼻腔及鼻窦常见的良性肿瘤之一,术后易复发,有恶变倾向的生物学特性。多认为与人乳头状瘤病毒(human papilloma virus,HPV)感染密切相关。

【病理】

鼻腔及鼻窦黏膜的上皮组织向间质内呈管状、指状或分枝状生长,基底膜完整。上皮细胞为鳞状、扁平、移行或柱状,细胞排列有极性,可伴有周围骨质的破坏,具有恶变倾向,可视为良性与恶性之间的边缘性肿瘤。

【临床表现】

多见于40岁以上男性,单侧发病。临床表现为单侧鼻塞、脓涕、脓血涕,反复鼻出血,嗅觉下降甚至消失,随肿瘤体积的增加可出现邻近器官功能异常症状,如面部的畸形、眼功能障碍等。前鼻镜下可见肿物呈淡红色、分叶状、质中等,触及易出血,基底多位于鼻腔外侧壁(图2-4-8)。恶变征象:①术后迅速复发。②迅速侵及邻近组织或结构。③反复鼻出血。④顽固性头面部疼痛。

【诊断】

病理学和影像学检查是明确本病性质和范围的诊断依据(图2-4-9)。

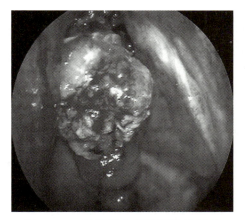
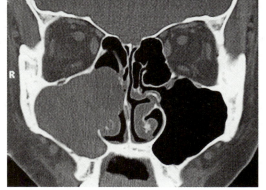
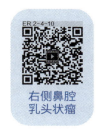

右侧鼻腔
乳头状瘤

图2-4-8　鼻腔鼻窦内翻性乳头状瘤　　图2-4-9　鼻窦CT冠状位为内翻性乳头状瘤

【治疗】

以手术治疗为主,根据肿瘤侵及的范围采用不同的术式,现多数情况可在鼻内镜下完成。个别病例需行鼻侧切开,以便彻底切除肿瘤,对于已有恶变者,术后辅以放疗。

二、鼻腔及鼻窦恶性肿瘤

鼻腔鼻窦恶性肿瘤因发病位置隐蔽,早期几乎无症状,故不易早期确诊。多数患者就诊时鼻腔和鼻窦肿瘤合并出现。此部位恶性肿瘤以上颌窦癌最多见,占70%左右;筛窦次之,约占20%;蝶窦和额窦更少见。在我国各地发病率不一致,北方高于南方,在耳鼻咽喉科仅次于鼻咽癌、喉癌居第三位。鼻腔鼻窦恶性肿瘤以鳞状细胞癌最为多见,为70%~80%;此外有淋巴瘤、移行细胞癌、基底细胞癌、腺样囊腺癌、恶性黑色素瘤等。

【临床表现】

1.鼻腔恶性肿瘤　单侧鼻塞,早期为间歇性,后为持续性。常有脓涕,或带血,嗅觉下降等症状。晚期可出现双侧的鼻塞,侵入鼻窦则出现与鼻窦恶性肿瘤相同的症状。

2.鼻窦的恶性肿瘤　早期肿瘤较小,多无明显的临床表现。随着肿瘤体积的增大可出现相应的临床表现,其中上颌窦的恶性肿瘤最为常见,可出现:①单侧脓血涕。②面颊部疼痛或麻木感,系侵犯眶下神经所致。③鼻腔外侧壁内移出现单侧鼻塞。④肿瘤侵及牙槽骨可出现牙齿的松动、疼痛及脱落。⑤肿瘤向前侵犯可引起面部的隆起、瘘管或溃烂。⑥向上侵犯眼眶出现眼球活动障碍、复视、溢泪等。⑦向下侵及硬腭引起硬腭的下塌、溃烂、变形。⑧向后外侵及翼腭窝及翼内肌出现神经痛及张口受限。⑨晚期可出现颈淋巴结转移,多见于同侧上颈淋巴结的转移。筛窦的恶性肿瘤,早期多无临床表现,随着肿瘤的生长,向外侵及纸样板出现眼球活动障碍、复视;向后侵入球后、眶尖,出现眶尖综合征,表现为突眼、动眼神经麻痹、上睑下垂、视力减退甚至失明;向前引起内眦部隆起;向上侵犯筛顶达前颅底;晚期也可发生颈淋巴结的转移。额窦的恶性肿瘤多表现为额部的疼痛,向下侵犯可在额部及眶上内缘隆起,同样可出现眼球的活动障碍及复视。蝶窦的恶性肿瘤晚期多表现为单侧或双侧眼球移位、运动障碍及视力的下降。因鼻窦恶性肿瘤早期无症状,部位比较隐匿,故临床多数病例就诊时已属晚期,侵及多个解剖结构,原发部位难以判定。

【诊断】

因病变部位隐匿,早期无临床症状,故早期诊断困难。对于单侧进行性鼻塞、脓血涕,应警惕此病,尤其合并有单侧面颊部麻木疼痛或上列牙松动时,要考虑上颌窦恶性肿瘤。前鼻镜和内镜检查可了解肿物性状,必要时还可行肿物组织活检。鼻窦 CT 及 MRI 增强扫描可确定肿物的性质及范围大小。确诊主要依靠肿物组织病理学的诊断。

【治疗】

采取综合治疗原则,即手术切除、放射治疗、化学治疗相结合。放疗可用于术前或术后,疗效较好。化疗不是首选。术前放疗可使肿瘤缩小,并使其周围淋巴管及血管封闭,减少术中机械性播散机会,放疗后 6 周即可接受手术。放疗剂量多主张总量控制在 50~60Gy。手术术式可根据肿瘤侵及范围而定,主张切除肿瘤的同时,恢复患者的面容及功能,提高其生存质量。

【预后】

本病早期诊断困难,肿瘤生物学特性较差,且解剖因素影响,手术安全界有限,故鼻腔鼻窦恶性肿瘤预后较差,通过综合治疗其 5 年生存率也仅有 30%~40%。

三、鼻 NK/T 细胞淋巴瘤

鼻 NK/T 细胞淋巴瘤是原发于淋巴结外的具有特殊形态学的淋巴瘤。肿瘤细胞表达 NK 细胞分化抗原和 T 细胞分化抗原,故称为 NK/T 细胞淋巴瘤,与 EB 病毒(Epstein-Barr virus)感染高度相关。

【病理】

鼻 NK/T 细胞淋巴瘤的组织病理学表现具有多样性,其基本病理改变是在凝固性坏死和多种炎症细胞混合浸润的背景下,肿瘤性淋巴细胞散布或呈弥漫性分布。肿瘤细胞常表达特异性分化抗原。

【临床表现】

好发于中青年,男女之比 2.7:1~4:1。可分为 3 期。

1. 前驱期　可持续 4~6 周,表现不典型,可出现急性鼻炎、鼻窦炎的表现。

2. 活动期　单侧鼻塞加重,涕中带血。鼻黏膜肿胀、糜烂、溃疡,呈肉芽状。病变范围广泛,可出现鼻中隔或腭部穿孔,病变向下可累及咽部,而此时全身一般状况尚可,仅表现为低热、食欲缺乏等,此期可持续数周至数个月。

3. 终末期　中线及邻近部位局部坏死加重,可出现面部毁容,患者全身可表现为高热、肝脾大、肝衰竭及发生弥散性血管内凝血,最终死亡。

【诊断】

根据临床表现、病理和免疫组化肿瘤细胞标志物检查方可确认。

【鉴别诊断】

1. 非特异性慢性溃疡为慢性良性溃疡,无异型淋巴细胞。

2. **Wegener 肉芽肿**　本病包括坏死性肉芽肿,动、静脉炎,以及局灶性坏死性肾小球炎。病变可累及鼻窦、口腔、咽、眼、耳等器官。

3. **特异性非愈合性肉芽肿**　非全身性损害,病变局限于上呼吸道、消化道,病理上为非特异性的急性与慢性感染。

4. **原发于鼻腔的非霍奇金淋巴瘤(NHL)B 细胞型和 T 细胞型**　T 细胞型淋巴瘤患者易发生鼻腔受累和中线面部破坏。

【治疗】

多采用综合治疗法。局部以放射治疗为主,可取得较好的疗效。化学药物治疗有一定的效果。

第十五节　鼻内镜在鼻腔、鼻窦外科手术中的应用

鼻内镜手术(nasal endoscopic surgery,NES)是在光学系统和监视系统支持下,应用鼻内镜及其特殊的手术器械,经鼻腔进路实施鼻腔、鼻窦、眼眶、颅底等区域手术的技术。鼻内镜技术作为鼻科学界一革命性的外科技术,为鼻腔、鼻窦相关疾病的治疗提供新的路径。

奥地利医生 Messerklinger 在 20 世纪 70 年代将内镜应用于鼻科检查及治疗,逐步应用于慢性鼻窦炎及鼻息肉的手术治疗,人们将这一技术称为 Messerklinger 技术。20 世纪 80 年代中期,由美国鼻科医生 Kennedy 提出了功能性鼻内镜鼻窦手术(functional endoscopic sinus surgery,FESS)的概念。近年来随着临床病例的积累,人们不断对这一概念进行修改,形成了现代鼻内镜手术的完整概念。现在鼻内镜被广泛应用于进行鼻科、鼻眼相关外科、鼻颅底外科等多个领域。

鼻要发挥其正常生理功能,主要依赖于:一是鼻腔鼻窦的通气及引流;二是鼻腔鼻窦黏膜的纤毛清除功能。如果鼻腔鼻窦解剖结构异常或鼻息肉等妨碍鼻腔鼻窦的正常生理功能发挥,可导致鼻窦炎的发生。相关基础研究提示,窦腔内黏膜的摆动方向是朝向自然开口的,当炎症发生时,纤毛功能异常,鼻窦引流障碍,同时导致窦口的阻塞,鼻窦内氧分压的降低,分泌物潴留,更加重了纤毛功能的丧失。据此提出了窦口鼻道复合体(ostiomeatal complex,OMC)这一解剖学概念,是指以筛漏斗为中心的邻近区域结构,包括中鼻甲、钩突、半月裂、鼻丘、筛泡以及上颌窦自然开口及囟门等解剖结构。鼻内镜鼻窦手术的基本原理就是以解除鼻窦自然窦口的阻塞为重点,清除不可逆的病变,纠正解剖学的变异,恢复鼻腔通畅和鼻窦引流,术后再加上规范的药物治疗,使得鼻腔、鼻窦黏膜水肿逐渐消退,纤毛摆动功能也逐步恢复正常,从而恢复鼻腔鼻窦正常的生理功能。

鼻内镜进入鼻腔及鼻窦,为手术提供良好的照明,在内镜直视或经电视观察下,借助各种配套的手术器械,使术者的视野及手的功能得到延伸,其微创技术、功能性理念和极佳临床效果,大大优于传统手术方式。鼻内镜可进行较多的手术:如慢性鼻窦炎、鼻息肉、鼻中隔矫正、鼻窦囊肿、鼻窦良性肿瘤、鼻咽部纤维血管瘤、翼腭窝肿瘤等。鼻内镜还可以涉及颅底外科,包括脑脊液鼻漏修补、颅底肿瘤切除、垂体瘤切除术以及鼻腔泪囊吻合术、视神经减压术、眶减压术等鼻眼相关领域手术,从而形成新的相关学科,并为这些学科的发展提供广阔的前景。

(秦江波)

思考题

1. 慢性鼻炎分几型?简述各型鼻炎的治疗原则。
2. 鼻真菌病临床上分为哪几种类型?各型如何治疗?
3. 试述变应性鼻炎的发病机制及治疗原则。

ER 2-4-11

练习题

第五章 | 咽部疾病

教学课件

思维导图

学习目标

1. 掌握：急性咽炎的诊断；急性扁桃体炎的临床表现，慢性扁桃体炎的诊断依据；腺样体肥大的临床表现；鼻咽纤维血管瘤的概念；鼻咽癌的临床表现；咽异感症的概念；阻塞性睡眠呼吸暂停低通气综合征的概念、临床表现。

2. 熟悉：急性咽炎的治疗；扁桃体切除术的禁忌证，扁桃体周围脓肿的治疗原则；鼻咽癌的诊断；扁桃体癌及下咽癌的临床表现；阻塞性睡眠呼吸暂停低通气综合征的治疗。

3. 了解：慢性咽炎的治疗；扁桃体手术常见的并发症；咽后脓肿与咽旁脓肿的定义及治疗原则；鼻咽纤维血管瘤的治疗；鼻咽癌的流行病学特点；扁桃体癌及下咽癌的治疗原则；阻塞性睡眠呼吸暂停低通气综合征的诊断方法。

4. 学会综合运用所学的知识，就相关疾病对患者进行正确的诊疗与引导，推动"早预防、早发现、早干预"。

5. 具备同情心和尊重患者的态度，随着专业领域的扩大和发展，疾病诊断方式和治疗手段的不断完善，多学科综合治疗、精准医学等新理念应用，通过有效的医患沟通，为患者提供正确的心理疏导和支持，争取做到"看病，看人，看见生命的希望与光亮"。

案例导入

患者，女，29岁，反复咽痒、咳嗽2年余就诊。2年3个月前"感冒"后出现咽痛、咳嗽、低热，无咳痰、咯血及胸痛等伴随症状。经当地医院用"头孢丙烯"等口服治疗，咽痛、咳嗽、低热消失。但2个月后再次出现干咳，伴有咽痒不适，咽喉部隐痛，说话时间稍长即反复咽痒、咳嗽，难以控制。长期的间歇性口服多种药物，病情时好时坏，影响日常生活与学习。

请思考：

1. 根据主诉及现病史，应主要考虑哪些疾病？如何进一步采集病史？

2. 为明确诊断，需进行哪些必要的专科检查？

3. 根据初步诊断，该患者的治疗措施是什么？

咽部的疾病包括炎症性、先天性、肿瘤性、外伤性和神经精神性疾病。

第一节　急性咽炎

急性咽炎（acute pharyngitis）为咽黏膜、黏膜下组织的急性炎症，咽部淋巴组织多被累及。本病多发生于寒冷季节，可单发，也可继发于上呼吸道其他感染性疾病。

【病因】

病毒感染居多，以柯萨奇病毒、腺病毒、副流感病毒为主，鼻病毒、流感病毒次之，通过飞沫和密切接触传染。细菌感染也较常见,并可继发于病毒感染而发生,致病菌以链球菌、肺炎双球菌多见。高温、粉尘、刺激性气体、烟酒过度、寒冷等可诱发本病。

【临床表现】

起病多较急,始有咽部干、痒不适,继而咽痛,空咽时尤其明显,疼痛加重,可影响进食。疼痛可向耳部放射。全身症状多较轻,常有发热、头痛、食欲差、乏力、四肢酸痛等。检查:可见口咽黏膜急性弥漫性充血、肿胀,咽侧索及咽后壁淋巴滤泡表面可见黄白色点状渗出物,悬雍垂及软腭水肿,颌下淋巴结肿大、有压痛。鼻咽、喉咽部黏膜也可呈充血表现。

本病可引起的并发症有急性中耳炎、鼻炎、鼻窦炎及其他呼吸道急性炎症,还可引起急性肾炎、风湿热及败血症等全身疾患。

【诊断】

根据病史、症状及体征可进行诊断。

【鉴别诊断】

急性咽炎的症状与某些经呼吸道传播的传染性疾病前驱期症状类同,需防止误诊,应与麻疹、猩红热、流感等鉴别。鉴别方法包括详细询问相关病史、仔细体检、咽拭子培养等,并严密观察病情变化、抗体测定等。此外,还应除外血液病性咽炎和急性会厌炎等疾病,这些疾病前驱期的症状和体征与急性咽炎也有雷同之处。

【治疗】

1. **局部用药** 全身症状较轻者,可选择局部用药,临床有多种漱口液(如:复方硼酸溶液)供选择使用,儿童患者可餐后饮用清水达到清洁局部的作用。同样临床也有多种口含片(如:西地碘含片)可选择,但对于儿童患者慎用。也可选用清热解毒、疏风解表类中药治疗。

2. **全身用药** 全身症状明显者,伴发热、白细胞增高、中性粒细胞增高者,可应用抗生素,如无过敏病史,多选用青霉素、头孢类药物。考虑病毒感染时,可用抗病毒药物。

3. **其他** 注意休息,多饮水,饮食宜清淡。

> **知识拓展**
>
> ### 急性咽炎"小病不可小视"
>
> 急性咽炎属于常见的上呼吸道感染性疾病,其诊断与治疗是非常容易掌握的内容,但需要明确的是,许多传染性疾病,尤其经呼吸道传播的疾病,其早期临床表现常常与急性咽炎的临床表现相似,只是症状更重,并伴有全身症状,如"非典""禽流感"等多种疾病,因此在诊断急性咽炎时思路不应过于单一,切忌"先入为主"的思路,治疗中也要提醒患者经治疗后症状持续不缓解甚至加重时需及时复诊,以免延误诊断与治疗。对于发热明显的患者,初诊时应完成发热门诊详细的检查,如血常规、胸片的检查等。因此,急性咽炎"小病不可小视"。

第二节 慢性咽炎

慢性咽炎(chronic pharyngitis)为咽黏膜、咽黏膜下及淋巴组织的慢性弥漫性炎症,可为上呼吸道慢性炎症的一部分。成年人多见,虽然对患者影响轻,但病程长,症状较顽固,治疗较为困难。

【病因】

1. **局部因素** 急性咽炎、扁桃体炎反复发作,各种鼻部疾病、阻塞性睡眠呼吸暂停低通气综合征等所致的长期张口呼吸、龋齿、牙周炎、烟酒过度、粉尘、空气污染、刺激性食物及胃食管反流性疾病等。

2. 全身因素 贫血,消化不良,呼吸道慢性炎症,内分泌功能紊乱,糖尿病,维生素缺乏,免疫功能低下等。

【临床表现】

全身症状多不明显,但可呈多种表现,主要症状包括咽异物感、干痒、烧灼感、微痛、刺激性咳嗽、恶心等。据病理临床特点可分 3 型。

1. 慢性单纯性咽炎 黏膜弥漫性充血,血管扩张,咽后壁有少量淋巴滤泡,可有黏稠分泌物附着在黏膜表面。

2. 慢性肥厚性咽炎 黏膜充血,呈暗红色,增厚明显,咽后壁淋巴滤泡增生显著,可融合成块,咽侧索充血肥厚。

3. 慢性萎缩性咽炎 黏膜干燥,萎缩变薄,颜色苍白,多附有黏稠分泌物或黄褐色痂皮,有臭味。

【诊断】

本病诊断并不困难,但应特别谨慎,许多全身疾病早期症状与慢性咽炎相似,诊断过程中需考虑咽、喉、甲状腺及颈段食管的占位性病变等。因此,要全面检查鼻、咽、喉、气管、食管、颈部等,除外其他疾病后,方可诊断为慢性咽炎。

【治疗】

1. 病因治疗 增强体质,提高免疫力,补充维生素,戒烟、酒等。保持周围环境空气清新,积极治疗鼻炎、气管炎等呼吸道慢性炎症及其他全身性疾病,如咽喉反流病等。

2. 中医药治疗 中医认为慢性咽炎为脏腑阴虚、虚火上扰,祖国传统医学对慢性咽炎的治疗有独到之处,可参阅相关文献。

3. 局部治疗

(1)**慢性单纯性咽炎**:常用漱口液、口含片,可帮助缓解症状。

(2)**慢性肥厚性咽炎**:对增生淋巴滤泡可用激光、微波、冷冻、电凝等治疗,减少增生组织,缓解症状,可分次进行。

(3)**慢性萎缩性咽炎**:可使用 2% 碘甘油局部上药,以刺激腺体分泌,改善局部微循环。

第三节　急性扁桃体炎

急性扁桃体炎(acute tonsillitis)系腭扁桃体的急性非特异性炎症,可伴有咽部其他部位的炎症。本病发病率高,尤其好发于青少年及儿童。

【病因】

主要致病原为乙型溶血性链球菌,非溶血性链球菌、葡萄球菌、肺炎双球菌等以及腺病毒、鼻病毒等。细菌和病毒混合感染也不少见。偶见厌氧菌感染。患者常由于受凉、劳累、烟酒过度等使机体抵抗力下降,病原体大量繁殖,产生毒素而发病。病原体可经飞沫或直接接触传播,通常呈散发状发病。

【临床表现】

根据病理和临床表现可分为两型。

1. 急性卡他性扁桃体炎 多为病毒感染所致。炎症限于扁桃体表面黏膜,扁桃体隐窝与实质多无明显炎症变化。全身症状较轻,可有低热、头痛、食欲差、乏力等,局部症状主要为咽痛和吞咽痛,检查可见扁桃体充血、肿胀。并发症较少。

2. 急性化脓性扁桃体炎 又可分为急性滤泡性扁桃体炎及急性隐窝性扁桃体炎两种类型。病变侵及腺体实质,起病急,可有畏寒、高热、周身不适、便秘等,咽痛剧烈,吞咽困难,疼痛可放射至耳部。小儿病情严重可出现抽搐、惊厥及呼吸困难等。检查见扁桃体充血、肿大、前、后弓黏膜充血明显,隐窝口有黄白色脓点,并可融合成片状假膜并容易拭去。可伴有下颌淋巴结肿大。

化脓性扁桃体炎可直接波及邻近组织,导致扁桃体周围炎、扁桃体周围脓肿、急性中耳炎、鼻炎、鼻窦炎、喉炎、颈淋巴结炎等;也可引起全身其他系统疾病,如急性风湿热、急性关节炎、急性肾炎、心肌炎等较为多见。全身并发症多与链球菌感染所致Ⅲ型变态反应有关。

【诊断】

典型者依据临床表现即可诊断。

【鉴别诊断】

要注意与下列疾病鉴别。

1. 咽白喉 起病较慢,咽部症状多不严重,但有明显全身中毒症状,发热、精神萎靡等。检查见腭咽弓、扁桃体表面有灰白色假膜,不易拭去,强行擦拭易出血,咽部充血不典型,多伴有颈部淋巴结肿大。本病可结合流行病学及咽拭子细菌涂片检查与培养诊断。

2. 樊尚咽峡炎 也称溃疡膜性咽炎,常见于营养不良、抵抗力低下、卫生条件差者。多为单侧咽痛,全身症状轻微。检查见一侧扁桃体充血、肿胀,表面覆盖灰褐色或黄白色假膜,拭去假膜可见下方有溃疡,擦拭假膜时易出血,牙龈也可见相同病变,患侧颈淋巴结可有肿大。咽涂片检查可见梭形杆菌及螺旋体可支持诊断。

3. 血液病性咽峡炎 单核细胞增多症、粒细胞缺乏症及白血病等都可有程度不同的咽部表现。起病急,全身症状显著,可出现高热、畏寒、出血或肝脾大,可短时间内出现相关器官功能衰竭。检查见扁桃体充血、肿胀,表面组织坏死,可有假膜。实验室血细胞分析、血生化、骨髓穿刺等检查有助于诊断。

【治疗】

1. 一般治疗 适当隔离,卧床休息,多饮水,进易消化流质食物,加强营养及疏通大便,咽痛剧烈或高热时,可口服解热镇痛药。

2. 抗生素应用 为主要治疗方式。首选青霉素类,根据病情轻重,决定给药途径。若治疗2~3天后病情无好转,应分析原因,改用其他种类抗生素,如有条件可在确定致病菌后,根据药敏试验选用抗生素,可酌情使用糖皮质激素。

3. 局部治疗 常用复方硼砂溶液,口泰(复方氯乙定含漱液)等漱口。

4. 中医中药 根据中医理论,本病系内有痰热,外感风火,应疏风清热,消肿解痛。

5. 手术治疗 急性扁桃体炎多次反复发作的病例,每年5次或以上,特别是已有并发症者,应在急性炎症消退2~3周后施行扁桃体切除术。手术切除是彻底消除潜伏病原体的有效方法。(详见本章第四节后附:扁桃体切除术)。

第四节　慢性扁桃体炎

慢性扁桃体炎(chronic tonsillitis)是咽部常见疾病,青少年多见,多为急性扁桃体炎反复发作或扁桃体窝引流不畅,窝内细菌、病毒滋生感染而演变为慢性炎症。

【病因】

急性扁桃体炎反复发作,隐窝内上皮坏死、脱落,与细菌、炎症渗出物聚集,隐窝引流不畅,反复刺激可导致扁桃体增大。也可继发于如猩红热、白喉、流感等传染病和鼻部炎症。本病可能与变态反应有关。

【病理】

1. 增生型　炎症反复发生致淋巴组织与结缔组织增生,腺体肥大,突出于腭弓之外。

2. 纤维型　淋巴组织和滤泡变性萎缩,纤维组织增生,常见瘢痕收缩,腺体较小,质较硬,与周围组织多有粘连。

3. 隐窝型　腺体隐窝内有大量脱落上皮细胞、淋巴细胞等及细菌聚集而形成脓栓或隐窝口因炎症瘢痕粘连引流不畅,形成脓栓或囊肿,形成感染灶。

【临床表现】

多有反复急性发作病史,平时可有咽痛、咽干、异物感、刺激性咳嗽、口臭等。小儿扁桃体过度肥大可出现呼吸不畅、睡眠打鼾、言语、吞咽障碍。有的患者可有低热、乏力、消化不良等全身症状。部分患者平时多无明显的自觉症状。

检查可见扁桃体和腭舌弓呈慢性充血,黏膜暗红色,用压舌板挤压腭舌弓及扁桃体,扁桃体隐窝口内可有脓或干酪样物溢出。扁桃体大小不定,表面可见瘢痕,常与周围组织粘连。颌下淋巴结多有肿大。

增生型扁桃体多见于儿童,整个扁桃体肥大、突出腭弓之外,隐窝口宽大,可见有分泌物堆积或有脓点。纤维型扁桃体多见于成人,整个扁桃体小而坚韧,常与腭弓及周围组织粘连,隐窝口阻塞,为"病灶"扁桃体,可引起全身其他部位感染。

【并发症】

慢性扁桃体炎可作为病灶,引发全身变态反应,产生各种并发症,如风湿热、风湿性关节炎、肾炎、心脏病等。

【诊断】

反复发作急性扁桃体炎,为本病的主要诊断依据。结合扁桃体慢性炎症变化即可诊断。扁桃体大小不表明炎症程度。小儿和青少年可有扁桃体生理性肥大。

【鉴别诊断】

本病应与下列疾病鉴别。

1. 扁桃体角化症　为扁桃体隐窝口上皮过度角化所致,扁桃体表面出现白色砂粒样角化物,触之坚硬,不易擦掉。

2. 扁桃体肿瘤　多为单侧扁桃体增大,可有溃疡,对于恶性肿瘤,常有同侧颈淋巴结肿大,应行活检确诊。

【治疗】

慢性扁桃体炎反复发作者原则上可行扁桃体切除术。若为全身性疾病的"病灶",待相关疾病稳定后,应尽早手术。术前应使用抗生素,防止因激惹局部而加重相关疾病。在儿童,扁桃体对机体有重要的保护作用,扁桃体切除可能影响其免疫功能,应严格掌握手术适应证。近年来随着低温等离子消融技术的普及,对减少扁桃体术中术后出血,减轻术后疼痛起到推动作用。对有手术禁忌而不能手术者,可用保守疗法,如扁桃体隐窝冲洗等,祖国传统医学对一部分保守治疗病例也有良好的临床疗效。同时应加强锻炼,增强体质和抗病能力。

【附:扁桃体切除术】

扁桃体切除常用的手术方法有两种,即扁桃体剥离术与扁桃体挤切术,手术可在全麻或局麻下进行。扁桃体剥离术是目前临床最常使用的方法。扁桃体挤切术因创伤大,容易残留腺体,对儿童会造成心理影响,目前已少用。

扁桃体作为局部免疫器官,具有重要的生理功能。特别是儿童,咽部淋巴组织具有明显的保护作用。应正确认识扁桃体的生理功能,严格把握手术适应证。

扁桃体手术的适应证:

1. 慢性扁桃体炎反复急性发作或多次并发扁桃体周围脓肿。

2. 扁桃体过度肥大，妨碍吞咽、呼吸功能及言语含糊不清者，尤其儿童 OSAHS 患者。

3. 慢性扁桃体炎已成为引起其他脏器病变的病灶，或与邻近组织器官的病变相关联。

4. 扁桃体角化症及白喉带菌者，经保守治疗无效者。

5. 各种扁桃体良性肿瘤，可连同扁桃体一并切除；对恶性肿瘤则应慎重选择适应证和手术范围。

扁桃体手术的禁忌证：

1. 急性扁桃体炎发作时，一般不施行手术，宜在炎症消退后 2~3 周切除扁桃体。

2. 造血系统疾病及有凝血机制障碍者，如再生障碍性贫血，血小板减少性紫癜，过敏性紫癜等，一般不做手术。有条件施行周密的术前检查和正确的术前、术后治疗者例外。

3. 全身疾病，如肺结核、风湿性心脏病、关节炎、肾炎等，病情尚未稳定时暂缓手术。未经控制的高血压患者不宜手术，以免出血。

4. 在脊髓灰质炎及流感等呼吸道传染病流行季节或流行地区，以及其他急性传染病流行时，不宜手术。

5. 妇女月经期间和月经前期、妊娠期，不宜手术。

6. 患者家属中免疫球蛋白缺乏或自身免疫病的发病率高，白细胞计数特别低者，不宜手术。

出血是扁桃体手术后最为常见的并发症。在手术中使用等离子、双极电凝，认真止血可减少术后出血的发生率。

知识拓展

扁桃体炎与全身疾病

扁桃体的急、慢性炎症被认为是链球菌侵入机体的门户，进而通过复杂的免疫机制引起全身其他重要脏器的多种疾病，如风湿性关节炎、心脏病、肾脏疾患以及过敏性紫癜等，因而多学科医师建议将扁桃体切除作为某一疾病治疗的重要环节。对于该类患者扁桃体切除术的手术时机应慎重选择，如仍处于风湿活动期、肾脏功能明显异常、凝血异常等多种情况，应慎重选择手术时机，同时该类患者的术前准备及术后管理也要针对全身其他疾病做相应的调整。

第五节　扁桃体周脓肿

扁桃体周脓肿（peritonsillar abscess）为发生在腭扁桃体周围间隙的化脓性炎症。疾病早期多形成扁桃体周围炎，进而形成脓肿。本病多见于青壮年。

【病因】

多在急性化脓性扁桃体炎发作数日后出现，尤其多见于慢性扁桃体炎屡次急性发作者。原因是扁桃体隐窝阻塞，尤其是上隐窝口阻塞，引流不畅，其中的细菌或炎症产物破坏上皮组织，向深部侵犯，穿透扁桃体被膜，侵及扁桃体周围间隙而形成。

【临床表现】

发病初期同急性化脓性扁桃体炎表现，3~4 天后仍持续发热，甚至加重，一侧咽痛明显，并向同侧耳部放射，吞咽疼痛加重，吞咽困难，流涎、言语含糊不清，头偏向患侧，严重者可表现张口受限。全身表现有乏力、头痛、四肢酸痛、便秘等。

查体可见患者呈急性病容，早期可见一侧腭舌弓显著充血。若局部明显隆起，甚至张口困难时,提示脓肿已形成。属前上型者(即脓肿位于扁桃体上极与腭舌弓之间者),腭舌弓及软腭充血、肿胀突出,腭垂水肿并被推向健侧,扁桃体推向下方。后上型(即脓肿位于扁桃体和腭咽弓之间者)较少见,腭咽弓充血、肿胀,扁桃体被推向内下方。

【诊断】

根据临床表现多可诊断,超声检查可判断有无脓肿形成,穿刺抽脓可确定诊断。

【鉴别诊断】

临床尚需与下述疾病鉴别。

1. 咽旁脓肿 为咽旁间隙的化脓性炎症,脓肿在一侧咽壁,扁桃体本身无病变。

2. 智齿冠周炎 是发生于阻生的下颌智齿周围的软组织炎症,充血、肿胀主要位于牙龈,扁桃体本身无病变。

【治疗】

脓肿一旦形成,需穿刺抽脓或切开排脓,也可在脓肿期间行扁桃体切除术,同时继续给予抗炎、支持治疗,也可在炎症消退 2 周后行扁桃体切除术。

第六节 咽后脓肿与咽旁脓肿

一、咽后脓肿

本病多见于青壮年。咽后脓肿(retropharyngeal abscess)是咽后隙的化脓性炎症,分急性与慢性两型。

【病因及病理】

1. 急性型 因咽后隙淋巴结化脓性炎症引起。多见于 3 岁以下婴幼儿。咽后壁损伤后感染,或邻近组织炎症扩散进入咽后隙,均可发生咽后脓肿。

2. 慢性型 多由颈椎结核引起,常见于成人。脓肿的形成多在椎体与椎前筋膜之间,又称为寒性脓肿。

【临床表现】

1. 急性型 起病急,畏寒,发热,拒食,烦躁不安,进而有吞咽困难,流涎,小儿患者可出现呛奶,甚至呼吸困难。如炎症波及喉部可加重呼吸困难,尤其儿童患者。如脓肿破溃可出现窒息。检查可见急性病容,头常偏向患侧,流涎,咽后壁一侧隆起充血。检查操作需轻柔,防止脓肿突然破溃。

2. 慢性型 病程较长,可有结核病的全身表现,低热、盗汗、咳嗽、乏力等。咽痛不显著,可有阻塞感。检查咽后壁隆起,黏膜无明显充血表现。

患者呈急性病容,检查患侧或两侧颈部淋巴结肿大,压痛。咽后壁一侧隆起,黏膜充血,较大的脓肿可将病侧的腭咽弓和软腭向前推移。检查操作应轻柔,随时警惕脓肿破裂。颈侧 X 线检查,可发现颈椎前的软组织隆起。

【诊断】

根据典型的病史、症状及检查所见,诊断不难。幼儿出现上述症状,应首先想到本病。影像学检查中,目前 CT 及 MRI 检查更有诊断价值。

【治疗】

1. 急性咽后脓肿 确诊后尽早行切开排脓,手术应在手术室进行。切开前备好急救设备,取仰卧头低位,以直接喉镜或麻醉喉镜暴露口咽后壁,以长粗针头穿刺吸脓,然后于脓肿底部用尖刀纵向切开,再用长血管钳扩大切口,充分引流脓液。术后予抗炎、支持治疗,如有必要,每日扩张切口引流脓液。

2. 慢性咽后脓肿 需行抗结核治疗,可经口内穿刺抽脓,并可注入抗结核药,但不可经口切开引流。颈椎结核引起病变者,需请骨科行相应治疗。

二、咽旁脓肿

咽旁脓肿(parapharyngeal abscess)系咽旁间隙的化脓性炎症,早期为蜂窝织炎,随后发展成脓肿。

【病因】

邻近组织、器官的化脓性炎症,如急性扁桃体炎,急性咽炎,颈椎、乳突的急性感染,扁桃体周脓肿,咽后脓肿等直接蔓延,或经血流、淋巴系播散所致。外伤、异物、医源性损伤致咽壁受损引起感染。

【临床表现】

1. **全身症状**　发热、寒战、出汗、头痛及食欲缺乏,病情严重时,呈衰竭状态。

2. **局部症状**　主要表现为咽痛及颈侧剧烈疼痛,吞咽障碍,言语不清,还可出现张口困难。

患者呈急性病容,检查颈部僵直,患侧颌下区及下颌角后方肿胀、质硬、有触痛,重者肿胀范围可前达颈中线、后至项部、下沿胸锁乳突肌延伸,甚至达上纵隔、胸腔等处,演变成颈部坏死性筋膜炎。脓肿形成后,局部可变软并有波动感。咽部检查,可见患侧咽侧壁隆起、充血,扁桃体突向咽中线但其本身无病变。

【诊断】

根据患者的症状和体征,一般诊断不难。但因脓肿位于深部,颈外触诊不易摸到波动感,不能以此为诊断咽旁脓肿的依据。颈部 B 超或 CT 可发现脓肿形成,必要时可穿刺抽脓以明确诊断。

【治疗】

1. 脓肿形成前,应使用广谱、足量的抗生素。

2. 脓肿形成后,应切开排脓,多选择颈外径路,对脓腔充分开放引流,使用敏感抗生素,同时行营养支持治疗,脓肿如处理不及时,随炎症的播散可危及患者生命。

第七节　腺样体肥大

腺样体肥大(adenoid hypertrophy)又称咽扁桃体肥大,多因腺样体反复炎症刺激而发生病理性增生肥大,并引起相应症状,本病 3~5 岁儿童多见,近年来随着内镜在临床上的广泛应用,常可见到较大年龄的病例。

【病因】

鼻咽部及邻近部位或腺样体自身的炎症反复刺激,使腺样体发生病理性增生。

【临床表现】

1. **局部症状**　肥大的腺样体堵塞咽鼓管咽口,可引起分泌性中耳炎,出现听力减退、耳闷、耳鸣;堵塞后鼻孔可引起鼻炎、鼻窦炎,出现鼻塞、流涕、闭塞性鼻音、睡眠打鼾、张口呼吸;咽、喉、下呼吸道受分泌物刺激,引起咽炎、气管炎,出现阵咳;长期张口呼吸致颌面骨发育受影响,出现上颌骨变长、硬腭高拱、上列牙突出、上唇变厚、面容呆板,形成"腺样体面容"(adenoid face)。

2. **全身症状**　全身发育及营养状况较差,反应迟钝,注意力不集中,夜惊,遗尿,可形成自卑等心理障碍。

视诊时可见部分患者呈"腺样体面容"。查体可见鼻咽顶后壁淋巴组织团块,呈纵形分叶状,似数个剥皮后的橘瓣状,触诊较柔软。X 线鼻咽侧位片及 CT 扫描有助于诊断。小儿电子喉镜检查可明视病变情况。同时术前需对患儿的听力情况进行评价,尤其需要对咽鼓管功能进行判断,但对于较小的患者尽量不要行 CT 检查。

【诊断】

根据典型的病史、症状及检查所见,可进行诊断。

【治疗】

1. **一般治疗** 注意营养,预防感冒,提高机体免疫力,积极治疗原发病。

2. **手术治疗** 经保守治疗无效且出现影响呼吸等症状者,应手术切除。手术常于全麻下施行,多与扁桃体切除术同时完成,扁桃体若无手术指征,可单独行腺样体手术。手术方法有多种,现多在鼻内镜下应用动力系统及等离子消融系统切除腺样体组织。

第八节 咽部肿瘤

一、鼻咽纤维血管瘤

鼻咽纤维血管瘤(angiofibroma of nasopharynx)是鼻咽部常见的良性肿瘤,好发于10~25岁男性,又称“男性青春期出血性鼻咽血管纤维瘤”,病因不明。瘤体对周围组织破坏大,且出血凶猛,虽为良性肿瘤,但因对颅底、颅内组织破坏明显,被称为“好人中的坏人”来形容,虽然为良性肿瘤,但对患者呈“恶性”影响的生物学行为。

【病理】

肿瘤多起源于枕骨底部、蝶骨体及翼突内侧的骨膜,镜下主要由增生的血管及纤维组织两部分组成,血管多无收缩能力,因此瘤体破溃不易止血,瘤体生长及扩张能力强,可侵及颅底、颅内、翼腭窝、眼眶、鼻腔及鼻窦等多个解剖部位。

【临床表现】

因肿物部位、大小等不同而异,主要表现为反复鼻出血,进行性鼻塞,压迫周围组织器官后出现相应症状,如耳鸣、听力减退、眼球突出、视力下降、头痛等。

1. **前鼻镜检查** 常见一侧或双侧鼻腔有炎性改变,鼻腔后部可见淡红色肿瘤。

2. **间接鼻咽镜检查** 可见鼻咽部圆形或分叶的红色肿瘤,表面光滑。

3. **触诊** 手指触诊可触及肿块基底部,瘤体活动度小,中度硬度。

4. **影像学检查** CT和MRI有助于显示肿瘤位置、大小、形态,肿瘤累及范围、骨质破坏程度和周围解剖结构关系。

5. **数字减影血管造影(digital subtraction angiography,DSA)** 可了解肿瘤的供血动脉并可对供血血管进行栓塞,以减少术中出血。

【诊断】

根据病史及检查,结合年龄及性别可作出判断。因肿瘤极易出血,术前禁忌活检。

【治疗】

治疗采取手术治疗,术前行DSA检查,同期行供血动脉栓塞可减少术中出血,手术多在鼻内镜下完成,部分侵犯广泛病例可行开放式手术。

二、鼻咽癌

鼻咽癌(carcinoma of nasopharynx,NPC)是我国高发恶性肿瘤之一,华南沿海地区为高发区,尤以两广地区最为高发。40~50岁为高发年龄组,男性发病率为女性的2~3倍,发病率超过1/10万。

【病因】

目前认为可能与以下因素有关。

1. **遗传因素** 本病有种族及家族聚集现象,已发现人类白细胞抗原(HLA)的遗传因素与鼻咽癌发生相关。

2. 病毒因素　EB病毒在鼻咽癌患者有较高的感染率,多种证据证明鼻咽癌的发病与EB病毒的感染密切相关。

3. 环境因素　微量元素镍在鼻咽癌高发区水和食物中发现含量较高,动物实验证实镍可以促进亚硝胺诱发鼻咽癌。

【病理】

98%属低分化鳞癌,高分化鳞癌、腺癌、泡状核细胞癌少见。

【临床表现】

因解剖部位隐匿,鼻咽癌的早期症状不明显,增加了临床早期诊断的难度,常被误诊为卡他性中耳炎、鼻出血等。尤其在散发地区,因相关意识的淡漠,更易将某些临床表现忽视而漏诊。

1. 鼻部症状　早期可表现为涕中带血,时有时无,而不被患者重视。鼻塞始为单侧,可发展为双侧。

2. 耳部症状　肿物堵塞压迫咽鼓管口,可出现耳鸣、耳闷、听力下降、鼓室积液等。

3. 颈淋巴结肿大　半数以上患者以此为首发症状就诊,最初多为颈部Ⅱ区淋巴结的肿大,可进行性增大、质硬、活动受限,初为单侧,可发展为全颈淋巴结的广泛转移。

4. 脑神经症状　肿物由咽隐窝经破裂孔侵入颅内,常累及第Ⅴ、Ⅵ脑神经,进一步可侵犯第Ⅳ、Ⅲ、Ⅱ脑神经,出现头痛、面部麻木、复视、上睑下垂等表现。瘤体直接侵犯或颈部转移淋巴结压迫第Ⅸ、Ⅹ、Ⅻ脑神经,可出现软腭瘫痪、吞咽困难、声嘶、伸舌偏斜等后组脑神经损伤症状。

5. 远处转移　晚期可出现骨、肺、肝等多处转移,并出现相应症状。

因为病变位置隐匿,早期症状常不明显,出现鼻、耳、眼、颈部症状时,必须仔细检查鼻咽部。应行内镜检查,特别是咽隐窝,发现肉芽肿样隆起或粗糙不平、易出血处,及时活检,一次阴性,仍要追踪观察,多次活检。其他检查可行细胞学涂片、EB病毒血清学检查、鼻咽、颅底CT及MRI扫描、可了解肿瘤范围及颅底骨质破坏情况,颈部触诊及颈部B超有助于明确颈部转移灶情况。随着近年来窄带成像(narrow band imaging,NBI)技术的应用推广,通过与电子鼻咽喉镜结合,有助于鼻咽癌的早期诊断。

【诊断】

详细询问病史非常重要。若患者出现不明原因的回吸性涕中带血、单侧鼻塞、耳鸣、耳闷、听力下降、头痛、复视或颈上深部淋巴结肿大等症状,应警惕鼻咽癌可能。需进行纤维鼻咽喉镜、EB病毒血清学、影像学等相关检查。

【鉴别诊断】

诊断要与下述疾病鉴别。①颈淋巴结结核:见于青年,颈部肿物质软,多可活动,可形成脓肿、破溃,结核抗体可呈阳性。②鼻咽纤维血管瘤:青年男性发病多见,肿物光滑,多呈红色,不伴有颈部淋巴结肿大。③恶性淋巴瘤:颈部及全身可见肿大淋巴结,肿块活检可确诊,并完成淋巴瘤分型,指导治疗。

【治疗】

首选放射治疗,或同步放化疗治疗。鼻咽部或颈部放疗后,残余病灶及复发病灶可考虑行挽救性手术,手术可提高患者的生存率。

知识拓展

NPC 争取早期发现

鼻咽癌在我国尤其两广地区有极高的发病率,因而被称为"广东瘤",在北方地区呈散发状态。因鼻咽癌病理类型多为低分化鳞癌,生物学行为差,预后差,有较高的病死率,因此需提高肿瘤意识,强化肿瘤观念,明确 NPC 的临床表现,才有可能做到早期发现、早期治疗。肿瘤的早期诊断在整个治疗中有非常重要的意义。早期无颈部淋巴结转移病例,其预后与晚期病例存在明显差异,因而要求我们专科人员要正确掌握鼻咽癌疾病的诊断依据,并在治疗过程中强化肿瘤观念。

三、扁桃体恶性肿瘤

扁桃体恶性肿瘤(malignant tumor of tonsil)是口咽部较常见的恶性肿瘤,病因不清,鳞癌发生率较高,多为分化较差的病理类型,恶性淋巴瘤次之。

【临床表现】

早期症状为咽部不适、异物感,一侧咽痛,吞咽时较明显。晚期疼痛加重,可影响吞咽和呼吸。

【诊断】

成人出现单侧扁桃体明显肿大,表面溃烂,溃烂中心如火山口,质地较硬,不活动,伴有同侧下颌角下方或颈上段淋巴结肿大,诊断较易。必要时取活检检查。

【治疗】

治疗依病变范围和病理类型不同,可采取放疗、手术、化疗等综合治疗。

四、下咽癌

原发于下咽的恶性肿瘤较少见,多位于梨状窝、环状软骨后区、喉咽后壁等处,以梨状窝癌较多见。95% 为鳞状细胞癌,且分化差,较早即可发生颈淋巴结转移。

【临床表现】

临床表现因解剖部位隐匿,不易早期发现。早期仅有异物感,吞咽不适感,进而可有吞咽疼痛,吞咽困难,痰中带血,侵及喉腔可有声嘶及呼吸困难。

【诊断】

根据患者病史、临床表现、喉镜检查、CT 等可以作出诊断。可行组织病理检查以明确诊断。

【治疗】

治疗采取综合治疗,多为术前放疗与手术治疗相结合。累及喉应行喉部手术,颈部转移灶需行颈淋巴结清扫术,可使用游离空肠、带蒂皮瓣、肌皮瓣,胃、结肠代食管等进行 I 期修复咽及食管。本病预后不佳。

第九节　咽异感症

咽异感症(abnormal sensation of throat)是对除疼痛外的各种咽部异常感觉的统称,是临床最为常见的症状之一。中医称为"梅核气"。

【病因】

咽部的神经分布极为丰富,因而咽部的感觉也非常敏感。产生咽异感症的病因也极为复杂,通常认为与以下几种因素有关。

1. 全身的多种疾病,可通过神经反射和传导作用使咽部发生异常感觉。

2. 咽部本身疾病、炎症性疾病、占位性疾病。

3. 邻近器官的疾病,如胃食管反流、颈部肿物、鼻炎、鼻窦炎等。

4. 全身因素,如烟酒过度,缺铁性贫血等。

5. 精神因素,如精神抑郁、恐癌症等。

【临床表现】

本病较常见,以 30~40 岁女性居多。患者咽部有异物感、烧灼感、痒感、紧迫感、黏着感等,空咽时明显,吞咽饮食正常,常伴有焦虑、急躁、抑郁、紧张等精神症状,其中以恐癌症多见。

【诊断】

对咽异感症患者,首先要排除器质性病变,以免误诊。应仔细行咽部检查,尤其注意黏膜皱褶间的微小病变,咽隐窝内、黏膜下型鼻咽癌,扁桃体实质内病变,下咽部的占位,喉部的占位等。咽部、颈部触诊及邻近器官检查都不应忽略,如甲状腺有关病变,咽喉内镜、X 线、颈部 B 超等检查十分必要的,尤其对于病程较长、症状较明显者。对病史、症状、检查的资料综合分析排除器质性病变后,方可作出诊断。

【治疗】

1. **病因治疗** 有局部和全身病变者,如咽喉反流等情况,进行相应治疗。

2. **心理治疗** 对有恐癌症等精神因素者,需进行心理疏导,解除心理负担。

3. **对症治疗** 避免烟、酒、粉尘等,服用镇静及安定药、溶菌酶等。针灸及中医中药的治疗在咽异感症的治疗中占有重要的地位。

第十节 阻塞性睡眠呼吸暂停低通气综合征

阻塞性睡眠呼吸暂停低通气综合征(obstructive sleep apnea hypopnea syndrome,OSAHS)是指睡眠时上气道塌陷阻塞引起的呼吸暂停和低通气,伴有打鼾、睡眠结构紊乱、频繁发生血氧饱和度下降、白天嗜睡等症状。

【病因】

1. **上气道解剖异常** 包括鼻腔阻塞(鼻中隔偏曲、鼻甲肥大、鼻息肉及鼻部肿瘤等)、扁桃体肥大、软腭松弛、悬雍垂过长过粗、咽腔狭窄、咽部肿瘤、咽腔黏膜肥厚、舌体肥大、舌根后坠、下颌后缩及小颌畸形等。

2. **上气道扩张肌张力异常** 主要表现为颏舌肌、咽侧壁肌肉及软腭肌肉的张力异常,上气道扩张肌肌张力降低是 OSAHS 患者气道反复塌陷阻塞的重要原因。

3. **呼吸调节中枢功能异常** 主要表现为睡眠过程中呼吸驱动力降低及对高 CO_2、高 H^+ 及低 O_2 的反应阈值提高。

4. 某些全身因素或疾病也可通过影响上述三种因素而诱发或加重本病,如肥胖、妊娠期、绝经期、甲状腺功能减退、糖尿病等。另外,遗传、饮酒、安眠药等也与本病有关。

【病理】

由于睡眠中缺氧的存在,导致相应的病理生理改变。

1. 随血氧分压下降,二氧化碳分压升高,pH 下降,可出现呼吸性酸中毒。

2. 缺氧状态下交感神经兴奋,可导致肺循环及体循环压力升高,长期可导致出现高血压及肺源性心脏病。

3. 低氧血症或高碳酸血症使肾上腺髓质中儿茶酚胺释出增加,可引起血压升高、心律失常等,严重者可出现心跳停搏,是睡眠中猝死的主要原因。

4. 血氧饱和度的下降还可刺激肾脏分泌促红细胞生成素增多,使血液中血红蛋白升高、红细胞增多,影响血流速度与循环功能。

5. 另外,缺氧状态下,夜间反复地觉醒、睡眠结构的紊乱、睡眠质量的下降,可使神经系统、内分泌系统受到影响,出现相应的症状,尤以神经系统症状更为明显。

【临床表现】

夜间睡眠过程中打鼾且鼾声不规律,呼吸及睡眠节律紊乱,反复出现呼吸暂停及觉醒,或患者自觉憋气,夜尿增多,晨起头痛,口干,白天嗜睡明显,记忆力下降,性功能障碍等,严重者可出现心理、智力、行为异常及梦游等;并可能合并高血压、冠心病、心律失常特别是以慢-快心律失常为主、肺源性心脏病、脑卒中、2 型糖尿病及胰岛素抵抗等,并可有进行性体重增加。可出现睡眠中猝死。

详细询问病史,耳鼻咽喉专科检查,影像学检查都是必需的。

1. 多导睡眠图(PSG)监测 整夜 PSG 监测是诊断 OSAHS 的标准手段,包括脑电图,眼电图(EOG),下颌颏肌电图(EMG),心电图,口、鼻呼吸气流和胸腹呼吸运动,血氧饱和度,体位,鼾声,颈前肌肌电图等。正规监测一般需要整夜不少于 7 小时的睡眠。夜间分段 PSG 监测:在同一天晚上的前 2~4 小时进行 PSG 监测,之后进行 2~4 小时的持续气道正压(CPAP)通气压力调定。成人定义为 7 小时夜间睡眠时间内,发生至少 30 次呼吸暂停或低通气,或呼吸暂停低通气指数(AHI)≥5 次/h。呼吸暂停指睡眠过程中口鼻呼吸气流消失或明显减弱(较基线幅度下降≥90%),持续时间≥10 秒。低通气为睡眠过程中口鼻气流较基线水平降低≥30% 并伴 SaO_2 下降≥4%,持续时间≥10 秒;或者是口鼻气流较基线水平降低 >50% 并伴 SaO_2 下降≥3%,持续时间≥10 秒。呼吸暂停低通气指数(AHI):平均每小时呼吸暂停与低通气的次数之和。

2. 初筛诊断仪检查 多采用便携式,如单纯血氧饱和度监测、口鼻气流+血氧饱和度、口鼻气流+鼾声+血氧饱和度+胸腹运动等,主要适用于基层患者或由于睡眠环境改变或导联过多而不能在睡眠监测室进行检查的一些轻症患者,可用于初步筛查 OSAHS 患者,也可用于评价疗效及随访。

3. 纤维鼻咽喉镜辅以 Müller 检查法也是评估上气道阻塞部位最为常用的手段。

【诊断】

1. 诊断标准 主要根据病史、体征和 PSG 监测结果。临床有典型的夜间睡眠打鼾伴呼吸暂停等症状,查体可见上气道任何部位的狭窄及阻塞,AHI≥5 次/h 者可诊断 OSAHS。PSG 监测是金标准。

ER 2-5-3

成人 OSAHS 病情程度和低氧血症程度判断依据

2. OSAHS 病情分度 应当充分考虑临床症状、合并症情况、AHI 及夜间 SaO_2 等实验室指标,根据 AHI 和夜间 SaO_2 将 OSAHS 分为轻、中、重度,其中以 AHI 作为主要判断标准,夜间最低 SaO_2 作为参考。

【治疗】

根据患者主要病因、病情及全身状况,可选择不同的治疗方案。

1. 一般性治疗 对 OSAHS 患者均应进行多方面的指导:①减肥、控制饮食和体重、适当运动。②戒酒、戒烟、慎用镇静催眠药物及其他可引起或加重 OSAHS 的药物。③侧卧位睡眠。④适当抬高床头。⑤白天避免过度劳累。

2. 鼻腔持续正压通气(continuous positive airway pressure,CPAP) 主要以持续正压通气来维持睡眠中正常呼吸,通常工作压力范围为 0.39~2.0kPa(4~20cmH_2O)。

3. 外科治疗 明确病因者可针对不同的狭窄部位,采用不同的手术治疗。常用者为腭咽成形术(uvulopalato-pharyngoplasty,UPPP),术中可切除双侧腭扁桃体、部分的腭咽弓、腭舌弓、增生的咽侧索淋巴组织、腭帆间隙内的脂肪组织,保留悬雍垂以利于保留正常的软腭功能。此外,鼻部手术、正颌手术及舌的手术均可对适宜患者采用。对于重症患者,气管切开是一种切实有效的方法。

OSHAS 的治疗探讨

　　随着睡眠医学的发展,阻塞性睡眠呼吸暂停低通气综合征(OSAHS)受到越来越多的关注,阻塞平面的确定为治疗提供了指导意义。"全身多因素"发病机制是该类疾病需综合治疗的依据,减肥同时针对性地进行手术,如正确的鼻腔扩容术可以减轻临床症状,同时为 CPAP 的使用创造条件,还可以减少咽部手术的手术概率。咽部手术最为常用的是 UPPP 手术,我国学者韩德民教授对传统的术式进行了较大的改进,提出了 H-UPPP 术式,提高了临床疗效,而且还减少了患者术后的不适感及软腭功能异常带来的问题。另外,口腔颌面外科医师也加入 OSAHS 的手术治疗中,完成如小颌畸形等疾病的手术治疗。随着发病机制的进一步研究,有望对该疾病的治疗有新的突破。

（皇甫辉）

1. 请试述常见咽部炎症性疾病。
2. 请简述扁桃体手术的适应证与禁忌证。
3. 鼻咽癌的临床表现、诊断方法有哪些,近年来我国在这方面有哪些发展?

练习题

第六章 | 喉部疾病

ER 2-6-1 教学课件　　ER 2-6-2 思维导图

学习目标

1. 掌握:各型喉创伤、小儿急性喉炎、急性会厌炎、急性喉气管支气管炎的临床表现和紧急处理原则;慢性喉炎、喉息肉、声带小结的临床表现和治疗方法;喉癌的分型和临床表现及治疗;喉阻塞呼吸困难分度及紧急处理方法,气管切开术的手术适应证及手术步骤。

2. 熟悉:各型喉创伤、小儿急性喉炎、慢性喉炎、急性会厌炎、急性喉气管支气管炎、喉息肉、声带小结、喉肿瘤及喉阻塞的病因和诊断要点。

3. 了解:我国在头颈部多器官联合移植的成就,以及各型喉创伤、小儿急性喉炎、慢性喉炎、急性会厌炎、急性喉气管支气管炎、喉息肉、声带小结、喉肿瘤及喉阻塞病理、鉴别诊断要点等。

4. 学会处理喉科急症;学会基本诊疗操作,使用、管理常用器械的知识;开展嗓音医学等健康宣教,学会对患者及家属进行喉癌预防指导,推动喉恶性肿瘤的"早发现、早诊断、早治疗"。

5. 具备良好的临床思维和爱伤观念,坚持人民至上、生命至上;具备处置急性上气道梗阻的应急能力,如常规气管切开术、环甲膜切开术、气管插管术等。

案例导入

患儿,男性,1岁半。因声嘶半天,伴呼吸困难2小时入院。患儿半天前出现声音嘶哑并伴有咳嗽,咳嗽呈阵发性、空空样声调,2小时前出现喉部喘鸣音,并伴有呼吸困难。既往体健。查体:患儿呈急性面容,精神萎靡,吸气时可见轻度三凹征,口唇未见发绀;咽部略红,双侧扁桃体不大,咽后壁少量分泌物;听诊双肺呼吸音略粗,未闻及明显啰音。

请思考:

1. 请提出该患儿的初步诊断。

2. 为明确诊断,还需要做什么检查?

3. 该患儿的治疗原则是什么?

第一节　喉 创 伤

　　喉创伤(injuries of larynx)是指由于物理或化学因素引起的喉部组织损伤,多由于交通事故、工伤、运动受伤、战伤等引起,主要临床表现为疼痛、出血、呼吸困难、声音嘶哑甚至失声等。喉创伤分为喉外部伤和喉内部伤两类,前者根据有无皮肤伤口分为开放性喉创伤及闭合性喉创伤;后者包括喉烫伤、烧灼伤和器械损伤。

一、闭合性喉创伤

闭合性喉创伤是指颈部皮肤无伤口的喉部损伤,包括喉挫伤、挤压伤及扼伤等,多由直接暴力造成,如交通事故、工伤事故、扼伤、自缢、拳击等。可造成喉软骨骨折,以甲状软骨多见,环状软骨次之;可出现环甲关节及环杓关节脱位等,同时软骨快速反弹可导致黏膜下出血。

【临床表现】

可表现为局部疼痛及压痛、声音嘶哑或失声、咳嗽和咯血、呼吸困难及喉喘鸣、吞咽困难及颈部皮下气肿等。喉软骨骨折、黏膜及黏膜下出血、黏膜水肿、声带活动异常等均可导致吸气性呼吸困难,严重者可致窒息危及生命。

颈部肿胀,皮肤瘀斑;喉体变形,触痛明显。如情况允许,可行电子喉镜检查,可见喉黏膜水肿、血肿,软骨裸露,声门裂变形,声带运动受限或固定。CT有助于了解局部损伤情况。

【诊断】

根据外伤史、临床症状、体征,结合喉镜、影像学检查易于诊断;如有呼吸困难,要对呼吸困难进行分度。

【治疗】

1. 若无呼吸困难,给予抗生素及糖皮质激素,酌情镇痛。须严密观察患者的呼吸及皮下气肿、血肿变化情况。嘱患者进软食、减少吞咽,以利于损伤部位愈合。

2. 对于有软骨骨折且伴有吸气性呼吸困难,CT提示有明显骨折且气道不规则者,主张早期行喉裂开探查整复术,以防远期喉狭窄。

3. 三度及以上呼吸困难者应立即行气管切开术。

4. 创伤后7~10天内予以鼻饲。

二、开放性喉创伤

开放性喉创伤是指伴有颈部皮肤及软组织破裂伤,伤口与外界相通的喉创伤,多因斗殴、自杀、交通事故、枪弹伤等所致,易合并颈部大血管的损伤而危及生命,也可累及颈椎。

【临床表现】

颈部皮肤及软组织破裂口;出血、呼吸困难和休克是开放性喉创伤的三大危象。

1. **出血** 若伤及颈动脉、颈内静脉,易发生失血性休克,危及生命。

2. **呼吸困难**

(1)喉软骨骨折及喉部黏膜水肿或血肿引起喉腔狭窄。

(2)血液或异物涌入气管。

(3)纵隔气肿或气胸使肺部受压。

3. **声音嘶哑** 伤及声带、环杓关节、喉返神经均可引起,严重时可致失声。

4. **吞咽困难** 可为外伤引起疼痛所致不敢吞咽;外伤致喉咽或食管与外界相通,导致唾液、食物从颈部伤口流出。

5. **检查** 情况不同的病因引起的伤口形态不一,临床根据伤口形态可初步判断为锐器伤或枪弹伤等。喉部CT检查可显示喉软骨有无骨折、错位,喉腔内有无黏膜撕脱、黏膜下血肿及外伤后喉腔阻塞的情况。

【诊断】

根据明确的外伤史、临床症状、体征,结合影像学检查易于诊断;同时注意伴发症、合并症的诊断,注意患者有无其他脏器损伤,应综合判断,多学科联合诊治。

【治疗】

1. 急救处理

（1）**保持呼吸道通畅**：迅速清理呼吸道分泌物、血块、异物等，可经咽及喉破裂处插入麻醉插管，阻止血液进入气道，为抢救创造条件；呼吸困难者应立即行气管切开术；纵隔气肿或气胸者，应行胸腔闭式引流。

（2）**止血**：明确出血点，活动性出血予以结扎；如不能明确予以局部压迫止血，可全身应用止血药。

（3）快速补充血容量、抗休克治疗。

2. 手术治疗　待生命体征平稳后，及时行清创缝合术，可靠止血，清洗创面，修复喉腔，放置喉模，防止喉狭窄。

3. 放置胃管鼻饲　在关闭喉腔前放置鼻饲管，比手术结束时放置要方便。

4. 预防、控制感染　及时使用抗生素及破伤风抗毒素，处理伴发症、合并症。

三、喉烫伤及烧灼伤

喉、气管、支气管黏膜接触化学物质或受到强的物理因素刺激后，引起局部组织充血、水肿、坏死等病变，称为喉部与呼吸道的烧伤（burn of larynx and respiratory tract）。常见病因有吸入有害的烟雾、火焰、有害的气体等，战争时遭毒气袭击，误吞或误吸化学腐蚀剂以及放射线的直接照射等。该类损伤多为头面部烫伤及烧灼伤的合并损伤，可表现为鼻、口、咽、喉及气管、食管的损伤，严重者损伤达下呼吸道。

【临床表现】

1. 轻型　损伤多在声门区以上组织，出现局部疼痛，声嘶，鼻、口、咽部黏膜充血、肿胀及假膜形成，吞食腐蚀剂者可出现消化道烧伤症状。

2. 中型　损伤多在气管隆嵴以上，可在轻型的基础上出现刺激性咳嗽、气促等，听诊肺部呼吸音粗，可闻及干啰音及哮鸣音，严重者可出现呼吸困难。

3. 重型　损伤达下呼吸道全程，短时间内即可出现严重的呼吸困难，患者呼吸急促、咳嗽剧烈，听诊呼吸音减弱，严重者肺不张、肺水肿，进而出现呼吸功能衰竭，危及生命。

【诊断】

根据病史、临床症状、体征，结合电子鼻咽喉镜、支气管镜及影像学检查易于诊断；同时注意合并症、伴发症的诊断。

【治疗】

1. 急救处理　建立有效的通气道，给予糖皮质激素减轻黏膜水肿；上呼吸道阻塞、分泌物潴留者可行气管切开术。合并支气管痉挛者，可使用解痉药物。局部雾化吸入，促进痰液及气道结痂排出。积极纠正休克，维持水电解质平衡。针对不同的病情采用相应的应对措施，如口咽局部烫伤，可口含冰块局部冷敷；腐蚀剂烧伤者，及时清除残留腐蚀剂，并采用中和疗法，减轻损害程度。

2. 控制炎症　清洁口腔、去除口腔及咽喉部分泌物、雾化吸入糖皮质激素；全身应用抗生素，预防感染。

3. 如有呼吸困难或预计会有呼吸困难者，及早行气管插管或气管切开术。

第二节　急性会厌炎

急性会厌炎（acute epiglottitis）又称急性声门上喉炎，是主要累及声门上区，以黏膜高度水肿为主要特征的急性炎症。急性会厌炎是喉科急症，易造成上呼吸道阻塞甚至窒息死亡。成人和儿童均可患病,常在夜间发生,以冬、春季较为多见。起病急,发展迅速,病史可按小时计算。

【病因】

最主要的病因为感染,致病菌有流感嗜血杆菌、葡萄球菌、链球菌;其次为Ⅰ型变态反应。异物、创伤、有害气体、化学腐蚀物、放射线损伤等也是其致病因素。

【临床表现】

1. **全身症状** 轻重不一,多有畏寒、发热,体温常在38~39℃,小儿和老人较重,可伴有精神萎靡、全身乏力等症状。

2. **局部症状** 剧烈的咽喉痛并进行性加重,伴有明显的呛咳和吞咽困难。会厌高度肿胀,可致语言含糊不清,遮盖喉口造成喉阻塞、窒息,危及生命。但通常无声嘶表现。

3. **检查** 多呈急性病容,可伴有吸气性呼吸困难。喉镜检查可见会厌明显充血、肿胀(图2-6-1),严重者呈"球"形会厌;如会厌脓肿形成,可见黄白色脓点。儿童可行喉部X线侧位片,如显示肿大的会厌,有助于诊断。

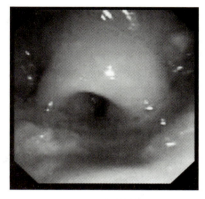

图2-6-1　急性会厌炎

【诊断】

对病程短,进展快,剧烈咽痛,伴吞咽困难、流涎,需常规进行间接喉镜检查。喉镜下见充血、肿大的会厌即可诊断,儿童不配合者,可行喉部X线检查诊断本病。

【治疗】

1. **抗感染及消肿** 选择广谱或敏感抗生素控制感染。糖皮质激素可减轻水肿。

2. **局部治疗** 局部可用抗生素和激素混合液进行雾化吸入治疗。会厌脓肿形成者,及时切开排脓。

3. **气管切开** 严重呼吸困难者,且静脉使用抗生素及糖皮质激素后呼吸困难无改善者,需及时行气管切开术。

4. **支持治疗** 吸氧,口腔清洁,进食困难者给予静脉补液,维持水电解质平衡。

第三节　小儿急性喉炎

小儿急性喉炎(pediatric acute laryngitis)是指小儿以声门区及声门下区为主的喉黏膜急性炎症,好发于6个月~3岁儿童。小儿喉黏膜下组织疏松,炎症时易发生肿胀,加之喉腔和声门较小,容易造成喉阻塞,引起呼吸困难,如不及时诊治,可危及生命。

【病因】

多继发于上呼吸道感染,或呼吸道急性传染病,如流感、肺炎、麻疹等。

【临床表现】

1. 起病急,进展快,主要症状有声嘶、犬吠样咳嗽、吸气性喉喘鸣及吸气性呼吸困难等,夜间加重;严重者可出现发绀、出汗、面色苍白、呼吸无力,甚至呼吸循环衰竭,昏迷,抽搐,死亡。

2. **检查** 呼吸困难程度不同,临床体征不同(吸气性呼吸困难的分度参阅本章第九节相关内容)。间接喉镜检查多无法进行,但电子鼻咽喉镜检查可明确患儿声带、声门下的炎症及水肿情况;肺部听诊和X线检查多无阳性发现,可与气管支气管炎相鉴别。

【诊断】

起病急,典型的临床表现易于作出诊断,但需与小儿气道异物、白喉及喉痉挛等疾病相鉴别。

【治疗】

因吸气性呼吸困难可危及患儿生命,须予以及时、正确的治疗。

1. 及早使用糖皮质激素和有效足量抗生素,可减轻喉黏膜水肿,缓解呼吸困难,控制感染。重度喉阻塞且药物控制无效者可行气管切开术。

2. 给氧、解痉、化痰等对症治疗,保持呼吸道通畅,严密观察患儿呼吸情况,维持水和电解质平衡。

第四节　急性喉气管支气管炎

急性喉气管支气管炎(acute laryngotracheobronchitis)为喉、气管、支气管黏膜的急性弥漫性炎症。多见于5岁以下儿童,2岁左右发病率最高。男性多于女性,约占70%。冬、春季发病较多,病情发展急骤,病死率较高。分为急性阻塞性喉气管炎和急性纤维蛋白性喉气管支气管炎,两者之间的过渡形式较为常见。急性阻塞性喉气管炎(acute obstructive laryngotracheitis),又名假性哮吼、流感性哮吼、传染性急性喉气管支气管炎。

【病因】

1. **感染**　病毒感染是最主要的病因。本病多发生于流感、麻疹、猩红热、百日咳等疾病流行期。可继发细菌感染,常见致病菌为溶血性链球菌、金黄色葡萄球菌、肺炎双球菌、流感嗜血杆菌等。

2. **气候变化**　本病多发生于干冷季节,尤其气候发生突变时。

3. **胃食管咽反流**　是常见病因。

4. **局部抵抗力降低**　呼吸道异物取出术、支气管镜检查术,以及呼吸道腐蚀伤后也易发生急性喉气管支气管炎。体质较差的儿童易患本病。

【临床表现】

根据病情轻重分为3型。

1. **轻型**　多为喉气管黏膜的一般炎性水肿性病变。起病较缓,常在夜间熟睡中突然惊醒,出现吸气性呼吸困难及喘鸣,伴有发绀、烦躁不安等症状,经安慰或拍背等一般处理后,症状逐渐消失,每至夜间又再发生。及时治疗,易获痊愈。

2. **重型**　可由轻型发展而来,也可以起病即为重型。表现为高热,咳嗽不畅,有时如犬吠声,声音稍嘶哑,持续性、渐进性吸气性呼吸困难及喘鸣,发绀。逐渐发展为吸气与呼气均困难的混合型呼吸困难。患儿因缺氧烦躁不安。可出现明显全身中毒症状及循环系统受损症状,肺部并发症也多见。

3. **暴发型**　少见。发展极快,除呼吸困难外,早期出现中毒症状,如面色灰白、咳嗽反射消失、脱水、虚脱,以及呼吸循环衰竭或中枢神经系统症状,可于数小时至1日内死亡。

4. **检查**　局部检查咽部不一定有急性炎症表现。喉镜或支气管镜检查可见自声门以下,黏膜弥漫性充血、肿胀,以声门下区最明显。气管、支气管内可见黏稠分泌物。胸部听诊呼吸音减低,可闻及干啰音。肺部X线摄片有时可见因下呼吸道阻塞引起的肺不张或肺气肿,易误诊为支气管肺炎。

【诊断和鉴别诊断】

根据上述症状,尤其感染性疾病出现高热之后,患儿出现喉梗阻症状,表明病变已向下发展;结合相关检查,常可明确诊断。须与气管支气管异物、急性细支气管炎、支气管哮喘、百日咳、流行性腮腺炎、猩红热等相鉴别。

【治疗】

轻型者治疗同小儿急性喉炎,但须密切观察。重症病例的治疗重点为保持呼吸道通畅。

1. 给氧、解痉、化痰,保持呼吸道通畅。对呼吸道阻塞严重者或伴有明显中毒症状者,须及时行气管切开术。

2. 使用足量、有效抗生素和糖皮质激素。

3. 抗病毒治疗、必要的支持治疗。

4. 室内保持一定湿度和温度。忌用呼吸中枢抑制剂（如吗啡）和阿托品类药物，以免咳嗽乏力、分泌物黏稠，加重呼吸道阻塞。

5. 正确的哺乳方式，减少胃食管咽反流。

第五节　慢性喉炎

慢性喉炎（chronic laryngitis）是指喉部黏膜的慢性非特异性炎症，病程超过 3 个月。临床上可分为慢性单纯性喉炎（chronic simple laryngitis）、肥厚性喉炎（hypertrophic laryngitis）和萎缩性喉炎（atrophic laryngitis）。

【病因】

1. 职业因素　多见于教师、演员、歌手等职业，不正确的发音习惯，长期过度用声，可诱发本病。

2. 环境因素　空气污染、吸烟、长期在粉尘环境中工作等。

3. 急性喉炎反复发作或迁延不愈。

4. 邻近器官的感染，如慢性鼻炎、鼻窦炎、咽炎、慢性气管、支气管炎等，炎症的扩展及分泌物的刺激可影响到喉部黏膜。

【临床表现】

1. 声嘶　是最主要的症状，轻重不一，伴发音低沉、无力。易出现发音疲劳，过度用声后声嘶加重，休息后好转。

2. 喉部不适　可有多种表现，如多痰、讲话费力、干燥感、喉痛等。

3. 检查可见喉部黏膜呈慢性充血，声带呈粉红色，边缘变钝，声带、室带可增生、肥厚，严重者可呈"鱼肚状"改变。萎缩性喉炎则表现为黏膜变薄、干燥，表面有结痂附着、声带闭合不良等体征。

【诊断】

根据有声嘶等病史、临床症状、体征，结合电子鼻咽喉镜、动态喉镜、嗓音分析等检查即可诊断；同时与喉肿瘤、声带白斑等鉴别诊断。

【治疗】

1. 祛除病因　如纠正不良发音习惯，避免过度用声，改变不良嗜好，改善环境，控制邻近器官炎性病变等。

2. 口含片、间断雾化吸入等可以缓解喉部不适症状。

3. 中成药治疗　可选用金嗓散结胶囊等。

第六节　喉　息　肉

喉息肉（polyp of larynx）绝大多数发生于声带，称为声带息肉（polyp of vocal cord）。声带息肉多位于声带游离缘前中 1/3，多为单侧。

【病因】

过度用声、发音不当是主要病因，多见于职业用声或过度用声者。

【临床表现】

1. 声嘶　为主要症状，程度与息肉大小、形态和部位有关。轻者为间歇性声嘶，发声易疲劳，音色粗糙，发高音困难，重者沙哑，甚至失声。

2. 咳嗽和呼吸困难　带蒂的息肉垂于声门下腔者可引起刺激性咳嗽。巨大的息肉可致完全失声,甚至阻塞声门引起呼吸困难和喘鸣。

3.**检查**　一般单侧多见,亦可两侧同时发生。喉镜检查可见声带游离缘前中 1/3 有半透明的白色或粉红色的新生物,表面光滑,广基或带蒂,大小不等(图 2-6-2)。亦有遍及整个声带呈弥漫性肿胀者。发音时声门关闭不完全,声带振动不对称。

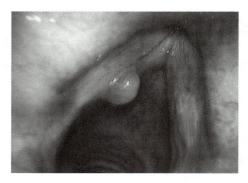

图 2-6-2　声带息肉(左侧)

【诊断】

根据有声嘶等病史、临床症状、体征,结合电子鼻咽喉镜、动态喉镜、嗓音分析等检查即可诊断;同时与喉乳头状瘤、喉恶性肿瘤等鉴别。

【治疗】

以手术切除为主,辅以糖皮质激素、抗生素、维生素及超声雾化吸入等治疗。手术多选择全麻显微支撑喉镜下切除术,可采用显微二氧化碳激光辅助切除。手术要求精准、微创;若双侧声带息肉样变,尤其是近前联合病变,宜先做一侧,不要损伤前连合,以防粘连后形成喉蹼;切除的息肉均应常规送病理检查,以免误诊。

第七节　声带小结

声带小结(vocal nodule)多见于男童和成年女性,又称歌唱者小结或教师小结。发生于儿童者又称喊叫小结(screamer's nodules),是慢性喉炎的一种纤维结节性病变,位于双侧声带游离缘前中 1/3 交界处(图 2-6-3)。病因与声带息肉相似。

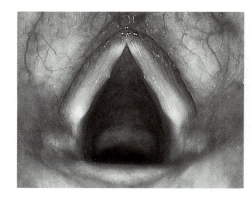

图 2-6-3　声带小结

【临床表现】

1.**声嘶**　声带小结的部位和大小不同,声嘶程度也不同。小结位置越靠前,声音嘶哑越明显。早期表现为发声易疲倦和间歇性声嘶,发高音时出现。病情发展声嘶由沙变哑,由间歇性变为持续性,在发较低调音时也出现。

2.**检查**　喉镜检查可见双侧声带前、中 1/3 交界处对称性突出,也有一侧较大,对侧较小或仅单侧者。发音时声门关闭不完全。

【诊断】

根据病史及电子鼻咽喉镜检查,必要时行动态喉镜及嗓音分析检查,常易作出诊断。但肉眼难以鉴别声带小结和表皮样囊肿,常需手术切除后病理检查方可确诊。

【治疗】

1.**一般治疗**　早期声带小结通过合理用声,让声带充分休息,常可变小或消失,较大的小结症状亦可改善。儿童声带小结常在青春期变声过程中自行消失。应忌吸烟、饮酒和辛辣刺激食物等。

2.**发声训练**　改变错误的发音习惯,经过一段时间(约 3 个月)的发声训练,常可自行消失。

3.**药物治疗**　早期的声带小结可辅以局部理疗、雾化吸入、中成药和口含片治疗。

ER 2-6-3

声嘶的鉴别
诊断要点

ER 2-6-4

喉返神经麻痹
的分型及
临床表现

4. 手术切除 对较大、声嘶明显和上述治疗无效者可考虑手术切除。术后仍应注意正确的发声方法，以防复发。可适当使用糖皮质激素。

> **知识拓展**
>
> ### 癔症性失声
>
> 癔症性失声（hysterical aphonia）亦称功能性失声，是一种以癔症为病因的暂时性发声障碍，以青年女性居多，是癔症的一种喉部表现。一般均有情绪激动或精神刺激的病史，常表现为突然发作的发声障碍，轻者仍可低声讲话，重者仅能发出虚弱的耳语声，但很少完全失声。失声主要表现在讲话时，但咳嗽、哭笑时声音仍正常，呼吸亦完全正常。发声能力可以骤然恢复正常，但在某种情况下又可突然复发，说明此为功能性疾病。间接喉镜检查可见声带的形态、色泽并无异常，吸气时声带能外展，声门可以张开，但在发"衣"声时声带不能向中线合拢。对有器质性病变可疑者应密切观察，直至完全排除为止，不可轻易作出癔症性失声的诊断。癔症性失声的治疗多采用暗示疗法，首先要使患者建立定能治愈的信心，有信心者经治疗常迅速见效。

第八节　喉 肿 瘤

一、喉乳头状瘤

喉乳头状瘤（papilloma of larynx）是喉部最常见的良性肿瘤，可发生于任何年龄，10岁以下儿童最为多见。喉乳头状瘤分为儿童型和成人型，儿童型为多发型，易复发，青春期后有自限趋势。成人型多单发，有恶变倾向。

【病因】

尚不清楚，可能与人乳头状瘤病毒（human papilloma virus，HPV）感染有关，以 HPV-6、HPV-11 为主。

【临床表现】

进行性声嘶，肿瘤较大者甚至失声，可伴痰中带血，也可出现喉鸣及呼吸困难，儿童易发生喉阻塞。喉镜检查局部可见淡红色乳头状肿物，幼儿呈多发，广基，可侵及声带、室带、声门下方、气管，严重者可达梨状窝等处，成人多单发。

【诊断】

根据有声嘶等病史、临床症状、体征，结合电子鼻咽喉镜、NBI 电子染色、动态喉镜、嗓音分析等检查即可诊断，病理检查是确诊的依据；同时与声带息肉、恶性肿瘤等鉴别诊断。

【治疗】

以手术切除为主，术后采用多种疗法预防肿瘤复发。

1. 手术治疗 现多应用喉显微外科手段，支撑喉镜下应用二氧化碳激光、低温等离子切除肿瘤。成年人乳头状瘤多次复发者，需定期复查有无癌变可能。

2. 药物治疗 干扰素具有抗病毒和抗肿瘤作用，可以抑制肿瘤生长，对病程有暂时缓解作用，但停药后易复发，故其疗效仍需评估。

二、喉癌

喉癌（laryngeal carcinoma）是头颈部常见的恶性肿瘤，占全身恶性肿瘤的 1%~5%，占耳鼻咽喉恶性肿瘤的 7.9%~35%。不同地区、民族、年龄、性别之间，喉癌发病率存在差异。我国东北和华北地区发病率较高；男性发病率远大于女性，为 7∶1~10∶1。

【病因】

病因仍不完全明了，现认为是多因素共同作用的结果，可能与以下因素有关。

1. **吸烟** 吸烟为喉鳞癌重要的独立危险因素之一，95% 以上的患者有长期大量吸烟史。烟草可使呼吸道黏膜上皮增生，鳞状上皮化生，纤毛运动停止或迟缓，成为致癌的基础。

2. **饮酒** 有饮酒嗜好者，其患声门上型喉癌的危险度明显增加，且吸烟与饮酒有倍增效应。

3. **环境污染** 空气污染、有害气体及长期暴露于高粉尘环境，是近年来呼吸道癌肿发病率呈上升趋势的重要因素之一。

4. **病毒感染** 相关研究显示喉癌、下咽癌 HPV 的感染率可高达 50% 以上。

5. **咽喉反流** 长期的胃酸刺激可能与喉癌相关。

6. **癌基因的激活与抑癌基因的失活** 已发现与喉癌发病相关的众多基因，并有望进一步探讨喉癌发病的基因学基础。

7. **癌前病变** 某些喉的良性病变有一定的恶变率，如喉白斑、成人型喉乳头状瘤、慢性肥厚型喉炎等。

8. **其他** 研究显示喉癌患者血清睾酮水平明显高于正常，而雌激素水平则降低。微量元素的缺乏、遗传易感性等。

【病理】

喉癌 96%~98% 为鳞状细胞癌，腺癌少见。鳞状细胞癌则以分化较好的级别为主。好发部位以声门区及声门上区最为多见。可呈溃疡浸润型、结节型或包块型、菜花型及混合型。以颈淋巴转移为主，少有血行转移。

【临床表现】

据原发癌所在解剖部位的不同，临床将喉癌分为 4 型：声门上型喉癌、声门型喉癌、声门下型喉癌和跨声门型喉癌。各型的临床表现各具特点。

1. **声门上型喉癌** 原发于会厌、室带、喉室、杓会厌襞的肿瘤。早期无声嘶，仅有喉部不适感、异物感、疼痛等。随肿瘤的增大症状加重，向下侵及声带可出现声嘶，严重者可出现呼吸困难。声门上区淋巴丰富，癌肿易向同侧颈动脉分叉处的颈深上淋巴结转移。

2. **声门型喉癌** 早期即出现声嘶，逐渐加重，晚期可出现呼吸困难。声门区淋巴管稀少，癌肿少有颈淋巴结转移，但晚期也可发生。

3. **声门下型喉癌** 因位置隐匿，早期症状不明显，可引起刺激性咳嗽；向上侵及声带，可出现声嘶；随肿瘤增大，出现呼吸困难。向前穿破环甲膜侵及喉前肌肉及甲状腺，可发生颈部、气管前或气管旁淋巴结的转移。

4. **跨声门型喉癌** 又称贯声门型喉癌、声门旁型喉癌。原发于喉室，跨越声门上区和声门区。早期症状不明显，出现声嘶时肿瘤多已侵入声门旁间隙，出现声带固定，而喉腔局部仍不能窥见肿物。以低分化鳞癌多见。

5. **检查** 电子鼻咽喉镜可见有各种形态的新生物，必要时进行 NBI 电子染色，需注意肿瘤侵及的范围，观察有无声带固定，有无颈部淋巴结的肿大，外喉是否饱满等。喉部 CT 及 MRI 检查（首选增强扫描）、颈部 B 超检查、PET-CT 可提示喉部肿瘤的浸润范围及颈部淋巴结转移情况。

ER 2-6-5

各型喉癌图片

ER 2-6-6

喉癌的临床表现

【诊断】

对于年龄大于 35 岁，症状持续超过 4 周的可疑患者，均应行喉镜检查，条件允许时应首选电子鼻咽喉镜检查、NBI 电子染色，可明视微小病变，并可镜下取病检、摄像等；需注意肿瘤侵及的范围，有无声带固定,有无颈部淋巴结的肿大,外喉是否饱满等。喉部 CT 及 MRI 检查、颈部 B 超检查、PET-CT 可提示喉部肿瘤的浸润范围及颈部淋巴结转移情况,确诊需依靠病理诊断,并对肿瘤进行 TNM 分期。需要与喉结核、喉乳头状瘤、喉梅毒等相鉴别。

【治疗】

多采用以手术为主的综合治疗方法,辅以放疗、化疗、免疫治疗、心理治疗、生物学治疗等。

1. **手术治疗** 为喉癌最主要的治疗手段。同其他肿瘤一样,喉癌的外科治疗经历了一个器官切除阶段到喉部分切除、喉功能保全阶段。喉部分手术已被广泛地接受及应用,并取得了满意的临床疗效。其术式的选择是依据 "量体裁衣" 原则,以充分的安全界切除病变组织,同期利用局部组织瓣行喉重建术,保留喉的生理功能,提高患者的生存质量。手术治疗原则:安全范围内肿瘤整体全切除;重建上呼吸道的连续性和完整性;尽可能保全喉的生理功能,提高患者的生存质量。需对颈部转移癌行同期治疗,现根治性颈淋巴结清扫术及功能性、分区性颈淋巴结清扫术已被广泛应用于临床。声门上型喉癌颈淋巴结转移率高达 55%,对于临床阴性病例(CN0)其隐匿性转移率也可达 27%~38%,因此对于声门上型喉癌,即使为 CN0 病例,也需对颈淋巴结转移灶进行治疗。可选择行分区性颈淋巴结清扫术(selective neck dissection,SND),多行侧颈淋巴结清扫术(Ⅱ~Ⅳ区)。

(1)**喉癌微创手术**:主要用于早期声门型和声门上型喉癌的病变如 T_{1a} 病变最常采用的术式,可暴露完全的 T_{1b}、T_2。包括显微镜二氧化碳激光手术、等离子手术等。患者可在不行气管切开的情况下,在内镜下以充分的安全切缘,完整切除肿瘤,体现了精准外科的思想。

(2)**喉裂开术**:用于声门癌(Tis,T_1)无法在支撑喉镜下手术者。

(3)**喉垂直部分切除术**:是治疗声门型喉癌的经典术式,部分 T_1~T_3 病变可采用该术式。术中完整切除一侧室带、喉室、声带,必要时切除患侧的杓状软骨,创面可不修复或使用甲状软骨外膜,带状肌筋膜或带状肌进行修复,术后有少数患者不能拔管。

(4)**喉水平部分切除术**:是治疗声门上型喉癌的经典术式,对于病变局限于声门上区病变包括梨状窝及舌根小范围受侵病例,可行水平半喉切除术。术中切除声带以上所有喉组织,利用甲状软骨外膜及梨状窝的黏膜修复创面。利用舌根与甲状软骨断端吻合关闭咽腔,术后进食呛咳较明显,但经过训练后多可适应,从而完整保留喉功能。

(5)**喉环状软骨上部分切除术**:①环状软骨-舌骨-会厌固定术(CHEP):主要应用于声门型喉癌 T_{1b}、T_2 病变侵犯室带、前联合或双侧声带,及一侧声带固定的声门癌 T_3 病变,以及甲状软骨受侵但甲状软骨外膜未受侵的病例。术后喉功能除发音质量较差外,肿瘤局部复发率极低。②环状软骨-舌骨固定术(CHP):对于声门上型喉癌累及声门区,侵犯前联合或对侧声带(T_2),会厌前间隙受侵犯,单侧声带受侵活动受限但杓状软骨未固定,或者侵犯甲状软骨但外膜完整病例,可行包括会厌、会厌前间隙、双声带突前端及声门下环状软骨上的喉组织切除,术后经一定时间的训练后,喉功能保留良好。

(6)**喉全切除术**:约有 30% 的喉癌病例仍需要行喉全切除术,广泛的病变范围、严重的肺部疾病患者均是选择该术式的因素。喉全切除术后仍可通过气管食管造瘘发音重建术、食管音、电子喉、机械喉等多种方式进行发音。

(7)**"适形" 喉切除术**:近年来,随着肿瘤基础研究的发展,为喉癌的切缘研究提供了一定的理论基础支持,认为喉癌手术的基本安全界是距肿瘤 0.5cm 以外,1.0cm 则为理想安全界。在此理论的支持下,对于肿瘤的切除,可据肿瘤的侵犯范围加 1.0cm 的安全界切除肿瘤,之后根据残余的喉组织,利用周围组织如软骨膜、肌筋膜、肌肉、局部皮瓣等多种组织修复喉腔,以达到最大限度地保留喉功能。在此思路的引导下,现又形成了多种多样的喉部分切除术式,从而形成现代喉外科新的特征与特点。

2. **放射治疗** 早期喉癌、低分化或未分化癌的首选治疗措施,也可作为晚期喉癌或全身状况不能耐受手术而采用的姑息治疗,以及喉癌侵及下咽部需常规行放疗与手术相结合的综合治疗。

3. **其他** 除手术治疗外,喉癌的治疗还包括放疗、化疗和生物治疗。放疗对部分早期喉癌及低分化、未分化癌可作为首选治疗措施,可分为根治性放疗、辅助放疗、姑息性放疗。化疗多作为辅助治疗和姑息治疗的手段。生物疗法也取得一定效果,但尚处于实验阶段,需进一步探索。心理治疗也越来越受到重视。

ER 2-6-7
喉移植

【预后】

声门型喉癌的预后最好,5 年生存率可达 80%~85%;声门上型喉癌次之,65%~75%;声门下型喉癌预后最差,约为 40%。有相当一部分患者经规范的临床治疗,可彻底摆脱肿瘤的阴影,以一个健康人的身体及心理重归社会。

ER 2-6-8
喉癌的切除方式

第九节 喉阻塞

喉阻塞(laryngeal obstruction)又称喉梗阻,是指喉部或邻近组织的病变,使喉腔气道狭窄或阻塞,引起呼吸困难的一组症状,是耳鼻咽喉科最为常见急症之一,病情变化迅速,严重者可危及生命。

【病因】

1. **外伤** 喉创伤急性期黏膜水肿、黏膜下出血、误吸、软骨骨折等原因使喉腔狭小。后期局部瘢痕形成,形成喉狭窄,影响气道。

2. **炎症** 如急性会厌炎、小儿急性喉炎、咽后脓肿、颌下脓肿及口底蜂窝织炎等。

3. **喉水肿** 血管神经性水肿、药物过敏反应等可引起喉部黏膜的高度水肿;支气管镜、麻醉插管等手术器械均可导致局部黏膜水肿。

4. **肿瘤** 包括喉部及邻近器官的肿瘤,因直接阻塞或压迫气管出现喉阻塞。

5. **喉麻痹** 各种原因引起的双侧喉返神经不完全麻痹。

6. **异物** 喉及气管异物造成的机械性阻塞,部分患者还可出现喉痉挛。

7. **畸形** 如先天性喉蹼、喉软骨畸形等。

8. **喉痉挛** 水、电解质紊乱,较强的刺激性气体刺激,喉部器械检查,儿童低钙等。

【临床表现】

1. **吸气性呼吸困难** 为喉阻塞的主要症状,表现为吸气运动加强,时间延长,吸气深而慢但通气量不增加(图 2-6-4)。

2. **吸气性喉喘鸣** 气体经过喉的狭窄区时形成气流旋涡反击声带而形成,阻塞的程度越重,喘鸣声越大。

3. **吸气性软组织凹陷** 吸气时胸骨上窝、锁骨上窝、胸骨剑突下或上腹部、肋间隙软组织凹陷,形成三凹征或四凹征(图 2-6-5)。

4. **声音嘶哑** 累及声带而出现声嘶。声带活动障碍也可出现声音嘶哑。

5. **缺氧症状** 严重喉阻塞可出现呼吸加快加深,心率加快,血压上

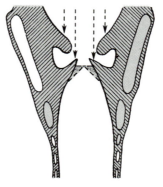

图 2-6-4 喉阻塞时吸气性呼吸困难原理图

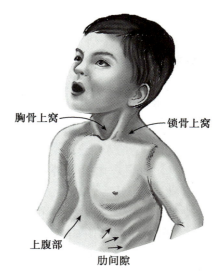

胸骨上窝　锁骨上窝　上腹部　肋间隙

图 2-6-5 吸气期软组织凹陷

升,严重者坐立不安,口唇发绀,烦躁,大汗淋漓,基本生命体征受到极大影响,甚至呼吸、心搏骤停。

【分度】

1.**一度** 安静时无呼吸困难表现。活动或哭闹时,有轻度吸气性呼吸困难,稍有吸气性喉喘鸣和轻度吸气性胸廓周围软组织凹陷。

2.**二度** 安静时也有轻度吸气性呼吸困难,吸气性喉喘鸣和吸气性胸廓周围软组织凹陷,活动时加重,但不影响睡眠和进食,亦无烦躁不安等缺氧症状。脉搏尚正常。

3.**三度** 吸气性呼吸困难明显,喉喘鸣声甚响,三凹征或四凹征显著。并因缺氧而出现烦躁不安,不易入睡,不愿进食,脉搏加快等症状。

4.**四度** 呼吸极度困难。由于严重缺氧和二氧化碳蓄积增多,患者出现坐卧不安,手足乱动,出冷汗,面色苍白和发绀,定向力丧失,心律不齐,脉搏细弱,血压下降,大小便失禁等。如不及时抢救,可因窒息、昏迷及呼吸循环衰竭而死亡。

【诊断】

根据临床表现喉阻塞易于诊断,正确把握喉阻塞的分度及明确病因对治疗有重要的指导意义。需与支气管哮喘、气管支气管炎引起的呼气性呼吸困难及混合性呼吸困难相鉴别。

ER 2-6-9

三种阻塞性
呼吸困难的
鉴别要点

【治疗】

对急性喉阻塞,须争分夺秒,迅速解除呼吸困难,以免造成窒息、心力衰竭及中枢神经系统损害。

1.**一度** 明确病因,针对病因进行治疗。

2.**二度** 病因治疗基础上进行对症治疗,大多可缓解喉阻塞。如为肿瘤、外伤、双侧声带麻痹等一时不能去除的病因,可考虑行气管切开术。

3.**三度** 做好气管切开的准备。若治疗无效或症状加重者,可及早行气管切开,以免造成窒息或心力衰竭等。

4.**四度** 须立刻建立通畅的呼吸通道,可采用不同的方法,如气管插管、环甲膜切开术及气管切开术。

病因治疗在一定情况下可先采用。喉、气管异物引起的喉阻塞,如条件允许,即使三度、四度呼吸困难,也应把握好时机,将异物取出,可缓解呼吸困难,而不必首先行气管切开术;对于喉创伤造成的呼吸困难,考虑有软骨骨折且黏膜损伤严重,可积极行气管切开;由肿瘤引起的喉阻塞,如为喉部恶性肿瘤,尽可能同期行原发灶治疗,以免分期手术增加气管造瘘口复发机会。

第十节 气管插管术及气管切开术

一、气管插管术

气管插管术(tracheal intubation)是为紧急解除上呼吸道阻塞,吸取下呼吸道分泌物,便于给氧、加压、人工呼吸及全麻患者或需短期使用呼吸机患者建立呼吸通道的有效急救方法。

【适应证】

1.须紧急解除上呼吸道阻塞者。

2.须吸取下呼吸道分泌物者。

3.需进行人工辅助通气者。

4.需进行静脉全麻手术者。

【方法】

1.**经口腔明视插管法** 是临床最为常用的插管方法。患者仰卧位,头后仰;将喉镜沿口角、舌根送入会厌谷,挑起会厌,暴露声门;右手持内置金属管芯的气管插管,经声门迅速插入气管,确认插管位置;拔出管芯,调整深度,置放牙垫并固定。

2. 经鼻腔插管法 适合于上颌骨、口腔、下颌骨、腭裂、成人鼾症手术(腭咽成形术)等手术的麻醉。多行咽部黏膜表面麻醉,用1%麻黄碱收缩鼻腔黏膜后,自主呼吸存在的状态下将麻醉插管从较宽的一侧鼻腔置入,经鼻咽、口咽、喉导入气管。

3. 纤维内镜引导插管 适合于使用麻醉喉镜直接暴露声门困难者。将麻醉插管套于纤维内镜上,首先将纤维内镜前端跨过声门放置于气管内,其次将麻醉插管下移,沿纤维内镜导入气管内。

4. 可视喉镜引导插管 相比普通喉镜插管成功率更高,气道建立后不良反应及并发症发生率低。

5. 光棒引导插管 尤其适用于困难气道的插管。操作简单,成功率高;更为安全,并发症少。

插管深度以双上肺听诊时呼吸音清楚、对称为佳。若插管误入食管,将不能维持有效呼吸,需立刻予以纠正。

【并发症】

1. 损伤 插管时动作粗暴或反复多次插管导致牙齿松动或脱落,咽、喉、气管、鼻腔黏膜损伤等;可继发声带肉芽肿,严重者导致喉或气管狭窄。环杓关节脱位也较为常见。

2. 出血 口咽部黏膜破溃出血或经鼻插管时鼻腔出血。

3. 喉水肿 喉腔局部黏膜水肿,应该立即处理。

二、气管切开术

气管切开术(tracheotomy)是一种在颈部切开气管或气管造瘘、置入气管套管,并通过气管套管呼吸的急救手术。可用于解除上呼吸道阻塞,吸取下呼吸道分泌物和给氧,预防头颈手术后呼吸困难而进行的一种手术。

【适应证】

1. 喉阻塞 三至四度喉阻塞,病因不能很快解除时,应行气管切开术。

2. 下呼吸道分泌物潴留 长期昏迷、颅脑病变、多发性神经炎、严重胸腹部外伤等,分泌物潴留于下呼吸道。

3. 某些手术的前置手术 如颌面部、口腔、喉及下咽部手术,行预防性气管切开术,防止血液流入下呼吸道或术区肿胀造成呼吸道阻塞。

4. 需长时间呼吸机辅助通气者。

【方法】

1. 患者取仰卧位(图2-6-6),垫肩,头后仰,充分暴露颈段气管。重症患者可取半卧位或坐位进行手术。

2. 手术多在局麻下进行(图2-6-7),可于胸骨上一横指做纵切口或横切口,沿颈白线分离组织,均匀、对

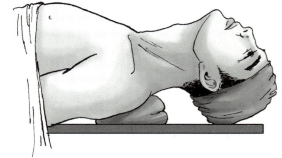

图 2-6-6　气管切开术的体位

称地向两边拉开,用手指探触气管环,注意始终保持正中位;充分暴露深面的气管环,穿刺回抽为气体,可确定为气管;于第2~4环之间(多选择3、4气管环)纵行挑开气管环或做"∩"形气管黏膜瓣;插入带管芯的气管套管,拔出管芯,验证已插入气管后,固定气管套管,并置入内套管;清理呼吸道分泌物,必要时可缝合切口上端1~2针。

【术后护理】

应保持适宜的室内温度和湿度,注意保持呼吸道通畅,定期经套管滴药、吸痰、雾化吸入,定期清洁、消毒内套管,定期更换喉垫。术后3天内不宜换管,第一次换

ER 2-6-10

气管切开术的
操作步骤

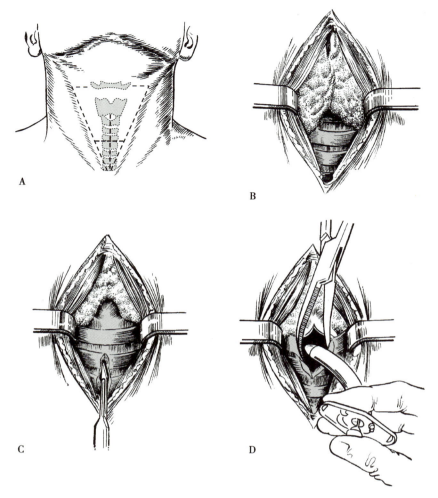

图 2-6-7　气管切开术

A. 切口；B. 暴露气管；C. 切开气管；D. 插入气管套管。

管时间应在术后 7 天左右；术中做气管黏膜瓣者，换管较容易，据病情的需要可缩短该时间。防止脱管，发现套管脱出，需即刻重新插入。呼吸恢复正常后可考虑拔管，应先堵管 24~48 小时，无呼吸困难方可拔除；拔管后 1~2 天应严密观察呼吸。

【并发症】

1. **皮下气肿**　最常见。与软组织分离过多、气管切口过长或皮肤切口缝合过紧及术中剧烈呛咳有关，大多可自行吸收。

2. **纵隔气肿与气胸**　多由于气管前筋膜分离过多，气体自气管切开处进入纵隔所致。轻者可自行吸收，重者可压迫心包和上、下腔静脉，影响血液循环，可考虑行纵隔气体引流。术中伤及胸膜顶导致气胸，或喉阻塞严重，胸内负压过高，剧烈咳嗽后使肺泡破裂，出现自发性气胸。

3. **出血**　多与术中损伤颈前血管、甲状腺血管等有关，或因术中止血不彻底、血管结扎缝线脱落所致。术后少量出血可使用油纱条或碘仿纱条沿套管四周压迫止血。气管切口位置过低、无名动脉畸形等原因，气管套管摩擦、损伤气管前壁，进而伤及大血管，引起大出血，治疗不及时可危及生命。

4. **术后拔管困难**　气管切口处肉芽增生，气管软骨环切除过多，气管套管型号偏大，高位气管切开等，均可出现拔管困难。

三、环甲膜切开术

环甲膜切开术（thyrocricotomy）是针对危重喉阻塞病例所行的暂时的应急抢救方法，待呼吸困难缓解后，再做常规气管切开术。

【方法】

经甲状软骨与环状软骨之间作横切口（图 2-6-8），分离颈前肌，横行切开环甲膜，切口约 1cm，血管钳撑开伤口，即可快速建立通气道。待病情平稳后，尽快行常规气管切开术，以免出现环状软骨损伤；时间以 24 小时内为宜，一般不超过 48 小时。重度呼吸困难者在无条件插管时，可用粗针头或环甲膜穿刺针先行环甲膜穿刺术，为抢救争取宝贵的时间。

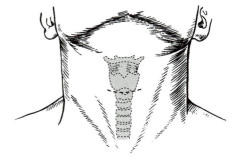

图 2-6-8　环甲膜切开术的切口

四、经皮气管切开术

经皮气管切开术是一项近年来出现的通过特殊器具采用 Seldinger 技术实施气管切开技术。该项技术在重症医学科应用较为广泛。

（鄢斌成）

思考题

1. 急性会厌炎的临床表现、诊断及处理原则是什么？
2. 请简述小儿急性喉炎的诊断、鉴别诊断及处理方法。
3. 喉癌的主要临床表现、诊断及治疗原则是什么？

ER 2-6-11

练习题

第七章 | 气管与食管疾病

ER 2-7-1
教学课件

ER 2-7-2
思维导图

学习目标

1. 掌握:气管、食管异物的病因、临床表现及诊断。
2. 熟悉:食管腐蚀伤的临床表现。
3. 了解:气管、食管异物的手术方法及手术并发症。
4. 具有诊断及鉴别诊断气管及食管疾病的能力;有制订合理的治疗计划的能力。对患者进行健康教育和指导,提高患者的健康意识和自我管理能力。
5. 具有尊重患者、爱护患者、保护患者隐私的职业精神。

案例导入

患儿,男,2岁2个月。吃花生米时哭闹、剧烈咳嗽,继而出现阵发性咳喘1天就诊。患儿于1天前,口中含有未咀嚼完全的花生碎屑时哭闹,随即出现剧烈咳嗽。当时出现面色发紫,并有窒息、意识丧失,家长拎起双脚、拍击后背,咳出少量花生碎屑,呼吸及意识逐渐恢复,经救护车送往当地医院。

请思考:
1. 该患者诊断可能是什么? 为进一步明确诊断,还可进行何种检查?
2. 请试述本病还应与哪些疾病进行鉴别。
3. 请简述主要的治疗方案。

气管食管科学领域最常见疾病有气管及支气管异物,食管异物,食管腐蚀伤,急、慢性食管炎,食管良性肿瘤与食管癌等。气管、支气管异物是常见危重急症,治疗不及时可发生窒息及心肺并发症而危及生命;食管异物具有吞咽困难、吞咽疼痛与呼吸道症状等,可引起食管穿孔、纵隔气肿等并发症。食管腐蚀伤指吞服强酸、强碱等腐蚀剂后引起口、咽与食管的损害,分急性期、缓解期与瘢痕形成期。

第一节　气管、支气管异物

气管、支气管异物(foreign bodies in the trachea and bronchi)是指外界物质误入气管、支气管所致的疾病,是耳鼻咽喉科常见急症之一,多发生于5岁以下幼儿。异物包括内源性和外源性两类,前者如血液、脓液、呕吐物等,后者指任何经口误吸入或经气管壁穿通进入的外来物体,可根据异物的种类和性质分为:植物性与动物性、金属性与化学合成品等几类,临床上以植物性异物多见。异物的性质、大小、形状、停留时间与临床表现有密切关系。

【病因】

1. 儿童于口含异物时,在惊吓、跌倒、哭笑时突然发生呛咳。由于小儿牙齿发育不全,不能将硬食物（如花生、瓜子、豆类等）嚼碎，咽喉反射功能不健全，易将上述异物吸入呼吸道内。

2. 成人由于职业习惯口含物品工作，注意力分散或遇有外来刺激时，不慎将异物吸入呼吸道，如小钉、别针等。

3. 全麻、昏迷、熟睡、醉酒、喉麻痹者，可将食物、呕吐物、松动的义齿等吸入呼吸道。

【临床表现】

1. 异物进入期 异物经过声门进入气管时剧烈咳嗽，有时异物可被偶尔咳出。若异物嵌顿于声门，可发生极度呼吸困难，抢救不及时而窒息死亡。异物进入支气管内，除有轻微咳嗽或憋气外，可没有明显的临床症状。

2. 安静期 异物进入气管或支气管后，可停留于大小相应的气管或支气管内，此时无症状或只有轻微症状，如咳嗽、轻度呼吸困难，个别病例可完全无症状，临床上称为无症状安静期。

3. 刺激与炎症期 异物局部刺激和继发性炎症，或堵塞支气管，可出现咳嗽、肺不张或肺气肿的症状。

4. 并发症期 轻者有支气管炎和肺炎，重者可有肺脓肿和脓胸等。临床表现有发热、咳嗽、多为脓性痰、呼吸困难、胸痛、咯血及体质消瘦等。并发症期长达数年或数十年，时间长短视异物大小，有无刺激性或患者体质与年龄等而定。

【诊断】

1. 病史 异物吸入史是最重要的诊断依据，异物史不明确者，如有阵发性呛咳或久治不愈的咳喘、支气管炎等，应考虑呼吸道异物可能。

2. 体格检查 全身检查要注意呼吸困难、心力衰竭的情况。颈部、胸部触诊、听诊时，要注意有无气管拍击音、肺呼吸音是否减弱、消失及有异常呼吸音。

3. X线检查 胸透或摄片，不透光异物可发现异物，并可确定异物的位置、大小。透光异物可通过间接征象推断异物是否存在及其位置，常见的间接征象：①纵隔摆动、纵隔移位：肺气肿时呼气期纵隔摆动并向健侧移位，肺不张时吸气期纵隔偏向患侧。②肺气肿：肺透明度增高，横膈下移。③肺不张：病变部位密度增高，体积缩小，横膈上抬。④肺部感染：出现密度不均匀的片絮状模糊阴影。

4. 支气管镜检查 不能明确诊断者，应行此项检查。

【治疗】

呼吸道异物可危及生命，要及时诊断，尽早手术，取出异物是唯一有效的治疗方法，可防止窒息及其他并发症的发生。有呼吸困难者，立即手术。心力衰竭、全身情况差者，应在密切监护下给予适当处理后，及时手术取出异物。

1. 经直接喉镜异物取出术 适用于活动性气管异物，以鳄鱼嘴式异物钳置于声门下气管内，上下张开钳口，待异物随气流向上移动，迅即准确夹住异物，退出至声门时，钳口扭转90°，以防异物脱落。

2. 经支气管镜异物取出术 宜在全身麻醉下进行，小儿可经直达喉镜置入支气管镜，发现异物后，用适当异物钳夹住后取出。对较大异物不能经声门取出者，可行气管切开，自切开处取出异物。

3. 支气管深部细小异物，可经纤维支气管镜取出，极个别较大且嵌顿牢固者，可酌情行开胸取出术。

呼吸道异物取出术，既紧迫又要求精细，术中可出现呼吸、心跳意外，要做好急救准备。紧急情况下，手术条件不具备者，可先行气管切开术，缓解呼吸困难危象后，再考虑行手术取异物。异物取出后，仍需对肺部及全身情况密切观察并适当处理。

气管、支气管异物预防

喉、气管、支气管异物是一种完全可以预防的疾病,其预防要点:

1. 开展宣教工作,教育小孩勿将玩具、工具等物品含于口中玩耍,若发现后,应婉言劝说,使其自觉吐出,切忌恐吓或用手指强行挖取,以免引起哭闹而误吸入气道。

2. 家长及保育人员管理好小孩的食物及玩具,避免给5岁以下的幼儿吃花生、瓜子及豆类等食物。

3. 教育儿童及成人吃饭时细嚼慢咽,勿高声谈笑;小儿进食时,不要嬉笑、打骂或哭闹;教育儿童不要吸食果冻。

4. 重视全身麻醉及昏迷患者的护理,须注意是否有假牙及松动的牙齿;将其头偏向一侧,以防呕吐物吸入下呼吸道;施行上呼吸道手术时应注意检查器械,防止松脱;切除的组织,应以钳夹持,勿使其滑落而成为气管支气管异物。

第二节 食管异物

食管异物(esophageal foreign body)是常见急症之一,进食匆忙或注意力不集中,食物未经仔细咀嚼而咽下等均可引发食管异物。

【病因】

多与年龄、性别、饮食习惯及食管疾病等诸多因素有关。老人及儿童多见。

多为进食匆忙或口内含物时注意力不集中,误吞所致。老年人、吞咽有障碍者,于进食或睡眠时可误吞活动义齿;儿童多因口含玩具等引起误吞;成人因进食不当、嬉闹或轻生者,也可造成食管异物。食管疾病如食管狭窄、食管癌可因食物阻留形成异物。

食管异物种类多样,以鱼刺、肉骨、枣核、硬币、铁钉、义齿较为多见。异物停留于食管入口最多见,其次为第二狭窄处,此处异物可能出现对邻近血管的损伤,造成致命性大出血。

【临床表现】

与异物的性质、大小、形状、停留部位和时间、是否继发感染有关。

1. **吞咽困难和疼痛** 异物嵌顿于环后隙及食管入口处,吞咽困难明显,疼痛部位多在颈根部或胸骨上窝处,重者饮水亦感困难,并可有流涎。异物较大、形状不规则、尖锐者,疼痛尤其明显。胸段食管异物,吞咽困难和疼痛可稍轻,常表现有胸骨后疼痛并可向背部放射。

2. **呼吸道症状** 较大异物,或继发感染后水肿、脓肿者,向前压迫气管后壁可出现呼吸困难、咳嗽,幼小儿童甚至有窒息的可能。

3. **并发症表现** 尖锐、不规则及巨大异物或滞留时间过长,可出现并发症:①食管炎、食管周围炎及食管周围脓肿。②食管穿孔、颈深部感染和脓肿、纵隔感染及纵隔脓肿、皮下气肿、纵隔气肿。③大血管破溃、致死性大出血,对有呕血、便血者,应特别警惕。④食管气管瘘和肺部感染。

【诊断】

详细了解病史,误吞异物情况、时间,异物性质、形状、大小,对诊断和治疗有重要意义。对不透光异物行X线颈、胸正侧位片检查,可了解异物所在位置及形状、大小;对透光异物可行食管钡剂检查;怀疑食管穿孔者,需行食管碘油造影。明确诊断有赖于食管镜检查。

【治疗】

误吞异物后，应立即就医及时取出异物，切忌强吞强咽试图将异物推下，以免加重食管损伤。明确诊断后，及时行食管镜检查及异物取出术。较易取出者，可在黏膜表面麻醉下进行；复杂难取异物或儿童应在气管插管、全身麻醉下进行。术前针对患者及异物情况，选择合适硬食管镜及异物钳。对高热、严重感染、脱水、全身衰竭者，应先纠正全身情况后再行手术。食管镜置入食管，窥见异物后，要辨清异物与食管壁的关系。异物刺入管壁，要先使其退出管壁。取异物时，应将异物长轴尽可能转至与食管纵轴平行后再缓慢取出。嵌顿紧密者，特别是带钩义齿，不可贸然强行外拉，避免损伤加重，严重者出现致死性大出血，必要时应行颈侧或开胸手术取出异物。异物取出后应禁食1~2天。出现并发症者，应请胸科医师协助处理。

第三节　食管腐蚀伤

食管腐蚀伤（caustic injuries of esophagus）是由误吞或有意吞服腐蚀剂引起的食管黏膜损害。腐蚀剂有强酸和强碱两类。食管腐蚀伤可分为3度：Ⅰ度，病变限于黏膜层，愈合后不遗留瘢痕；Ⅱ度，病变深达肌层，愈后可形成瘢痕，造成食管狭窄；Ⅲ度，食管壁全层受损，可累及食管周围组织，可能发生食管穿孔及纵隔炎等并发症。

【临床表现】

1. 急性期　为1~2周，吞入腐蚀剂后，即可出现口、咽、胸骨后或背部疼痛，因惧怕疼痛而不敢吞咽，可伴有流涎，甚可出现声嘶、呼吸困难，重者可有全身中毒情况，如发热、脱水、休克等。

2. 缓解期　1~2周后，全身症状缓解，疼痛及吞咽困难渐消失，可逐步恢复正常饮食。

3. 狭窄期　病变累及肌层者，3~4周后，患处结缔组织增生、瘢痕收缩，致食管狭窄，出现吞咽困难、甚或不能进食，出现脱水及营养不良等症状。

【诊断】

根据病史和症状，诊断较易。应详细了解腐蚀剂性质、浓度、吞服量和时间，仔细检查口腔、咽喉部情况。急性期后可行X线食管钡剂或碘油造影检查及食管镜检查，以了解病变性质、部位与程度。

【治疗】

1. 急性期

（1）受伤后，尽早使用中和剂。碱性腐蚀剂易向深层发展，穿透力强，可用食醋、2%醋酸、柠檬汁等，分次少量服用。酸性腐蚀剂致黏膜、组织干性坏死，可用氢氧化铝凝胶、氧化镁乳剂中和后再服用牛奶、蛋清、植物油等。禁用苏打水，以免产生大量二氧化碳气体，导致食管穿孔。

（2）尽早使用足量广谱抗生素防止感染，适量使用糖皮质激素减少创伤反应、抑制纤维肉芽组织形成，防止瘢痕狭窄。重度烧伤者，糖皮质激素慎用，以防感染扩散。

（3）喉阻塞症状明显时行气管切开术。

（4）给予止痛、镇静、抗休克治疗，保持水、电解质平衡，病情稍稳定可置管鼻饲，以维持营养及防止食管狭窄。

2. 缓解期　注意观察病情，应早期预防或治疗食管狭窄。

3. 瘢痕期　食管狭窄患者，可行食管镜下探条扩张术、胃造瘘吞线扩张术、支架扩张术、狭窄段切除食管端端吻合术、结肠代食管术、游离空肠移植代食管术、食管胃吻合术等。

（皇甫辉）

思考题

1. 请试述气管、支气管异物的临床表现。
2. 请简述食管异物常见种类。
3. 请简述食管腐蚀伤的治疗方案。

练习题

第八章 | 颈部疾病

ER 2-8-1
教学课件

ER 2-8-2
思维导图

学习目标

1. 掌握:颈部肿块的诊断思路与处理原则。
2. 熟悉:颈部肿块的炎性病变和肿瘤的处理原则。
3. 了解:颈部淋巴结清扫术的分类。
4. 具有诊断及鉴别诊断颈部肿块的能力;具有制订合理的治疗计划的能力。
5. 具备尊重患者、爱护患者、保护患者隐私的职业精神。

案例导入

患者,男,47岁。发现左侧耳后下区包块三月余,进行性增大,伴轻度耳闷,无疼痛及发热。偶有回吸涕带血,无咽痛、流脓涕及头痛症状。检查:左耳后下、乳突前可触及一约 5cm×4cm 大小包块,质韧,无压痛。右侧未触及包块。咽后壁及双侧扁桃体无红肿。鼻黏膜无充血,双侧下鼻甲稍大,中鼻道及嗅裂未见分泌物。双侧外耳道无充血,通畅,左鼓膜内陷,锤骨短突明显突出,光锥消失,未见明显积液征。行鼻咽镜检查,发现左侧鼻咽部咽隐窝有菜花状新生物生长,并有部分溃烂,触之即出血。

请思考:
1. 该患者的可能诊断是什么?
2. 请简述进一步需要如何处理。

第一节 颈部肿块

颈部肿块通常可分为炎性病变、良性病变(benign lesion)和恶性肿瘤(malignant tumor)三类。炎性病变包括淋巴结的急、慢性炎症和结核以及涎腺炎性肿块;良性病变包括先天性疾病及良性肿瘤;恶性肿瘤包括原发恶性肿瘤及淋巴结转移癌。

由于成年人甲状腺肿物有其特点,一般讨论颈部肿块时,通常将其排除在外。除去甲状腺肿块后,成年人颈部肿块中 70%~80% 为恶性肿瘤,而恶性肿瘤中 70%~80% 为淋巴结转移癌,颈淋巴结转移癌中 70%~80% 为头颈部恶性肿瘤转移。

【诊断】

1. **病史** ①年龄和性别:儿童以先天性囊肿和血管瘤居多,高龄男性的恶性肿瘤比例较高。②病程:已存在数年以上(甲状腺颈转移癌除外)一般为良性肿瘤或先天性病变;在 1~2 周内迅速长大,并伴有反复肿胀和消退,多为炎症性肿块,恶性病变的可能性较小;绝大多数颈部转移癌病史较短,数月内渐进性增大。病程的长短可作为诊断的参考依据:病程为数天的,多为炎症;病程数月的,多为恶性肿瘤;病程为数年的,多为良性肿瘤或先天性病变。

2. 体格检查 注意颈部肿块的位置、大小、硬度、有无压痛、搏动、放射痛和活动度。除淋巴瘤较韧外，恶性肿瘤一般较硬，晚期活动度小。转移癌可出现多个肿块，压痛不明显。囊性肿物多为良性肿瘤，如鳃裂囊肿、表皮样囊肿等。神经鞘瘤、神经纤维瘤多较硬，活动度小，或左右活动度较大而上下活动度小，沿神经走行方向可有放射针刺感和麻木感。颈动脉体瘤可触及搏动感，或闻及血管杂音（表2-8-1）。

表 2-8-1　颈部肿块性质与部位的关系

肿块性质	颈部中线区域	颈侧区域	颈后区域
先天性	甲状舌管囊肿、表皮样囊肿	鳃裂囊肿	淋巴管瘤皮样囊肿
炎症	淋巴结炎症	淋巴结炎症、涎腺炎症	淋巴结炎
良性肿瘤	甲状腺结节	神经鞘瘤、神经纤维瘤、动脉体瘤、血管瘤	神经鞘瘤、神经纤维瘤
恶性肿瘤	淋巴瘤	淋巴瘤、转移癌（头颈部来源）	淋巴瘤、转移癌（鼻咽、肺、乳腺及腹腔脏器恶性肿瘤）

3. 影像学诊断 CT、超声、MRI等影像学检查是颈部肿块常用的辅助检查。CT平扫可检出肿物，遇到难以鉴别的异常血管及肌肉时需要增强。超声检查可行超声引导下穿刺。

4. 细针抽吸细胞学检查 其诊断准确率较高。操作简单安全、创伤小，但受穿刺部位及阅片的细胞学医师的经验和水平影响。

5. 颈部肿块切取或切除活检 为避免切取或切除活检对头颈癌患者将来的治疗带来不利影响，应首先检查原发灶并取活检，仔细检查仍不能查出原发灶的情况下才行颈部活检。

在对颈部肿块的诊断过程中，不仅要进行详细的耳鼻咽喉、口腔、甲状腺和唾液腺的检查，还要检查肺、肝、脾和全身淋巴结等，以求发现原发病灶。

【鉴别诊断】

1. **颈部先天性肿块** 常见的颈部先天性肿块有鳃裂囊肿及瘘管、甲状舌管囊肿、囊性水瘤等。

2. **颈部良性肿瘤** 常见的颈部良性肿瘤有神经鞘瘤、神经纤维瘤及颈动脉体瘤等。

3. **恶性肿瘤** 颈部原发恶性肿瘤以淋巴瘤为最多见，少数为颈部软组织肉瘤。颈部淋巴结转移癌中包括原发于头颈肿瘤的颈部转移癌和原发于胸、腹腔各部位肿瘤的颈部转移癌，以原发于头颈肿瘤的转移癌为最多见。

第二节　颈部良性肿瘤

颈部良性肿瘤种类较多，可发生于皮肤、软组织、骨骼、血管、神经等组织。

一、颈部先天性肿块

（一）鳃裂囊肿及瘘管

为胚胎时期鳃沟或鳃囊发育异常引起。发病前多有上呼吸道感染病史。颈部或咽部间歇性肿痛、胀痛，吞咽时更为明显。部分患者颈部有压迫或/和咽部牵拉感等。偶可发生低热，声音嘶哑。咽部检查可见局部突起或饱满、颈部窦道分泌物溢出、逐渐增大的颈肿块等。完全型瘘管患者饮水时，可从瘘管外口流出。依据病史、局部检查常可作出初步诊断。对于难以解释的颈部肿块、复发性颈部感染亦应考虑到本病。B超、碘油造影、CT可显示病变的位置、范围，如有含液气的肿块，更可能为颈部的鳃源性囊肿。瘘管造影可了解其行程，对手术彻底切除很有帮助。手术完全切除囊肿及瘘管为主要治疗手段。合并感染时，应控制感染后择期手术。

（二）甲状舌管囊肿与瘘管

甲状舌管囊肿与瘘管是颈部最常见的先天性疾病，囊肿更为多见。多在 7 岁以前发现，多为无意中发现颈前正中无痛性包块，少数因囊肿无感染或体积较小而不易发现。查体可见位于颏下至胸骨上切迹之间的颈中线处肿物，大小不一，光滑，边界清，随伸舌或吞咽上下活动；合并感染者，局部可见红、肿、热、痛，囊肿破溃可形成瘘管，瘘管外口常有分泌物溢出。B 超检查可显示囊性肿块。彻底手术切除是有效的治疗方法。甲状舌管囊肿及瘘管的根部常位于舌骨下或背面，因此，手术不仅需完整切除囊肿与瘘管及与其相连的通向舌根的管道，还需切除中间一段舌骨体。

二、颈部良性肿瘤

（一）颈动脉体瘤

颈动脉体瘤（tumor of carotid body）也称颈动脉体副神经节瘤，是化学感受器肿瘤，来源于颈动脉体，生长缓慢，发病原因不清，可能与慢性缺氧有关。

【临床表现】

本病发病率低。肿瘤生长缓慢，多因偶尔发现颈部肿块就诊。多为单侧，少数为双侧。肿瘤位于下颌角前下方，颈动脉分叉处，呈圆形或椭圆形，实质性，质地中等。有时可触及搏动，并伴有血管杂音。肿瘤可左、右移动，但上、下移动受限。压迫迷走、舌下或交感神经时可有相应的症状，少数恶性变病例可出现颈淋巴结转移及全身转移。

【诊断】

术前确诊较困难，高度怀疑本病是早期诊断的基础。颈动脉造影显示肿瘤位于颈动脉分叉部位且富含有血管，较大肿瘤可致颈内动脉、颈外动脉分离，出现"高脚杯"征。MRI 病变在 T1 加权像呈等信号，T2 加权像因瘤体富含有血管呈高信号，血管流空可导致"椒盐"征象出现，部分病例可提示肿瘤包绕颈内动脉、颈动脉分叉等部位。

【鉴别诊断】

需与颈交感神经鞘瘤、颈动脉分叉扩张症鉴别。颈动脉体瘤最易同颈交感神经鞘瘤混淆，常需行颈动脉造影才能确诊。颈动脉分叉扩张症多见于中老年人，压迫近端颈总动脉，膨大处可立即缩小或消失。一般无须特殊处理。

【治疗】

手术切除是有效的治疗方法。颈动脉体瘤对放射治疗敏感性差。栓塞治疗很难阻断肿瘤血供，仅能使其暂时缩小，无法根治。

（二）颈部神经鞘瘤

颈部神经鞘瘤（neurilemmoma）占全身神经鞘瘤的 10%~20%，可发生于迷走、舌咽、副膈、颈交感、颈丛、臂丛等神经，其中以交感神经及迷走神经最为多见。

【病理】

源于神经鞘膜的神经膜细胞，不含神经成分，多数是孤立的，具有完整的包膜，肿瘤生长缓慢，较少发生恶变，为最常见的神经源性肿瘤，大体形态呈球形或椭圆形，表面光滑、质韧，镜下其内部结构依瘤细胞排列形状划分为两型：肿瘤细胞排列致密而有规则的称为甲型；肿瘤细胞排列呈网状且比较疏松的称为乙型。以上两型可以同时出现在一个肿瘤内或单独出现。

【临床表现】

可见于任何年龄，多见于 30~40 岁男性。病程较长，可长达十多年，平均 5~6 年，可发生于颈部的任何部位。发生于舌下神经者，肿瘤多位于下颌角深处；来自颈丛神经者，多在颈中部胸锁乳突肌后缘附近；来自交感神经或迷走神经睫状神经节，则肿块可由咽旁间隙突入咽侧壁，称为咽旁神经鞘瘤，可引起吞咽不畅及说话含糊不清。因部位深，无不适，早期不易被发现，当肿瘤增长到一定程度,常以颈部肿块就诊。

肿瘤边界清晰,表面光滑,中等硬度。就诊时肿瘤多已达 2.0cm 以上,最大可达 10cm 以上。特殊部位的肿瘤可产生明显的临床症状,如来源于颈部脊神经肿瘤可沿椎间孔向外扩展,也可向内生长,形成“哑铃状”肿瘤,压迫脊髓后根或脊髓而出现症状;而颈静脉孔附近区域肿瘤可出现后组脑神经症状,迷走神经受压时,可出现声嘶、呛咳等,而臂丛受压时可表现为上肢肌的萎缩与活动障碍等;交感神经受压时,则可出现不同程度的 Horner 综合征,表现为同侧瞳孔的缩小、上睑下垂及额部少汗或无汗。来自颈交感及迷走神经病变可表现为颈动脉三角区的肿块、神经功能障碍及颈动脉移位,肿物表面可触及搏动的动脉,轮廓清楚,可在肿物浅表滑动。CT、MRI 检查可见肿物位于颈鞘的深面,动脉被向外推移,但颈内、颈外动脉无分离现象,是与颈动脉体瘤相鉴别的重要依据。

【诊断】

B 超、螺旋 CT 及 MRI 在诊断中起重要作用,可提示肿瘤的性质、血供情况及与周围毗邻关系,为治疗提供帮助,其共同点均呈椭圆形,有完整包膜,内部密度均匀,或不均匀表现,血管被推移,但与血管有“分界层”。

【治疗】

一经确诊或高度怀疑,手术是唯一有效的治疗手段,宜尽早手术切除,延误治疗可导致相应的神经麻痹。

第三节　颈部恶性肿瘤

一、恶性淋巴瘤

恶性淋巴瘤(malignant lymphoma,ML)是原发于淋巴结和淋巴结外的淋巴组织的恶性肿瘤,在世界各地均可见,我国恶性淋巴瘤发病率在各种恶性肿瘤中居第 11 位,且在儿童和青年中所占比例较高,是儿童最常见的恶性肿瘤之一。

【分类与分期】

本病最早由病理学家 Thomas Hodgkin 描述,因而命名为 Hodgkin disease。根据瘤细胞的特点和瘤组织的结构成分,可将恶性淋巴瘤分为霍奇金病(Hodgkin disease,HD)和非霍奇金病(non-Hodgkin lymphoma,NHL),其中 HD 在我国的发病率低而在欧美国家发病率较高,而 NHL 则在我国较为多见。ML 的发病相关因素及发病机制现仍不清楚,相关资料也只是认为与多种因素有关,如病毒感染、免疫功能障碍、遗传因素等。

【临床表现】

可分为局部症状及全身症状两方面。

1. 局部症状　ML 易发生于淋巴结。绝大多数首先发生在颈部,表现为无痛性颈部或锁骨上淋巴结进行性肿大,也可发生在腋窝、腹股沟、纵隔、腹膜后、肠系膜等部位的淋巴结。部分病例可首先侵犯结外淋巴结组织或器官。HD 通常发生于淋巴结,极少原发于结外淋巴组织或器官,NHL 则较多侵犯结外淋巴组织或器官。

(1)体表淋巴结肿大:HD 有 90% 患者以体表淋巴结肿大为首发症状,其中 60%~70% 发生于锁骨上、颈部淋巴结,腋窝和腹股沟淋巴结占 30%~40%。NHL 50%~70% 的患者以体表淋巴结肿大为首发症状,40%~50% 原发于结外淋巴组织或器官。恶性淋巴瘤的淋巴结肿大特点多为无痛性、表面光滑、中等硬度、质地坚韧、均匀、丰满。肿大淋巴结早期可以从黄豆大到枣大,孤立或散在发生于颈部、腋下、腹股沟等部位,中晚期可以互相融合,也可与皮肤粘连,固定或破溃。肿大淋巴结逐渐增大,HD 和低度恶性 NHL 的肿大淋巴结增大速度缓慢,常在确诊前数个月至数年已有淋巴结肿大的病史;高度恶性淋巴瘤的肿大淋巴结增大很迅速,往往在短时间内肿物明显增大。但在某些时间又比较稳定,有时经抗感染、抗结核治疗后,肿大淋巴结可一度有所缩小,以后再度增大。

（2）**咽淋巴环**：口咽、舌根、鼻咽部黏膜和黏膜下富含淋巴组织组成咽淋巴环,又称韦氏环,是恶性淋巴瘤的好发部位。韦氏环淋巴瘤约占结外 NHL 的 1/3。腭扁桃体淋巴瘤常伴颈部淋巴结增大,有时扁桃体肿块可以阻塞整个口咽,影响进食和呼吸、发音,腭扁桃体淋巴瘤可同时或先后合并胃肠道受侵,伴腹腔淋巴结肿大。

（3）**鼻腔及鼻咽**：原发鼻腔淋巴瘤绝大多数为 NHL,患者常有相当长时间的流涕,鼻塞,鼻出血,鼻腔肿块。鼻咽部淋巴瘤则以鼻咽部肿块、耳鸣、听力减退为主要症状。

（4）**胸部病变**：纵隔淋巴结也是恶性淋巴瘤的好发部位。多数患者在初期常无明显症状,随着病变的发展,肿瘤增大到一定程度可以压迫气管、肺、食管、上腔静脉,出现干咳、气短、吞咽不畅,头面、颈部、上胸部浅静脉怒张等症状。胸膜病变可表现为结节状肿块或胸腔积液。

恶性淋巴瘤可侵犯心肌和心包,表现为心包积液,积液增多时可有胸闷、气短,严重时出现心脏压塞症状。胸部 X 线、B 超、CT 可明确心包积液。淋巴瘤侵犯心肌表现为心肌病变,可有心律不齐,心电图异常等表现。

（5）**腹部表现**：脾是 HD 最常见的膈下受侵部位。胃肠道则是 NHL 最常见的结外病变部位。肠系膜、腹膜后及髂窝淋巴结等也是淋巴瘤常见侵犯部位。

（6）**皮肤表现**：恶性淋巴瘤可原发或继发皮肤侵犯。

（7）**骨髓**：恶性淋巴瘤的骨髓侵犯表现为骨髓受侵或合并白血病,多属疾病晚期表现之一。

（8）**其他表现**：恶性淋巴瘤可以原发或继发于脑、硬脊膜外、睾丸、卵巢、阴道、宫颈、乳腺、甲状腺、肾上腺、眼眶球后组织、喉、骨骼、肌肉软组织等。均有其相应的临床表现。

2. 全身症状　恶性淋巴瘤的全身症状常见的有发热、消瘦、盗汗、体重减轻及皮肤瘙痒、乏力等,最后可出现恶病质。约 10% 的 HD 患者以全身症状为首发临床表现。

【**诊断**】

恶性淋巴瘤的诊断主要依靠病史、体征、影像学诊断及病理学诊断,其中病理组织学诊断是确诊和分型的主要依据,也是制定治疗原则及判断预后的重要依据。

【**治疗**】

治疗原则是以化学治疗、放射治疗为主的综合治疗。恶性淋巴瘤的治疗强调首程治疗,应根据临床病理类型、临床分期、患者的状况及现有的治疗手段,合理制订治疗方案,最大限度地杀死肿瘤,同时保护机体,提高治愈率,提高生活质量。

> **知识拓展**
>
> ### 恶性肿瘤的综合治疗
>
> 　　单一学科、单一治疗手段已难以达到治愈恶性肿瘤的目的。恶性肿瘤的治疗需要多学科、多手段的综合治疗。恶性肿瘤的综合治疗(combined therapy)就是根据患者的机体状况,肿瘤的病理类型、侵犯范围(病期)和趋向,有计划地、合理地应用现有的治疗手段,以期较大幅度地提高治愈率,提高患者在治疗后的生活质量。综合治疗强调的是合理地、有计划地综合应用现有治疗手段,而不是多种治疗手段的简单相加。综合治疗的原则为:①各种治疗方法安排的顺序要符合肿瘤细胞生物学规律,针对不同病理类型、不同分化程度的肿瘤,选择不同的治疗方案。②要有合理的、有计划的安排。全面分析和正确处理肿瘤临床上的局部与整体的关系,充分认识各种治疗手段的优、缺点,具体分析各个阶段中的主要矛盾。③重视调动和保护机体的抗病能力。目前头颈肿瘤的综合治疗主要是手术与放疗相结合的综合治疗。其主要形式包括术前放疗和术后放疗。化疗对于头颈实体瘤的疗效较差,它在头颈肿瘤综合治疗的作用正在探索中。

二、颈部转移癌

颈部的恶性肿瘤中转移癌占绝大多数,大多数来自头颈部原发性肿瘤,头颈部癌肿占 80% 以上,如鼻咽癌、口咽癌、舌及口底癌、喉癌、下咽癌等多种,少数来自胸、腹及盆腔等处肿瘤,极少数原发部位不明。临床上可以从转移淋巴部位循淋巴结引流途径去寻找原发灶,亦可由原发灶去寻找可能发生的淋巴结转移恶性肿瘤。

【诊断】

首先应确定是否转移性肿瘤,对无痛性肿块并进行性增大者,应怀疑为恶性肿瘤的转移灶;原发灶的确定可帮助确诊颈部肿块的性质,需通过详细追问病史,仔细查体,尽可能明确原发灶。

【治疗】

1. 原发灶明确者,按原发灶的治疗原则进行治疗,如喉癌、分化型甲状腺癌行联合根治术,即原发灶加颈淋巴结清扫术。下咽癌可选择术前放疗加手术治疗。

2. 原发灶不明的颈部转移性恶性肿瘤,应根据肿瘤的病理类型、全身状况、肿块的大小、部位,作出综合治疗的方案。

第四节　颈淋巴结清扫术

颈淋巴结清扫术(neck dissection)是治疗颈部隐匿癌或临床已证实为转移癌的最常见方法,同时也是切除颈部本身大的良性或恶性肿瘤的一种方式,在切除肿瘤的同时,切除相应区域的淋巴组织。

根据手术目的可分为治疗性颈清扫术和选择性颈淋巴清扫术;根据手术方式可分为根治性颈清术(亦称经典式或传统式颈清术)、改良根治性(功能性)颈清扫术;根据手术范围可分为择区颈清扫术、全颈清扫术、双侧颈清扫术和扩大根治性颈清扫术。

颈淋巴结清扫术在临床治疗头颈部癌颈部转移灶具有极为重要的意义,同时因颈清扫术为一解剖手术,可用于切除颈部较大的肿瘤或与重要器官有密切关系的颈部肿瘤。从头颈部肿瘤转移规律来讲,头颈部癌首先的转移方式是颈淋巴结的转移,向远处转移的机会很少,这是颈淋巴结清扫术治疗颈淋巴结转移癌的依据。颈淋巴结清扫术也可用于切除颈部较大的肿瘤或与重要器官有密切关系的颈部肿瘤。临床资料显示,颈淋巴结清扫术治疗颈部转移癌是治疗颈部原发肿瘤的理想手术方式,极大地提高了患者生存率。

(苑明茹)

思考题

1. 请试述颈部肿块性质与部位的关系。
2. 请试述颈淋巴结清扫术的概念。
3. 请试述颈淋巴结清扫术的分类。

ER 2-8-3

练习题

第三篇

口腔科学

绪　论

教学课件

口腔科学（stomatology）是以研究口腔颌面部各组织器官（牙体、牙周、口腔黏膜、牙槽骨、颌骨、唇、颊、舌、腭、颞下颌关节、唾液腺等）疾病的发生、发展及预防为主要内容的医学学科。口腔科学是现代医学及生命科学的重要组成部分，也是应用医学、生物学、心理学、生物工程学、材料科学与工程学、生物力学及其他自然科学的理论与技术来研究和防治口腔颌面部疾病的专门医学科学。

口腔医学源自牙医学，对于龋齿、牙痛、牙周疾病、牙齿脱落等齿科疾病，在世界各地古文明的文字记载中有着相同的认知和疗法。从中世纪到文艺复兴时期，牙医学已经开始启蒙，并在16、17世纪伴随着基础科学的发展而趋于专业化、科学化。中国在口腔医学方面有着悠久的历史，早在殷商时期就有相关的记载。早期的牙医学以记载疾病现象的观察和治疗经验为主。我国在口腔医学领域内的四大发明（砷剂失活治疗龋齿、银膏补牙、植毛牙刷、牙齿再植）为世界首创，比欧洲早几个世纪。口腔医学一词也由来已久，我国汉代张仲景曾著《口齿论》，可能是我国最早使用"口齿"一词的人，国际上到19世纪才有口腔医学之称。

中国现代口腔医学起始于1907年，在四川成都开设的仁济牙科诊所，1912年扩大为牙症医院，1917年在华西协和大学建立了牙科系，1928年将两个牙症医院合并更名为华西协和大学口腔病院，这是我国最早使用"口腔"一词设立的医疗机构。1950年牙医学更名为口腔医学，扩大了学科范围，根据国家的统一部署，全国各高等医药院校相继将牙医学系（院）更名或成立口腔医学系（院），医疗部门将牙科改为口腔科。为了加强口腔预防工作，落实预防为主方针，1989年卫生部等九部门批准每年9月20日为"全国爱牙日"。1996年11月中华口腔医学会在北京正式成立后，组建了近20个专业委员会和多个学科组，在各省市也相继成立了相应的口腔医学分会。1998年口腔医学正式确定为一级学科，下设口腔基础医学和口腔临床医学两个二级学科，大大提高了口腔医学在医学领域中的地位。目前在全国范围内出版了20余种专业杂志期刊。

近几十年来，经过广大口腔医务工作者的共同努力，我国的口腔医学事业取得了十分可喜的成就。我国已建立了众多的口腔医学院（系），培养了大批的专门人才，推动了口腔医学临床、教学及科研工作的全面发展。口腔医学教育方面，原口腔医学的教育内容已完成了较为合理的彻底分化，实现了与国际口腔医学教育体系的基本接轨，逐步形成了比国外的牙医学体系内涵和教育范围更加广泛、具有中国特色的口腔医学体系。通过调整课程设置、学制、扩大招生，统一了办学模式，确定了口腔医学生与医学生等同的培养模式。除了学科建设外，我国在口腔临床工作上也取得非凡成就。在治疗方面"微创无痛治疗、无交叉感染、无远期伤害"已成为口腔医疗的临床理念；口腔设备（如牙科CT、显微根管治疗器械等）的发展使牙病治疗更加舒适；生物材料的进步让义齿以假乱真；正颌外科使人们的美丽梦想能迅速变成现实；计算机辅助设计与制作技术，从根本上改变了传统口腔修复的理念与方法；种植技术被广泛应用于口腔修复领域，种植牙可以获得与天然牙功能、结构以及美观效果十分相似的修复效果，已经成为越来越多缺牙患者的首选修复方式，让人们拥有除了乳牙和恒牙外的"第三副牙齿"；颌面部的器官和组织移植技术使畸形的修复更加容易；颌面恶性肿瘤的介入和综合治疗在微创的同时极大延长了患者生存期,提高了患者生活质量。

口腔医学发展趋势正加速从传统生物-医学模式(biomedical model)向生物-心理-社会医学模式(biopsychosocial model)转变,要求口腔医师和口腔医学生既要有高尚的医德与精湛的医疗技术,又必须学会服务的艺术、心身医学及心理健康方面的知识,还应针对口腔常见病、多发病提供预防机制和手段。口腔医学的学科发展也开始注重口腔局部与全身及社会环境等整体性因素的关系。基础医学、临床医学、自然科学、工程科学、计算机科学等科学理论及技术的不断渗透和交叉,使口腔医学的研究内容及范围得到进一步的拓展和深入。未来的口腔医学将关注口腔与全身健康,关注口腔疾病表征与分子机制。随着现代医学技术及科技的发展,以各种高通量检测技术为基础的生物信息学技术、以干细胞为基础的组织工程再生技术、纳米工程技术以及计算机辅助设计与制作技术等必将在口腔医学研究及发展中起到关键性作用。我国口腔医学事业也必将在不断发展中为人类作出更大的贡献。

因篇幅有限,本教材仅简要介绍口腔颌面部解剖生理知识及一般检查,口腔内科和口腔颌面外科常见疾病的诊疗以及口腔预防保健的相关内容,与此同时对口腔正畸学和种植修复方面的基础理论一并作以概述,为继续学习深造打下良好的基础。

(常 新)

第一章 | 口腔颌面部应用解剖及生理

学习目标

1. 掌握：口腔颌面部范围；上颌骨和下颌骨的解剖标志；口腔前庭各壁表面的解剖标志；乳牙和恒牙的萌出时间和顺序；牙的分类及牙位记录法。
2. 熟悉：颌面部肌肉、颌面部血管的解剖结构和生理功能；牙列的分型。
3. 了解：三对大唾液腺的位置及唾液的功能；牙髓腔的解剖和牙周组织的组成；常见的三种咬合。
4. 学会口腔颌面部各解剖标志在临床中的应用。
5. 具备科学严谨的工作态度和实事求是的工作作风；具有医学工作者应有的良好职业道德和行为规范。

案例导入

患者，男，30 岁。诉右侧后牙区牙龈肿胀不适 2 天，其咀嚼、吞咽时出现自发性疼痛。检查：右下第三磨牙萌出不全，冠周软组织充血水肿，形成龈瓣，触痛，患侧颌下淋巴结肿大，触痛。

请思考：
1. 根据口腔应用解剖生理，该患者病灶在哪个部位？
2. 导致患者出现病变的原因有可能有哪些？
3. 治疗的方法有哪些？

口腔颌面部（oral and maxillofacial region）即口腔与颌面部的统称，范围在临床上泛指解剖学中的面部及固有颈部，上起眶上缘、颧弓上缘至乳突的连线，下至胸骨颈静脉切迹、胸锁关节、锁骨上缘至第 7 颈椎棘突连线，包含颌面部的骨、皮肤、肌肉、唾液腺、口腔、颞下颌关节、血管、淋巴组织和神经等。是人体经常外露的部位，也是颜面美的重要代表区。因相邻颅脑、眼、耳、鼻、喉等重要器官和部位，发生炎症、外伤、肿瘤等疾病时，易波及颅脑和咽喉部。

临床上为应用方便，常以两眉弓中间连线和口裂水平线将颌面部分为面上、面中、面下三部分（图 3-1-1）。额部发际与第一横线间的区域，称为面上部；第一和第二横线间的区域，称为面中部；第二横线与舌骨平行线间的区域，称为面下部。三部分并不相等。口腔颌面部病变多发生于面中、下部。

根据颌面部解剖特点并结合临床应用，可将其分为额部、眼眶部、颞部、眶下部、鼻部、口唇部、颊部、腮腺咬肌部、颏部、下颌下部、颏下部、颞部、耳部和乳突部（图 3-1-2）。颌面部骨性结构由 14 块骨组成：除单一的下颌骨和犁骨外，其余均成对，左右对称性排列，包括上颌骨、鼻骨、泪骨、颧骨、腭骨和下鼻甲。上述相邻诸骨相互连接，上颌骨与泪骨、筛骨、鼻骨、犁骨、腭骨、颧骨、颧弓共同构成面部中 1/3 的支架，面下 1/3 主要由下颌骨支撑，借颞下颌关节与颅底相连接。

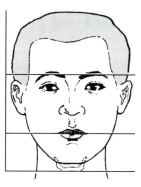

图 3-1-1　面上、面中、面下示意图

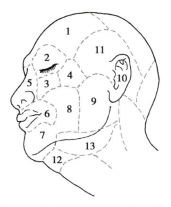

图 3-1-2　颌面部解剖分区示意图

1. 额区；2. 眼眶区；3. 眶下区；4. 颧区；5. 鼻区；
6. 口唇区；7. 颏区；8. 颊区；9. 腮腺咬肌区；
10. 耳区；11. 颞区；12. 颏下区；13. 下颌下区。

第一节　颌面部

一、颌面部骨

颌面诸骨中以上颌骨、下颌骨及颧骨与口腔临床关系密切。

（一）上颌骨

上颌骨（maxilla）位于颜面中部，为面中部最大的骨骼。由左右两侧形态结构对称但不规则的2块骨构成，并于腭中缝处连接成一体。与邻骨连接参与构成眼眶底、口腔顶部、鼻腔侧壁、鼻底、颞下窝、翼腭窝及眶下裂等。上颌骨形态不规则，大致分为一体四突（图 3-1-3）。

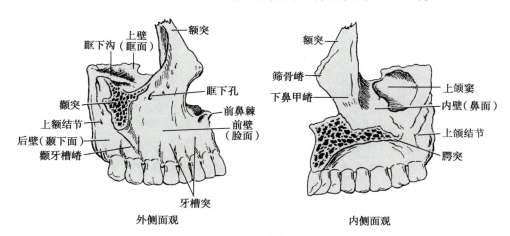

图 3-1-3　上颌骨

1.**上颌体**　分为前、上、后、内四面，上颌体内有上颌窦。

（1）前面（脸面）：上界为眶下缘，内界鼻切迹，下方移行于牙槽突，在眶下缘中点下方约5mm处开口向内下的骨孔称为眶下孔，有眶下神经、血管通过。其体表投影在鼻尖至眼外眦连线的中点。眶下孔的下方，前磨牙的根尖上方骨面有一深窝称为尖牙窝，此处骨质菲薄，常由此开窗进入上颌窦实施手术，外伤时此处易致上颌窦穿孔。

（2）上面（眶面）：构成眶下壁的大部，光滑呈三角形。其后份中部有眶下沟，向前、下、内通眶下管，该管以眶下孔开口于上颌体的前外面。上牙槽前、中神经分别由眶下管的前与后部通过至上颌牙。眶面骨质薄，眶部及上颌骨外伤常造成此处骨折，使眶内脂肪嵌入上颌窦内使眼球下陷造成复视。

（3）**后面（颞下面）**：与上颌体前面以颧牙槽嵴为界，此嵴在面部与口腔前庭均可扪及，为上牙槽后神经阻滞麻醉的重要标志。后面骨质粗糙并稍凸起呈结节状，称上颌结节。其后面中部有数个小骨孔，称为牙槽孔，有上牙槽后神经、血管通过进入颌骨内，为上牙槽后神经麻醉的部位。

（4）**内面（鼻面）**：构成鼻腔外侧壁，在中鼻道有上颌窦的开口通向鼻腔。施行上颌窦根治术或上颌骨囊肿摘除时，可通过该裂口在下鼻道开窗引流。

上颌体内的空腔为上颌窦，呈底向鼻面，尖向颧突的棱锥状，周壁骨质菲薄，内衬黏膜，上颌窦下壁与上颌前磨牙和磨牙的根尖相近，上颌第一磨牙根尖距离上颌下壁窦最近，上述牙齿根尖感染易侵入上颌窦内引起牙源性上颌窦炎，拔除上述各牙应注意避免将牙根推入上颌窦内造成口腔上颌窦瘘。

2. 上颌骨四突　上颌骨的四个骨突分别称额突、颧突、腭突、牙槽突。

（1）**额突**：为一尖细骨板，位于上颌骨内上方，向上突起至鼻与眶之间，分别与额骨、鼻骨和泪骨相连，其外侧面参与构成眶内缘及鼻背。

（2）**颧突**：为一锥形突起，向外与颧骨相接，向下在上颌第一、第二磨牙之间的前庭沟处可扪及，此突与颧骨的连接处称为颧牙槽嵴，是上牙槽后神经麻醉的标志。

（3）**腭突**：是上颌骨体与牙槽突向内延伸形成的水平骨板，在中线与对侧腭突连接形成腭中缝，并和其后方的腭骨水平板一同连接形成硬腭来分割口腔及鼻腔。

（4）**牙槽突**：系上颌骨体向下延伸并包绕上颌牙根的突起部分，两侧牙槽突在中线连接形成马蹄形，此部分骨质疏松，拔除上颌牙齿时均可采用浸润麻醉。

ER 3-1-3

上颌骨外形
特点

上颌骨为中空的拱形结构，各突起可以向各方向分散外力，故具有相当支持力，轻微的外力不会造成损害。但是上颌骨与邻骨连接复杂，各骨缝相衔接处又构成结构上的薄弱环节，一旦遭受较大暴力，常易造成上颌骨与邻骨的联合骨折，甚至累及颅脑。

上颌骨由神经分布来自三叉神经第二支——上颌神经，血液供应主要来自颈外动脉的上颌动脉分支，血供丰富，周围亦无强大肌肉附着，骨折较易愈合，炎症感染容易引流，较少发生骨髓炎，但外伤及手术时出血较多。

知识拓展

颌面部解剖与临床

1. 上颌骨骨折的临床分类　上颌骨临床上最常见的是横断性骨折，Le Fort 按骨折的好发部位及骨折线的高低位置，将其分为三型。Le Fort Ⅰ型骨折：又称上颌骨低位骨折或水平骨折，骨折线从梨状孔下部平行于牙槽突底部经上颌结节上方至翼突。Le Fort Ⅱ型骨折：又称上颌骨中位骨折或锥形骨折，骨折线通过鼻骨、泪骨，颧骨与上颌骨交接线，由颧骨下方至蝶骨翼突。上颌骨 Le Fort Ⅲ型骨折，又称上颌骨高位骨折或颧弓上骨折，骨折线通过鼻骨、泪骨、眶底和颧骨的上方至蝶骨翼突，形成"颅面分离"，此类骨折常伴颅底骨折和颅眶损伤，表现为面中部凹陷并变长，眼球下移，结膜下出血，脑脊液鼻漏，耳漏等。

2. 面部危险三角　面部危险三角通常指的是两侧口角至鼻根连线所形成的三角形区域：①颜面部的浅静脉包括面前静脉及颞浅静脉，面前静脉的瓣膜发育不良，少而薄弱，同时封闭不全，而且与颅腔海绵窦相通。②面部肌肉收缩活动频率较高，肌肉收缩可使血液逆行至颅内。因而当面部发生炎症，尤其在这三角区域内有感染时，感染区的细菌和致病因子可经面前静脉逆流至颅内海绵窦，引起临床上非常严重的并发症——化脓性血栓性静脉炎，甚至可发生败血症、毒血症，危及生命，临床上将其区域称为危险三角。因此面部如发生感染，特别是在口角两侧至鼻根三角区内发生疖痈时，禁忌挤压、搔抓及挑刺。

（二）下颌骨

下颌骨（mandible）是颌面骨中最坚实且唯一可以活动的骨，构成面下 1/3 的骨性支架。两侧对称，在中线处两侧联合呈马蹄形。分为水平部和垂直部，水平部称下颌体，垂直部称下颌支，下颌体下缘与下颌支后缘连接的转角处称下颌角（图 3-1-4）。

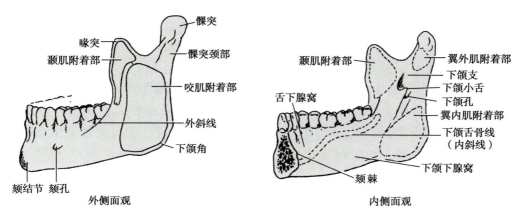

图 3-1-4　下颌骨

1. **下颌体**　上部为牙槽突，内外骨板均由较厚的骨密质构成。下缘圆钝坚实，为下颌骨骨质最致密处，常作为手术切口标志。外侧面前磨牙下方有开口向外上后方的颏孔，为下颌管的开口，有颏神经、血管通过。并有斜向后上方的骨嵴称外斜线，其下方有颈阔肌附着。下颌体内面有与外斜线相对应的骨嵴为内斜线，有下颌舌骨肌附着，内斜线上下骨壁有两个凹，分别为舌下腺和下颌下腺所在。

2. **下颌支**　又称为下颌升支，为几乎垂直的长方形骨板，上方有两个突起，前上方为喙突，有颞肌与咬肌附着，后方为髁状突，与颞骨下方的关节窝间以关节盘相邻，共同构成颞下颌关节。髁状突和喙突之间为乙状切迹。髁状突是下颌骨的主要生长中心之一，在下颌骨发育完成前遭受损伤或破坏会影响下颌骨的发育，可导致颌面畸形。下颌支内面中央偏后上处有下颌孔，为下牙槽神经、血管通入下颌管的入口，是下牙槽神经麻醉时的注射点。外面下方骨面粗糙称为咬肌粗隆，为咬肌附着处。

下颌骨的神经支配主要为下牙槽神经。血液供应主要来自颌内动脉的分支下牙槽动脉，血液供应相对比上颌骨少，因而骨折愈合较上颌骨缓慢，下颌骨骨髓炎发生率也较上颌骨多且严重；下颌骨存在着多个解剖薄弱部位如：下颌骨正中联合、颏孔区、下颌角及髁状突颈部，外伤时这些部位易发生骨折。下颌骨有强大的肌群附着，骨折后骨折段受肌肉收缩时的牵拉，容易发生移位。

ER 3-1-4
下颌骨外形特点

（三）颧骨

左右各一，近似菱形，位于颜面的外上部。为上颌骨与颅骨间的重要支架，对构成面型起重要作用。

颧骨由体部和 3 个突起构成。体部坚硬分为颊面、颞面和眶面。3 个突起：额突向上邻接额骨；上颌突向内下邻接上颌骨；颞突向后邻接颞骨颧突构成颧弓。各连接处分别称为颧额缝、颧上颌缝及颧颞缝，为骨折好发部位。

颧骨及颧弓均位于面部突起部位，易受损伤发生骨折。颧弓骨折常发生在中部造成塌陷及张口困难。颧骨因与上颌骨关联密切，遭受较大暴力时，其骨折常常合并上颌骨骨折，临床称为颧上颌骨复合体骨折。

二、颌面部肌肉

因功能的不同，颌面部肌肉分为咀嚼肌群与表情肌群两类。

(一)咀嚼肌

狭义的咀嚼肌指咬肌、颞肌、翼内肌和翼外肌,广义的咀嚼肌还包括舌骨上肌群。主要附着在下颌骨的浅面与深面,左右成对,可分为闭口肌与开口肌,此外还有参与下颌侧方运动的翼外肌。以颞下颌关节为轴心,肌肉的协调收缩与松弛完成下颌的下降、上提、前伸、后退与侧向运动。

1.咬肌 又称嚼肌,起自颧骨和颧弓下缘,向后下方走行止于下颌角及下颌升支外侧面。粗大有力,主要作用是提下颌骨向上。有偏咀嚼习惯的患者,临床上可引起一侧咀嚼肌肥大,导致面形不对称。

2.颞肌 呈扇形,起自颞窝与颞深筋膜深面,向下聚拢通过颧弓深面止于喙突及下颌支的前缘至第三磨牙处。力量强大,主要作用是提下颌骨向上并微向后方。

3.翼内肌 有深、浅两头,深头起自翼突外板的内面,浅头起自腭骨锥突和上颌结节,肌束向下走行方向与咬肌走行方向相似,止于下颌支与下颌角内侧面。收缩时提下颌骨向上,并参与下颌侧向运动。

4.翼外肌 位于颞下窝,呈水平向。有上下两头,上头起自蝶骨大翼的颞下面与颞下嵴;下头较大,起自翼外板的外面,分别止于颞下颌关节囊前方、关节盘及髁状突颈部。主要作用是牵引下颌前伸与侧向运动。

强大的咀嚼肌附着于下颌骨周围,由三叉神经、舌下神经及面神经各分支支配,相互协调,完成咀嚼、言语、吞咽等复杂的功能活动。下颌骨骨折时,肌群间平衡关系破坏,骨断端常因咀嚼肌不同方向的牵引使骨折片移位,造成牙列变形,咬合错乱和咀嚼肌功能障碍。咀嚼肌与颌骨等组织间有潜在的筋膜间隙,内有疏松结缔组织,牙源性感染容易在间隙内扩散,形成脓肿称为间隙感染。

(二)表情肌群

颌面部表情肌按部位分为口、鼻、眶、耳、颅顶五群。位置表浅,分别起自骨壁或筋膜,止于皮肤,收缩力较弱,协同运动可牵引额部、眼睑、口唇和面颊各部活动,表达喜、怒、哀、乐各种表情,同时也部分参与咀嚼、吸吮、吞咽、呕吐和言语运动。受面神经支配,面神经受损害时,可引起表情肌瘫痪,造成面部畸形。面部损伤或手术时,由于表情肌的收缩牵拉创口皮肤,使创面裂开宽大,造成组织缺失的假象,处置时应逐层缝合以免形成内陷。

三、颌面部血管

(一)动脉

颌面部血液供应主要来自颈总动脉和锁骨下动脉,共有 8 个分支,依次为咽升动脉、甲状腺上动脉、舌动脉、颌外动脉(面动脉)、颌内动脉、枕动脉、耳后动脉和颞浅动脉。这些分支间和两侧动脉间相互吻合,构成密集的动脉网,使颌面部的血液供应非常丰富(图 3-1-5)。这一解剖特点具有双重临床意义,一方面损伤和手术时易出血,另一方面口腔颌面部组织具有很强的抗感染与再生愈合能力。

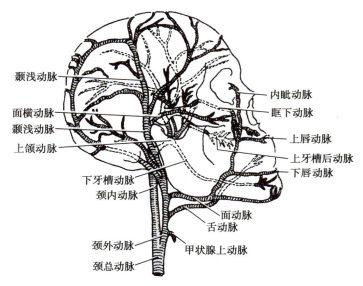

图 3-1-5 颌面部动脉示意图

1.舌动脉 平舌骨大角水平由颈外动脉分出,向内上方走行,分布于舌、口底和牙龈。其终末支在舌体内形成动脉网使供血丰富。临床上把舌动脉作为颈外动脉结扎的标志。

2.颌外动脉 又称面动脉,在舌动脉稍上方自颈外动脉分出,行向前内上方,穿颌下腺鞘到达腺体上缘后,于下颌骨下缘急转向外,由咬肌前缘向内前方走行,至眼内眦部更名为内眦动脉。供应额部、唇部、颊部、鼻外侧等部位血液,相当于咬肌前缘处可打到搏动,其特点为面部行程弯曲以适应面颊部的皮肤活动。现临床上经常把颌外动脉作为各种血管化游离皮瓣的受区吻合动脉。

3. 颌内动脉 位于面侧深区,为颈外动脉的终末支之一。于下颌骨髁状突颈部的后内方起自颈外动脉,向前内方走行至翼腭窝,分布于上、下颌骨和咀嚼肌。其主要分支有脑膜中动脉、下牙槽动脉、上牙槽后动脉、眶下动脉及腭降动脉。颌内动脉为供应口腔颌面部的主要动脉,分支多,位置深,血供丰富。在临床手术及修复操作时,均需考虑颌内动脉各分支的相互关系及正确处置。

4. 颞浅动脉 系颈外动脉的另一终支,在腮腺深面由颈外动脉发出,经外耳道软骨前上方向上走行,供应额部及颅顶部软组织。颞浅动脉表浅并且解剖位置恒定,并有静脉伴行,故临床常用来测脉、止血、皮瓣受区吻合及逆行插管介入治疗等。

(二)静脉

颌面部静脉复杂且多变异。分为浅静脉和深静脉两类。分支细小且互相吻合成网状,多数静脉与同名动脉伴行,一般分为深、浅两个静脉网。浅静脉网由面静脉和颞浅静脉组成,面静脉与后上方的下颌后静脉前支汇合成面总静脉,于舌骨大角附近注入颈内静脉。深静脉网主要为翼静脉丛,位于颞下窝内,分布于翼外肌的浅面和翼内外肌与颞肌之间,相当于上颌结节后上方,通过颌内静脉注入面后静脉。静脉血最终通过颈内静脉和颈外静脉向心脏回流(图 3-1-6)。

面部静脉多与颅内海绵窦有直接或间接交通,静脉瓣发育不完善,当面部肌肉收缩或挤压时易使血液反流。因此,颌面部感染,特别是由鼻根至两侧口角三角区的感染,若处理不当,细菌或感染因子可循静脉途径向颅内扩散,引起海绵窦栓塞性静脉炎等严重的颅内并发症。故临床上常将鼻根部和两侧口角连成的三角区称为面部危险三角区。

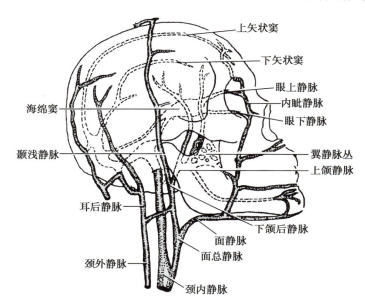

图 3-1-6　颌面部静脉示意图

四、淋巴组织

口腔颌面部淋巴分布极其丰富,淋巴管构成网络来收集淋巴液,汇入淋巴结,为此部重要的防御系统。颌面部常见而较重要的淋巴结有腮腺淋巴结、颌上淋巴结、颌下淋巴结、颏下淋巴结和位于颈部的颈浅淋巴结及颈深淋巴结(图 3-1-7)。在正常情况下,淋巴结与其周围的软组织硬度相当,一般不易触及,当其收纳的范围有炎症或有肿瘤转移时,淋巴结则肿大或有疼痛,对于临床诊断与指导治疗具有重要意义。颌面部恶性肿瘤也常根据肿瘤的淋巴回流范围做

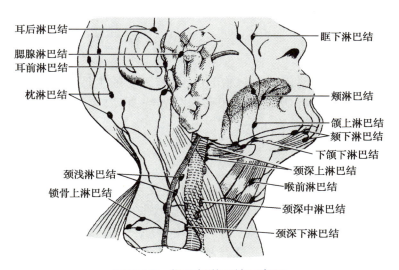

图 3-1-7　颌面部淋巴结示意图

相应的淋巴结清扫术。

五、涎腺

涎腺又名唾液腺，人体有 3 对大唾液腺和许多散在的小唾液腺。3 对大唾液腺分别为腮腺、下颌下腺和舌下腺。小唾液腺依其所在部位分别称为唇腺、颊腺、腭腺和舌腺等。根据腺泡和分泌物的性质可将唾液腺分为浆液性腺、黏液性腺和混合性腺。腮腺为浆液性腺，下颌下腺和舌下腺为混合性腺，小唾液腺多数为黏液性腺。腺泡分泌物汇流入口腔形成唾液，具有湿润口腔、软化食物、初步消化、调节体液平衡与抑制细菌等作用。

（一）腮腺

腮腺是体积最大的唾液腺，位于颜面两侧部，外耳道前下方，下颌支后方与胸锁乳突肌间的腮腺间隙内，呈不规则楔形，上极邻外耳道与颞下颌关节后面，下极到下颌角下缘。腮腺包被在颈深筋膜浅层形成的腮腺鞘内，其外侧面鞘膜致密，为腮腺咬肌筋膜的一部分，内侧面的筋膜较薄弱，甚至缺如，因而腮腺深叶的脓肿易向外耳道与咽旁间隙蔓延。

腮腺表面无重要结构，中间有面神经横穿，深面与茎突诸肌及深部血管神经相邻，包括颈内动脉、颈内静脉，舌咽神经、迷走神经、副神经及舌下神经。它们共同形成"腮腺床"，紧贴腮腺的深面，并借茎突与位于其浅面的颈外动脉分开。临床上常以面神经干及其分支为界，将腮腺分为浅、深两叶，这一解剖特点对于腮腺手术极为重要，临床常见的腮腺手术即为面神经解剖术。

腮腺导管自腺体前缘近上端处露出，在颧弓下约 1.5cm 处与颧弓平行向前走行，一般有面神经颊支伴行，横过咬肌外侧面在其前缘处呈直角转向内侧，开口在与上颌第二磨牙相对的颊黏膜，开口处稍狭窄。

（二）下颌下腺

下颌下腺位于两侧颌下三角内，在下颌骨体的内面，舌骨舌肌和茎突舌肌之间。其延长部绕下颌舌骨肌后缘进入口底，伸至舌下腺的后端。其导管自下颌下腺的深部发出，长约 5cm，行走于下颌舌骨肌与舌骨舌肌之间，开口于舌系带两侧的舌下肉阜。因行程长而弯曲，唾液在导管内运行缓慢，加之导管开口较大，常有异物进入，易形成结石而造成导管堵塞。

（三）舌下腺

舌下腺是大唾液腺中最小的一对。位于舌下区，口底黏膜舌下皱襞的深面，下颌舌骨肌上面。有很多短而细小的导管排列在腺体上缘，直接开口于舌下皱襞的表面。分泌物黏稠，若导管口受损，常使腺液潴留形成囊肿。

第二节　口　腔

口腔是消化道的起始部位，具有重要的生理功能。它参与摄食、吸吮、咀嚼、味觉、消化、吞咽、语言与辅助呼吸等。以牙列为分界线，将口腔分为牙列内的固有口腔和牙列外围的口腔前庭两部分。

一、口腔前庭

口腔前庭为唇、颊与牙列、牙龈及牙槽黏膜之间的蹄铁形的潜在腔隙。在口腔前庭各壁上，有很多具有临床意义的表面解剖标志（图 3-1-8）。

（一）口腔前庭沟

为唇、颊黏膜移行于牙槽黏膜而形成的沟槽，构成口腔前庭的上下界，前部称龈唇沟，后部称龈颊沟。黏膜下组织松软，是口腔局部麻醉穿刺及手术切口的常用部位。

（二）上、下唇系带

为前庭沟中线上呈扇形或线形的黏膜小皱襞。上唇系带较下唇系带明显。个别新生儿出生后唇系带不退缩，造成与牙龈之间附着过低，引起中切牙之间缝隙过宽，临床上称为唇系带过短。制作义齿时，基托边缘应注意避让。

（三）腮腺导管口

在平对上颌第二磨牙牙冠的颊黏膜上有一乳头状突起，腮腺导管开口于此。可在此检查腺体分泌情况或行腮腺导管造影注射。

（四）颊脂垫尖

大张口时，平对上、下颌之间的颊黏膜上有一三角形隆起，称颊脂垫尖，其深方为疏松结缔组织包裹的脂肪组织，是下牙槽神经阻滞麻醉的重要标志。

（五）翼下颌皱襞

为伸延于上颌结节后内方向下的黏膜皱襞，其深面为翼下颌韧带，是下牙槽神经阻滞麻醉与翼下颌间隙感染切口的重要标志。

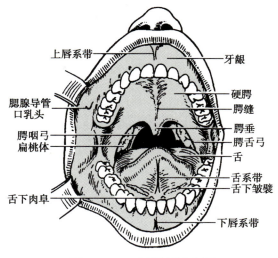

图 3-1-8　口腔解剖示意图

二、唇

上界为鼻底，下界为颏唇沟，两侧以唇面沟为界，口裂将其分为上、下唇两部分。上、下唇游离缘系皮肤黏膜移行区，称为唇红，上唇正中唇红呈珠状向前、下方突出为唇珠，唇红与皮肤交界处为唇红缘。上唇正中鼻小柱下方有一纵行浅沟称人中，人中的上、中 1/3 交点为人中穴，是抢救昏迷患者常用的穴位。这些解剖部位在唇部手术及美容整形中均为重要标志。

唇部皮肤富有毛囊、皮脂腺与汗腺，为颜面疖痈的好发部位。口轮匝肌在唇部呈环状分布，由围绕口裂数层不同方向的肌纤维组成，损伤或手术时应注意缝合肌层，以免愈合后形成较宽的瘢痕。唇的血液供应主要来自面动脉的分支上、下唇动脉。在唇红缘处形成冠状动脉环，非常表浅，在外伤或手术时常用手指夹住实施止血。唇部黏膜下有很多小黏液腺，开口于黏膜，腺管受损伤阻塞时，易形成黏液腺囊肿。

三、颊

上界为颧骨下缘，下界为下颌骨下缘，前以唇面沟、后以咬肌前缘为界。由皮肤、皮下组织、颊筋膜、颊肌、黏膜下层和黏膜等构成。血供丰富，其内有面神经分支经过并支配其运动，组织松弛、具有弹性。

四、腭

为固有口腔的上壁。分隔口腔与鼻腔，参与发音、语言及吞咽等运动。由前部 2/3 硬腭与后部 1/3 软腭所组成。

（一）硬腭

呈穹隆状，由上颌骨的腭突与腭骨水平板构成支架，表面覆以黏膜。口腔面覆以致密的不易移动的黏骨膜，能够耐受摩擦与咀嚼压力。硬腭中线处纵形黏膜隆起称腭中缝，此处无黏膜下层。腭前部中缝两侧有横向黏膜皱襞，两中切牙的腭侧有一黏膜隆起称切牙乳头，深面为切牙孔，是鼻腭神经血管的出口，为鼻腭神经局部麻醉的重要标志。在硬腭后缘前方约 0.5cm，腭中缝与上颌第三磨牙腭侧龈缘连线的中外 1/3 处黏膜上有一浅凹陷,其深面为腭大孔,腭前神经与腭大血管经此孔走行,分布于后牙腭侧牙龈与黏骨膜。

(二) 软腭

附着于硬腭后缘向后下延伸,软腭后缘游离,中央呈小舌状为腭垂,两侧有两个皱襞向下移行为腭舌弓与腭咽弓,其间为扁桃体窝,容纳腭扁桃体。软腭为唯一能动的肌肉膜样隔,厚约 1.0cm,内有腭帆张肌、腭帆提肌、腭舌肌、腭咽肌、腭垂肌等 5 对细小肌肉,与咽部肌肉协调运动,完成腭咽闭合,对呼吸、吞咽、语言等功能起重要作用,软腭的口腔面黏膜下有很多小黏液腺。

五、舌

为口腔重要的活动器官,占据整个固有口腔,舌肌为骨骼肌,由舌内肌和舌外肌协调完成各种复杂运动,在言语、咀嚼、味觉和吞咽功能活动中发挥重要作用。舌上面拱起称舌背,按其形态结构和功能的不同,分为舌前部 2/3 的舌体和舌后部 1/3 的舌根两部分。其间有"Λ"形的界沟分界,界沟尖端有舌盲孔。舌体部黏膜遍布舌乳头,共有以下 4 种:①丝状乳头:丝绒状的细小乳头数目最多,司一般感觉。②菌状乳头:分散在丝状乳头间稍大的红色乳头,内有味蕾,司味觉。③轮廓乳头:在界沟前方人字形排列、体积最大,有味蕾,司味觉。④叶状乳头:在舌侧缘后部皱襞状突起,有味蕾,司味觉。舌根部黏膜无乳头,有很多淋巴组织构成的大小不等的突起,称舌扁桃体。

舌下面称舌腹,黏膜薄而光滑,返折与舌下口底黏膜相延续,正中的黏膜皱襞称舌系带,有的儿童舌系带附着靠近舌尖且粗短,限制舌体运动,使舌不能伸出口外并向上卷起,称为舌系带过短,对影响正常发音者需要手术加以矫正。舌部的血液供应来自舌动脉。舌的神经支配复杂,前 2/3 的感觉为舌神经,后 1/3 的感觉为舌咽神经及迷走神经,味觉为参与舌神经的面神经鼓索,运动为舌下神经。舌的淋巴丰富而且引流广泛,多引流至颏下、颌下或颈深上淋巴结群,加上舌的血供充足,运动频繁,所以舌部一旦出现癌肿容易早期发生转移。

六、口底

位于舌体之下,下颌舌骨肌和舌骨舌肌之上,周围被下颌骨体部所包绕,后部与舌根相连,由疏松结缔组织构成。舌系带两侧各有一黏膜突起称舌下肉阜,是颌下腺与舌下腺的开口处。舌下肉阜向后的延伸部分称颌舌沟,沟前部的黏膜隆起称舌下皱襞,其深面有舌下腺、颌下腺导管和舌神经、舌动脉走行,位置非常表浅,在这个部位进行各种外科操作时应注意保护这些重要的解剖结构,避免损伤。

第三节 牙体牙周组织

一、牙齿的发育与萌出

牙齿的发育是一个长期和复杂的过程。人一生中有两副牙齿,根据萌出时间和形态分为乳牙和恒牙。乳牙一般从胚胎第 2 个月开始发生,到 3 岁左右牙根完全形成。恒牙在胚胎第 4~5 个月开始发生,到 20 岁左右才完全形成。每个牙齿的发育过程都包括生长期、矿化期和萌出期,这种复杂的发育过程是机体其他器官所没有的。

牙齿萌出有以下特点:

1.牙齿萌出有一定次序,萌出先后与牙胚发育的先后一致。

2.左右同名牙多同期出龈,有相对恒定的时间性。

3.下颌牙萌出略早于上颌的同名牙。

4.女性萌出的平均年龄稍早于男性。

二、牙的组成

（一）外部观察

从外观上看,牙体由牙冠、牙根及牙颈三部分组成(图 3-1-9)。

1.牙冠　是牙体外层被牙釉质所覆盖的部分。正常情况下,牙冠的大部分显露于口腔内,邻近牙颈部的小部分被牙龈所覆盖。将显露于口腔的牙龈以外的牙体部分称为临床牙冠,其牙冠与根以牙龈为界;而解剖牙冠是以牙颈部为界的牙冠。

2.牙根　在牙体外层由牙骨质覆盖的部分称牙根。正常情况下牙根完全被包埋于牙槽骨的牙槽窝内,其周围由牙周韧带所悬吊,是牙齿的支持部分。牙根的数目和形态也随功能而有所不同。前牙用于切割食物,功能简单,多为单根;后牙用于捣碎研磨食物,功能复杂,多为 2~3根。牙根从颈部至根分叉的一段称为根干,其尖端称为根尖。每个根尖有小孔,称为根尖孔,是牙髓的血管、神经及淋巴管出入牙体的通道。

3.牙颈　牙冠与牙根交界处呈一弧形曲线,称为牙颈,又称颈缘或颈线。

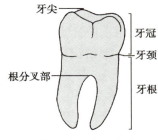

图 3-1-9　牙体结构

（二）剖面观察

从牙体的纵剖面可见牙体由 3 种硬组织(牙釉质、牙骨质、牙本质)和一种软组织(牙髓)组成。

1.牙釉质　位于牙冠表层、半透明的白色硬组织,是牙体组织中高度钙化的最坚硬组织。也是全身矿化组织中最坚硬的组织,对咀嚼压力和摩擦力具有高度耐受性。

2.牙骨质　位于牙根表层、色泽淡黄的硬组织,其硬度低于牙本质。

3.牙本质　是构成牙主体的硬组织,色淡黄,位于牙釉质与牙骨质的内层,牙本质内有一空腔称为牙髓腔。

4.牙髓　是牙髓腔内的疏松结缔组织,内含血管、神经和淋巴管。

三、牙的分类及牙位记录法

（一）牙的分类

牙的分类有两种:一种是根据牙的形态和功能来分类,另一种是根据牙的萌出和存留时间来分类。

1.按形态及功能分类

(1)**切牙**:位于口腔前部,共 8 个。主要功能为切割食物,为单根牙。

(2)**尖牙**:位于口角处,共 4 个。主要功能为刺穿及撕裂食物,牙冠粗壮,有一突出牙尖,为单根牙,牙根长而粗大,为单根牙。

(3)**前磨牙**:又称双尖牙,位于尖牙之后,磨牙之前,共 8 个。协助尖牙撕裂及协助磨牙捣碎食物的作用。牙冠呈立方状,2~3 个牙尖,牙根可见分叉。

(4)**磨牙**:位于前磨牙之后,共 12 个。主要功能为磨细食物,利于消化。牙冠大,4~5 个牙尖,咬合面结构复杂;牙根 2~3 个,增加牙的稳固性。

2.按萌出和存留时间分类

(1)**乳牙**:婴儿出生后 6 个月左右牙开始萌出,至 2 岁半左右陆续萌出 20 颗牙,这 20 颗牙称为乳牙。最早萌出的乳牙是下颌乳中切牙,依次为乳侧切牙、第一乳磨牙、乳尖牙和第二乳磨牙。自6~7 岁乳牙开始陆续脱落,为新生的恒牙所替换,至 12~13 岁,所有的乳牙被恒牙替换完毕。乳牙是儿童的咀嚼器官,对消化和营养物质的吸收,刺激颌骨正常发育及引导恒牙的正常萌出都极为重要。乳牙分为乳切牙、乳尖牙和乳磨牙 3 类。

（2）**恒牙**：是继乳牙后的第二副牙列，脱落后再无牙齿萌出而替代之。最早萌出的恒牙是下颌第一恒磨牙，约 6 岁在第二乳磨牙的远中萌出，不替换任何乳牙。依次萌出顺序为中切牙、侧切牙、第一前磨牙、尖牙、第二前磨牙、第二磨牙和第三磨牙，第三磨牙一般在 18 岁左右开始萌出，俗称智齿。近代人由于食物精细而质软，颌骨的生长有退化趋势，骨量减少，牙量不变，因此，第三磨牙常埋伏、阻生甚至先天缺如。

6~7 岁以后，直到 12~13 岁，乳牙渐为恒牙所替换，此时期称为替牙期，或为混合牙列期。12~13 岁以后为恒牙期，12~13 岁也是一般矫治的最佳时期。

（二）牙位记录法

目前临床上常用的方法是部位记录法和国际牙科联合会系统记录法。

1. 部位记录法　以"十"符号将上、下牙弓分为 4 区。符号的水平线用于区分上、下；垂直线用于区分左、右。⌐ 代表患者的右上区，称为 A 区；⌐ 代表患者的左上区，称为 B 区；⌐ 代表患者的右下区，称为 C 区；⌐ 代表患者的左下区，称为 D 区。用阿拉伯数字 1~8 分别依次代表中切牙至第三磨牙；用罗马数字 I~V 分别依次代表乳中切牙至第二乳磨牙。

（1）**乳牙的临床牙位**：用罗马数字书写表示。

<table>
<tr><td></td><td>A</td><td></td><td>上</td><td></td><td>B</td><td></td></tr>
<tr><td rowspan="2">右</td><td>Ⅴ　Ⅳ　Ⅲ　Ⅱ　Ⅰ</td><td>｜</td><td>Ⅰ　Ⅱ　Ⅲ　Ⅳ　Ⅴ</td><td rowspan="2">左</td></tr>
<tr><td>Ⅴ　Ⅳ　Ⅲ　Ⅱ　Ⅰ</td><td>｜</td><td>Ⅰ　Ⅱ　Ⅲ　Ⅳ　Ⅴ</td></tr>
<tr><td></td><td>C</td><td></td><td>下</td><td></td><td>D</td><td></td></tr>
</table>

（2）**恒牙的临床牙位**：用阿拉伯数字书写。

<table>
<tr><td></td><td>A</td><td></td><td>上</td><td></td><td>B</td><td></td></tr>
<tr><td rowspan="2">右</td><td>8　7　6　5　4　3　2　1</td><td>｜</td><td>1　2　3　4　5　6　7　8</td><td rowspan="2">左</td></tr>
<tr><td>8　7　6　5　4　3　2　1</td><td>｜</td><td>1　2　3　4　5　6　7　8</td></tr>
<tr><td></td><td>C</td><td></td><td>下</td><td></td><td>D</td><td></td></tr>
</table>

2. 国际牙科联合会系统记录法　国际牙科联合会系统（FDI）记录牙位时，用两位阿拉伯数字表示。第一位数字 1 代表右上区，2 代表左上区，3 代表左下区，4 代表右下区，5 代表乳牙右上区，6 代表乳牙左上区，7 代表示乳牙左下区，8 代表示乳牙右下区；第二位数字则表示特定位置的牙。

（1）**恒牙**

18	17	16	15	14	13	12	11	21	22	23	24	25	26	27	28
48	47	46	45	44	43	42	41	31	32	33	34	35	36	37	38

病历书写格式举例：右上颌侧切牙标识为 12；左下颌第二磨牙标识为 37。

（2）**乳牙**

55	54	53	52	51	61	62	63	64	65
85	84	83	82	81	71	72	73	74	75

病历书写格式举例：左上颌乳尖牙标识为 63；右下颌第二乳磨牙标识为 85。

Palmer 记录法

3. 通用编号记录法　每颗牙有其固定的编号。

恒牙采用阿拉伯数字 1~32 记录，由右上颌第三磨牙起定为 #1，上颌牙依次由右向左编号。右上颌中切牙定为 #8，左下颌第三磨牙为 #16。下颌牙由左向右编号，左下颌第三磨牙定为 #17，左下

颌中切牙定为 #24,至右下颌第三磨牙为 #32。

乳牙采用英文字母 A-T 表示。上颌乳牙由右向左依次编号,A 表示右上颌第二乳磨牙,J 表示左上颌第二乳磨牙,下颌乳牙由左向右依次编号,K 表示左下颌第二乳磨牙,T 表示右下颌第二乳磨牙。

ER 3-1-7

通用编号
记录法

四、牙髓腔解剖

牙髓腔位于牙体中部,髓腔内充满牙髓。牙髓由根尖部的根尖孔、侧孔等与牙周组织相交通,髓腔各部名称如下。

(一)髓室

髓室为髓腔位于牙冠及牙根颈部的部分,其形状与牙冠的外形相似。前牙髓室与根管无明显界限;后牙髓室呈立方形,分顶、底及四壁,是髓腔中较宽阔的部分,下方有根管口通向牙根管。

(二)根管系统

根管系统是髓腔除髓室以外的部分,包括根管、管间吻合、根管侧支、根尖分歧、根尖分叉及副根管,它们共同组成根管系统。根管位于牙根内。每个牙仅有 1 个髓室,而每个牙根内却不一定只有 1 个根管。根管与牙周组织沟通的孔,称为根尖孔,牙髓的血管神经由这里与牙周组织交通。当牙髓因炎症水肿或化脓时,如牙体密闭则疼痛剧烈不易缓解,最终通过根尖孔导致牙周及根尖周组织炎症。

五、牙周组织

牙周组织包括牙龈、牙槽骨、牙周膜和牙骨质。上述组织共同完成支持牙的功能,所以牙周组织又称为牙支持组织。

(一)牙龈

牙龈为包围和覆盖在牙颈部和牙槽突边缘的口腔黏膜,质地坚韧,呈浅粉红色。按其与牙齿和牙槽骨的关系,可分为游离龈、附着龈和龈乳头三部分。

1. **游离龈**　游离龈是指牙龈边缘不与牙面附着的部分。其色泽较附着龈稍红,游离可动。与牙面之间有一狭小的空隙,称为龈沟,平均深度 1.8mm。龈沟底部为结合上皮冠方,内壁为牙面,外壁衬以龈沟上皮。龈沟底的位置因年龄而异,青年时位于釉质面上,成年退至釉质牙骨质界,老年时可达牙骨质。

2. **附着龈**　附着龈位于游离龈的根方,紧密附着在牙槽嵴表面。附着龈呈粉红色,质地坚韧,表面有许多点状凹陷,称为点彩。炎症水肿时,点彩可消失。

3. **龈乳头**　牙龈充填于相邻两牙的牙间隙部分称龈乳头,亦称牙间乳头。后牙颊(腭)侧,牙邻面接触点下牙龈低平凹下像山谷,称龈谷。龈谷区的牙龈脆弱,不易清洁,易形成菌斑和牙石,受炎症刺激,牙龈炎的发生率高于其他部位。

(二)牙槽骨

牙槽骨是上、下颌骨包围和支持牙根的部分,亦称牙槽突。与颌骨体之间并没有明确的界限。牙槽骨是人体骨骼中最为活跃的部分。它不但随着牙齿的生长发育、脱落替换和咀嚼压力而变动,而且随着牙齿的移动而发生着不断地改建。牙槽骨受压力时吸收、受牵引力时增生,临床上利用此特性对牙齿行正畸治疗,将牙齿排列整齐。

(三)牙周膜

牙周膜是致密的结缔组织,环绕牙根,位于牙根与牙槽骨之间,在根中 1/3 处最薄。牙周膜中的胶原纤维一端埋入牙骨质,另一端埋入牙槽骨中,将牙齿固定在牙槽窝内,具有悬韧带的作用,能抵抗和调节牙齿所承受的咀嚼压力,亦称牙周韧带。

（四）牙骨质

牙骨质覆盖于牙根表面,硬度和骨质相似。虽然牙骨质是牙体组织的一部分,但它参与了使牙稳固于牙槽窝内、承受和传递力的生理功能,还参与牙周病变的发生和修复,它的新生也来源于牙周膜细胞,故将其视为牙周组织的组成部分。

第四节　牙列、𬌗与咬合

一、牙列

牙列是指生长在牙槽骨内的天然牙,不能单独行使功能,其牙冠按照一定的顺序、方向和位置彼此邻接,排列成弓形,又称为牙弓。分为上下牙列,按照一定的对应关系进行咬合,𬌗面各凹凸结构密切接触,在接触-分开-再接触-再分开的反复咬合运动过程中,完成咀嚼等功能活动。

（一）牙列分型

1. 按照构成牙的类型　牙的生长过程中,先后萌出乳牙、恒牙两副牙齿。因此,按照构成牙的类型分为:恒牙列、乳牙列和混合牙列。

2. 按照牙列形态特征　从𬌗面对牙列的形态进行观察分析,可见牙列的形态有一定规律,但个体之间并不完全相同。根据 6 颗前牙的排列情况,分为方圆型、尖圆型和椭圆型。

3. 按照牙列中牙的排列情况　分为正常牙列和异常牙列,排列异常的牙如:牙列拥挤、牙列稀疏、高位牙、低位牙、扭转牙,牙数过多或过少等。

（二）牙正常排列的倾斜规律

ER 3-1-8

牙正常排列的倾斜规律

正常情况下,天然牙以一定的倾斜方向排列在牙槽骨中,倾斜方向与咀嚼运动产生力的方向相适应,从而使咀嚼力得以沿着牙体长轴的方向传导,有利于在发挥咀嚼食物能力的同时,保护和维持牙和牙周组织的健康。牙的倾斜还使牙列间牙的接触广泛而紧密,增大直接发挥咀嚼食物作用的上下颌牙的接触面积,避免咬伤唇、颊、舌,便于舌的运动。

（三）牙列与面部的协调关系

临床上为了便于描述外形特征,便于影像检查等操作定位,常需要明确一些牙列及面部的解剖标志,利用各解剖标志之间的相对大小,位置关系,确定有关参数。利用这些标志点之间的比例关系,还可以对面部美观进行量化评价。

1. 面部标志点　①眉间点:额的下部,鼻根上方,两眉之间的隆起部在正中矢状面上向前最突出的点。是测量头围的起点。②眶下点:眼眶下缘的最低点。③耳屏中点:外耳道前方结节状突起的起点。

2. 参照线和参照面　①鼻翼耳屏线:是指从一侧鼻翼中点到同侧耳屏中点的假想连线。②闭唇线:两侧口角的连线,此线在大多数情况下平行于瞳孔连线。③眶耳平面:将眶下点和双侧外耳道上缘,连接所得的平面。

3. 面部等分关系　正常人面部大致分为三部分,由鼻底到颏下点为下部,由鼻底到眉间点为中部,由眉间点到发际为上部,这三部分距离相近。另外,眼外眦到口角的距离与鼻底到颏下点距离相近。表明面部各部分之间有着协调比例关系,也符合医学美学中的三庭五眼。

4. 牙型、牙弓型与面型的关系　三者的关系通常是相互协调的,即在个体发育中表现一致。面部发育较宽(如方圆型)者,其颌骨多较宽,牙弓亦多较宽;面部发育较窄(如尖圆型)者,其颌骨多较窄,牙弓亦多较窄。面颌的发育与颅部也有一定相关性,颅部宽者,面、颌可能宽;颅部窄者,面、颌可能窄。如此,则颅面、颌、牙弓、牙型相互之间比较协调。

二、𬌗与咬合

𬌗也称咬合,是指上、下牙列间的接触关系,包括静态𬌗和动态𬌗。其中上下颌牙牙尖交错,达到最广泛、最紧密接触时的咬合关系为牙尖交错𬌗,此时下颌相对于上颌的位置最稳定,因此又称为静态𬌗。与静态𬌗相对应的是动态𬌗,是指下颌在各种功能运动中上下颌牙之间的接触关系,例如前伸、后退及侧方运动时的咬合接触关系。由于功能运动中上下颌牙的接触部位在不断变化,故称为动态𬌗。

ER 3-1-9

三个基本𬌗位
的位置关系

(一)牙尖交错𬌗

在牙列完整情况下,牙尖交错𬌗接触时最稳定的,也具有最大的咀嚼功能。该𬌗的咬合接触特征,常从近远中向、垂直向及唇(颊)舌向等三个不同方向的接触关系以及𬌗面接触情况来描述。

1.近远中向关系 牙尖交错𬌗时,上下牙列的中线一致,并与面部中线、上唇系带一致。除了下颌中切牙及上颌第三磨牙外,每个牙均与𬌗的两颗牙形成尖窝相对的咬合关系。

2.垂直及唇(颊)舌向关系 正常情况下,上牙列略大于下牙列,上牙列盖过下牙列唇(颊)侧,下牙列咬在上牙列舌侧。

𬌗的建立是一个漫长而复杂的过程,新生儿乳牙陆续萌出后,逐渐建立乳牙𬌗关系,之后恒牙替代乳牙,从6岁左右到12岁左右,口腔内同时存有乳牙和恒牙,为混合牙列期,至12岁左右,乳牙全部被恒牙替换,恒牙𬌗基本建成,直到第三磨牙萌出,完成建𬌗过程。现代人第三磨牙先天缺失、萌出障碍等异常的比例很高,因此一般第二磨牙萌出,并建立了咬合关系后,即可认为恒牙𬌗建𬌗完成。

(二)前伸𬌗

前伸𬌗是指下颌做前伸运动过程中上下颌牙之间的动态接触关系。包括有无数种接触关系,其中对临床上有意义且可重复的是对刃𬌗和最大前伸𬌗。下颌前伸到上下颌切牙切缘相对时的接触关系称为对刃𬌗。对刃𬌗对于前牙的切咬功能十分重要,前牙切缘相对时方可切断食物。义齿修复应建立下颌前伸时的对刃𬌗关系。如果下颌前伸时,前牙开𬌗,患者就会出现切咬食物困难。从对刃𬌗下颌保持咬合接触继续前伸,达到最大前伸的位置,此时上下颌牙之间的接触关系称为最大前伸𬌗。前伸运动只需由切牙引导,下颌切牙的切缘沿着上颌切牙舌面的近远中边缘嵴向前、向下滑行,前牙切缘接触时,后牙全部脱离咬合接触。

(三)侧方𬌗

侧方𬌗是指下颌向左侧或向右侧做功能运动时,上下颌牙之间的接触关系,它是一种不对称性咬合运动。下颌向一侧运动时,通常将下颌移向侧称为工作侧,对侧称为非工作侧。例如下颌向右侧运动时,右侧被称为工作侧,左侧被称为非工作侧。

(杨 静)

思考题

1.请简述牙齿的萌出特点。
2.请简述口腔颌面部的境界分区。
3.请简述牙齿的分类及记录方法。

ER 3-1-10

练习题

第二章 | 口腔颌面部检查

ER 3-2-1　教学课件　　ER 3-2-2　思维导图

学习目标

1. 掌握：常用口腔检查器械的名称、功能及使用方法；牙齿松动度检查方法；颌面部检查要点及临床意义。
2. 熟悉：问诊、视诊、探诊、触诊及叩诊方法；颈部检查和唾液腺检查方法。
3. 了解：口腔检查前的准备工作；辅助检查的常用方法和临床意义。
4. 学会规范完成口腔颌面部检查的临床操作技能，学会综合判断和分析能力；提高临床诊断和治疗能力。
5. 具备医患沟通能力，并能进行正确的心理疏导。真诚和蔼，条理清楚问诊，正确对患者进行口腔颌面部检查。

案例导入

患者，男，24 岁。患者自述于 2 天前出现左下后牙疼痛，呈阵发性发作，每次几分钟至数十分钟不等。自凌晨起呈持续性剧痛，服止痛片无明显效果，前来就诊。

请思考：

1. 病史采集时应包含哪些内容？
2. 该患者需要做哪些口腔检查？
3. 这些口腔常用检查器械的作用是什么？

　　口腔及颌面部是人体的重要组成部分，当其发生疾病时，不仅可以引起咀嚼功能障碍影响进食，还可能引起机体其他部位发生病损，而某些全身系统性疾病也可以在口腔及颌面部出现表征。因此，口腔及颌面部检查是诊断和治疗口腔颌面部疾病的基础，也是全身检查的一部分。检查时应具备整体观念，重点检查牙齿、牙周、口腔黏膜、颌骨及颌面部组织器官，必要时还应进行辅助检查和全身检查。根据各项检查结果结合病史，经过综合判断和分析，作出正确诊断并制订出合理的治疗计划。

一、检查前准备和常用检查器械

（一）口腔检查前准备

　　请被检者靠坐在治疗椅上，将椅位调节至其舒适且便于检查者操作的位置。检查者取坐位，通常位于被检者头部的右侧或右后侧。检查上颌时，被检者头部略后仰，上牙平面与地面约成 45° 角，高度比检查者肘部略高；检查下颌时，下牙平面与地面平行，高度约与检查者肘部平齐。调节冷光源，保证检查区域光照充分。

ER 3-2-3　口腔检查的准备

（二）常用检查器械

　　口腔检查时常使用一次性无菌口腔器械盒，内有口镜、镊子和探针。

1. **口镜** 可用于牵拉唇、颊、口角或推压舌体;利用镜面反光可以观察直视不到的部位并增强照明;镜柄可用于叩诊。

2. **牙科镊子** 为口腔专用镊,反角形,用于夹持敷料、药物,进行局部擦拭或涂药,亦可夹持牙齿检查其松动度。镊柄亦可用于叩诊。

3. **牙科探针** 头尖细,一端呈弧形,另一端呈弯角形。用于探查牙体缺损、裂隙、龋洞深浅及敏感部位,亦可探查龈下结石及瘘管方向。另有带刻度的钝头牙周探针专门用于探测牙周袋深度。

二、检查方法

(一)牙体与牙周检查

1. **问诊** 内容包括主诉、现病史、既往史、家族史、主观症状及患者需求等。医师态度要真诚和蔼,条理清楚,用通俗易懂、简明扼要的语言进行询问。患者就诊的主要原因,疾病的发生、发展、治疗经过及效果、既往史、家族史等。如为牙痛,应问清疼痛部位、时间、诱因、疼痛性质和程度。

2. **望诊** 观察牙齿的排列咬合,注意其形态、色泽、数目,有无龋坏、残根及牙石等;观察牙龈的颜色、有无肿胀、增生、萎缩、出血、溃烂、溢脓和瘘管等。

3. **探诊** 探查龋洞或缺损的部位、深浅、大小,有无探痛及牙髓是否暴露等。当有充填物时,应探查其密合程度及有无继发龋或牙隐裂等。还可探查牙周袋深度、龈下结石情况、瘘管方向等。

口腔检查方法——探诊　口腔检查方法——叩诊

4. **叩诊** 用口镜柄或镊柄垂直和侧方轻叩牙齿,检查患牙是否存在叩击痛。

5. **牙齿松动度检查** 多用牙科镊子操作,前牙用镊子夹持牙冠的切端;后牙将镊尖合拢置于面中央,按摇镊子观察牙齿是否存在松动情况,如有松动通常按以下方法分度:

Ⅰ度松动:牙齿颊(唇)舌向松动,幅度 <1.0mm。

Ⅱ度松动:颊(唇)舌向松动,幅度 1.0~2.0mm,伴近远中方向活动。

Ⅲ度松动:颊(唇)舌向、近远中向均有松动,幅度 >2.0mm,且可伴有上下垂直活动。

6. **牙髓活力检查** 临床上常用温度测试和电牙髓检测器来判断牙髓是否患病、病变的发展阶段和牙髓的活力是否存在。正常牙髓对温度和电流的刺激有一定的耐受量,如发生炎症则对刺激反应敏感;如发生变性或坏死,则反应迟钝或消失。

口腔检查方法——温度诊　口腔检查方法——触诊

温度测试法包括:冷测法和热测法。冷测法常选用冷水、冰块、氯乙烷、二氧化碳等刺激源置于患牙唇(颊)面颈 1/3 处进行测试;热测法常选用热水、热牙胶棒或热蜡刀等刺激源置于同处。电流测试法需要使用电牙髓活力计进行检查。

7. **触诊(扪诊)** 用手指扪压牙龈缘或根尖部牙龈,观察有无溢脓、压痛或波动,有助于牙周病和根尖病的诊断。

8. **嗅诊** 借助医生的嗅觉帮助诊断。如牙髓坏疽和坏死性龈口炎均有腐败性恶臭;牙周溢脓及多龋者口臭明显;某些全身疾病如糖尿病酮症酸中毒患者,口内常有丙酮样气味;某些消化道和呼吸道疾病,口内可发出异常臭味。嗅诊仅作为辅助诊断方法。

口腔检查方法——嗅诊　口腔检查方法——选择性检查

牙髓活力测试结果判读

患牙在测试中表现出的不同反应,对判断牙髓状态具有重要临床意义。正常情况下,牙髓对温度和电流的刺激有一定的耐受量。在测试过程中,如出现短暂的轻、中度感觉或不适反应(与对照牙一样),表示牙髓活力正常;出现疼痛或酸痛反应,但刺激去除后疼痛立刻消失,表示牙髓敏感,多为可复性牙髓炎的反应;如引发牙齿疼痛或加剧原有疼痛,刺激去除后仍持续一段时间,多为不可复性牙髓炎的反应;如出现快速、剧烈疼痛,为急性牙髓炎的反应;出现迟缓且不严重的疼痛,为慢性牙髓炎的反应;热诊加重,冷诊缓解,为急性化脓性牙髓炎的反应;如无任何反应,则表示牙髓已经发生坏死。

(二)口腔颌面部其他组织检查

口腔颌面部其他组织的检查包括问诊、视诊、触诊和听诊等基本检查法。

1. 颌面部检查 观察面部表情和意识是否异常,可能是某些口腔颌面部疾病的表征,也可能是各种全身疾病的反应,如面神经麻痹时,常见一侧面部表情消失。观察颌面部外形左右是否对称,上、中、下比例是否协调,有无凸出或凹陷,皮肤的色泽、质地和弹性有无异常,对疾病的诊断都具有一定的临床意义。

2. 颌骨检查 左右是否对称,有无突起肿物及其软硬程度;上、下颌骨各部位扣诊,有无压痛及活动异常,开闭口运动和咬合情况及髁状突动度等。

3. 颈部检查 包括颈部病变和淋巴结检查。观察外形、皮肤色泽是否异常,有无肿胀、畸形、瘘管。如有肿块应进一步确定其性质。颈部及周围淋巴组织有无肿大,并注意其大小、数目、硬度、活动度以及是否有压痛、红肿等。

4. 涎腺检查 主要是对腮腺、下颌下腺和舌下腺三对腺体的检查。采用两侧对比的方法,检查腺体的大小、有无肿块、压痛、导管口分泌情况及分泌物性质等。下颌下腺及舌下腺检查常用双合诊法,可以清晰扪及腺体的大小、压痛、导管结石及肿块等情况。

5. 其他 唇部有无皲裂、溃疡或肿块,腭部有无糜烂、溃疡、肿块、畸形。还应注意观察舌黏膜、舌乳头、舌苔、舌运动,舌系带情况等。

(三)辅助检查

1. X 线检查 包括口内片(包括根尖片和咬合翼片)、全口牙位曲面体层片(也称全景片)及锥形束 CT(CBCT)。它是检查口腔及颌面部硬组织疾病的常用方法,在很多口腔疾病的治疗中不可或缺。

2. 计算机断层扫描(CT) 常用于辅助颌面部深部疾病的诊断,其高分辨率及断层显示对颌面部肿瘤、外伤、炎症等疾病的诊断具有重要意义。

3. 磁共振成像检查(MRI) 磁共振完全不同于传统的 X 线和 CT,它是一种生物磁自旋成像技术,对身体没有辐射创伤。磁共振所获得的图像异常清晰、精细、分辨率高,对比度好,信息量大,对软组织层次显示能力突出,在颌面部软组织疾病的诊断中非常重要。

4. 超声检查 利用超声波的反射原理来探知组织内部的情况,是一种无创检查,临床应用广泛。尤其是在颈部淋巴结、唾液腺肿瘤等软组织疾病的探测和血管的血流动力学观察方面有其独到之处。

5. 病理活组织检查 在病变部位或可疑病变部位取少量组织进行冷冻或常规病理检查,简称为活检。在多数情况下,活检结果可以作为最可靠的诊断依据。常用于口腔及颌面部肿瘤类疾病的诊断。

(杨 静)

思考题

1. 请简述口腔常用检查器械的种类和使用方法。
2. 请简述口腔及颌面部的检查方法。
3. 请简述口腔检查前要做的准备内容。

ER 3-2-10

练习题

第三章 | 牙体牙髓牙周组织疾病

ER 3-3-1 教学课件

ER 3-3-2 思维导图

学习目标

1. 掌握：龋病、急性牙髓炎、慢性牙髓炎的临床表现及治疗；急性根尖周炎、慢性根尖周炎的临床表现；牙龈炎、慢性牙周炎的临床表现及治疗。
2. 熟悉：龋病、牙髓炎、根尖周炎的病因；牙龈炎、牙周炎的始动因素。
3. 了解：牙体牙周疾病的诊断方法；急性牙髓炎、急性根尖周炎的应急治疗措施。
4. 学会对牙体牙周疾病的检查，进行初步诊断，进行一般治疗的能力。
5. 具备科学严谨的工作态度和实事求是的工作作风，拥有一定的临床思维能力；具有良好的医学工作者应有的职业道德和行为规范。

第一节 龋 病

案例导入

患者，男，38 岁。左上后牙冷热刺激疼 2 个月。近 2 个月来，左上后牙进食、饮冷热水时酸痛，无自发痛。检查：左上第一磨牙远中邻面牙体变色，探诊可见深龋洞，探痛明显，牙髓活力温度测试正常。X 线片检查示龋洞透射影像未达髓腔。

请思考：
1. 患者可能的诊断是什么？
2. 诊断依据是什么？
3. 治疗原则是什么？

龋病（dental caries）是在以细菌为主的多种因素影响下，牙体硬组织发生慢性进行性破坏的疾病。其临床特征是牙齿硬组织在色、形、质等方面发生变化。初期龋坏部位硬组织发生脱矿，釉质呈白垩色，继续发展，龋坏发展到牙本质层，致牙体缺损，形成龋洞。

龋病发病率高，危害大，一方面随着牙体硬组织的不断破坏，逐渐造成牙冠缺损，形成残根，甚至患牙丧失破坏咀嚼器官的完整性，影响牙齿正常的咀嚼、辅助发音、美观等重要生理功能；另一方面，病变向牙体深部发展后，可引起牙髓病、根尖周病、颌骨炎症、颌面部间隙感染等并发症（图 3-3-1），还可成为口腔病灶，引起远隔脏器的病灶感染性疾病。因此，防龋治龋尤为重要，世界卫生组织（WHO）已将其与心血管疾病和癌症并列为人类三大重点防治疾病，应引起足够重视。

【病因】

龋病是一种多因素性疾病，由四种因素相互作用而形成，即细菌、食物、宿主及时间（图 3-3-2）。

1. 细菌 龋病是一种细菌感染性疾病，是导致龋病发生的先决条件。口腔的主要致龋菌有：变形性链球菌、乳酸杆菌、放线菌，其中最主要的致龋菌为变形性链球菌。致龋菌致龋是以牙菌斑

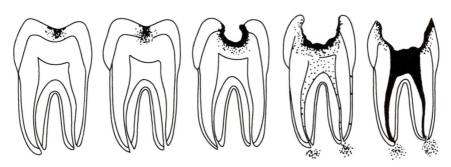

图 3-3-1　龋病的发展过程

的形式存在,牙菌斑是一种黏稠的、非钙化的膜状细菌团块,紧密地附着于牙面上,不易被唾液和漱口冲洗掉。位于牙齿的点、隙、裂、沟、邻接面及牙颈部等不易清洁的部位,菌斑成熟后,致龋菌代谢食物中的蔗糖产酸使 pH 下降,导致牙体硬组织脱矿,形成龋病。

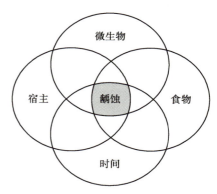

图 3-3-2　龋病病因的四联因素理论

2. 食物　食物在口腔内的局部作用与龋病的关系非常密切。精制食物,尤其是碳水化合物,易附着于牙体表面,成为菌斑的主要物质。各种糖类致龋能力不同,蔗糖的致龋能力最大,对龋病的发生起重要的促进作用,其次是葡萄糖、麦芽糖、果糖等。其程度与糖的物理性状、摄入量、频率、时间和方式有关。纤维性食物如蔬菜、肉类等对牙面有机械性摩擦与清洁作用,且不容易发酵,不利于龋病的发生。

3. 宿主　主要是指牙齿、唾液与机体的全身状态三方面。

(1) **牙齿**:牙齿的窝、沟、点、隙、邻面、颈部以及牙拥挤、重叠、错位等均易积存牙菌斑,利于龋病的发生。釉质钙化不全、发育不良的牙齿也易患龋。

(2) **唾液**:唾液量与质的变化、缓冲能力的大小以及抗菌系统的变化,都与龋病发生过程有着密切关系,唾液分泌量少、流速慢,易患龋。口腔颌面部放射治疗后及口干的人,可出现多个牙齿龋坏,且发展速度很快,称为猖獗龋。

(3) **全身状态**:营养状态差、某些矿物质(如氟、钙、磷等)、维生素的缺乏等都是致龋因素。一些全身系统性疾病,内分泌紊乱、遗传因素等与龋病的发生也都有一定关系。

ER 3-3-3

龋病的好发部位

4. 时间因素　龋病发病的每个过程都需要一定的时间来完成,因此保持口腔卫生、控制菌斑,减少糖类食物在口腔内停留的时间,可在龋病的预防工作中起重要作用。

【临床表现】

1. 龋病的好发牙和好发部位　龋病好发于磨牙,恒牙列的患龋顺序依次为:下颌第一、二磨牙,上颌第一、二磨牙,上、下颌前磨牙,上颌切牙,上、下颌尖牙,下颌切牙;乳牙列的患龋顺序依次为:下颌第二乳磨牙、上颌第二乳磨牙、第一乳磨牙、上颌乳前牙、下颌乳前牙。好发牙面依次为:咬合面、邻面、颊面、舌面。

2. 病变程度　临床按照龋坏的程度,将龋病分为浅龋、中龋和深龋(图 3-3-3)。

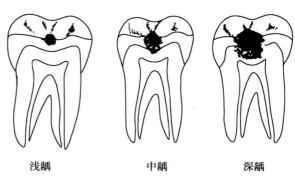

浅龋　　　　中龋　　　　深龋

图 3-3-3　龋病的病变程度

（1）**浅龋**：病变仅限于釉质或牙骨质，患者无任何自觉症状。分窝沟浅龋和平滑面浅龋。窝沟浅龋表现为釉质呈白垩色或墨浸状，探针插入窝沟内有粗糙感或卡探针尖。平滑面浅龋常位于邻面接触点的根方，龋坏部位的釉质表面脱钙、粗糙，形成白垩色或黄褐色、不透明、无光泽的斑块。

（2）**中龋**：病变发展到牙本质浅层，患牙对冷、热、酸、甜刺激较为敏感，但刺激去除后症状立即消失。检查可见龋洞形成，洞内有着色的软化牙本质与食物残渣，去净龋坏组织，病变达牙本质浅层。

（3）**深龋**：病变发展到牙本质深层，距牙髓组织较近，遇冷、热、酸、甜刺激或食物嵌入龋洞内均可引起疼痛，刺激去除，疼痛立即消失，无自发性疼痛。检查可见明显龋洞，呈棕黑色，洞内软化牙本质较多，去净龋坏组织距离髓腔较近，但无穿髓点。

【**诊断**】

根据龋的色、形、质改变的特征，通过详细询问病史，仔细观察牙齿的颜色改变，用探针仔细探查好发牙齿的好发部位，大多可以确诊。主要的诊断方法有：

1.**问诊** 详细地询问病史。浅龋患者无自觉症状，龋病发展到牙本质层有冷热酸甜敏感或疼痛症状，刺激去除疼痛立即消失，绝无自发痛。

2.**视诊** 观察牙齿的形态、色泽变化，可初步判断龋坏的性质和程度。

3.**探诊** 探查龋洞的位置、深度和范围，有无探痛。

4.**X线检查** 拍摄X线片可以观察龋病的部位、深度以及与牙髓腔的关系等。

5.**牙髓活力温度测试** 冷热诊测试均正常。

【**治疗**】

龋病治疗的目的在于终止病变的进展，恢复牙齿原有形态和功能，保持牙髓的生理活力。龋病是一种慢性进行性疾病，牙体硬组织一旦破坏形成缺损，难以再生，临床多采用充填修复治疗。治疗原则是针对不同程度的缺损，采用不同的治疗方法。一般来说，早期龋可采用保守治疗；有牙体硬组织缺损时采用充填治疗；深龋近髓时，先采用保护牙髓的措施，再进行充填治疗。

1.**龋病的保守治疗** 对未形成龋洞的浅龋和乳牙范围较大而表浅、无法制备洞形的浅龋，可采用药物治疗、窝沟封闭等治疗，此种方法可达到停止病变发展的作用，但不能恢复牙齿的形态。

（1）**药物治疗**：去净龋损的腐质，暴露病变部位，隔离唾液并擦干牙面，用75%氟化钠甘油糊剂、8%氟化亚锡溶液、含氟凝胶等多种氟化物，反复涂擦龋坏部位3~5分钟。

（2）**窝沟封闭**：是预防窝沟龋的有效方法。使用封闭剂，将牙齿的窝沟与口腔环境隔绝，阻止细菌及其产生的酸性产物等致龋因子进入窝沟。

2.**龋病的充填修复治疗** 彻底去除龋坏组织，按照要求制备成洞形，选择合适的材料充填患牙，恢复牙体的解剖形态和生理功能。包括窝洞制备、术区隔湿、窝洞的垫底和充填三大步骤。

（1）**制备洞形**：基本原则是去净龋坏组织，保护牙髓和牙周组织，尽量保留健康的牙体组织，窝洞具备良好的抗力形和固位形。

（2）**术区隔湿**：防止唾液进入窝洞，污染洞壁。常用的隔湿方法有棉卷隔湿、橡皮障隔湿等。

（3）**窝洞的垫底和充填**：为了隔绝充填材料和外界的刺激，对于较深的窝洞，需要首先用绝缘性能好的材料，如聚羧酸锌黏固剂、磷酸锌黏固剂、玻璃离子黏固剂等进行垫底。垫底后选用充填材料，如银汞合金、复合树脂等进行永久充填，恢复牙齿的形态和功能。

BLACK 窝洞的分类

窝洞的抗力形

窝洞的固位形

橡皮障的安置方法

衬洞和垫底

第二节　牙　髓　炎

案例导入

患者,女,48岁。左下磨牙隐痛半年,加重1天。患者于半年前自感左下后牙隐痛,一天前左下后牙出现自发性、阵发性疼痛,逐渐加重,夜间疼痛不能入睡。检查:左下第一磨牙咬合面有深龋洞,探痛明显,牙髓活力温度测试热刺激加剧疼痛,冷刺激缓解疼痛,叩痛(-)。

请思考:

1. 患者可能的诊断是什么?
2. 治疗原则是什么?
3. 如何进行应急处理?

牙髓炎(pulpitis)是牙髓病中最常见的疾病,是指发生在牙髓组织的炎症性疾病。急性牙髓炎主要表现为剧烈的牙痛,影响患者的生活质量。牙髓的感染可以通过根尖孔扩散到根尖周组织,引起根尖周炎,甚至发展为颌面部炎症,影响全身健康。

【病因】

引起牙髓炎的病因较多,有细菌感染、物理和化学刺激、免疫反应等,其中细菌感染是导致牙髓炎的主要病因。

1. 细菌因素　当龋病、磨损、创伤或医源性因素等破坏牙体硬组织,病原微生物通过牙本质小管或者穿髓孔进入牙髓,引起牙髓的感染,深龋是牙髓感染最常见的感染途径。患有牙周病时,牙周袋内的病原微生物,也可通过根尖孔或侧支根管感染牙髓,造成逆行性牙髓炎。

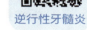

逆行性牙髓炎

2. 物理刺激　包括温度、电流、创伤等因素。温度过高超出牙髓组织所能耐受的限度,会引起牙髓反应。口腔内存在两种不同的金属修复体,在唾液中发生电化学反应等,可刺激牙髓引起牙髓炎;牙体的急性或慢性损伤,均可引起牙髓炎。

3. 化学刺激　窝洞消毒剂、垫底材料、充填材料等口腔科材料选择或使用不当,均可引起牙髓炎。

【临床表现】

牙髓组织为疏松结缔组织,虽然有一定的修复和再生能力,但其又被包裹在四周皆为坚硬的牙本质壁内,一旦发生炎症,炎症渗出物无法得到引流,局部组织压力增高,使感染很快扩散到全部牙髓,并压迫神经产生剧烈疼痛。

临床把牙髓炎分为可复性牙髓炎和不可复性牙髓炎。可复性牙髓炎是牙髓组织以血管扩张、充血为主的病理变化,如果能彻底去除致病因素,同时给予适当的治疗,牙髓可以恢复正常;如果刺激持续存在,可发展为不可复性牙髓炎。不可复性牙髓炎常见的是急性牙髓炎和慢性牙髓炎。

1. 急性牙髓炎(acute pulpitis)　主要症状是剧烈牙痛,疼痛的性质具有下列特点:

(1)**自发性、阵发性疼痛**:患牙在未受到任何外界刺激的情况下,突然发生剧烈的自发性尖锐疼痛。炎症早期,疼痛持续的时间较短,缓解的时间较长,到炎症晚期,则疼痛的持续时间延长,缓解时间缩短或疼痛呈持续性。牙髓出现化脓时,可有搏动性跳痛。

(2)**夜间痛**:由于体位关系,往往在夜间睡眠时疼痛加重。

(3)**温度刺激加剧疼痛**:冷、热刺激可激发患牙的剧烈疼痛。炎症早期,冷、热刺激均加剧疼痛,炎症晚期,如果牙髓已有化脓或部分坏死,患牙可表现为"热痛冷缓解"现象。

（4）**疼痛不能定位**：患者不能明确指出患牙，且疼痛常是沿三叉神经第二、第三支分布区域放射至患牙同侧的上下颌牙或头、颞、面部，不会牵涉到对侧区域。

检查：患牙可有深龋或其他牙齿硬组织疾患、充填体或深牙周袋等；探诊常可以引起剧烈疼痛，有时可探及微小穿髓孔；牙髓活力温度测验时，患牙的反应极其敏感。

ER 3-3-10
急性牙髓炎

知识拓展

急性牙髓炎与三叉神经痛的鉴别诊断

急性牙髓炎与三叉神经痛均有剧烈的牙痛，疼痛均为自发性、阵发性剧烈疼痛，疼痛沿神经分布区域放射，不能明确定位，临床容易混淆。两者的主要鉴别在于，急性牙髓炎有夜间疼痛，温度刺激痛，检查可有引起牙髓感染的深龋或其他牙体疾病；三叉神经痛较少在夜间发作，对温度刺激不引发疼痛，发作一般有疼痛“扳机点”，患者每次触及该点即诱发疼痛。

2. **慢性牙髓炎（chronic pulpitis）** 临床最常见，大多是深龋的进一步发展，也可由急性牙髓炎转变而来。

慢性牙髓炎主要表现是阵发性隐痛或钝痛，有自发痛或自发痛病史，病程较长，患牙可有长期的冷、热刺激痛病史。牙髓活力温度测验时，患牙可表现为迟钝或迟缓性疼痛。根据组织病理及临床表现，将慢性牙髓炎分为慢性闭锁性牙髓炎、慢性溃疡性牙髓炎及慢性增生性牙髓炎三型。

（1）**慢性闭锁性牙髓炎**：有不定时的自发性钝痛，病史较长，曾有自发痛病史。检查可有深龋，但无穿髓孔。

（2）**慢性溃疡性牙髓炎**：多无自发性疼痛，食物嵌塞入龋洞，易使疼痛加剧。检查可有深龋并有穿髓孔，探及穿髓孔则疼痛明显，有渗血。

（3）**慢性增生性牙髓炎**：又称牙髓息肉，是牙髓组织的慢性炎性肉芽组织增生。多为青少年患牙，无明显的自发性痛。检查可见龋洞穿髓孔较大，洞内有红色肉芽组织突出，呈蒂状，探之不痛而易出血（图 3-3-4）。

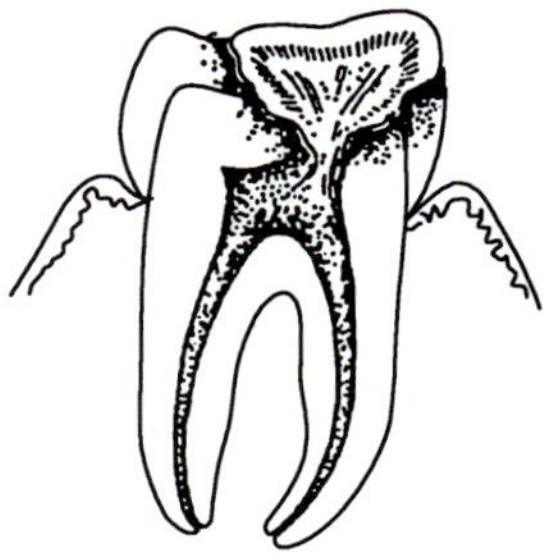

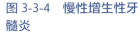

图 3-3-4 慢性增生性牙髓炎

【诊断】

牙髓炎在临床上较为常见，根据病史、疼痛性质、程度、发作方式和病牙的情况，较容易诊断。

1. **急性牙髓炎** 根据典型的疼痛症状，检查有引起牙髓病变的牙体损害或深牙周袋等病因，可作出诊断。但患者不能明确指出疼痛部位，必须仔细检查，配合牙髓活力测试可帮助定位患牙，对患牙的确定是诊断急性牙髓炎的关键。临床应与三叉神经痛、上颌窦炎及肿瘤压迫引起的疼痛相区别。

2. **慢性牙髓炎** 根据患牙有自发痛和/或自发痛史，检查有引起牙髓炎的牙体硬组织疾患或其他病因，患牙对温度测验的异常表现及叩诊反应可明确诊断。

【治疗】

牙髓炎的治疗原则是保存活髓或保留患牙，由于牙髓解剖、生理特点保留活髓比较困难，仅用于可复性牙髓炎或年轻恒牙的早期牙髓炎。对于不可复性牙髓炎要尽量保留患牙，维持咀嚼器官的完整性。保留患牙的方法有很多，临床应根据患者年龄、患牙位置、病变类型及程度综合考虑来选择最佳治疗方法，目前临床最常用的治疗方法是根管治疗术。

急性牙髓炎的治疗程序包括应急治疗与专科治疗，慢性牙髓炎主要采用根管治疗术。

1. **应急治疗** 对急性牙髓炎患者首要的处理措施是缓解疼痛，解决患者痛苦。开髓引流是急性牙髓炎止痛的最有效措施。临床用高速涡轮钻从髓角处将髓腔穿通,建立引流,缓解髓腔内高压以减轻剧痛。在局麻下摘除牙髓,去除全部或大部分牙髓后放置一无菌小棉球后暂封髓腔,患牙疼痛即刻缓解。

2. 专科治疗 牙髓病的专科治疗有很多方法,保留活髓的方法有盖髓术、活髓切断术;保留患牙的方法有根尖诱导成形术、根尖屏障术和根管治疗术等方法,目的在于保留患牙,需要特定的器械与专门的训练,患牙经过应急处理,疼痛缓解以后进行专科治疗。

第三节　根尖周炎

根尖周炎(periapical periodontitis)是指牙齿根尖部牙骨质及其周围的牙周膜和牙槽骨的炎症,多由于牙髓病的感染通过根尖孔扩散而来。包括急性根尖周炎和慢性根尖周炎。

【**病因**】
引起根尖周病的主要原因是感染,其次是外伤及化学刺激。因根尖周病多由牙髓病发展而来,因此,凡能引起牙髓病的因素,都能直接或间接地引起根尖周病。

1. 感染因素 感染是引起根尖周病的主要原因,感染来源于髓腔,炎症牙髓的病原刺激物通过根尖孔,引起根尖周组织的感染。牙周感染时,存在于深牙周袋内的细菌侵入根尖周组织,也可引起根尖周组织的感染。

2. 创伤因素 牙齿受到各种外力,如碰伤、咬合创伤及医源性损伤等,均可引起创伤性根尖周炎。

3. 化学刺激 治疗牙髓病及根尖周病时,若使用药物不当,如根管治疗时使用的根管消毒剂,渗出根尖孔;封失活剂时间长等化学药物刺激,均可引起化学性根尖周炎。

【**临床表现**】
1. 急性根尖周炎(acute periapical periodontitis) 是从根尖部牙周膜出现浆液性炎症到根尖周组织形成化脓性炎症的一系列反应过程。临床上原发性根尖周炎较少,大多是慢性根尖周炎急性发作。

(1)**急性浆液性根尖周炎**:是根尖周炎的早期,根尖的牙周膜血管扩张、充血、浆液性渗出。患者自觉患牙有浮出感、咬合痛,患者能够指明患牙。检查患牙可见龋坏、充填体或其他牙体硬组织疾患,有时可查到深牙周袋。牙冠变色。牙髓活力测试无反应,叩诊疼痛(+)~(++),扪压患牙根尖部有不适或轻度疼痛。

(2)**急性化脓性根尖周炎**:随着炎症的发展,不但渗出物增多,白细胞也增多,细胞溶解、液化并聚集形成脓液,脓液积存在根尖部,称为根尖周脓肿,根据脓液相对集聚在根尖周的不同区域,临床上将其分为3个阶段(图3-3-5)。

1)根尖脓肿(apical abscess):患牙出现自发性剧烈、持续的跳痛,不敢咬合。检查:根尖部发红,叩诊(++)~(+++),松动Ⅱ~Ⅲ度。相应区域淋巴结肿大有压痛。

2)骨膜下脓肿(subperiosteal abscess):因骨膜坚韧致密,脓液集聚于骨膜下产生的压力很大,疼痛达到最高峰。患牙的自发性、持续性、搏动性跳痛更加剧烈,疼痛难忍。检

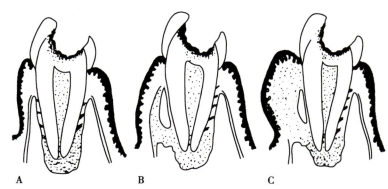

图 3-3-5　急性化脓性根尖周炎发展的三个阶段
A. 根尖脓肿阶段;B. 骨膜下脓肿阶段;C. 黏膜下脓肿阶段。

查：根尖处牙龈红肿，前庭沟肿胀变平，触诊有深部波动感，叩诊(+++)。可伴有体温升高，身体乏力等全身症状。

3)黏膜下脓肿(submucous abscess)：由于黏膜下组织疏松，脓液到达黏膜下时，压力明显降低，自发性胀痛及咬合痛明显减轻，全身症状缓解。检查：根尖区黏膜的肿胀局限，呈半球形隆起，扪诊时波动感明显，脓肿较表浅而易破溃。

2. 慢性根尖周炎(chronic periapical periodontitis) 是指根管内病原刺激物长期存在，根尖周围表现为炎症肉芽组织的形成和牙槽骨的破坏。在机体抵抗能力低下时慢性根尖周炎可转化为急性根尖周炎，因此，慢性根尖周炎常有反复疼痛、肿胀的病史。按照病变类型分为根尖周肉芽肿、慢性根尖周脓肿、根尖周囊肿和根尖周致密性骨炎。

慢性根尖周炎
的形成过程

临床上多无明显自觉症状或偶有轻微钝痛，咀嚼时有不适感。检查：可见患牙有龋病或者牙体硬组织的非龋性疾病，牙髓坏死，轻度叩痛。有窦型慢性根尖周炎根尖区相对应的颊侧牙龈上有经久不愈的瘘管。慢性根尖周炎最主要的检查方法是拍摄X线片：根尖肉芽肿表现为根尖部有圆形的透射影像，边界清楚，直径一般小于1cm；慢性根尖周脓肿表现为边界不清，形状不规则，周围骨质疏松呈云雾状；较大的根尖周囊肿可见根尖圆形或椭圆形透射区，边界清楚，有一圈由致密骨组成的阻射白线围绕。

慢性根尖周炎
的X线片

【诊断】

急性根尖周炎主要根据患牙所表现的典型临床症状和体征，分辨患牙所处的炎症阶段。慢性根尖周炎主要依据患牙临床症状和X线检查根尖区骨质破坏的影像为确诊的依据。

【治疗】

急性根尖周炎首先应采取应急措施，以控制感染、解除疼痛。急性炎症控制及慢性根尖周炎要根据不同的病情采取不同的根治疗法，彻底消除根管内的病原刺激物，无害地保留患牙。

1. 应急治疗

(1)**开髓引流**：根尖周炎早期应在局麻下开通髓腔，彻底清除根管系统内坏死的牙髓，穿通根尖孔，使炎性渗出物或脓液通过根管得以引流，达到缓解症状的目的。如根管内有明显的脓性分泌物流出，应开放髓腔2~3天，再做进一步治疗。

(2)**咬合调整**：炎症波及根尖周组织时，患牙常有伸长感，咬合痛。适当降低咬合可减轻患者的疼痛，避免咬合干扰引起根尖周组织进一步创伤。

(3)**脓肿切开**：急性根尖周炎骨膜下及黏膜下脓肿阶段，应在局部麻醉或表面麻醉下切开排脓。

2. 专科治疗 急性炎症控制后应进行专科治疗，严格而正规的根管治疗术是彻底治疗牙髓炎和根尖周炎最常用的方法。对根尖病变范围较大的病例，除做完善的根管治疗术外，还要配合根尖刮治术、根尖切除术等根管外科手术。如果根尖范围过大，反复肿胀，治疗效果不佳，可考虑拔除患牙，预防并发症。

知识拓展

根管治疗术

根管治疗术是治疗牙髓病和根尖周病常用和最有效的方法。是通过机械或化学的方法预备根管，将存在于根管内的感染刺激物全部清除，以消除感染并使根管清洁成形，再经过药物消毒和严密的根管充填，达到治疗牙髓病和根尖周病的目的。

逐步后退法及
热牙胶充填

第四节　牙周组织疾病

牙周组织病是指发生在牙周支持组织（牙龈、牙周膜、牙槽骨和牙骨质）的疾病。包括牙龈病和牙周炎两大类。

一、牙龈病

牙龈病（gingival diseases）是指发生在牙龈组织的疾病，多为炎症，也可为增生、坏死和瘤样病变。

【病因】

牙龈病的始动因素是菌斑，牙石、食物嵌塞、不良修复体、口呼吸、牙错位拥挤、正畸治疗等为局部刺激因素。某些全身因素如内分泌尤其是性激素的变化、维生素 C 缺乏、营养障碍与系统性疾病等为全身促进因素。

【临床表现】

ER 3-3-14
慢性牙龈炎

1. **慢性牙龈炎**　又称边缘性龈炎或单纯性龈炎。牙龈炎症主要局限于龈乳头和游离龈，在牙龈病中最常见。主要症状是刷牙或咬硬物时牙龈出血。局部检查：牙龈颜色鲜红或暗红色，牙龈肿胀，光滑发亮，点彩消失，牙龈边缘变钝，龈乳头圆钝肥厚，质地松软而失去弹性，触之易出血。

ER 3-3-15
青春期龈炎

2. **青春期龈炎**　指发生在青春期少年的慢性非特异性龈炎，与内分泌有关，男女均可患病，但女性患者稍多于男性。菌斑仍是青春期龈炎的主要病因。青春期内分泌尤其是性激素变化，使牙龈对菌斑的易感性增加，加重牙龈对局部刺激的反应，使原有的牙龈炎明显加重。好发于前牙唇侧的龈乳头及龈缘，牙龈呈暗红或鲜红，牙龈乳头呈球形突起，质地松软，探诊易出血。

ER 3-3-16
妊娠性龈炎和
妊娠期龈瘤

3. **妊娠期龈炎**　患者一般妊娠前即有不同程度的慢性牙龈炎，妊娠 2~3 个月开始出现明显症状，至 8 个月达高峰，分娩后约 2 个月，可恢复到妊娠前状态。常发生在个别或全口牙龈，以前牙区为重，龈乳头最明显。牙龈呈暗红或鲜红色，触之易出血，质地松软，表面光滑。妊娠期龈瘤发生于单个牙的牙龈乳头，下颌前牙唇侧龈乳头较为多见，一般发生在妊娠后 3 个月，牙龈乳头出现增生物，颜色鲜红或暗红，质地松软，有蒂或无蒂，探诊极易出血，直径一般不超过 2cm。分娩后妊娠瘤多数能逐渐缩小，有的还需手术切除。

【诊断】

龈缘处有菌斑或牙石等，局部有刺激因素。根据病史和各类牙龈炎临床表现可作出诊断。

【治疗】

ER 3-3-17
龈上洁治术

1. **去除局部刺激因素**　通过洁治术彻底清除牙石和菌斑，消除造成菌斑滞留和局部刺激牙龈的因素，以利于牙龈炎症消退。去除口内不良修复体，必要时配合 0.12%~0.2% 氯己定或 1%~3% 过氧化氢液等局部用药。

2. **手术治疗**　大多数牙龈病在去除病因后炎症消退，牙龈形态恢复正常。少数牙龈纤维增生明显、过度肥大或体积较大妊娠期龈瘤，可以考虑手术治疗。

3. **控制菌斑**　指导患者采取正确的刷牙和牙线等菌斑控制方法，持之以恒地保持良好的口腔卫生状况，定期（6~12 个月）进行检查和维护，防止复发。

二、牙周炎

牙周炎（periodontitis）是由菌斑生物膜引起的牙周组织感染性疾病，导致牙龈、牙周膜、牙槽骨和牙骨质整个牙周组织的破坏,其主要特征为牙龈炎症、牙周袋形成、牙槽骨吸收和牙齿松动。牙周炎是成人牙齿丧失的首位原因。临床最常见的是慢性牙周炎(chronic periodontitis,CP),其病程长、进展慢,约占牙周炎患者的 95%。

慢性牙周炎

【病因】

1. **局部因素** 主要为口腔卫生不良,牙面大量菌斑堆积以及龈下牙石、食物嵌塞、咬合创伤、不良修复体和不良充填体等局部促进因素存在。当细菌数量及毒性增强或机体防御能力减弱时,由于龈下微生态环境改变,牙周致病菌使牙龈的炎症加重,导致胶原破坏、结合上皮向根方增殖形成牙周袋和导致牙槽骨吸收,发展为牙周炎。

2. **全身因素** 内分泌因素、遗传因素、营养因素、吸烟以及有关的系统性疾病,均是牙周炎的全身促进因素,促进牙周炎的发生与发展。

【临床表现】

1. **牙龈肿胀出血** 牙周炎大多由牙龈炎发展而来。牙龈的形态、颜色上的改变较牙龈炎更广泛、更严重。牙龈组织水肿,颜色暗红,毛细血管的脆性增加,刷牙、咀嚼甚至吸吮均可出血。

2. **牙周袋形成** 由于炎症的刺激,牙周膜纤维破坏,牙槽骨逐渐吸收,牙龈上皮附着加深,牙龈与牙根分离,使正常的龈沟破坏加深而形成牙周袋(图3-3-6)。牙周袋形成是牙周炎的特征性病变。

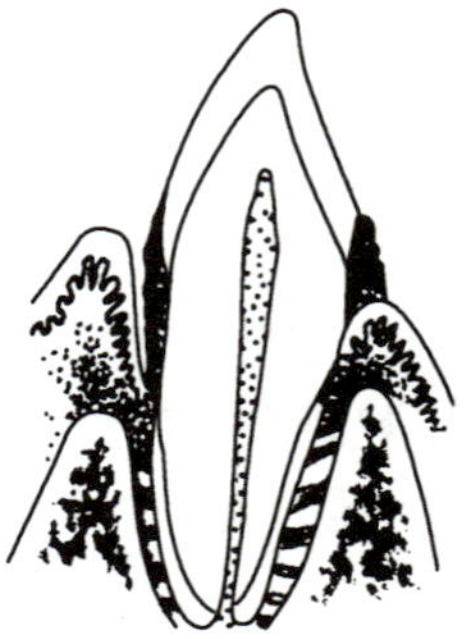

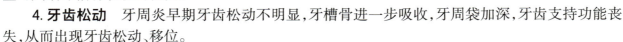

3. **牙槽骨吸收** 可分为水平吸收、垂直吸收等,X 线检查和牙周探诊检查可判断牙槽骨吸收的程度。

图 3-3-6　牙周袋形成

4. **牙齿松动** 牙周炎早期牙齿松动不明显,牙槽骨进一步吸收,牙周袋加深,牙齿支持功能丧失,从而出现牙齿松动、移位。

牙周炎患者除以上临床表现外,晚期常可出现其他伴发症状,如牙移位、食物嵌塞、继发性咬合创伤、根面龋、牙本质过敏症、逆行性牙髓炎、牙周脓肿等。

【诊断】

口腔卫生状况不良,根据病史和各类牙周炎临床表现可作出诊断。

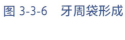
慢性牙龈炎-牙周炎的演变过程

【治疗】

牙周炎呈渐进性发展,一经诊断应尽早制订完善的治疗计划。牙周炎治疗的目的是消除病变,恢复牙周组织的生理形态和功能,为患者创造自身维护的条件。

1. **局部治疗**

(1)**口腔卫生指导**:对患者进行口腔卫生指导,培养和建立控制菌斑的自觉意识和正确方法。

(2)**彻底清除局部刺激因素**:采用龈上洁治术、龈下刮治术和根面平整术,彻底去除牙石等病原刺激。纠正粗糙的修复体表面、不合理的修复体等,治疗食物嵌塞,调整咬合关系。

(3)**局部药物治疗**:常选用 3% 过氧化氢溶液和生理盐水反复冲洗牙周袋,袋内放置 2% 米诺环素凝胶、四环素药线等具有抑菌、消炎、收敛作用的药物。

2. **全身治疗**

(1)**全身抗感染治疗**:大多数患者在基础治疗后,牙周组织能恢复健康状态,不需要全身使用抗菌药物。牙周脓肿或者局部治疗效果不佳者,可用抗生素短期辅助治疗。

(2)**增强营养,促进牙周健康**:补充足够的蛋白质与维生素 A、维生素 C、维生素 D,以增强牙周组织的抵抗能力。

(3)**检查并治疗全身系统性疾病**:如糖尿病、消化系统疾病、贫血等,须首先治疗并控制全身性疾病,以利于牙周组织愈合。

3. **手术治疗** 经基础治疗后 6~8 周,仍有 5mm 以上的牙周袋,且探诊有出血,或有难清除的龈下牙石,则可视情况再次刮治或行牙周手术,直视下清除刺激物和病变组织,恢复牙周组织的正常形态及功能。常用的手术方法有牙龈切除术、翻瓣术、袋内壁刮治术及引导组织再生术等。

(陈 慧)

思考题

1. 请试述浅龋、中龋、深龋的临床特点。
2. 请简述急性牙髓炎牙痛的特征及应急治疗的措施。
3. 请简述慢性牙周炎的临床表现及治疗。

ER 3-3-20
练习题

第四章 | 口腔常见黏膜病

案例导入

患者,男,1岁。母亲代诉患儿口内起水疱3天。1周前患儿低热乏力、流涎、拒食。3天前发现口腔黏膜广泛充血且有成簇小水疱及溃疡,很快形成大面积糜烂。患儿疼痛、哭闹。临床检查可见病损集中在口腔前部、未累及牙龈。

请思考:

1. 该患者诊断可能是什么?
2. 治疗原则是什么?

口腔黏膜(oral mucosa)是指口腔内的湿润衬里,在结构或功能上具有皮肤的某些特点,如两者有相似的组织学结构,均由上皮和结缔组织组成,其交界处呈波浪形。

口腔黏膜病学(diseases of oral mucosa)是口腔医学的重要组成部分,是系统研究口腔黏膜病的基础理论和临床诊治及预防的一门独立临床学科。由于它研究的对象种类繁多,且与机体的全身状态关系密切,口腔黏膜病学也是一门口腔医学与其他学科交叉的桥梁学科。近年来,我国的口腔黏膜病学的发展取得重要成果。从2009年7月至今,在几代全国学术带头人的领导下,我国已成功制订了单纯疱疹、复发性阿弗他溃疡、口腔扁平苔藓、口腔念珠菌病等口腔黏膜常见疾病的规范诊疗指南和临床路径,并着手制订了包括口腔白斑病在内的一系列口腔黏膜疾病的临床实践循证指南。

口腔黏膜病是指肿瘤以外发生于口腔黏膜与软组织的各种类型疾病,可分为口腔黏膜感染性、非感染性疾病,癌前病变及全身病的口腔表征。

1. 口腔黏膜病可根据损害的来源分为以下四类:

(1)主要发生在口腔黏膜上的疾病,如口腔黏膜的创伤性溃疡。

(2)同时发生于皮肤或单独发生于口腔黏膜上的皮肤-黏膜疾病,如扁平苔藓。

(3)合并起源于外胚层和中胚层的某些疾病,如多形性红斑、白塞病等。

(4)性传播疾病或系统性疾病的口腔表征,如艾滋病、血液病等的口腔表征。

2. 常见的口腔黏膜疾病可分为:感染性疾病、变态反应性疾病、溃疡类疾病、大疱类疾病、斑纹类疾病、肉芽肿疾病、唇舌疾病、性传播疾病和艾滋病。

现将几种常见的口腔黏膜病介绍如下。

第一节　单纯性疱疹

单纯性疱疹（herpes simplex）是由单纯疱疹病毒所致的皮肤黏膜病，是一种常见的口腔黏膜急性传染性发疱性病变。临床上其特征性表现为出现簇集性小水疱，有自限性，易复发。

【病因】

口腔单纯疱疹病毒（HSV）是有包膜的 DNA 病毒，分为两型。Ⅰ型疱疹病毒主要是引起口腔黏膜、咽、口周皮肤、腰以上皮肤黏膜及脑的感染。Ⅱ型疱疹病毒主要感染腰以下部位。

【临床表现】

1. 原发性疱疹性口炎　为最常见的由Ⅰ型单纯疱疹病毒引起的口腔病损，好发于 6 岁以下儿童，尤以 6 个月至 2 岁的婴幼儿最多见。

（1）**前驱期**：发病前多有与疱疹患者的接触史，有 4~7 天的潜伏期，患儿有躁动不安、发热、头痛、乏力、全身肌肉疼痛、咽痛等急性症状，下颌下及颈上淋巴结肿大，触痛。患儿流涎、哭闹、拒食。可在口腔黏膜任何部位出现病损。

（2）**水疱期**：初起黏膜充血、发红、水肿，出现数目较多成簇状、针尖大小的水疱，疱壁薄而透明。直径 1~2mm，呈圆形或椭圆形，周围绕以细窄的红晕。

（3）**糜烂期**：水疱迅速破裂，破溃成小溃疡，可相互融合成片状糜烂面，覆盖有淡黄色假膜，周围充血发红。此时唾液显著增加，有剧烈疼痛，局部淋巴结肿大、压痛。

（4）**愈合期**：该病有自限性。糜烂面逐渐缩小愈合，如无继发感染，7~10 天病情逐渐缓解，自行愈合且不留瘢痕。

2. 复发性疱疹性口炎　原发性疱疹感染愈合后，有 30%~50% 的病例可能发生复发性损害。复发因素包括阳光照射、局部机械损伤、感冒等。一般复发感染的部位在原先发作过的位置或附近（多发生在唇红黏膜与皮肤交界处）。患者开始可感到轻微的疲乏与不适，很快在将要发生损害部位出现刺痛、灼痛、肿胀、发痒等症状。约在 10 小时内出现水疱，周围有轻度红斑，水疱数目多，呈粟粒样大小，呈簇状分布。初期疱液呈淡黄色且透明，以后水疱高起扩大，相互融合，疱液变为混浊，随后水疱破裂、糜烂、结痂，痂皮脱落后不留瘢痕，但可留有暂时性色素沉着。

复发性疱疹性口炎

【诊断】

多数病例根据临床表现即可作出诊断。如原发性感染多见于婴幼儿，根据发病急，全身症状重，口腔黏膜出现成簇的小水疱，破溃后形成溃疡，口周皮肤形成痂壳，比较容易诊断。复发性感染多见成人，全身反应较轻，可见口角、唇缘及皮肤上出现成簇小水疱。

【治疗】

1. 全身抗病毒治疗

（1）**核苷类抗病毒药**：目前认为核苷类药物是抗单纯疱疹病毒最有效的药物。主要有阿昔洛韦、伐昔洛韦、泛昔洛韦和更昔洛韦。

（2）**利巴韦林**：又称病毒唑，是一种广谱抗病毒药物，可用于疱疹病毒治疗。长期应用可引起严重的胃肠反应，孕妇禁用。

（3）**干扰素**：复发频繁或免疫力低下的患者效果好。

（4）**聚肌胞**：用于重型复发性 HSV 感染，是人工合成的干扰素诱生剂。

（5）**疫苗和免疫球蛋白**：疫苗是预防病毒感染最有效的方法，但 HSV 疫苗尚在开发阶段。注射免疫球蛋白可使机体获得短暂的抗病毒能力,在 HSV 感染流行时,在一定人群中使用有防治效果。

2. 局部治疗 口腔黏膜局部用药对由单纯疱疹病毒感染引起的口腔单纯疱疹是不可缺少的。

(1)**局部搽药**:可用 3% 阿昔洛韦软膏或酞丁胺软膏局部涂搽。治疗唇疱疹继发感染时,可用抗生素糊剂。中药的锡类散、西瓜霜粉剂等均可局部使用。

(2)**湿敷**:0.1% 乳酸依沙吖啶(利凡诺)液,0.025%~0.05% 硫酸锌溶液等。

(3)**漱口剂**:用 0.2% 葡萄糖酸氯己定(洗必泰)溶液、3% 硼酸溶液漱口,有杀毒、消菌和清洁口腔作用。

(4)**含片**:可用溶酶菌片、华素片等含化。

(5)**保持口腔清洁**。

3. 对症和支持疗法 单纯疱疹病毒在体内复制,可造成机体细胞和组织的损伤,故适当休息,全身支持治疗和对症处理是必要的。

第二节　复发性阿弗他溃疡

复发性阿弗他溃疡(recurrent aphthous ulcer,RAU)亦称复发性阿弗他性口炎、复发性口腔溃疡,是一种最常见的反复发作性口腔黏膜溃疡性损害,患病率高达 20% 左右,居口腔黏膜病之首。多见于青壮年。本病具有的临床特点是自然发病、周期性、自限性、有遗传倾向。

【病因】

本病病因复杂,致病机制目前仍不清楚,且存在着明显的个体差异。

【临床表现】

一般表现为反复发作的圆形或椭圆形溃疡,具有"黄、红、凹、痛"的临床特征,即溃疡表面覆盖黄色假膜、周围有红晕带、中央凹陷、疼痛明显。根据临床特征,RAU 可分为三种类型。

ER 3-4-4
轻型阿弗他溃疡

1. 轻型阿弗他溃疡 溃疡好发于唇、颊、舌尖、舌缘等无角化或角化较差的黏膜。多见于青壮年,女性稍多于男性。溃疡发作时呈"红、黄、凹、痛"特征。轻型阿弗他溃疡数目不多,一般 3~5 个,最多不超过 10 个,散在分布。10~14 天溃疡愈合,不留瘢痕。

ER 3-4-5
重型阿弗他溃疡

2. 重型阿弗他溃疡 亦称复发坏死性黏膜腺周围炎或腺周口疮。溃疡大而深,边缘不整而隆起,呈"弹坑状"病损,直径 >1cm,可深达黏膜下层腺体至肌层,基底微硬,表面有灰黄色假膜或灰白色坏死组织。溃疡持续时间可长达数个月,通常是 1~2 处溃疡。溃疡疼痛剧烈,愈后留有明显瘢痕。口腔黏膜各部均可发生,尤其多发于口腔后部、咽旁、软腭、扁桃体周围、口角及颊等处。

ER 3-4-6
疱疹样阿弗他溃疡

3. 疱疹样阿弗他溃疡 亦称口炎型口疮。多发于成年女性,好发部位及病程与轻型相似。溃疡直径较小,约 2mm,不超过 5mm。溃疡数目多,可达十个以上,甚至几十个,散在分布如"满天星"。邻近溃疡可融合成片,黏膜充血发红,疼痛较重,发作后不留瘢痕。

【诊断】

根据复发性和自限性的病史规律及临床体征,RAU 的诊断主要以病史特点及临床特征为依据。疱疹样阿弗他溃疡应注意与疱疹性口炎鉴别。对大而深且长期不愈的溃疡即重型复发性口疮应做活检来明确诊断,以排除癌性溃疡及结核性溃疡。

【治疗】

复发性阿弗他溃疡的治疗原则是:积极寻找 RAU 发生的相关诱因并加以控制,优先选择局部治疗,全身治疗和局部治疗相结合,以祛除各种诱发因素、缩短病程、减少痛苦、减少复发、对症治疗为主。

1. 局部治疗

（1）**抗炎类药物**：①膜剂。②含片：含服西地碘片或溶菌酶。③含漱剂。④超声雾化。⑤凝胶。⑥散剂。

（2）**止痛类药物**：包括苯佐卡因凝胶,利多卡因凝胶、喷雾等。

（3）**促进愈合类药物**：重组人表皮生长因子凝胶、外用溶液,重组牛碱性成纤维细胞生长因子凝胶。

（4）**局部封闭**：常用曲安奈德混悬液加等量的 2% 利多卡因于溃疡基底黏膜下封闭,可缓解疼痛。

（5）**理疗**：利用激光、微波理疗,有减少渗出和促进溃疡愈合的作用。

2. 全身治疗

（1）肾上腺糖皮质激素及其他免疫制剂。

（2）免疫增强剂。

（3）中医治疗。

第三节　口腔念珠菌病

口腔念珠菌病（oral candidiasis）是由念珠菌属一些致病菌引起的原发或继发感染而引起的口腔黏膜疾病,可以侵犯皮肤、黏膜和内脏,表现为急性、亚急性和慢性炎症。口腔念珠菌病是人类最常见的口腔真菌感染。

【病因】

虽然健康人可带有念珠菌,但一般不致病。当宿主防御功能减退后,这种非致病性念珠菌转化为致病性念珠菌而导致念珠菌病的发生,故念珠菌又被称为机会致病菌,引起人类念珠菌病的主要是白念珠菌。

【临床表现】

1. 念珠菌性口炎

（1）**急性假膜型念珠菌性口炎**：亦称新生儿鹅口疮、雪口病,可发生于任何年龄,多见于哺乳期婴幼儿,尤以新生儿最多见,发生率 4%。此型念珠菌性口炎好发部位为颊、舌、软腭及唇。损害区黏膜充血,有散在的色白如雪的柔软小斑点,如帽针头大小;不久相互融合为白色丝绒状斑片,并可继续扩大蔓延,严重者波及扁桃体、咽部。成人发生的假膜型念珠菌病多有易感因素存在,特别是艾滋病患者等,易复发。

（2）**急性红斑型念珠菌性口炎**：多见于成年人,由于长期应用青霉素等广谱抗生素而致,亦称抗生素性口炎,大多数患者有消耗性疾病,以舌黏膜多见。主要表现为黏膜充血、糜烂及舌背乳头呈团块萎缩,周围舌苔增厚,可伴有假膜及口角炎。患者常首先有味觉异常、口腔干燥、黏膜灼痛。

（3）**慢性增殖型念珠菌病**：又称慢性肥厚型念珠菌口炎,多见于颊黏膜、舌背及腭部。本型的颊黏膜病损常对称地位于口角内侧三角区,呈结节状或颗粒状增生,或为固着紧密的白色角化斑块,类似一般黏膜白斑。舌背病损可表现为丝状乳头增殖。

（4）**慢性红斑型**：本型又称义齿性口炎,多发生于戴义齿的患者。损害部位常在与上颌义齿侧面接触的腭、龈黏膜,女性多见。临床表现为义齿承托区黏膜广泛发红,形成鲜红色弥散红斑。在红斑表面可有颗粒增生。舌背乳头可萎缩,舌质红。

2. 念珠菌性唇炎　多发于高龄（50 岁以上）患者,同时有念珠菌性口炎或口角炎。可分为糜烂型和颗粒型。

3. 念珠菌口角炎 多发于儿童、体弱、血液病患者。两侧口角区皮肤及黏膜均可受累,表现为皲裂、充血、糜烂、结痂、疼痛或溢血。

口腔念珠菌病

【诊断】

本病根据病史和临床特征较易诊断,必要时涂片取假膜镜检,可以发现真菌菌丝与芽孢。可作免疫学和生化检验、组织病理学和基因诊断等进一步确诊。

【治疗】

1. 局部药物治疗 白念珠菌适于在酸性环境下生存,碱性环境可抑制其生长繁殖。

(1) **2%~4% 碳酸氢钠(小苏打)**:用于哺乳前后洗涤口腔,使口腔成为碱性环境,可抑制白念珠菌的生长和繁殖。

(2) **氯己定**:可用 0.2% 溶液或 1% 凝胶局部涂布、冲洗或含漱,也可与制霉菌素配伍成软膏或霜剂。

(3) **甲紫(龙胆紫)溶液**:口腔黏膜以 0.5% 浓度为宜,每日涂搽 3 次,以治疗婴幼儿鹅口疮和口角炎。

(4) **西地碘(华素片)**:高效低毒和广谱杀菌,碘过敏者禁用。

2. 全身抗真菌药物治疗

(1) **氟康唑**:目前为治疗白念珠菌的首选药物。

(2) **伊曲康唑**:每日口服 100mg。

3. 支持治疗 加强营养,增强机体免疫力。

4. 手术治疗 对于癌前损害,在治疗期间应严密观察,经药物治疗后(3~6 个月)可逆转。定期复查,若疗效不明显或患者不耐受治疗,应考虑手术治疗。

第四节　口腔扁平苔藓

口腔扁平苔藓(oral lichen planus,OLP)是口腔黏膜病中常见的疾病之一,其患病率为 0.1%~4%。该病好发于中年,女性多于男性。因口腔扁平苔藓长期糜烂病损有恶变现象,WHO 将其列入癌前状态的范畴。

【病因】

病因和发病机制尚不明确,与更年期或经前期精神紧张等精神因素、内分泌因素、失眠、情绪波动、免疫因素、感染因素等有关。

【临床表现】

OLP 病损为白色小丘疹,一般为针头大,属角化病损,由白色丘疹连成的线状白色、灰白色花纹,有网状、树枝状、环状或半环状,黏膜可发生红斑、充血、糜烂、溃疡、萎缩和水疱。

颊部扁平苔藓

病损大多左右对称,可发生在口腔黏膜的任何部位,87.5% 的病损多发生于颊部,患者多无自觉症状,常偶然发现。有些患者感黏膜粗糙、木涩感、烧灼感、口干,偶有虫爬痒感。黏膜充血糜烂和遇辛辣、热、酸、咸味刺激时,局部敏感灼痛。

【诊断】

一般根据病史及典型的口腔黏膜白色损害即可作出临床诊断,如难以确诊时,可进行活检。对经久不愈的扁平苔藓患者,应充分提高警惕。

舌部扁平苔藓

【治疗】

1. 心理治疗 对病变区无充血、糜烂,患者无明显自觉症状者,密切观察病情变化。一些患者可自愈。

2. 局部治疗

（1）祛除局部刺激因素,如洁治术、刮治术去除牙石,以棉签擦拭牙齿代替刷牙,以避免刷毛刺伤损害区黏膜。

（2）局部应用肾上腺糖皮质激素软膏涂抹,或对糜烂溃疡型病损可使用肾上腺糖皮质激素封闭治疗。

（3）对角化程度较高的病损,可用 0.1%~0.3% 维 A 酸软膏局部涂抹。

3. 全身治疗　免疫抑制剂、免疫调节剂、抗真菌药物。

4. 中医中药治疗。

第五节　口腔白斑病

口腔白斑病是发生在口腔黏膜上以白色为主的损害,不能擦去,也不能以临床和组织病理学的方法诊断为其他可定义的损害,属于口腔黏膜癌前病变范畴。

【病因】

口腔白斑病的发病可能与局部刺激因素、不良习惯及全身因素等有关。

1. 烟草等理化刺激因素。

2. 念珠菌感染　口腔白斑患者中,白念珠菌检出率约为 34%。

3. 人乳头状瘤病毒感染　近年来,对于人乳头状瘤病毒（HPV）的感染是否参与口腔白斑的发生发展,仍有争论。

4. 不良习惯　与饮酒和食用过烫、酸辣食物及嚼槟榔有关。

5. 全身因素　包括微量元素、微循环改变、易感的遗传因素等。

【临床表现】

白斑多见于中年以上男性,好发于颊、舌缘、唇、上腭、口底等部位。白斑分为均质型与非均质型两大类。非均质型白斑较均质型白斑癌变可能性大。

1. 均质型　分斑块状和皱纹纸状两个亚型。

（1）**斑块状**:口腔黏膜上白色或灰白色均匀斑块,斑块表面可有皲裂,平或略高出黏膜表面,边界清楚,触诊柔软,略粗糙,周围黏膜多无异常改变。患者多无自觉症状或有粗糙感。

皱纹纸状白斑

（2）**皱纹纸状**:多发生于口底及舌腹,白斑呈灰白色或白垩色,边界清楚,表面粗糙,周围黏膜正常,患者除粗糙不适感外,亦可有刺激痛等症状。

2. 非均质型　分颗粒状、疣状和溃疡状三个亚型。

（1）**颗粒状**:多见于颊黏膜口角区。白色损害呈颗粒状突起,稍硬,黏膜表面不平坦,病损间黏膜充血,似有小片状或点状糜烂。患者可有刺激痛。

溃疡状白斑

（2）**疣状**:多见于牙槽嵴、口底、唇和腭等部位。病损呈乳白色,表面粗糙,呈刺状或绒毛状突起,明显高出黏膜表面,质地稍硬。

（3）**溃疡状**:是指增厚的白色斑块上出现溃疡或糜烂,可有疼痛。

【诊断】

根据临床表现、病理检查、脱落细胞检查及甲苯胺蓝染色可明确诊断。白斑患者 3%~5% 可能癌变,尤其对发生在口底舌腹部位,形态为疣状与颗粒状者应提高警惕,注意定期复查,必要时取活体组织检查。

【治疗】

1. 祛除刺激因素 如戒烟、禁酒,去除口腔不良修复体,拔除残根、残冠。

2. 维 A 酸软膏 对于非充血、糜烂型的病损,可用 0.1%~0.3% 维 A 酸软膏局部涂抹,但不适用于充血、糜烂的病损。

3. 维生素 E 剂量为 10~100mg,每日 3 次,口服。

4. 对有癌变倾向的病损类型、部位,应定期严密复查,建议每 3~6 个月复查一次。对在观察、治疗过程中有增生、硬结、溃疡等变化时,应及时手术切除并活检。

5. 中医中药治疗。

> **知识拓展**
>
> ### 手足口病与盘状红斑狼疮
>
> 1. 手足口病(hand-foot-mouth disease,HFMD)是一种儿童传染病,又名发疹性水疱性口腔炎。该病以手、足和口腔黏膜疱疹或破溃后形成溃疡为主要临床特征,其病原为多种肠道病毒。该病毒主要经粪-口和/或呼吸道飞沫传播,亦可经接触患者皮肤、黏膜疱疹液而感染。手足口病潜伏期为 3~4 天,多数无前驱症状而突然发病。常有 1~3 天的持续低热,口腔和咽喉部疼痛,或有上呼吸道感染的特征。本病的整个病程为 5~7 天,个别达 10 天。一般可自愈,预后良好,并发症少见,但少数患者可复发。
>
> 2. 盘状红斑狼疮(discoid lupus erythematosus,DLE)是一种慢性皮肤-黏膜结缔组织疾病,病损特点为持久性红斑,中央萎缩凹下呈盘状。主要累及头面部皮肤及口腔黏膜,皮肤病损表面有黏着性鳞屑,黏膜病损周边有呈放射状排列的细短白纹。以 20~40 岁的中青年人最为好发。DLE 属于癌前状态。
>
> (常 新)

> **思考题**

1. 请试述单纯性疱疹的临床表现分型。

2. 请简述扁平苔藓的临床表现。

3. 口腔白斑病治疗方法有哪些? 先进的方法是什么? 我国在这方面有哪些成绩?

ER 3-4-12

练习题

第五章 | 口腔颌面部感染

教学课件　　思维导图

学习目标

1. 掌握：口腔颌面部感染的特点和感染途径；第三磨牙冠周炎的病因、临床表现、诊断与治疗；面部疖痈临床表现、并发症与治疗。

2. 熟悉：口腔颌面部间隙感染、颌骨骨髓炎临床表现、诊断与治疗。

3. 了解：面颈部淋巴结炎临床表现、诊断与治疗。

4. 学会运用口腔颌面部感染知识，对常见疾病进行初步诊断和一般治疗处理。

5. 具备所学知识，向患者介绍疾病病因、临床表现及一般治疗方法，可顺利进行医患沟通，利用所学知识对患者进行科学心理疏导。

案例导入

患者，男，22 岁，自觉右侧后牙隐痛不适 4 天，右侧面部肿胀 2 天来诊。检查：右侧下颌角处肿胀明显，局部压痛，皮温升高，波动感不明显，牙关紧闭，口内有下颌第三磨牙牙尖初萌，牙冠大部分被牙龈覆盖，龈瓣充血，龈瓣下有脓溢出。

请思考：

1. 该患者诊断可能是什么？

2. 该患者还需作哪些检查？

3. 治疗原则是什么？

第一节　概　述

口腔颌面部感染（infections of oral and maxillofacial region）是指口腔颌骨和面部软组织的炎性疾病的总称，为常见病和多发病。

【感染特点】

1. 口腔是呼吸道与消化道的起端，易受各种致病因素的侵袭。

2. 牙源性感染是口腔颌面部特有的感染。

3. 潜在性筋膜间隙多，感染易扩散。

4. 颜面部血液和淋巴循环丰富，感染易扩散，危险三角区。

5. 毛囊、汗腺、皮脂腺也可引起感染。

6. 面颈部有丰富的淋巴结，口腔颌面部与上呼吸道的感染可沿淋巴引流途径扩散，导致区域性的淋巴结炎。

7. 口腔颌面部各器官位置相对表浅，感染容易被发现，治疗比较及时，预后一般较好。

【感染途径】

口腔颌面部感染途径主要有五处,即牙源性、腺源性、损伤性、血源性和医源性。其中牙源性感染是口腔颌面部感染的主要途径。经由淋巴途径的腺源性感染多见于婴幼儿,而损伤性、血源性及由手术、穿刺及消毒不当等导致的医源性感染则较少见。

【临床表现】

口腔颌面部感染分为局部症状和全身症状。局部症状主要表现为红、肿、热、痛和功能障碍,引流区域淋巴结肿痛。根据感染累及的口腔颌面部的部位不同,还可出现张口受限,进食与吞咽困难、呼吸困难等相应症状。全身症状因病原体毒力和机体抵抗力不同而有差异,局部炎症反应轻微的可无全身症状,局部炎症反应较重的,可出现畏寒、发热、头痛、乏力、食欲缺乏、尿量减少、脉速、全身不适等症状,病情严重的可出现水电解质失衡、酸中毒、肝肾功能障碍、脓毒症休克,甚至昏迷死亡。

【诊断】

一般根据病史、临床表现、典型体征及特殊检查方法,如穿刺、B 超、CT 等检查即可诊断。需明确感染性质时,可作分泌物涂片、细菌培养、活体组织检查和药物敏感试验。

【治疗】

口腔颌面部感染的治疗同其他部位感染的治疗原则与方法相同,包括局部治疗、手术治疗和全身支持治疗。

1. 局部治疗 主要为局部清洁,局部制动,避免不良刺激,严禁挤压面部疖痈,外敷中药制剂如六合丹、抑阳散、金黄散等。

2. 手术治疗 包括脓肿切开引流术和病灶清除术。脓肿切开引流术适用于病灶已形成脓肿、脓肿破溃但引流不畅、局部炎症发展迅速或全身中毒症状明显等情况。脓肿切开引流的指征为局部搏动性跳痛;肿胀明显,皮肤紧张、发红、发亮;触诊有波动感或凹陷性水肿;深部脓肿穿刺有脓液抽出;急性化脓性炎症,伴有明显全身中毒症状;颌面部蜂窝织炎,尤其是腐败坏死性蜂窝织炎累及颌面部多个间隙,出现呼吸困难或吞咽困难;结核性淋巴结炎,局部和全身抗结核治疗无效,出现寒性脓肿。

病灶清除术包括病灶牙和死骨的及时清除。临床上在炎症治愈后,往往忽略病灶牙的清除,导致炎症反复发作。颌骨骨髓炎急性期过后,应及早进行死骨的清除。

3. 全身治疗 包括全身支持治疗,维持水电解质平衡及合理运用抗菌药物。

第二节　智齿冠周炎

智齿冠周炎(pericoronitis)是指智齿第三磨牙萌出不足或阻生时,牙冠周围软组织发生的炎症,临床上以下颌冠周炎最为常见,多发于 18~30 岁。本节主要介绍下颌智齿冠周炎。

【病因】

人类在进化过程中,随着食物种类的变化带来咀嚼器官的退化,下颌骨体逐渐变短,致使最后萌出的下颌第三磨牙空间不足,导致牙冠部分萌出或牙齿位置偏斜或完全埋伏于颌骨内,即第三磨牙阻生。阻生或正在萌出的第三磨牙牙冠被牙龈部分或全部覆盖,形成较深的盲袋,食物残渣进入盲袋后不易清除,而盲袋中的温度和湿度有利于细菌生长繁殖,当冠周软组织受到牙萌出时的压力或咀嚼食物导致的损伤时,细菌即可侵入(图 3-5-1)。此

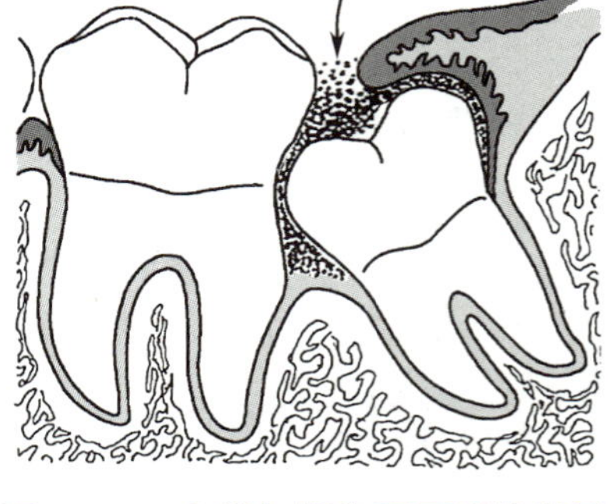

图 3-5-1　盲袋与智齿冠周炎的关系

外,当过度劳累、睡眠不足、月经期、分娩后、感冒或某些伤病导致机体抵抗力下降时,第三磨牙冠周炎可急性发作。

【临床表现】

智齿冠周炎常以急性炎症形式出现。在炎症的早期多无明显全身症状,患者自觉患侧后牙区牙龈肿痛不适,咀嚼、吞咽、开口活动时加重。病情继续发展,局部可出现自发性跳痛,或沿耳颞神经分布区产生放射性疼痛。当炎症侵袭咀嚼肌时,可出现不同程度的张口受限,甚至"牙关紧闭"。由于口腔清洁差,出现口臭、舌苔变厚、龈袋处有咸味分泌物溢出。全身症状可有不同程度的畏寒、发热、头痛、白细胞总数和中性粒细胞比例升高等。

口腔局部检查可见下颌第三磨牙萌出不全,牙冠周围软组织充血水肿,形成龈瓣,表面与边缘有糜烂、触痛。龈瓣下方探及低位阻生牙。患侧颌下淋巴结肿大、触痛。炎症渗出物常沿颌骨外斜线向前下引流,在下颌第二或第一磨牙颊侧形成脓肿,易被误认为是该牙的根尖脓肿,应注意鉴别。

冠周炎症可以向周围蔓延,引起邻近组织器官或筋膜间隙的感染。感染向颊间隙蔓延,在颊部形脓肿或破溃成为经久不愈的颊瘘;感染沿下颌支外侧向后扩散,可引起咬肌间隙感染或下颌骨边缘骨髓炎;沿下颌支内侧向后扩散引起翼下颌间隙、咽旁间隙感染;感染向下蔓延则引起舌下间隙、下颌下间隙或口底多间隙感染(图 3-5-2)。

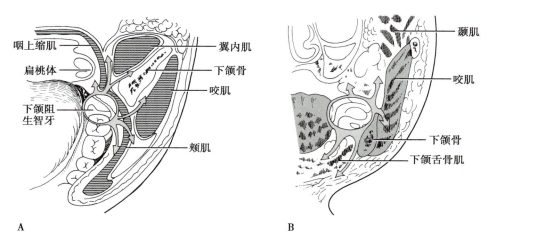

冠周炎炎症
扩散的途径

图 3-5-2　智齿冠周炎扩散的途径
A. 水平面观:向前、后、内、外向扩散;B. 冠状面观:向上、下向扩散。

【诊断】

根据病史、临床表现、口腔检查及 X 片等,一般不难作出正确诊断。慢性智齿冠周炎多无明显自觉症状,仅局部有轻度压痛。

【鉴别诊断】

注意与第一磨牙根尖炎、磨牙后区恶性肿瘤、扁桃体周围脓肿引起的疼痛和张口受限相鉴别。

【治疗】

治疗原则是急性期以消炎、镇痛、切开引流、增强全身抵抗力为主,进入慢性期后,应尽早拔除阻生牙或切除龈瓣,防止感染再次发生。

1. **局部冲洗**　智齿冠周炎的治疗以局部处理为重点,局部又以清除龈袋内食物残渣、坏死组织液为主。常用生理盐水、1%~3% 过氧化氢溶液反复冲洗龈袋。擦干后涂敷 2% 碘甘油或碘酚溶液于袋内,每日 1~3 次,用生理盐水或 0.1% 氯己定液(洗必泰)漱口。

2. **脓肿切开引流**　冠周龈瓣附近脓肿形成后,应及时切开引流并放置引流条。

3. **龈瓣切除术**　炎症消退后,如牙齿位置有正常萌出可能者,可做龈瓣切除术,消除盲袋。

4. 智齿拔除术 下颌智齿位置不正、无足够萌出空间、对应的上颌第三磨牙位置不正或缺失时，均应在急性炎症消退后及时拔除。

5. 全身治疗 注意休息，流质饮食，应用有效的抗生素及全身支持治疗。

第三节 口腔颌面部间隙感染

口腔颌面部间隙感染（facial space infection of maxillofacial region）亦称颌周蜂窝织炎，是颌面和口咽区潜在间隙中化脓性炎症的总称。间隙感染的弥散期称为蜂窝织炎，化脓局限期称为脓肿。

正常情况下，在颌面部组织层次之间存在着"潜在"的筋膜间隙，其内充满疏松结缔组织或脂肪组织，有血管、神经、淋巴组织或涎腺导管等走行。间隙之间相互连通，当受到炎症侵袭时，可在单个间隙内形成弥散的蜂窝织炎或脓肿，也可波及邻近间隙或沿血管神经束向颅内、纵隔等处发展，引起海绵窦血栓性静脉炎、脑脓肿、败血症及纵隔炎等严重并发症。

口腔颌面部间隙感染均为继发性，常见于牙源性或腺源性感染扩散，损伤性、医源性、血源性较少见。致病菌多为需氧菌和厌氧菌引起的混合感染。颌面部间隙较多，包括眶下间隙、颊间隙、颞间隙、颞下间隙、咬肌间隙、翼下颌间隙、舌下间隙、咽旁间隙、下颌下间隙、颏下间隙等，本节主要介绍眶下间隙感染、咬肌间隙感染、下颌下间隙感染和口底蜂窝织炎。

一、眶下间隙感染

眶下间隙（infraorbital space）位于眼眶下方，上颌骨前壁与面部表情肌之间，上界为眶下缘，下界为上颌骨牙槽突，内界为鼻侧缘，外界为颧骨，间隙底面是尖牙窝为中心的上颌骨前壁，表面为皮肤、皮下组织、浅筋膜与表情肌。

【感染来源】

眶下间隙感染多来自上颌尖牙、第一前磨牙和上颌切牙的根尖化脓性炎症，此外感染也可来自上颌骨骨髓炎、上唇底部或鼻侧的化脓性感染。

【临床表现】

眶下区肿胀常波及内眦、眼睑、上唇与颧部皮肤。肿胀区皮肤发红、张力增大、眼睑水肿、睑裂变窄、鼻唇沟消失。口腔前庭沟明显变浅，局部触痛，脓肿形成后可触及波动感。间隙内走行的眶下神经受肿胀压迫和炎症激惹可引起不同程度疼痛。眶下间隙感染可向眶内、眶周扩散，也可沿面静脉、内眦静脉、眼静脉等向颅内扩散，引起海绵窦血栓性静脉炎。

【诊断】

根据病史、临床表现、口腔检查等，可以进行诊断。

【治疗】

眶下间隙蜂窝织炎阶段可采用局部外敷中药及感染病灶牙开髓引流处理，脓肿形成后应及时切开引流（图 3-5-3），按低位引流的原则在上颌前牙或前磨牙区的口腔前庭沟处作横行切口，直达骨膜下，用止血钳分离到脓腔，生理盐水冲洗脓腔后放置引流条，炎症控制后应立即处理病灶牙。

ER 3-5-4

眶下间隙感染

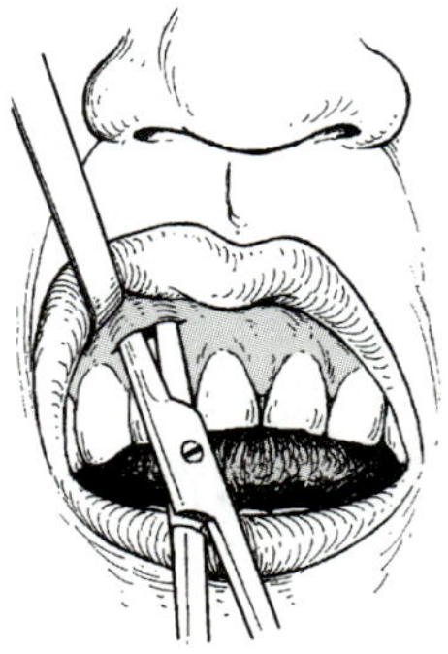

图 3-5-3 眶下间隙脓肿切开引流

二、咬肌间隙感染

咬肌间隙（masseter space）位于咬肌与下颌升支外侧壁之间，前界为咬肌前缘，后界为下颌支后缘，上界为颧弓下缘，下界为咬肌在下颌支附着部。咬肌间隙通过颊脂垫、咬肌神经、血管等，与颊间隙、翼下颌间隙、颞下间隙等相通。咬肌间隙感染是最常见的颌面部间隙感染之一。

【感染来源】

主要来自下颌第三磨牙冠周炎、下颌磨牙的根尖周炎或相邻间隙感染扩散，偶有因化脓性腮腺炎波及者。

【临床表现】

典型症状为以下颌角为中心的咬肌区弥漫性肿胀与压痛，伴有明显张口受限。由于咬肌肥厚坚实，脓肿很难自行破溃，也不易触及波动。如出现压痛点局限、凹陷性水肿或穿刺有脓液，应及时切开引流，否则易并发下颌骨升支的边缘性骨髓炎。

【诊断】

根据病史、临床表现、口腔检查等，可以进行诊断。

【治疗】

咬肌间隙蜂窝织炎阶段局部可用物理治疗或外敷中药，配合全身应用抗生素治疗。脓肿一旦形成应及时切开引流，常采用口外切口，即从下颌支后缘绕过下颌角，距下颌骨下缘以下 2cm 处切开，切长 3~5cm，逐层切开皮肤、皮下组织、颈阔肌及咬肌在下颌角的部分附着，由骨面推开咬肌进入脓腔并引出脓液，冲洗脓腔后放置引流条（图 3-5-4）。术中应注意勿损伤颌外动脉与面神经下颌缘支。切开脓肿后还需探查下颌升支骨面有无粗糙不平，如出现边缘性骨髓炎，应在脓液减少后及早进行病灶刮除术，重点清除骨面坏死骨和坏死组织。咬肌间隙感染控制后，应尽早治疗或拔除病灶牙。

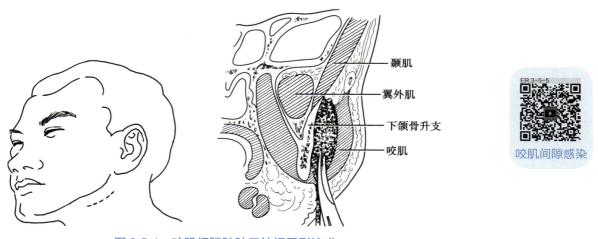

颞肌
翼外肌
下颌骨升支
咬肌

ER 3-5-5

咬肌间隙感染

图 3-5-4　咬肌间隙脓肿口外切开引流术

三、下颌下间隙感染

下颌下间隙（submandibular space）位于下颌体与二腹肌前后腹之间的下颌下三角内，此间隙内有下颌下淋巴结与下颌下腺，并有颌外动脉、面前静脉、舌神经与舌下神经通过。下颌下间隙向上经下颌舌骨肌后缘与舌下间隙相通，向后内与翼下颌间隙、咽旁间隙相邻，向前与颏下间隙相通，向下与颈动脉三角和颈前间隙相通，感染可沿毗邻的间隙扩散，导致口底多间隙感染。

【感染来源】

成年人感染多来自下颌第三磨牙冠周炎和下颌磨牙根尖感染，婴幼儿常继发于化脓性下颌下淋巴结炎。

【临床表现】

感染病程发展较快，下颌下区肿胀明显，皮肤肿胀、压痛。脓肿形成后，皮肤充血，可扪及波动感。感染易向舌下间隙扩散，出现口底后部肿胀，舌运动时疼痛，吞咽不适等症状。腺源性感染病程发展较慢。初期为炎症浸润的硬结，穿破淋巴结被膜后，呈弥散性蜂窝织炎，症状同牙源性感染，但晚期才形成脓肿。

【诊断】

根据病史、临床表现、口腔检查等，可以进行诊断。

【治疗】

下颌下间隙感染切开引流的切口，通常为下颌骨下缘以下 2cm 处与下颌骨下缘相平行的皮肤切口，切开皮肤、皮下组织、钝性分离达到脓腔。如为淋巴结内包膜，多个淋巴结脓肿应分开引流。

ER 3-5-6

下颌下间隙
感染

四、口底蜂窝织炎

口底蜂窝织炎（cellulitis of the floor of the mouth）是口底弥漫性多间隙感染，包括双侧下颌下、舌下、颏下在内的多个间隙感染，是颌面部最严重且治疗最困难的感染之一。口底蜂窝织炎可以是金黄色葡萄球菌为主的化脓性感染，也可能是厌氧菌或腐败坏死性细菌引起的腐败坏死性感染，后者也称路德维希咽峡炎（Ludwig's angina）。

【感染来源】

感染可来自下颌牙的化脓性或坏疽性根尖周炎或第三磨牙冠周炎，也可来自口咽部软组织损伤后的感染，或者扁桃体炎、淋巴结炎或下颌下腺炎等。

【临床表现】

化脓性口底蜂窝织炎初期多在一侧下颌下或舌下间隙，感染如扩散到其他间隙，则呈现双侧下颌下、颏部和整个舌下口底的弥漫性肿胀。

腐败坏死性口底蜂窝织炎常常是产气荚膜杆菌、厌氧链球菌及各种芽孢杆菌的混合感染，在口底肌肉深层发生广泛坏死、溶解，产生棕褐色坏死液体。腐败坏死性口底蜂窝织炎病情发展快，肿胀范围广泛，上至面颊部，下至颈部甚至前胸上部，口底红肿坚硬如木板，剧痛，有时可扪及捻发音，口底黏膜高度水肿，舌体被抬高，舌运动受限，患者出现语言不清，吞咽困难，甚至出现呼吸困难。全身症状剧烈，常有高热、寒战等严重全身中毒症状，呼吸短促，脉搏细弱，并迅速恶化，如不及时治疗，则因窒息、败血症或感染性休克而死亡。

【诊断】

根据病史、临床表现、口腔检查等，可以进行诊断。

【治疗】

口底蜂窝织炎的治疗原则为做好呼吸道管理、早期积极使用抗菌药物治疗、早期广泛切开引流、积极进行全身支持治疗。切口选择皮肤发红、有波动感的部位进行切开，如肿胀范围广泛或出现呼吸困难时，应在双侧下颌下、颏下作与下颌骨平行的倒 T 形广泛性切口（图 3-5-5），充分分离口底肌群，让各个间隙的脓液得到充分引流。

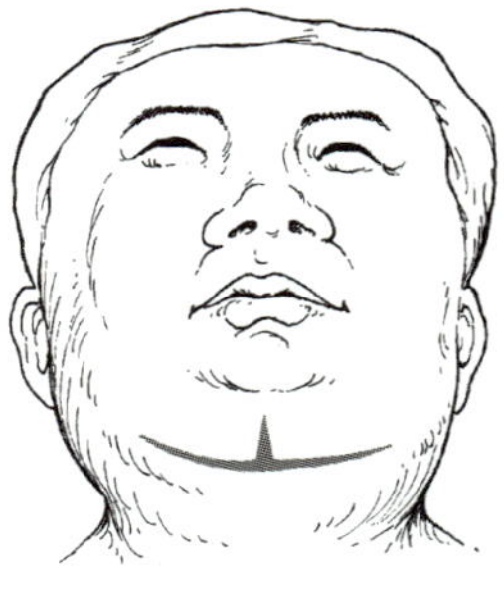

图 3-5-5　口底蜂窝织炎倒 T 形切口

知识拓展

咽旁间隙感染

咽旁间隙位于咽腔侧方、咽上缩肌与翼内肌和腮腺深叶之间。咽旁间隙感染来源多为牙源性，常见为下颌第三磨牙冠周炎或腭扁桃体炎或相邻间隙的感染扩散而来。主要临床表现为吞咽疼痛、进食困难、张口受限；若伴有喉头水肿，可出现声音嘶哑及不同程度的呼吸困难和进食呛咳。咽旁间隙感染如处理不及时，可导致严重的肺部感染、败血症和颈内静脉血栓性静脉炎等严重并发症。

第四节　颌骨骨髓炎

颌骨骨髓炎（osteomyelitis of jaw）是由细菌感染以及物理或化学因素引发的颌骨炎性病变。病变范围包括骨膜、骨皮质、骨松质以及骨髓腔内的血管、神经等整个骨组织成分。根据致病因素不同，颌骨骨髓炎可分为化脓性、特异性、物理性和化学性。化学性颌骨骨髓炎以往多见于因牙髓失活时三氧化二砷使用不当而引发的情况。

临床上以化脓性颌骨骨髓炎最为多见，分为中央性颌骨骨髓炎和边缘性颌骨骨髓炎，本节重点介绍中央性颌骨骨髓炎。

【感染来源】

感染途径主要有 3 种，即牙源性、损伤性及血源性。牙源性颌骨骨髓炎最多见，约占全部颌骨骨髓炎的 90%，这与下颌骨骨皮质致密、周围有肥厚肌肉组织及致密筋膜附着，髓腔脓液积聚而不易穿破引流等因素有关。血源性颌骨骨髓炎较少见，主要发生于儿童。病原体主要为金黄色葡萄球菌，其次为溶血性链球菌、肺炎双球菌、大肠埃希菌、变形链球菌等，临床上多见为混合性感染。

【临床表现】

颌骨骨髓炎按临床发展过程，可分为急性期和慢性期两个阶段。

1. 急性期　发病急剧，全身症状明显。局部病源牙出现剧烈跳痛，迅速波及邻牙，导致整个患侧放射至面部相应部位，牙龈及前庭沟红，患区多个牙松动，常有咮液自牙周溢出，因咀嚼肌受侵常出现不同程度的张口受限，下牙槽神经受累时，可有患侧下唇麻木，上颌骨颌骨骨髓炎多见于新生儿、婴儿，感染来源常为血源性，表现为眶下部明显红肿，蔓延至眼眶周围致睁眼困难，脓肿后期可在内眦、鼻腔及口腔穿破排脓。

2. 慢性期　急性颌骨骨髓炎如未能得到彻底治疗，可转为慢性。常见为单纯采用药物保守治疗，脓液自行穿破，引流不畅。慢性颌骨骨髓炎期间，急性症状消退，全身症状已不明显，疼痛显著减轻。局部纤维组织增生、肿胀、发硬。可见瘘管，瘘管经常溢脓，甚至排出小块死骨。病变区多个牙松动，牙周溢脓。当机体抵抗力降低或引流不畅时，可急性发作。如拖延日久，可致消瘦、贫血、身体衰弱等。

【诊断】

根据病史、临床表现及影像学检查一般不难诊断。颌骨骨髓炎的 X 线检查，早期改变不明显，2~4 周后可见弥漫性稀疏区，2~3 个月后可见形态不规则的死骨形成，死骨如已完全分离则四周为黑色透射影所包绕。CT 扫描可见牙槽突和骨髓腔的大面积破坏和死骨。

【治疗】

急性期以全身应用抗生素，局部切开引流为主。慢性期以死骨刮除术和拔除病灶牙为主。临床及时治疗智齿冠周炎、根尖周炎等牙源性感染，对预防颌骨骨髓炎具有积极意义。

第五节　面部疖与痈

面部暴露，皮肤具有丰富的毛囊和皮脂腺，损伤后细菌易侵入导致感染。单个毛囊和皮脂腺发生的局限于浅层组织的化脓性炎症称为疖（furuncle），在多个毛囊和皮脂腺内引起的波及深层组织的化脓性炎症称为痈（carbuncle）（图 3-5-6）。

【感染来源】

病原体主要为金黄色葡萄球菌。在局部刺激或机体抵抗力低下时易发病。

【临床表现】

疖早期表现为红、肿、痛的硬结，随后硬结逐渐增大隆起，顶部出现黄白色脓栓，脓栓液化破溃，

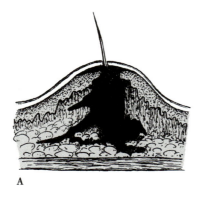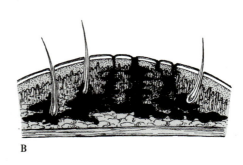

图 3-5-6　面部疖与痈

A. 疖的剖面图；B. 痈的剖面图可见多个脓头。

脓液排出，破溃区愈合。一般无全身症状，如疖受到挤压、烧灼等刺激，感染扩散成蜂窝织炎时，可出现畏寒、高热、白细胞总数增高等症状。

痈好发于上唇。由于感染较深，早期组织张力较大。炎症开始只出现一个脓栓，周围皮肤呈紫红色，外层呈鲜红色，皮肤发热，伴有剧烈疼痛。脓栓液化后脓液流出。多个脓头之间的皮肤常坏死、脱落。常伴有局部淋巴结肿大、压痛，全身症状较明显，可合并严重并发症。

【并发症】

面部疖痈如受到挤压、搔抓、热敷、烧灼等不当处理，局部炎症可迅速扩散，轻者可并发眶周蜂窝织炎。因面部"危险三角"区内静脉缺少静脉瓣，并与颅内海绵窦相通，感染可逆行进入颅内，发生海绵窦血栓性静脉炎，出现眼睑水肿，眼球突出伴活动受限，结膜水肿或淤血，伴有高热、头痛、昏迷等全身中毒症状，治疗不及时可在数天内死亡。也可并发脑膜炎或脑脓肿，出现颈项强直、偏瘫、头痛、恶心、呕吐、惊厥甚至昏迷。细菌毒素随血液扩散，引起脓毒败血症，可致死亡。

【诊断】

根据病史和临床表现等，可以进行诊断。

【治疗】

面部疖痈切忌用热敷、烧灼、切开引流等处理，与其他疖痈处理不同，面部疖痈主张保守治疗。通常采用 3% 高渗盐水纱布敷于疖痈顶部，或外敷二味拔毒散（雄黄和明矾各半量研磨成粉末，用水调拌），有利于脓头破溃排脓。症状较重或出现全身中毒症状时，应及时应用大剂量有效抗生素和全身支持治疗。

第六节　面颈部淋巴结炎

面颈部淋巴组织丰富，由环形链和垂直链两组淋巴结及多数网状淋巴管构成主要的防御屏障。当细菌毒力大，机体抵抗力低时，可引起淋巴结炎。

【感染来源】

面颈部淋巴结炎以继发于牙源性及口腔感染最为多见，也可来源于颜面皮肤疖肿或损伤感染。小儿多数由上呼吸道感染、扁桃体炎引起。由化脓性细菌如葡萄球菌、链球菌等引起的称为化脓性淋巴结炎；由结核分枝杆菌感染的为结核性淋巴结炎。

【临床表现】

1. 化脓性淋巴结炎　临床上一般分为急性和慢性两类。

（1）急性化脓性淋巴结炎：可来自牙源性病变，婴幼儿则多继发于上呼吸道感染。临床上大多起病急、进展快，主要表现为由浆液性逐渐向化脓性转化。浆液性炎症的特征是局部淋巴结肿大变硬,自觉疼痛或压痛;病变的淋巴结出现充血、水肿。此时淋巴结尚可移动,边界清楚,与周围组织无粘连。全身反应轻微或只有低热,体温一般在38℃以下。此期如未得到及时治疗,感染可进一步发展,局部疼痛加重,淋巴结包膜化脓溶解破溃,向周围扩散则形成炎症性浸润包块;出现皮肤发红、肿、硬,与周围组织发生粘连,淋巴结不能移动。当脓肿形成时,皮肤有局部明显压痛点及凹陷性水肿,浅在的脓肿可扪及波动感。此时全身反应加重,高热、寒战、头痛、乏力、食欲缺乏;白细胞总数急剧上升,如治疗不及时,可并发脓毒血症、败血症,甚至出现脓毒症休克。儿童的病情往往比成人更严重,应提高警惕。

(2)慢性淋巴结炎:多发生在患者抵抗力强而细菌毒力较弱的情况下。常见继发于根尖周炎、牙周病等慢性牙源性炎症及咽部感染,也可由急性炎症治疗不彻底转变成慢性。病变表现为慢性增生性炎症过程,其临床特征是淋巴结内结缔组织增生形成微痛的硬结,开始较小、较韧,轻度压痛,淋巴结活动,与周围组织不粘连,无全身症状。此过程可持续较长时间,当机体抵抗力下降时,可反复急性发作。增生肿大的淋巴结,即使原发感染灶清除,也难以完全消退。

2. 结核性淋巴结炎　常见于儿童与青年。轻者仅有多个大小不等的肿大淋巴结,呈无痛性缓慢增大,圆或椭圆形,表面光滑而无全身症状;重者可伴有体质虚弱、营养不良或贫血、低热、盗汗、疲倦等;有时可查及肺、肾、骨等器官的结核病变或病史。可发展成冷脓肿,或破溃流出豆渣或米汤样脓液,经久不愈而形成窦道或瘘管。

【诊断】

根据病史、临床表现等一般可以确诊。化脓性淋巴结炎与结核性淋巴结炎形成脓肿后,可借抽吸出的分泌物进行鉴别诊断。化脓性淋巴结炎的脓液多呈淡黄色黏稠状,而结核性淋巴结炎的抽吸物稀薄污浊,灰暗色似米汤,夹杂有干酪样坏死物。

【治疗】

急性淋巴结炎多见于幼儿。初期嘱患者安静休息,全身抗感染治疗,局部应用物理疗法,如湿热敷、超短波等。已有脓肿形成应及时切开引流,同时对原发病灶进行处理。慢性淋巴结炎一般不需治疗,但有反复急性发作者应清除引起淋巴结炎的原发病灶,肿大明显的淋巴结亦可手术摘除,以排除恶性淋巴瘤或淋巴结转移癌。

结核性淋巴结炎应注意全身积极抗结核治疗,加强营养。对于局限的、可移动的结核性淋巴结,或虽属多个淋巴结,但经药物治疗效果不明显者,可手术切除。

(陈 慧)

思考题

1. 智齿冠周炎的临床表现有哪些?
2. 智齿冠周炎的治疗措施是什么?
3. 眶下间隙感染的临床表现有哪些?

ER 3-5-7

练习题

第六章 ｜ 口腔局部麻醉与牙拔除术

学习目标

　　1. 掌握：口腔局部麻醉并发症及其防治；牙拔除术的适应证与禁忌证、并发症；牙拔除术后注意事项。

　　2. 熟悉：拔牙术中、术后的并发症；口腔局部麻醉常用的方法；拔牙基本操作方法、一般牙的拔除方法。

　　3. 了解：常用的局部麻醉药物；拔牙创的愈合；拔牙前的准备、特殊牙的拔除方法。

　　4. 学会口腔麻醉的基本理论和一般操作。

　　5. 具备与患者进行充分医患沟通和正确心理疏导的能力，可以消除患者术前紧张恐惧的情绪。能利用所学的知识，向患者介绍口腔麻醉与牙拔除术可能出现的并发症和注意事项，能够对患者进行麻醉和拔牙术后指导。

案例导入

　　患者，男，60 岁，右上 6 残根，有高血压病史，今晨自测血压为 160/110mmHg，偶发室性心律失常，无心脏病等其他慢性病病史，经检查后需拔除残根。

　　请思考：

　　1. 高血压是否为拔牙禁忌证？

　　2. 若能拔除，该患者应该采用什么麻醉方法？

　　3. 拔除时，应选用什么局部麻醉药物？

第一节　口腔局部麻醉

　　局部麻醉（local anesthesia）简称局麻，是指用局部麻醉药物暂时阻断机体一定区域内神经末梢和感觉神经的传导，从而使该区域疼痛消失的方法。局部除痛觉消失外，其他感觉如触压觉、温度觉等依然存在，患者仍保持清醒的意识，是一种较安全、简便的麻醉方法，口腔临床应用较广泛。但是局部麻醉不适用于依从性差的患者（包括小儿患者）及局部有炎症的部位。

一、常用局部麻醉药物

　　局部麻醉药物简称局麻药，按化学结构可分为酯类和酰胺类。局麻药种类较多，临床应选择麻醉效果好、作用起效快、维持时间长、无明显毒副作用、易溶于水、性质稳定的局麻药。

　　1. 利多卡因（lidocaine）　又名赛洛卡因，属酰胺类局麻药，具有起效快、作用强、维持时间长、组织穿透性强等特点，是口腔科临床应用较多的局麻药物。本品作为阻滞麻醉和浸润麻醉药物的浓度为 1%~2%。表面麻醉时的浓度为 2%~4%。此外，本品还有迅速而安全的抗室性心律失常作用,故而对心律失常患者常作为首选的局麻药。一次最大剂量为 4.4mg/kg。

2. 布比卡因(bupivacaine) 又名麻卡因,属酰胺类局麻药,麻醉维持时间为利多卡因的 2 倍,一般可达到 6 小时以上;麻醉强度为利多卡因的 3~4 倍,是一种较安全的长效局麻药。常用浓度为 0.5% 的溶液与 1:200 000 肾上腺素共用,一次最大剂量为 1.3mg/kg。

3. 阿替卡因(articaine) 属酰胺类局麻药,商品名碧兰麻,主要成分为 4% 盐酸阿替卡因加 1:100 000 的肾上腺素。本品组织麻醉效能高,穿透性和扩散性较强,毒副作用小,目前已广泛应用于口腔临床。本品一般应用于黏膜或牙周膜局部浸润麻醉,也可用于阻滞麻醉,阻滞麻醉时应注意回抽。本品注射速度要慢,一般不得超过 1ml/min,一次最大剂量为 7mg/kg。

4. 甲哌卡因(mepivacaine) 属酰胺类局麻药,商品名斯康杜尼,主要成分为 20mg/ml 盐酸甲哌卡因加 0.01mg/ml 的肾上腺素。本品局部麻醉效能强,作用较迅速,麻醉效果持久,毒性及副作用较小,用于局部浸润麻醉,当用于阻滞麻醉时应注意回抽,注射速度不超过 1ml/min。

5. 丁卡因(dicaine) 又名潘托卡因,属酯类局麻药,局麻作用迅速,穿透力强,毒性较大,一般仅用于黏膜表面麻醉。常用浓度为 1%~2%,1~3 分钟起效,维持 20~40 分钟。

二、常用局部麻醉方法

(一)表面麻醉

表面麻醉(superficial or topical anesthesia)是将麻醉剂涂布或喷洒于术区表面,麻醉剂被吸收使末梢神经麻痹,以达到痛觉消失的效果。本法适用于表浅的黏膜下脓肿切开引流、松动牙拔除、腭咽部检查、气管插管前黏膜表面麻醉等。常用局麻药为 0.25%~0.5% 的盐酸丁卡因或 2%~5% 的利多卡因。

(二)浸润麻醉

浸润麻醉(infiltration anesthesia)是将局麻药注入治疗区域组织内,阻断神经末梢传导痛觉的能力,产生麻醉效果。浸润麻醉适用于口腔颌面部软组织手术,上颌、下颌前份牙及牙槽突手术。常用局麻药为 1%~2% 的利多卡因。浸润麻醉方法有骨膜上浸润法、牙周膜注射法。

ER 3-6-3

骨膜上浸润麻醉时注射针的位置

1. 骨膜上浸润法 适用于上颌及下颌前份牙及牙槽突手术,浸润麻醉时在拟麻醉牙的唇颊侧前庭沟进针,针尖与黏膜成 45° 角,进入黏膜下、骨膜上,注入局麻药 0.5~2ml,注意不要刺入骨膜下,以免引起疼痛和局部反应。药物通过骨膜,由骨面的小孔渗透至牙根尖部的神经丛,产生麻醉效果,一般 2~4 分钟内麻醉显效。

2. 牙周膜注射法 适用于血友病和有出血倾向的患者;避免出现其他浸润或阻滞麻醉时产生的深部血肿;阻滞麻醉效果不佳时,可加用牙周膜注射麻醉。此法虽然损伤较小,但注射时疼痛明显,需要使用短而细的注射针头,分别从牙齿的近中和远中刺入牙周膜,注射深度 0.2~0.5cm,注射药量 0.2~0.4ml。

ER 3-6-4

上颌尖牙牙周膜注射法

知识拓展

计算机控制局部麻醉

计算机控制局部麻醉(computer controlled local anesthesia)是通过带有预设程序的电动局麻输注设备完成局部麻醉,主要特点是麻醉药物输送由计算机控制,在致密组织如牙周膜、硬腭黏膜、附着龈等,注射时能精确控制麻醉药物注射速率,能够减少患者疼痛感和组织不良反应。

（三）阻滞麻醉

阻滞麻醉（block anesthesia）是将局麻药液注射到神经干或其主要分支附近，以阻断神经末梢传入的刺激，使被阻滞的神经支配区域产生麻醉效果。此法用药量少，麻醉广泛，麻醉作用深，维持时间长。阻滞麻醉需要熟悉神经走行和解剖，严格按照无菌操作要求，回抽无血方可进行注射。

1. 上牙槽后神经阻滞麻醉（上颌结节注射法） 将局麻药注射于上颌结节部位，以麻醉上牙槽后神经。本法适用于同侧上颌磨牙的拔除以及相应的颊侧牙龈、黏膜和上颌结节部的手术。

注射方法：口内进针点为上颌第二磨牙远中颊根部的口腔前庭沟，如上颌第二磨牙尚未萌出，则以第一磨牙的远中颊侧根部的前庭沟作为进针点。注射时，患者取坐位，头后仰，半张口，上颌牙的𬌗平面约与地平面成45°角，注射器与上颌牙长轴成40°角，向上后内方刺入，针尖沿着上颌结节弧形表面滑动，进针深度15~16mm，回抽无血，即可注入麻药1.5~2ml。注意针尖不宜刺入过深，以免刺破上颌结节后方的翼静脉丛引起血肿（图3-6-1）。

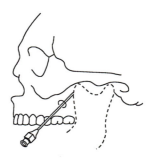

图 3-6-1 上牙槽后神经阻滞麻醉

麻醉范围：除第一磨牙近中颊根外的同侧磨牙、牙槽突及其相应的颊侧牙龈、黏骨膜。注意上颌第一磨牙近中颊根为上牙槽中神经支配，因此在拔除上颌第一磨牙时，需要在近中颊根前庭沟处补充浸润麻醉。

2. 眶下神经阻滞麻醉（眶下孔或眶下管注射法） 将麻药注入眶下孔或眶下管内，以麻醉眶下神经及其分支。本法适用于同侧上颌切牙至前磨牙的拔除，牙槽突修整及上颌骨囊肿摘除手术、唇裂整复术等手术。

口外注射法：眶下孔位于眶下缘中点的下方0.5~1cm处。注射时用左手示指扪出眶下缘，右手持注射器自同侧鼻翼旁约1cm处刺入皮肤，注射针与皮肤成45°角，向上后外进针，深度约1.5cm，可直接刺入眶下孔，回抽无血，注射麻药1~1.5ml。注意进针时不宜过深，以防损伤眼球（图3-6-2）。

口内注射法：由上颌侧切牙根尖相应前庭沟顶刺入，注射器针尖与上颌中线成45°角，向上后外直达眶下孔，进针深度约2cm，回抽无血，注射麻药1ml。口内注射法一般不易进入眶下管（图3-6-3）。

麻醉范围：同侧下眼睑、鼻、眶下区、上唇、上颌前牙、上颌前磨牙，以及这些牙的唇侧或颊侧的牙槽骨、骨膜、牙龈和黏膜等组织。

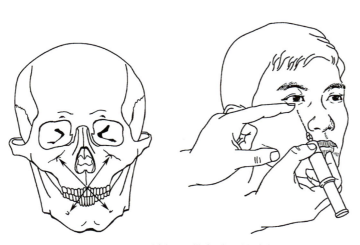

图 3-6-2 眶下神经阻滞麻醉口外注射法

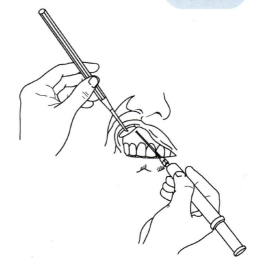

图 3-6-3 眶下神经阻滞麻醉口内注射法

3. 腭前神经阻滞麻醉（腭大孔注射法） 将麻药注射入腭大孔或其附近以麻醉腭前神经。本法适用于上颌前磨牙、磨牙拔除的腭侧麻醉，腭隆突切除及腭裂整复术，需要与其他浸润或阻滞麻醉配合使用。

注射方法：患者头后仰，大张口，上颌牙𬌗平面与地平面成 60° 角，进针点为上颌第三磨牙或第二磨牙腭侧龈缘至腭中线连线的中外 1/3 交界处稍前方，软硬腭交界前 0.5cm，往上后方推进至腭大孔，回抽无血，注入麻药 0.3~0.5ml。注射点不可过于偏后，麻醉药不可过量，以免同时麻醉腭中、腭后神经，引起恶心或呕吐（图 3-6-4）。

腭前神经阻滞麻醉

麻醉范围：同侧磨牙、前磨牙腭侧的黏骨膜、牙龈及牙槽骨等组织。

4. 下牙槽、舌、颊神经阻滞麻醉 将麻药注射入下颌支内侧隆突部位，该区域由前向后有颊神经、舌神经、下牙槽神经通过，该部位只注射一针，即可同时麻醉颊、舌、下牙槽三条神经。

下颌支内侧隆突处神经的解剖关系

注射方法：患者大张口，下颌牙𬌗平面与地面平行，注射器置于对侧口角、两前磨牙之间，由翼下颌皱襞外侧、颊脂垫尖部刺入，注射器保持与下颌牙𬌗平面平行，缓慢进针直达下颌支内侧骨面，深约 2cm，回抽无血后注入麻药 1.5~2.0ml。然后将注射针后退少许，再注入麻药 0.5ml，针尖退至黏膜下再注射麻药 0.5~1ml，即可同时麻醉下牙槽、舌、颊三条神经（图 3-6-5）。

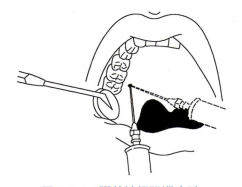

图 3-6-4　腭前神经阻滞麻醉

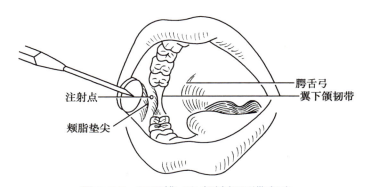

图 3-6-5　下牙槽、舌、颊神经阻滞麻醉

麻醉范围：同侧下颌牙、牙周膜、牙槽骨、唇/颊与舌侧牙龈、下唇、口底黏膜及舌前 2/3 部分。

三、局麻的并发症及其防治

局麻并发症包括全身并发症和局部并发症。全身并发症主要有晕厥、过敏反应、中毒等，局部并发症主要有注射区疼痛、血肿、感染、注射针折断、暂时性面瘫、暂时性牙关紧闭、暂时性复视或失明等。本节仅介绍晕厥、过敏反应、中毒、注射区疼痛、血肿和感染并发症。

1. 晕厥 是一种突发性、暂时性意识丧失。通常是由于一过性中枢缺血所致，可由紧张、恐惧、饥饿、疲劳、疼痛、全身健康状况差等因素诱发。患者出现头晕、胸闷、恶心、面色苍白、全身冷汗、脉快而弱，呼吸困难等症状。重者可有血压下降或短暂意识丧失。

防治原则：术前检查患者全身及局部情况，给予相应治疗。麻醉前做好术前安抚工作，消除患者紧张情绪，避免空腹拔牙或手术。一旦发生晕厥，应立即停止注射，迅速放平座椅，头低脚高，松开衣领，保持呼吸通畅，可用芳香胺乙醇或氨水刺激呼吸，严重者可针刺人中穴，吸氧和静脉注射高渗葡萄糖溶液。

2. 过敏反应 过敏反应可分为延迟反应和即刻反应。延迟反应常是血管神经性水肿，偶见荨麻疹、药疹、哮喘和过敏性紫癜。即刻反应是用极少量药后,立即发生极严重的类似中毒的症状,突然惊厥、昏迷、呼吸心搏骤停而死亡。

防治原则:术前详细询问有无酯类局麻药物过敏史,有过敏史者或过敏体质者,宜选用利多卡因,并预先作皮内过敏试验。局麻时如出现过敏症状,应立即停止注射,放平椅位,轻者给予脱敏药物,如钙剂、异丙嗪、糖皮质激素肌内或静脉注射,吸氧。重者应立即注射肾上腺素,吸氧;如出现抽搐或惊厥,应立即静脉注射地西泮或硫喷妥钠;如呼吸心跳停止,则按心肺复苏的原则迅速抢救。

3. 中毒 当单位时间内进入血液循环的局麻药量超过分解速度时,血内浓度升高,达到一定的浓度会出现中毒症状。中毒反应的轻重与麻药剂量、麻药注射速率、是否注入血管等有关。中毒症状轻者表现为烦躁不安、多语、颤抖、恶心、呕吐、多汗、呼吸急促。严重者可出现全身抽搐、发绀、脉搏细弱、血压下降、神志不清,甚至呼吸、心跳停止。

防治原则:用药前应熟悉麻醉药物毒性、一次最大用药量、推注速度等。坚持回抽无血再缓慢注射麻药。一旦发生中毒反应,应立即停止注射。症状较轻者,置患者于平卧位,松解衣领,保持呼吸通畅。待麻药在体内分解后症状可自行缓解;重者采取给氧、补液、抗惊厥、应用激素及升压药等抢救措施。

4. 注射区疼痛 最常见于麻药变质或混入杂质或未配成等渗溶液,另外注射针头钝而弯曲或有倒钩易导致局部组织或神经的损伤。

防治原则:注射前认真检查麻醉剂和注射用器械,注射中注意无菌操作,避免同一部位反复注射。如发生疼痛、炎症反应,可局部热敷或理疗,给予消炎、止痛药物,或进行局部封闭。

5. 血肿 注射过程中针尖刺破血管导致血肿,常见于上牙槽后神经、眶下神经阻滞麻醉。表现为局部迅速肿胀,黏膜或皮下出现紫红色瘀斑,数日后转为黄绿色,缓慢吸收消失。

防治原则:注射针尖不能有倒钩,注射时不要反复穿刺。若局部已出现血肿,应立即压迫止血并给予冷敷,酌情给予抗生素及止血药物,48小时后局部热敷或理疗可促进血肿吸收。

6. 感染 注射针被污染、消毒不严或注射针穿过感染灶,均可将感染带入深层组织引起间隙感染。主要表现有局部红、肿、热、痛、张口受限或吞咽困难,偶有发热等全身症状。

防治原则:严格遵守无菌操作规程,注射针避免通过感染区。已发生感染者应按炎症的治疗原则处理。

第二节 牙拔除术

在强调以保存天然牙为主要目标的当代口腔医学领域内,牙拔除术(exodontia)仍是临床上口腔疾病的重要治疗手段之一,对于经过治疗仍无法保留,对局部或全身健康状况产生不良影响的患牙,均应尽早拔除。

一、适应证与禁忌证

(一)适应证

牙拔除术的适应证是相对的,随着口腔医学的发展,拔牙的适应证也在不断变化,因此对待拔牙务必要慎重。

1. 牙体疾病如 牙体组织龋坏或破坏严重,用现有修复手段无法修复者。

2. 患根尖周病 已不能用根管治疗、根尖切除或牙再植术等方法治疗者。

3. 牙周病 晚期牙周病,牙齿松动达Ⅲ度,牙周骨组织已大部分破坏,常规治疗无法保证牙齿的稳固者。

4. 牙外伤 冠延长后无法保留的冠折牙,根中 1/3 折断牙,根尖 1/3 折断,经治疗和观察后无法保留的牙齿,及无法保留的隐裂牙、纵折牙。

5. 错位牙 不能用正畸、修复等方法恢复,严重影响功能、美观、相邻组织健康者。

6. 额外牙 影响正常牙萌出,易造成错殆畸形者。

7. 阻生牙、埋伏牙 反复引起冠周炎,无法正常萌出,或引起邻牙牙根龋坏或吸收者。

8. 滞留乳牙 影响恒牙正常萌出或根尖外露造成创伤性溃疡者。

9. 病灶牙 引起颌面部炎症,如颌骨骨髓炎、牙源性上颌窦炎等的病灶牙。

10. 其他 因治疗需要正畸或义齿修复需要拔除的牙;囊肿或良性肿瘤累及的牙,可能影响治疗效果者;恶性肿瘤放疗区的牙。

(二)禁忌证

牙拔除术的禁忌证也是相对的。应根据患者全身和局部情况,慎重考虑后作出决定。

1. 心血管系统疾病 重症高血压、近期心肌梗死病史、心绞痛发作频繁、心功能Ⅲ~Ⅳ级、心脏病合并高血压者不宜或暂缓拔牙。血压高于 180/100mmHg 应先行治疗后再拔牙,高血压患者术前给予镇静、抗高血压药;风湿性、先天性心脏病患者,拔牙术前、术后应用抗生素预防细菌性心内膜炎;冠心病患者拔牙前服用扩张冠状动脉药物,备急救药品,请心内科医师协助,防止意外发生。

2. 血液系统疾病 严重贫血、出血性疾病、白血病等,拔牙后可能出现出血不止或败血症等严重并发症,通常应避免拔牙。如必须拔除时,应首先控制病情,拔牙后应继续治疗,严格预防术后出血和感染。

3. 糖尿病 糖尿病患者拔牙术后发生感染的可能性高于正常人,拔牙时空腹血糖应控制在 8.88mmol/L(160mg/dl)以下,拔牙前、后应用抗生素预防感染。

4. 甲状腺功能亢进 拔牙可能导致甲状腺危象,危及生命,因此应将基础代谢率控制在+20%以下,脉搏不超过 100 次/min,方可拔牙。

5. 肝肾疾病 各类急性肾病、急性肝炎均应暂缓拔牙。慢性肾病,如处于肾功能代偿期,无临床症状,一般可以拔牙,注意预防感染。慢性肝炎患者拔牙前给予足量维生素 K、维生素 C 及其他保肝药物,术中局部加用止血药物。

6. 月经期与妊娠期 妇女月经期可能出现代偿性出血,一般应暂缓拔牙。妊娠期前 3 个月可能导致流产,后 3 个月可能造成早产,应避免拔牙,如必须拔除患牙,一般选择在孕中 4~6 个月进行,相对较为安全。

7. 急性炎症期 急性炎症期是否可以拔牙应根据炎症的性质、部位、发展阶段、手术难度、全身健康情况等决定。容易拔除的牙齿或拔除有利于炎症的引流和控制,可在抗生素控制下拔牙。急性第三磨牙冠周炎、腐败坏死性龈炎、急性传染性口炎患者,年老体弱者等应暂缓拔牙。

8. 恶性肿瘤 位于恶性肿瘤范围内的牙,应与肿瘤一同去除。避免拔牙造成肿瘤扩散或转移。放射治疗照射部位的患牙,应在放疗前 7~10 天拔牙,放疗中及放疗后 3~5 年内不能拔牙,以免发生放射性颌骨骨髓炎。

9. 其他 长期抗凝药物治疗患者,应停药待凝血酶原时间接近正常时方可拔牙,如停药可能发生栓塞,则不主张停药,术中局部采取缝合、加压填塞、冷敷等手段控制出血;长期肾上腺皮质激素治疗患者,术前加大皮质激素用量,减少拔牙创伤;帕金森、癫痫或不能合作患者,可考虑全麻下拔牙。

二、拔牙前准备

1. 患者的思想准备 重视患者精神和情绪上的准备,进行必要的解释,消除顾虑,减轻恐惧情绪,以争取患者的合作和主动配合。

2. 术前检查 拔牙前详细询问病史,包括麻醉史、拔牙或手术史、药物过敏史、全身状况等。进行全面口腔检查,仔细核对牙位、数目,拍摄 X 线片,判断拔牙难度,并制定相应对策。

3. 患者体位　患者采用坐位。拔上颌牙时,患者头部稍后仰,使张口时上颌牙的𬌗平面约与地平面成 45° 角。拔下颌牙时,应使患者大张口时下颌牙𬌗平面与地面平行。拔除上颌牙和下颌后牙时,术者应立于患者的右前方,拔除下前牙时,术者应位于患者的右后方。

4. 术区准备　患者口内如牙结石较多,口腔卫生差,应先进行洁治。术区及麻醉穿刺区以 1%或 2% 碘酒消毒,面积不宜过大。复杂牙拔除需切开缝合者,应用 75% 乙醇消毒口周及面下 1/3,颈前和胸前铺无菌巾。

5. 器械准备　除常规口腔检查器械外,还需根据牙位选择合适的牙钳及牙挺,并准备牙龈分离器、刮匙。准备作翻瓣、去骨并修整牙槽突时,应准备手术刀、骨膜分离器、骨凿、骨钳、骨锉、持针器、组织镊、剪及缝针、缝线等。

知识拓展

牙钳与牙挺

　　牙钳是牙拔除术所使用的最基本器械,也是创伤最小的拔牙器械,一般作为牙拔除术的首选器械。牙钳由钳柄、关节、钳喙三部分构成。牙钳按形态可分为直钳、反角式钳、刺枪式钳、直角鹰嘴式钳;按钳喙形态可分为对称型和非对称型;按适用牙位可分为下前牙钳、上前磨牙钳、上根钳等。

　　牙挺适用于牙钳无法直接夹持的患牙或牙根,对牙槽突创伤较大,也是拔牙的主要器械。牙挺由刃、杆、柄三部分组成。牙挺按功能可分为牙挺、根挺和根尖挺,按形状可分为直挺、弯挺和三角挺。牙挺的工作原理包括杠杆、楔和轮轴原理。使用牙挺时要注意保护邻牙和周围软硬组织。

三、拔牙基本步骤

常规消毒,核对牙位,进行麻醉后,应仔细观察患者反应,待麻醉显效后,按以下步骤进行:

(一)分离牙龈

用牙龈分离器械紧贴牙面,沿牙颈部分离牙龈直达牙槽嵴顶,使牙龈与牙颈部彻底分离,以避免拔牙时撕裂牙龈致术后牙龈出血。

(二)挺松患牙

对阻生牙、坚固牙、死髓牙、牙冠有较大范围充填物或冠部破坏大的患牙,应先用牙挺将牙挺松至一定程度,然后改用牙钳。

(三)安放牙钳

选择正确的牙钳,张开钳喙,紧贴牙面插入龈沟间隙内,尽量向根方推入,夹紧患牙,再次核对牙位是否正确。

(四)拔除患牙

拔牙主要应用三种力:摇动、扭转和牵引。摇动主要用于下颌前牙、上下颌前磨牙和磨牙,摇动时不要过急、过猛;扭转仅适用于圆锥形根的上颌前牙;牵引是在摇动或扭转的基础上,牙松动后,将牙拔除的最后一个步骤,牵引应向阻力小的方向进行,并防止用力过大造成意外损伤。

(五)拔牙后的处理

检查牙齿是否完整,尤其是多根牙,应检查牙根数目是否符合,如果发现断根,应行牙根拔除术。检查牙龈有无撕裂,如有明显撕裂,应立即缝合,避免术后出血。用刮匙探查拔牙窝,如有异物

（牙石、碎牙片、碎骨片等）及炎性肉芽组织应刮除,使鲜血充满牙槽窝。用手指垫纱布或棉球做颊舌侧压迫,使牙槽窝复位,有利于创口愈合和后续义齿修复。横架于拔牙窝颊舌侧牙槽突上放置纱布卷,嘱患者咬紧,30 分钟后再吐出。

一般病牙的拔除

（六）拔牙后注意事项

1. 拔牙后勿用舌头舔拔牙创口,更不宜吸吮创口。

2. 拔牙后当日不能漱口、刷牙,次日可刷牙,但勿触及拔牙创,预防出血。

3. 拔牙 2 小时后可适量进软食,食物不宜过热,避免用拔牙侧咀嚼。

4. 拔牙当天有少量渗血或唾液带血丝,属正常现象,如拔牙后有大量鲜血不断流出,应及时就诊。

5. 拔牙后创口可感觉疼痛,可服用止痛药。如疼痛日趋加重,可能继发感染,应及时进行相应处理。

6. 拔牙后一般不给予抗生素,如为复杂或阻生牙拔除,可在拔牙术前、术后给予抗生素预防感染。

四、各类牙拔除方法

1. **上颌切牙**　上颌切牙均为圆锥形单根,唇侧骨板较薄。拔除时用摇动及旋转力量,先向唇侧摇动,然后施以旋转力向前下方顺势牵引拔出。

2. **上颌尖牙**　上颌尖牙牙根粗壮且长,牙根略呈锥形,比较牢固,其唇侧骨板较薄。拔牙时应先使用摇动力量以扩大牙槽窝。然后再加用旋转力量并向唇侧向下将其拔除。

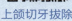

上颌切牙拔除　　上颌尖牙拔除

3. **上颌前磨牙**　均为扁根,上颌第一前磨牙有半数以上为颊、腭双根,较细,易折断。拔牙时应向颊腭侧控制用力慢慢摇动,并沿牙长轴向颊侧方向拔出,不可使用旋转力。

4. **上颌第一、二磨牙**　通常为 3 根,颊侧两根较小,腭侧根粗长。第一磨牙根分叉大,拔除较为困难。第二磨牙的 3 根较细,分叉小,有时相互融合,拔除相对较易。颊侧骨板较腭侧骨板薄,拔除时先将牙挺松,再作颊腭向摇动,向颊侧牵引拔出。

上颌前磨牙拔除　　上颌第一、第二磨牙拔除

5. **上颌第三磨牙**　牙根变异较大,多融合为锥形并略向远中弯曲,颊侧骨板薄,拔除较易。可用牙挺向远中方向挺出。应防止用力过猛导致断根,一旦断根,取出较为困难。

6. **下颌切牙及尖牙**　均为单根,切牙根短、细而扁平,尖牙牙根较粗大,唇侧牙槽骨壁较薄。拔牙时主要向唇侧摇动,松动后顺势拔出。注意防止用力过猛,伤及上前牙。

上颌第三磨牙拔除　　下颌切牙拔除

7. **下颌前磨牙**　下颌前磨牙牙根多较直并略呈锥形,有时较细,颊侧骨板较薄。拔除时颊舌向摇动,亦可施加旋转力,向颊侧𬌗面牵引拔出。

8. **下颌磨牙**　多为近、远中两个扁平根,根向远中弯曲,一般较粗大。有时可为 3 根,此时根较细,容易折断。牙根周围骨壁坚实,拔除时阻力较

下颌尖牙拔除　　下颌前磨牙拔除　　下颌磨牙拔除

大,宜先挺松患牙,再用牙钳反复作颊、舌向摇动,并向阻力小的方向牵引拔出。下颌第三磨牙的形态与位置变异较大,拔除的难易程度有很大差异,拔除前应常规拍摄根尖 X 线片或全口曲面断层片。

五、特殊牙拔除方法

（一）牙根拔除法

牙根拔除术包括残根和断根的拔除。残根、断根原则上均应拔除，但当断根短小（5mm以下），根周组织无明显病变，取根创伤过大或可能造成神经损伤、上颌窦穿孔等并发症时，可不予拔除，术后注意观察。

1. 根钳拔除法　适用于高位残根、牙颈部折断的断根，或虽折断部位低于牙槽嵴，但在去除少许牙槽骨壁后，仍能以根钳夹住断根者。用根钳夹持牙根时，应尽可能推进根钳，使之能夹住较多的牙根，避免用力时滑脱或将根夹碎，圆根采用扭转，扁根采用摇动的方法拔出。

2. 牙挺取出法　根的折断部位较低，根钳不能夹住时，应使用根挺拔除。拔除时选择合适的薄刃牙挺，从牙根断面高的一侧插入牙根与骨壁之间，边楔入边旋转以挤出牙根。如根周间隙狭窄，牙挺插入困难，可用骨锤轻叩，增隙后挺出。如系多根相连，可用涡轮钻或骨凿分根后逐个取出。

ER 3-6-19

牙根的拔除

3. 翻瓣去骨法　适用于死髓牙根和根端肥大者。在牙根颊侧牙龈做梯形或角形切口，直达骨面，翻开黏骨膜瓣，去除部分骨壁显露牙根后挺出，黏骨膜瓣复位缝合。

（二）阻生牙拔除法

常见阻生牙为下颌第三磨牙、上颌第三磨牙及上颌尖牙。下颌第三磨牙因其牙根形态和阻生类型不同，手术的难易程度差异很大，其中低位和水平阻生牙拔除术是一项复杂的手术，要重视术前检查、阻力分析、手术方案制定。在操作上往往需要完成切开、翻瓣、凿骨、劈冠、挺出、缝合等程序，拔除时应严格遵守无菌原则。

ER 3-6-20

下颌垂直位低位阻生智齿拔除术

1. 挺出法　适用于垂直、颊向、舌向、近中及远中倾斜阻生牙。利用牙挺挺动阻生牙，在无明显阻力的情况下将牙挺出。

2. 劈开拔除法　主要用于解除根部骨阻力。适用于近中、水平阻生，邻牙或牙槽骨有阻力者，牙已松动或发育沟不明显者不宜使用该法。常用的劈开方向为正中劈开，将骨凿置于发育沟处，凿的长轴与牙的长轴一致，牙齿劈开分两部分取出。

3. 涡轮钻法　使用严格消毒的特制机头和加长钻针，利用其无振动、创伤小的优点进行去骨和牙体切割，可缩短手术时间，减少术后并发症，目前已基本取代劈开法。操作时注意勿损伤牙周黏膜，切割不要过深，以免损伤下牙槽神经及造成皮下气肿（图3-6-6）。

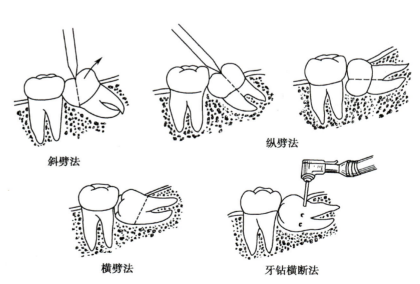

斜劈法　　纵劈法

横劈法　　牙钻横断法

图3-6-6　下颌阻生第三磨牙劈开方法

第三节 拔牙创的愈合

牙拔除后,机体会立即启动拔牙创软硬组织的修复程序。很多学者通过不同种类的动物研究,探索拔牙创的愈合过程。综合实验研究和临床观察的结果,可将拔牙创的正常愈合分为 5 个阶段。

1. 拔牙创出血和血凝块形成 拔牙后,由于根尖血管和牙周组织的撕裂,牙槽窝内出血。15~30 分钟后出血停止,拔牙窝内形成血凝块。此血块具有保护创口、防止感染、促进创口正常愈合的功能。

2. 血块机化、肉芽组织形成 拔牙后数小时,牙龈组织收缩以保护血块。约 24 小时后,来自牙槽骨壁的成纤维细胞向血块内生长;同时来自邻近血管的内皮细胞增殖,形成血管芽,并连成毛细血管网。约 7 天血块被肉芽组织所替代,这时牙槽突开始破骨性吸收。

3. 结缔组织和上皮组织替代肉芽组织 拔牙后 3~4 天,更成熟的结缔组织开始替代肉芽组织,至 20 天左右基本完成。拔牙后 3~4 天,上皮自牙龈边缘开始向血凝块表面生长,但在 24~35 天乃至更长的时间内,上皮组织的生长仍未完成。

4. 原始的纤维样骨替代结缔组织 约 38 天后,拔牙窝的 2/3 被纤维样骨质充填,3 个月后才能完全形成骨组织。这时骨质的密度较低,X 线检查仍可看到牙槽窝的影像。

5. 成熟的骨组织替代不成熟骨质 牙槽突的改建早在拔牙后 3 天就开始了,40 天后拔牙窝内逐渐形成多层骨小梁一致的成熟骨,并有一层骨密质覆盖这一区域。牙槽突受到功能性压力后,骨小梁的数目和排列顺应变化而重新改造。3~6 个月后重建过程基本完成,出现正常骨结构。

以上是拔牙创正常愈合的基本过程,此过程因拔牙和牙槽突的情况不同而变化很大。拔牙创的愈合与局部解剖位置、组织修复能力、机体代谢功能和基因差异等因素有关。

第四节 牙拔除术的并发症及防治

一、术中并发症及防治

1. 软组织损伤 包括口腔黏膜损伤、牙龈撕裂、下唇损伤、软组织穿刺伤及翻瓣时黏骨膜瓣撕裂。

防治:拔牙前仔细分离牙龈,使用牙钳时避免夹住牙龈,并做好防护。一旦出现软组织损伤,应视情况予以缝合,防治术后出血。

2. 牙根折断 牙根折断是拔牙术的常见并发症。断根与牙根弯曲、细长、与牙槽骨粘连、拔牙操作不当等有关。

防治:拔牙前拍摄 X 线片,熟悉牙根解剖形态,按照规范进行拔牙操作。如发生断根,一般应予以拔除。

3. 牙槽骨损伤 牙槽骨与牙根粘连或拔牙时用力不当,均可造成牙槽骨折断,此情况多见于拔除上、下颌第三磨牙或上颌尖牙。

防治:避免过度用力强行拔除;做好拔牙前检查和设计。如牙槽骨已折断,可去除小骨片,大骨片与牙龈相连时可复位后缝合牙龈。去除牙槽骨板后,牙槽骨的形态不利于后续义齿修复,故应注意预防。

4. 口腔上颌窦交通 上颌第二前磨牙,及第一、二磨牙的牙根与上颌窦底间距离很近,仅有一层菲薄骨板或仅隔黏膜。在取该处断根时,易将断根推入上颌窦,或根尖有炎症,拔牙后出现口腔与上颌窦相通。

防治:术前拍摄 X 线片,做好术前检查和设计,尽量避免断根;根尖有肉芽组织时,刮匙搔刮牙槽窝务必轻柔;如出现断根,注意使用牙挺的用力方向不可垂直。断根一旦进入上颌窦内,一般很难取出。可尝试用生理盐水冲洗,或用细长纱条填塞后向外抽拉等方法带出断根,必要时考虑手术取出。

5. 邻牙或对颌牙损伤　使用牙钳、牙挺不当,用力过猛,钳喙损伤邻牙或失控击伤对颌牙。

防治:操作中合理使用支点,邻牙不能受力,用左手协助固定牙钳,控制用力方向。

6. 其他损伤　如下颌骨骨折、颞下颌关节脱位、神经损伤、术中出血等。

防治:拔除下颌阻生牙使用骨锤和牙挺时,切勿使用暴力,做好防护措施,避免下颌骨骨折和颞下颌关节脱位;拔牙前熟悉神经解剖,翻瓣时避免切断神经,如不慎切断神经应立即行神经吻合术;拔牙前详细了解患者有无出血史和拔牙禁忌证,如术中出血较多,应压迫止血,给予对应处理。

二、术后并发症及防治

1. 出血　拔牙半小时后仍有明显新鲜出血,或拔牙当日止血后次日再发生出血者,均称为拔牙后出血。绝大多数为局部原因,如炎症期拔牙、软组织撕裂、牙槽窝内残留肉芽组织、牙槽内小血管破裂、血凝块保护不佳而脱落等。

防治:一旦发生出血,首先应安慰患者,消除其恐惧心理。局部止血方法包括重新压迫、局部放置明胶海绵或止血药、碘仿纱条填塞、创口拉拢缝合等。怀疑牙槽窝内有肉芽组织或异物时,应在局麻下彻底清除后加压止血。如与全身因素有关,请相关科室协助诊治。

2. 拔牙后感染　拔牙创感染多见于翻瓣去骨术,碎牙片、牙石、残留的肉芽组织等异物残留均可导致感染发生。

防治:严格遵循无菌操作规程,尽量减少拔牙创伤;拔牙后应彻底清创,除去拔牙窝内异物;局部有感染灶者严禁暴力搔刮,避免造成感染扩散。

3. 干槽症(dry socket)　以下颌后牙多见,特别是下颌阻生第三磨牙拔除术后常见。其发病机制和病因尚不十分清楚,目前认为其病因是综合性因素,而非单一因素,包括感染、创伤、解剖及纤维蛋白溶解等学说。

临床表现:拔牙2~3天后出现剧烈疼痛,并向耳颞部、下颌下区或头顶部放射,一般镇痛药物难以止痛。拔牙窝内可见空虚或有腐败变性的残留血凝块,伴有恶臭。下颌下淋巴结肿大、压痛。

防治:预防干槽症的关键为严格遵守无菌原则,减少手术创伤,缩小创口,清除残余感染物,保护拔牙窝内血凝块。一旦发生干槽症,处理原则为彻底清创,隔离外界刺激,促进肉芽组织生长。彻底清创必须在阻滞麻醉下进行,用3%过氧化氢清洗,小棉球反复擦拭拔牙窝直至完全清洁。然后用过氧化氢和生理盐水交替冲洗,拔牙窝内用碘仿纱条紧密填塞,8~10天后取出,1~2个月后牙槽窝才能长满结缔组织。目前临床预防干槽症的常用方法为拔牙后牙槽窝内置入碘仿海绵,具有一定的效果。

(王　琳)

思考题

1. 请简述口腔局部麻醉的并发症及其防治方法。
2. 请简述牙拔除术的基本步骤。
3. 请简述干槽症的临床表现和防治。

ER 3-6-21
练习题

第七章 | 口腔颌面部损伤

ER 3-7-1
教学课件

ER 3-7-2
思维导图

学习目标

1. 掌握：口腔颌面部损伤的特点；口腔颌面部软组织损伤清创处理原则；牙及牙槽骨损伤的诊断和处理原则；颌骨骨折的临床表现、诊断和处理原则。

2. 熟悉：口腔颌面部损伤的急救处理原则、窒息及出血的紧急处理措施；颧骨与颧弓骨折的临床表现与处理原则。

3. 了解：软组织损伤的分类与临床表现；颌面部损伤的护理要点。

4. 学会将所学的口腔颌面部损伤的理论知识运用到实际，提高临床诊断和治疗能力。

5. 具备良好的职业道德和行为规范，养成科学严谨的工作态度和实事求是的工作作风，训练一定的临床思维能力。

案例导入

患者，男，26 岁。数小时前从高处坠落致面部外伤。查体：神志清楚，耳鼻出血，伴脑脊液鼻漏，右侧面颊部肿胀明显，右侧上颌骨下垂，后牙早接触。

请思考：

1. 该患者明确诊断前还应做何种检查？

2. 试对该患者作出诊断并简述治疗方案。

口腔颌面部外伤在日常生活中多因交通事故、工伤和生活中的意外所致，战时常以火器伤为主。由于在口腔颌面部损伤时常伴随有身体其他部位的损伤或有危及生命的并发症，应提高警惕，全面细致检查伤员，迅速判断伤情，以抢救生命为前提，根据轻重缓急决定救治措施的先后顺序。

第一节 口腔颌面部损伤的特点

一、口腔颌面部血供丰富

口腔颌面部损伤后出血多，易形成血肿，组织水肿迅速且严重，可因水肿、血肿压迫而影响呼吸道的通畅，甚至引起窒息。另一方面也因血液供应丰富，组织再生修复能力及抗感染能力较强，创口容易愈合。因此，在清创术中可尽量保留组织，争取初期缝合。

二、腔窦多易发生感染

口腔颌面部有口腔、鼻腔、上颌窦等腔窦，存在有大量病原体，若与伤口相通，则容易发生感染。

三、毗邻重要器官易损伤

口腔颌面部与颅脑相通，损伤时常易并发脑挫伤、颅内血肿和颅底骨折等颅脑损伤。口腔颌面部损伤还可伴有涎腺损伤导致涎瘘,面神经、三叉神经损伤引起面瘫、三叉神经分布区麻木等。

四、伴有咬合关系紊乱

由于口腔内有牙齿,口腔颌面部损伤导致颌骨骨折移位时,会引起咬合关系错乱,进而影响张口与进食等功能。

五、面部畸形和功能障碍

口腔颌面部特殊组织器官集中,在鼻、唇、眶、颊等部位开放性损伤时,如处理不当常可发生不同程度的组织器官变形、移位,给患者造成严重的心理创伤。

第二节 口腔颌面部损伤的急救

一、窒息的急救

窒息(asphyxia)可分为阻塞性窒息和吸入性窒息两类。①阻塞性窒息(obstructive asphyxia):由异物阻塞、组织移位和肿胀压迫等导致(图3-7-1)。②吸入性窒息(inspiratory asphyxia):主要发生于昏迷患者,因血液、唾液、呕吐物或其他异物直接吸入气管、支气管或肺泡内引起。窒息急救的关键在于及早发现和及时处理。患者一旦出现窒息症状,应立即将患者头部放低取头侧位,判明窒息种类与原因,迅速投入急救。

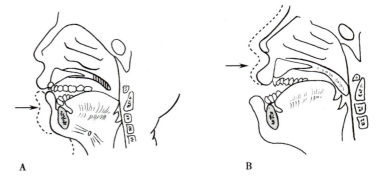

图 3-7-1 组织移位引起窒息

A. 下颌骨后移位和舌后坠堵塞咽腔;B. 上颌骨骨折段向下后方移位,软腭下坠堵塞咽腔。

(一)阻塞性窒息的急救

如因异物阻塞,立即取出异物;如舌后坠,应迅速将舌牵出解除窒息,并用粗丝线将舌体贯穿缝合固定于口腔外,持续牵拉舌体(图3-7-2);如因上颌骨骨折块下垂移位,应在清理口腔内异物后就地取材,用筷子、木棒等横放于前磨牙处使上颌骨上提,并将两端悬吊固定在头部绷带上(图3-7-3)。因水肿压迫呼吸道的患者,可经口或鼻插入通气导管,以解除窒息。

(二)吸入性窒息的急救

应立即进行环甲膜切开术或气管切开术,迅速吸出气管内异物,恢复呼吸道通畅。

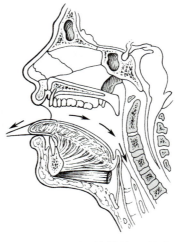

图 3-7-2 用粗丝线将舌拉出口外以解除窒息

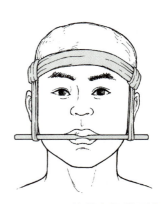

图 3-7-3 简易上颌悬吊法

二、出血的急救

应立即根据出血部位、出血性质以及现场条件,采取相应的止血方法。

（一）指压止血

在紧急情况下,将出血部位主要动脉的近心端用示指或拇指压迫在骨面上,达到暂时止血的目的。常见的颌面部动脉有面动脉、颞浅动脉,严重出血时,可压迫单侧颈总动脉,但持续时间一般不超过5分钟,禁止同时压迫双侧颈总动脉(图3-7-4)。

（二）包扎止血

一般用于毛细血管、小静脉及小动脉的出血。先用多层消毒纱布覆盖伤口,再用绷带加压包扎。包扎时,要注意防止骨折移位或压迫呼吸道。

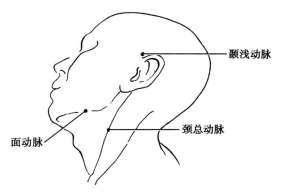

图 3-7-4 指压止血部位示意图

（三）结扎止血

结扎止血是开放性伤口最常用而可靠的止血方法,可直接钳夹结扎伤口内活动出血的血管。颌面部严重出血,如局部不能妥善止血时,需结扎患侧颈外动脉。

（四）药物止血

适用于组织渗血、小静脉和小动脉出血。局部可采用止血粉、止血纱布、明胶海绵等敷于创面压迫止血。

三、包扎

正确完好的包扎是颌面部损伤急救的重要措施之一,有压迫止血、止痛、暂时固定、防止骨折片进一步移位、缩小伤口、保护创面、减少污染等作用。常用的包扎方法有十字绷带交叉包扎法和四尾带包扎法。

第三节 口腔颌面部软组织损伤

口腔颌面部软组织损伤分为闭合性损伤和开放性损伤两大类。

一、闭合性损伤

闭合性损伤多为钝器打击或碰撞摩擦所致。轻者皮下组织受损,重者可并发骨折或血管、神经断裂。临床可表现为疼痛、肿胀、淤血、血肿及功能障碍等。

治疗原则是止血、镇痛、防止感染和恢复功能。

二、开放性损伤

开放性损伤是指有皮肤或黏膜伤口并与深层组织相通的损伤。根据致伤因素和伤口特点,可分为刺伤、切割伤、挫裂伤、剁碎伤、咬伤等,不同类型损伤的临床表现及处理方法各有其特点。

口腔颌面部开放性损伤常可伤及舌、鼻、腮腺、面神经等组织器官,伤情较为复杂,在患者机体状态允许的情况下,应尽早施行清创缝合术。

（一）彻底冲洗伤口

无菌纱布保护创口,用肥皂水、生理盐水洗净伤口周围的皮肤,再用1%~3%过氧化氢液和生理盐水反复冲洗、擦拭伤口,尽可能清除伤口内细菌、泥沙、组织碎片或其他异物。

（二）清理伤口

用2%碘酒消毒皮肤、铺巾。术中尽量保留可存活的组织,对破碎的创缘略加修整,大部游离组织亦尽量保留,争取原位缝合。

（三）缝合

缝合时用小针细线，要求对位精确平整，对眼、耳、唇、眉处更要仔细对齐解剖标志，以免造成畸形和功能障碍。组织水肿严重、拉拢缝合张力过大的伤口可用减张缝合。对颊部大面积全层组织缺损，不应勉强拉拢缝合，可将皮肤与黏膜直接缝合，消灭创面，所遗留的缺损待后期进行整复治疗（图 3-7-5）。舌体损伤时，应尽量保持舌的长度，切忌将舌尖向后折转缝合，以免造成舌体缩短，产生语言障碍（图 3-7-6）。总之，应根据各部位的解剖特点，注重体现尽量恢复患者面部形态和器官功能的原则。

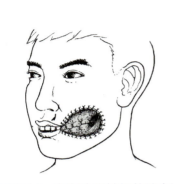

图 3-7-5　颊部全层缺损的缝合法

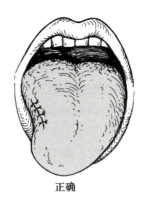

正确　　　　　不正确

图 3-7-6　舌损伤的缝合

第四节　口腔颌面部硬组织损伤

一、牙和牙槽突损伤

（一）牙损伤

牙损伤（dental injury）可分为牙挫伤、牙脱位及牙折 3 类，单纯牙损伤多因跌打和碰撞等引起，多见于上前牙，常伴有牙槽骨的损伤。

1. 牙挫伤　由于直接或间接的外力作用，使牙周膜和牙髓受损而产生充血、水肿，主要表现为牙松动、疼痛、伸长，有牙周膜炎或牙髓炎的症状和体征。

治疗：对牙周膜损伤的牙，应做简单的结扎固定，并防止早接触。如牙髓受损，应做牙髓或根管治疗。

2. 牙脱位　在较大暴力的撞击下可使牙部分或全部脱位，临床上出现牙松动、倾斜、伸长和疼痛，妨碍咬合。部分脱位的牙可向外脱出，也可向内嵌入骨中；完全脱位的牙则牙完全脱离牙槽窝，或仅以软组织相连。

治疗：部分脱位的牙，应使牙恢复到正常位置，并结扎固定 3 周左右；完全脱位的牙，只要离体时间不长，应尽快将其充分清洗和抗生素溶液浸泡后，重新植入牙槽窝并与邻牙一起结扎固定。同时还应降低咬合。

3. 牙折　可分为冠折、根折及冠根联合折断（图 3-7-7）。

（1）冠折：牙冠轻微折损而无刺激症状，可不做特殊处理。如断端尖锐，可将其调磨至圆钝。如牙髓有明显的刺激症状并影响形态和功能，可做牙冠修复。如冠折已穿通牙髓，需要先

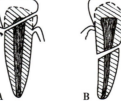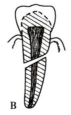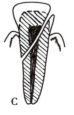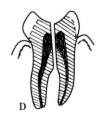

A　　　B　　　C　　　D

图 3-7-7　牙折的分类

A. 冠折；B. 根折；C. 冠根联合斜折；D. 冠根联合纵折。

进行根管治疗,再进行牙冠修复。

(2)**根折**:近牙颈部的根折,应在根管治疗后行桩冠修复;根中部的折断不能保留,应拔除;根尖1/3折断,牙松动,应及时结扎固定。

(3)**冠根联合折**:冠根联合斜折牙,如有条件可行根管治疗后用全冠修复。

(二)牙槽突骨折

　　牙槽突骨折(alveolar fracture)常是外力直接作用于牙槽突所致,多见于上颌前部。可单独发生,也可与颌面部其他损伤同时发生。临床上常伴有唇和牙龈的撕裂、肿胀、牙松动、牙折或牙脱落。当摇动损伤区的牙时,可见邻近数牙及骨折片随之移动。骨折片可移位而引起咬合错乱。

　　治疗:在局麻下将牙槽突及牙复位到正常解剖位置,然后利用骨折邻近的正常牙列,采用牙弓夹板、金属丝结扎和正畸托槽方丝弓等方法固定骨折。

二、颌骨骨折

　　颌骨骨折(fractures of the jaws)有一般骨折的共性,但由于颌骨解剖生理上的特点,颌骨骨折的临床表现及处理原则具有特殊性。

【临床表现】

　　1.**上颌骨骨折(fracture of maxilla)** Le Fort 按骨折的好发部位及骨折线的高低位置,将其分为3型(图3-7-8)。

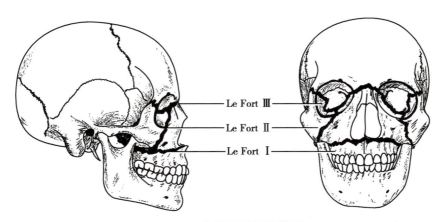

图 3-7-8　上颌骨骨折的类型

　　Le Fort I 型骨折(低位骨折或水平骨折):骨折线从梨状孔处沿牙槽突上方向两侧水平延伸至上颌翼突缝。

Le FortⅡ型骨折(中位骨折或锥形骨折)：骨折线横过鼻梁向两侧越过眶内侧壁、眶底及颧上颌缝,沿上颌骨侧壁至翼突。

Le FortⅢ型骨折(高位骨折或颅面分离骨折)：骨折线横过鼻梁、眶部及颧额缝向后达翼突,使上颌骨、颧骨与颅骨完全分离。

上述 3 型仅属典型的概括性表现,但由于暴力的种类及方向不同,临床实际发生的情况还多有变化,通常的临床表现如下。

(1)**骨折块移位**：常随外力方向而发生移位,或随颌骨本身的重力而下垂。

(2)**咬合关系错乱**：骨折段的移位必然引起咬合关系错乱。

(3)**眼部及眶周变化**：上颌骨高位骨折时易引起眶周组织水肿,皮下出血,形成瘀斑,有时可见球结膜下出血,或出现眼球移位而发生复视。

(4)**颅脑损伤**：上颌骨骨折时可伴有颅脑损伤或颅底骨折,出现脑脊液漏。

2. **下颌骨骨折(fractures of the mandible)**   好发部位依次为正中联合部、颏孔区、下颌角和髁突颈部(图 3-7-9)。

(1)**骨折段移位与咬合错乱**：下颌骨骨折片移位主要受咀嚼肌群牵拉的影响,其次与骨折的位置、骨折线的方向和倾斜度、外力的大小和方向有关。咬合错乱是下颌骨骨折最常见的体征,即使轻度移位,也可出现咬合错乱,如早接触、开𬌗、反𬌗等多种情况。

(2)**骨折段异常活动和疼痛**：骨折后,骨折线部位可出现异常活动度,同时伴有异常摩擦感和摩擦音,患者有明显疼痛。

(3)**功能障碍**：表现为不同程度的咀嚼、呼吸、吞咽和语言等功能障碍。

(4)**下唇麻木**：下颌骨骨折如伴有下牙槽神经损伤,可出现患侧下唇麻木。

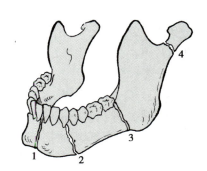

图 3-7-9   下颌骨骨折的好发部位
1.颏正中骨折;2.颏孔区骨折;3.下颌角骨折;4.髁突颈部骨折。

【诊断】

详细询问病史,了解致伤原因,认真进行检查,结合临床症状,诊断并不困难。对于间接暴力(对冲力)引起的骨折应引起重视,如临床经常发生的下颌骨一侧颏孔区骨折合并对侧髁状突颈部骨折,应避免漏诊。颌骨 X 片及 CT 检查有助于诊断。

【治疗】

治疗原则:尽早进行复位和固定,恢复咬合关系与咀嚼功能。同时注意防治感染、镇痛、合理营养、增强全身抵抗力等,为骨创愈合创造条件。在有并发症发生时,要在全身情况稳定后再进行局部处理,切勿轻重倒置,延误主要病情。

1. **复位**   正确复位是固定前提,复位的标准是尽可能恢复患者原有的咬合关系和面型。

常用的方法有手法复位、牵引复位和手术切开复位。

2. **固定**   为保证骨折对位愈合,防止骨折片复位后发生移位,必须采取稳定可靠的固定方法。常见的固位方法有单颌牙弓夹板固定法、颌间固定法及坚固内固定法(图 3-7-10)。

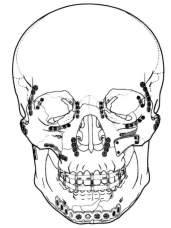

图 3-7-10   颌骨骨折的坚固内固定法

带钩牙弓夹板颌间固定

带钩牙弓夹板颌间固定是常用的传统的颌间固定方法,将成品带钩牙弓夹板用金属结扎丝分别固定在上、下颌稳固的牙齿上,然后用橡皮圈套在上、下颌牙弓夹板的挂钩上,既可进行颌间牵引复位,也可作为颌间固定的方法;如只作为颌间固定的方法,也可用金属结扎丝将上、下颌的牙弓夹板直接拴接在一起。

三、颧骨与颧弓骨折

颧骨、颧弓位于面部突出部位,遭受外力直接打击时易发生骨折,尤以颧弓骨折更为多见。

【临床表现】

1. **局部塌陷** 由于骨折移位使患侧颧部塌陷,导致面部畸形,但受伤数小时后,往往被软组织肿胀所掩盖,待肿胀消退后凹陷再显现,易发生漏诊。

2. **张口受限** 因颧弓骨折段内陷移位,压迫颞肌或喙突运动而致张口受限。

3. **复视** 颧骨骨折移位后,可因眼球移位、外展肌渗血和局部水肿及撕裂的眼下斜肌嵌入骨折线中,限制眼球运动等原因而发生复视。

4. **神经症状** 骨折片移位可造成眶下神经的损伤,使神经支配区域有麻木感,如同时损伤面神经颧支,可发生眼睑闭合不全。

5. **眶区瘀斑** 颧骨眶壁损伤后局部出血,渗入眶周皮下、眼睑和结膜下所致。

【诊断】

根据病史及临床表现,可进行诊断。

【治疗】

凡有张口受限、复视的颧骨颧弓骨折均应进行复位。虽无功能障碍但有明显畸形者,也可考虑手术复位后内固定(图3-7-11)。

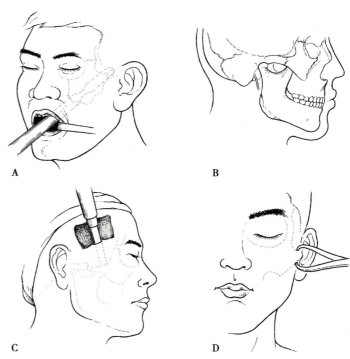

图 3-7-11 颧骨、颧弓骨折复位法

1. **口内上颌前庭沟切开复位法** 适用于颧弓骨折不伴有旋转移位者。自上颌磨牙区前庭沟做切口,直达骨面,沿下颌骨喙突外侧向上分离,经颞肌肌腱、颞肌达颧骨和颧弓深面,用骨膜分离器将骨折片向外上前方向提翘,将骨折片复位。

2. **面部小切口切开复位法** 适用于颧弓骨折不伴有旋转移位者。在颧骨颧弓骨折处下方皮肤做切口,直达颧弓表面,探明骨折片位置后,将单齿钩探入骨折片深部,向上方提拉颧骨颧弓骨折片使其复位。

3. **头皮冠状瓣切开复位法** 适用于复杂的颧骨骨折及颧上颌骨复合骨折。切口较大,显露范围大,能充分显露骨折断端,手术应在颧弓、颧额缝和眶下缘达到 3 点固定,一般使用小钛板或微型钛板进行固定。

第五节　口腔颌面部损伤的护理

对于口腔颌面部损伤的患者,在进行各种治疗的同时,细致而合理的护理是促进伤口愈合、减少并发症的重要环节,必须加以高度重视。

一、心理护理

要鼓励患者保持良好的情绪状态,树立信心,正确对待伤情,积极配合治疗。

二、体位

伴有脑脊液漏的患者取平卧位,脑震荡患者绝对卧床。口腔颌面部损伤患者经急救处理后,在转移时须采取俯卧位或侧卧位,将头偏向健侧,便于分泌物流出,以防窒息。一般取半卧位,头偏向健侧,以利于血液回流,减轻局部组织水肿。

三、伤情护理

密切观察患者生命体征、意识和瞳孔变化。颌面部伤口缝合后予以暴露或适度加压包扎,注意观察伤口和包扎情况。对于颌骨骨折患者,每天检查其固定情况,要注意观察口内的夹板、结扎丝有无松脱、折断、移位,有无牙龈、唇颊黏膜损伤等,发现异常及时处理。

四、口腔护理

保持口腔清洁,进食后清洁口腔,对有口腔黏膜破损和颌骨骨折的患者尤为重要。患者每日洗漱时,应注意避开伤口处,以免引起感染。可用 1% 过氧化氢溶液、生理盐水冲洗或擦拭,清除口腔内分泌物,每天 2~3 次。能自理的患者,应鼓励其多含漱。

五、饮食护理

损伤本身以及必要的处理,如颌间固定等,患者不能正常张口、咀嚼和进食,因此应给予足够热量、高蛋白、高纤维素和高矿物质的流质、半流质或软食,根据损伤的部位和伤情不同可采用喂食、口饲或鼻饲等方法,随着伤情好转,逐步恢复正常饮食。

(吕继忠)

思考题

1. 请简述口腔颌面部的解剖生理特点与损伤特点的关系。
2. 请简述颌骨骨折的治疗原则。
3. 请简述阻塞性窒息可根据阻塞的原因采取哪些相应的措施。

ER 3-7-3

练习题

第八章 | 口腔颌面部肿瘤

教学课件

思维导图

学习目标

1. 掌握：口腔颌面部肿瘤的预防措施。
2. 熟悉：口腔颌面部软组织囊肿和颌骨囊肿的临床特点及治疗原则。
3. 了解：口腔颌面部常见良性肿瘤及恶性肿瘤的临床表现及治疗原则。
4. 学会运用所学理论知识结合临床实践，提高对口腔颌面肿瘤的早期诊断能力。能够在基层广泛宣传口腔颌面部肿瘤的危害，普及预防口腔颌面部恶性肿瘤的知识；开展防癌普查或易感人群的监测。
5. 具备同情心，尊重患者，能进行医患沟通，并能进行正确的心理疏导。

案例导入

患者，男，45 岁，右下颌区无痛性肿胀 3 年。3 年前患者发现右下颌体部逐渐膨大，生长缓慢，无疼痛，不发热。近期患者感觉患侧下唇及颊部麻木不适，张口受限，在当地抗炎治疗，未见好转，遂来就诊。检查：全身情况可。右下颌角膨隆畸形，右下第一、二磨牙松动。X 片示：右下颌角部阴影约 3cm × 4cm，可见多房性透光区，边缘呈半月切迹，右下第一、二磨牙牙根吸收，下颌骨下缘受累。

请思考：

1. 该患者诊断可能是什么？
2. 该患者还需做哪些检查？
3. 治疗原则是什么？

口腔颌面部肿瘤是严重威胁人类健康甚至生命的常见病、多发病，被世界卫生组织确定为当今常见四大疾病之一。口腔颌面部肿瘤具有类型繁多、生物学特性各异的特点。其中牙源性和涎腺源性肿瘤为口腔颌面部特有肿瘤。良性肿瘤以外科手术切除为主。临界瘤应切除肿瘤周围部分正常组织，以避免复发，如有恶变，则应扩大切除范围。恶性肿瘤则应综合设计治疗方案，包括手术治疗、放射治疗、化学药物治疗、激光治疗、冷冻治疗、高温治疗、栓塞治疗、生物治疗、营养治疗等，目前常采用多手段综合治疗。

第一节 口腔颌面部囊肿

口腔颌面部囊肿较多见，临床上根据其发生的部位，将其分为软组织囊肿与颌骨囊肿两大类。

一、软组织囊肿

口腔颌面部常见的软组织囊肿有皮脂腺囊肿、皮样或表皮样囊肿、甲状舌管囊肿、鳃裂囊肿、唾液腺囊肿（黏液腺囊肿、舌下腺囊肿、腮腺囊肿等），其中以黏液腺囊肿和舌下腺囊肿尤为多见。

（一）皮脂腺囊肿

中医称"粉瘤"。主要为由皮脂腺排泄管阻塞，皮脂腺囊状上皮被逐渐增多的内容物膨胀而形成的潴留性囊肿。囊内为白色凝乳状皮脂腺分泌物。

【临床表现】

常见于面部，小的如豆，大则可为小柑橘样。囊肿位于皮内，并向皮肤表面突出。囊壁与皮肤紧密粘连，中央可有一小色素点。临床上可以根据这个主要特征与表皮样囊肿作区别。

【诊断】

根据病史及临床表现，可进行诊断，需与表皮样囊肿作鉴别。

【治疗】

在局麻下手术切除。沿颜面部皮纹方向做梭形切口，应切除包括与囊壁粘连的皮肤。（图 3-8-1）。如有继发感染，当在控制感染后手术。

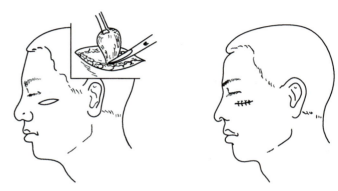

图 3-8-1　皮脂腺囊肿摘除术示意图

（二）皮样或表皮样囊肿

皮样囊肿或表皮样囊肿是由胚胎发育时期遗留于组织中的上皮细胞发展而形成的囊肿；后者也可以由于损伤、手术使上皮细胞植入而形成。

【临床表现】

皮样或表皮样囊肿多见于儿童及青年。皮样囊肿好发于口底和颏下区，表皮样囊肿好发于眼睑、额、鼻、眶外侧、耳下等部位。生长缓慢，呈圆形。囊肿表面的黏膜或皮肤光滑，囊肿与周围组织、皮肤或黏膜均无粘连，触诊时囊肿坚韧而有弹性，似面团样。

穿刺检查可抽出乳白色豆渣样分泌物，有时大体标本可见毛发。

【诊断】

根据病史及临床表现，可进行诊断，同时需要病理检查。

【治疗】

手术摘除。颜面部表皮样囊肿，应沿皮纹在囊肿皮肤上做切口，切开皮肤及皮下组织，显露囊壁，然后将囊肿与周围组织分离，完整摘除，分层缝合。

（三）甲状舌管囊肿

胚胎至第 6 周时，甲状舌管自行消失，在起始点处仅留一浅凹即舌盲孔。如甲状舌管不消失时，则残存上皮分泌物聚积，形成先天性甲状舌管囊肿。

【临床表现】

甲状舌管囊肿多见于 1~10 岁的儿童，亦可见于成年人。囊肿可发生于颈正中线，自舌盲孔至胸骨切迹间的任何部位，但以舌骨上下部为最常见（图 3-8-2）。囊肿生长缓慢，呈圆形，临床上常见者如胡桃大，位于颈正中部，有时微偏一侧。质软，边界清楚，与表面皮肤及周围组织无粘连。位于舌骨以下的囊肿，舌骨体与囊肿之间可能扪及坚韧的索条与舌骨体粘连，故可随吞咽及伸舌等动作而移动。

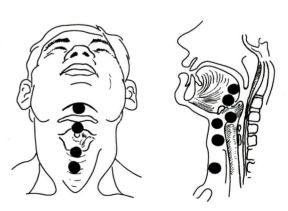

图 3-8-2　甲状舌管囊肿可能发生的部位示意图

【诊断】

甲状舌管囊肿的诊断可根据其部位和随吞咽移动等而作出,有时穿刺检查可抽出透明、微混浊的黄色稀薄或黏稠液体。对甲状舌管瘘,还可行碘油造影以明确其瘘管行径。

【治疗】

手术彻底切除囊肿或瘘管,否则容易复发。手术的关键是,切除囊肿或瘘管外,一般应将舌骨中份一并切除,以减少复发。

(四) 鳃裂囊肿

鳃裂囊肿多数人认为系由胚胎鳃裂残余组织所形成。囊壁厚薄不等,含有淋巴样组织,通常覆有复层鳞状上皮,少数则被以柱状上皮。

【临床表现】

鳃裂囊肿常位于颈上部,大多在舌骨水平,胸锁乳突肌上1/3前缘附近。有时附着于颈动脉鞘的后部,或自颈内、外动脉分叉之间突向咽侧壁。囊肿表面光滑,但有时呈分叶状。肿块大小不定,生长缓慢。患者无自觉症状,如发生上呼吸道感染后可以骤然增大,则感觉不适。鳃裂囊肿穿破后,可以长期不愈,形成鳃裂瘘。

【诊断】

根据病史、临床表现及病理检查,进行诊断。

【治疗】

根治的方法是手术彻底切除,如遗留残存组织,可导致复发。

(五) 黏液囊肿

黏液囊肿是最常见的涎腺囊肿。

【临床表现】

好发于下唇及舌尖腹侧,囊肿位于黏膜下,呈半透明、浅蓝色小泡,状似水泡。大多为黄豆至樱桃大小,质地软而有弹性。囊肿易被咬破,流出蛋清样透明黏稠液体,囊肿消失,但不久又复肿大,反复破损后可表现为厚的白色瘢痕状突起,囊肿透明度降低。

【诊断】

根据病史、临床表现及病理检查,进行诊断。

【治疗】

常采用手术切除。和囊肿相连的腺体应一并切除,以防复发。

(六) 舌下腺囊肿

舌下腺囊肿是由于舌下腺导管阻塞或腺体损伤、涎腺分泌潴留而成。

【临床表现】

最常见于青少年,常发生在一侧口底,囊肿呈浅紫蓝色,柔软,较大的囊肿可将舌抬起。破裂后可流出黏稠略带黄色或蛋清样可拉丝液体,创口愈合后可复发。口外型表现为颌下部无痛柔软包块,穿刺抽吸出蛋清样液体。

【诊断】

根据病史、临床表现及病理检查,进行诊断。

【治疗】

将舌下腺与囊肿一并切除,以达到根治的目的。对于口外型舌下腺囊肿,可全部切除舌下腺后,将囊腔内囊液吸净,在颌下区加压包扎,而不必做颌下切口摘除囊肿。

二、颌骨囊肿

(一) 牙源性颌骨囊肿

1. 根端囊肿 为最常见的颌骨囊肿,是由于根尖肉芽肿慢性炎症刺激引起牙周膜内的上皮残余增生而致。

2. 始基囊肿　发生于成釉器发育的早期阶段,釉质和牙本质形成之前。

3. 含牙囊肿　发生于牙冠或牙根形成之后,可来自一个或多个牙胚。

4. 角化囊肿　系来源于原始的牙胚或牙板残余。

【临床表现】

多发于青壮年,可发生于颌骨的任何部位。根端囊肿多发生于前牙;始基囊肿、角化囊肿则好发于下颌第三磨牙区及下颌支部;含牙囊肿除下颌第三磨牙区外,上颌尖牙区也是好发部位。

囊肿一般生长缓慢,颌骨病变部位呈无痛进行性膨隆,可导致面部畸形。扪诊可有乒乓球样感。上颌囊肿可突入上颌窦或鼻腔,使鼻唇沟消失,眶下缘上移。下颌骨囊肿发展到很大时,可引起病理性骨折。囊肿穿刺可抽出草黄色囊液,镜下可见胆固醇结晶,角化囊肿内容物则多见黄、白色皮脂样物。X线检查显示囊肿为圆形或椭圆形透光阴影,边缘整齐,周围常呈现一白色骨质反应线。

【诊断】

根据病史、临床表现、X线检查及病理检查,进行诊断。

【治疗】

采用手术摘除。较大囊肿可先期采用开窗术减压,囊肿逐渐缩小,后期手术切除,避免较大损伤。如有急性感染,需控制炎症后再行手术治疗。

(二)非牙源性颌骨囊肿

1. 球上颌囊肿　发生于上颌侧切牙与尖牙之间,牙齿常被排挤而移位。X片上显示囊肿阴影在牙根之间,而不在根尖部位。

2. 鼻腭囊肿　位于切牙管内或附近(来自切牙管残余上皮)。X片上可见到切牙管扩大的囊肿阴影。

3. 正中囊肿　位于切牙孔之后,腭中缝的任何部位。X片上可见缝间有圆形囊肿阴影。

4. 鼻唇囊肿　位于上唇底和鼻前庭内。囊肿在骨质的表面。X片上骨质无破坏现象。

【临床表现】

多见于青少年,可发生于面部不同部位。主要表现为颌骨骨质的膨胀,根据不同部位可出现相应的局部症状。

【诊断】

根据病史、临床表现、X线检查及病理检查,进行诊断。

【治疗】

及时早期手术治疗,手术方法与牙源性囊肿相同,但一般均从口内进行手术,无须从口外切口。

知识拓展

口腔颌面部生长发育

在人体胚胎发育过程中,口腔在受精卵第14天开始发育,颌面部的发育在胚胎期(第4~8周末)基本完成。口腔颌面部由2个下颌突、2个上颌突、1个额鼻突、2个侧鼻突、1个中鼻突和2个球状突,共10个突起生长、衍化、融合而成。在颌面部形成过程中,多种环境或遗传因素都会影响突起的生长与正常融合,若导致生长和/或融合异常,就会出现唇裂、腭裂、面裂及颌裂等畸形。

第二节　良性肿瘤和瘤样病变

一、牙龈瘤

牙龈瘤（epulis）并非真性肿瘤,系来源于牙周膜及牙槽骨骨膜的类肿瘤样炎性增生物,其发生与慢性炎症、机械刺激以及内分泌有关。根据病理组织结构的不同,牙龈瘤通常可分为肉芽肿型、纤维型及血管型3类。

【临床表现】

好发于中青年,女性多于男性。一般生长较缓慢,但血管型牙龈瘤在女性妊娠期可迅速增大。多发于唇、颊侧牙龈乳头部,以前磨牙区最为常见,呈圆球或椭圆形的息肉状物,有的呈分叶状,有蒂,肿物长大可覆盖部分牙体和牙槽突,表面可见牙压痕或溃疡,易被咬伤而发生溃疡、伴发感染。随着肿块的增长,其可以破坏牙槽骨壁,X线摄片可见骨质吸收、牙周膜增宽的阴影,牙齿可能松动、移位。

【诊断】

根据病史、临床表现、X线检查及病理检查,进行诊断。

【治疗】

可在局麻下手术切除。切除必须彻底,否则易复发。一般应将病变所波及的牙齿同时拔除。

二、成釉细胞瘤

成釉细胞瘤是颌骨中心性上皮肿瘤,在牙源性肿瘤中较常见。

【临床表现】

多发于青壮年,以下颌体及下颌角为常见,可造成颌面部畸形。肿瘤侵犯牙槽骨或颌骨皮质时,可造成牙齿松动、移位或脱落,甚至病理性骨折。肿瘤可穿破骨板侵入口内软组织,此时可见肿瘤表面有对颌牙压痕或溃疡,继发感染可出现疼痛、化脓等。当肿瘤压迫下牙槽神经时,患侧下唇及颊部可出现麻木不适。X片显示大小不等的囊腔或蜂窝型影像,常出现半月形切迹。邻近牙根端可见锯齿或截根状吸收且常移位。

【诊断】

根据病史、临床表现、X线检查及病理检查,进行诊断。需与颌骨囊肿或其他牙源性肿瘤鉴别。

【治疗】

主要为外科手术治疗。因成釉细胞瘤有局部浸润周围骨质的特点,需将肿瘤周围的骨质至少在0.5cm处切除。否则,治疗不彻底将导致复发;而多次复发后又可能变为恶性。

成釉细胞瘤是临界瘤,如手术前不能与颌骨囊肿或其他牙源性肿瘤鉴别,可于手术时作冷冻切片检查,以明确诊断。如有恶性变时,应按恶性肿瘤手术原则处理。

三、血管瘤

血管瘤又称为婴幼儿血管瘤,是婴幼儿最常见的血管源性良性肿瘤,多见于婴儿出生时或出生后1个月之内。以女性多见,男女之比为1:3~5。血管瘤的生物学行为是可以自发性消退,其病程可分为增生期、消退期和消退完成期。

【临床表现】

肿瘤常在新生儿期出现,2~3个月后即进入增生期。最初表现为毛细血管扩张,周围是晕状白色区域,为一"蚊叮样"红斑,以后迅速生长,并快于身体发育速度,迅速增大、变厚。增生期迅即变为红斑并高出皮肤,高低不平似杨梅状。随婴儿第一生长发育期,约在4周后开始快速生长,此时常是家长最迫切求治的时期。如生长在面部,不仅可招致畸形,还可影响运动功能,诸如闭眼、张口运动等;有的病例还可在瘤体并发或继发感染。快速增生还可伴发于婴儿的第二生长发育期,即4~5个月时。一般在1年以后即进入静止消退期。

【诊断】

根据病史及临床表现,进行诊断。

【治疗】

由于血管瘤有明显的自然消退趋势,绝大多数病例仅应定期随访观察等待,只有当血管瘤累及重要组织危及生命、有活动性出血及5年随访无消退迹象者,可给予包括激素治疗、激光治疗、硬化剂注射、外科手术切除等治疗。

四、脉管畸形

脉管畸形来源于血管或淋巴管的畸形。

【分类及临床表现】

1. 静脉畸形 传统分类称为海绵状血管瘤。好发于颊、颈、眼睑、唇、舌或口底部。位置深浅不一,如果较深,则皮肤或黏膜颜色正常;表浅病损则呈现蓝色或紫色。边界不太清楚,扪之柔软,可以被压缩,有时可扪及静脉石。当头低位时,病损区域充血膨大;恢复正常位置后,肿胀亦随之缩小,恢复原状,此称为体位移动试验阳性。静脉畸形体积大时,可引起颜面部畸形及功能障碍。若发生继发感染,则可引起疼痛、肿胀、表面皮肤或黏膜溃疡,并有出血的危险。

2. 微静脉畸形 俗称葡萄酒色斑。多发于颜面部皮肤,常沿三叉神经分布区分布。呈鲜红或紫红色,与皮肤表面平,周界清楚。其外形不规则,大小不一。以手指压迫病损,表面颜色退去;解除压力后,血液立即又充满病损区,恢复原有大小和色泽。

3. 动静脉畸形 传统分类称为蔓状血管瘤。多见于成年人。常发生于颞浅动脉所在的颞部或头皮下组织中。病损区域高起呈念珠状,表面温度较正常皮肤为高。患者可能自己感觉到搏动;扪诊有震颤感,听诊有吹风样杂音。

4. 淋巴管畸形 常见于儿童及青年,好发于舌、唇、颊及颈部。按其临床特征及组织结构可分为微囊型与大囊型两类。

(1)**微囊型**:包括以前分类中的毛细管型及海绵型淋巴管瘤。在皮肤或黏膜上呈现孤立的或多发性散在的小圆形囊性结节状或点状病损,无色、柔软,一般无压缩性,边界不太清楚。发生在唇、下颌下及颊部者,有时可使患处显著肥大畸形。发生于舌部者常呈巨舌症。

(2)**大囊型**:以前分类中称为囊肿型或囊性水瘤。主要发生于颈部锁骨上区。病损大小不一,表面皮肤色泽正常,呈充盈状态,扪之柔软,有波动感。体位移动试验阴性,但透光试验为阳性。

5. 混合型脉管畸形 存在1种类型以上的脉管畸形时都可称为混合型脉管畸形。

【诊断】

根据病史及临床表现,进行诊断。

【治疗】

根据病变类型、位置、范围、大小及患者年龄诸因素而定。目前的治疗方法包括外科切除、硬化剂注射、激光治疗、放射治疗、激素治疗、低温治疗、微波热凝治疗以及血管栓塞治疗等。一般采用综合疗法。

五、涎腺多形性腺瘤

涎腺多形性腺瘤又名混合瘤,在唾液腺肿瘤中最常见。多发于腮腺,其次为颌下腺,舌下腺极少见。发生于小唾液腺者,以腭部最常见。一般认为,多形性腺瘤由肿瘤性上皮和黏液样或软骨样间质组成。

【临床表现】

多形性腺瘤生长缓慢,常无自觉症状,病史较长。肿瘤界限清楚,质地中等,呈结节状,高起处常较软,低凹处较硬。一般可活动,但位于硬腭或颌后区者可固定而不活动。一般不引起功能障碍。

当肿瘤生长突然加速,并伴有疼痛、面神经麻痹等症状时,应考虑恶变。

【诊断】

根据病史、临床表现及病理检查,进行诊断。

【治疗】

手术切除,不能做单纯肿瘤摘除,而应做肿瘤包膜外正常组织处切除。腮腺肿瘤应保留面神经,下颌下腺肿瘤应包括下颌下腺一并切除。

知识拓展

肿瘤穿刺及细胞学检查

对触诊时有波动感或实质性含有液体的肿瘤,可用注射针穿刺检查。如为囊肿,穿刺可吸出液体,涂片检查时有胆固醇晶状体,深部血管瘤可抽出血液,囊性淋巴管瘤可抽出淋巴液。近年来对涎腺或某些深部肿瘤也可以用6号针头行穿刺细胞学检查或称"细针吸取活检"。区别良、恶性肿瘤的确诊率可达95%,但有时对肿瘤的组织学类型难以完全肯定。

第三节　口腔颌面部恶性肿瘤

口腔颌面部恶性肿瘤以鳞状细胞癌最为多见。因鳞癌发生部位不同,其组织结构、恶性程度、转移部位及治疗方法等均有所不同。

一、舌癌

舌癌为最常见的口腔癌,按解剖学定义划分应分为舌体癌(舌前2/3)与舌根癌(舌后1/3)两类。多数为鳞癌,特别是舌前2/3部位,腺癌较少见,多位于舌根部。

【临床表现】

多见于40岁以上中老年男性,但近年有女性患者增多及发病年龄年轻化的趋势。舌癌多发生于舌缘,其次为舌尖、舌背及舌根等处,常为溃疡型或浸润型,外生型多来自乳头状瘤恶变。患者主诉常为舌痛,有时放射至颞部或耳部。一般恶性程度较高,生长较快,浸润性较强,可波及舌肌,导致舌运动受限,进而出现语音、进食及吞咽障碍。晚期舌癌可超越中线,侵及口底、颌骨及咽侧壁,使全舌固定。

舌癌常发生早期淋巴结转移,转移部位以颈深上淋巴结群最多,其次为颌下淋巴结、颈深中淋巴结群、颏下淋巴结及颈深下淋巴结群。累及中线或原发于舌背者可发生双侧淋巴结转移。转移率及转移淋巴结个数随肿瘤大小及浸润深度而逐渐增加。舌癌可发生远处转移,一般多转移至肺部。

【诊断】

根据病史、临床表现及病理检查,进行诊断。

【治疗】

应以综合疗法为主。对于早期舌癌病例,一般主张手术根治,颈部行Ⅰ期或Ⅱ期颈清术,晚期病例则应采取综合治疗方案,一般主张先行诱导化疗,再手术,术后放疗。由于舌癌的颈淋巴结转移率较高,并早期转移,一般主张做选择性肩胛舌骨上或功能性颈淋巴清扫术。

二、牙龈癌

在口腔鳞癌中,牙龈癌构成比一般居第 2 或第 3 位。牙龈癌多为分化较高的鳞癌,其病因可能与口腔卫生不良、不良修复体的慢性刺激有关。

【临床表现】

多见于 40~60 岁成年人,男性多于女性,下颌多于上颌,好发于前磨牙及磨牙区。临床上可表现为溃疡型或外生型,但溃疡型多见。多起源于龈乳头或龈缘,溃疡浅表,呈淡红色,一般生长缓慢。早期可侵犯牙槽突及颌骨,引起牙松动或脱落。上颌牙龈癌可侵犯上颌窦及腭部;下颌牙龈癌则可侵及口底及颊部,如侵及磨牙后区则引起张口受限。

下颌牙龈癌较上颌牙龈癌更易发生转移,一般先转移至颌下及颏下淋巴结,晚期则可转移至颈深淋巴结。

【诊断】

根据病史、临床表现及病理检查,进行诊断。

【治疗】

以外科手术为主。因绝大多数的牙龈癌为高分化鳞状上皮细胞,对放射治疗不敏感。手术应根据肿瘤侵犯情况,切除部分牙槽骨。

三、颊黏膜癌

颊黏膜癌系指原发于上下颊沟之间、翼颌韧带之前并包括唇内侧黏膜的癌肿,其 90% 以上来自口腔黏膜鳞状上皮,多为分化中等的鳞状细胞癌,少数为腺癌。

【临床表现】

好发于 40~60 岁男性,病损早期多呈溃疡型,早期可无明显症状及张口受限。一旦侵入颊肌则浸润生长加快,晚期可穿破颊肌和面部皮肤,引起张口受限,亦可蔓延至牙龈和颌骨。

颊黏膜癌可发生区域淋巴结转移,常见转移部位为颌下及颈深上淋巴结。

【诊断】

根据病史、临床表现及病理检查,进行诊断。

【治疗】

应行外科手术和综合治疗,术后洞穿性缺损可待肿瘤控制后施行整复手术,也可以用皮瓣转移立即整复。

四、口底癌

口底癌指原发于口底黏膜的癌肿,绝大多数为鳞状细胞癌。

【临床表现】

好发于 40~60 岁男性,以舌系带两侧最常见。早期多呈溃疡型,随后侵及深层组织,引起自发性疼痛、流涎、舌运动受限,出现语言及吞咽困难。晚期可侵犯口底诸肌群及多个解剖区域,导致舌完全固定于口内等相应症状。

早期易发生颈淋巴结转移,转移部位以颏下、颌下及颈深上淋巴结多见。

【诊断】

根据病史、临床表现及病理检查,进行诊断。

【治疗】

手术治疗。较晚期的病例,如肿瘤侵及下颌骨或有颈部淋巴转移时,应施行口底部、下颌骨、颈淋巴联合根治术。对双侧颈淋巴结转移的患者,可同时或分期行颈淋巴结清扫术。

五、唇癌

唇癌为发生于唇红缘黏膜的癌。主要为鳞癌,腺癌很少见。

【临床表现】

多发生于下唇。早期表现为疱疹状结痂的肿块,或局部黏膜增厚,随后会出现火山口状溃疡或菜花状肿块。

【诊断】

根据病史、临床表现及病理检查,进行诊断。

【治疗】

外科手术治疗、放射治疗、激光治疗或低温治疗等均有良好的疗效;但对晚期病例及有淋巴结转移者则应用外科治疗。原发灶切除后,可用邻近组织瓣立即整复。

(吕继忠)

思考题

1. 请简述牙源性颌骨囊肿的类型有哪些。
2. 请简述脉管畸形的类型和临床表现。
3. 请简述成釉细胞瘤的临床表现及治疗原则。

ER 3-8-3

练习题

第九章 | 口腔正畸学、口腔种植外科及口腔修复学

教学课件

思维导图

学习目标

1. 掌握：错𬌗畸形的临床表现与诊断；牙体缺损的修复治疗；口腔种植治疗的程序。
2. 熟悉：错𬌗畸形的病因与分类；牙列缺损和牙列缺失的修复治疗；种植义齿修复；口腔种植的生物学基础。
3. 了解：错𬌗畸形的矫治；正畸治疗中的口腔健康教育和卫生保健；种植牙区骨量不足的处理和种植手术并发症。
4. 学会对错𬌗畸形患者进行初步诊断，具备明确患者病因的能力；对种植外科及口腔修复学有基本的认识。
5. 具备同情心，尊重患者，能利用所学知识进行医患沟通，进行正确的心理疏导，并进行口腔卫生宣教。

案例导入

患者，女，13岁。诉"地包天"。曾有咬上唇不良习惯，面型与父亲类似。临床检查：恒牙列，双侧尖牙和第一恒磨牙均为近中关系，前牙反覆盖、反覆𬌗。

全口曲断片：牙齿数目形态正常，牙周组织正常。

请思考：

1. 该患者的错𬌗畸形属于安氏分类中的哪一类？
2. 该患者错𬌗畸形的病因可能有哪些？
3. 对该患者进行完整诊断还需要补充哪些检查？

第一节　口腔正畸学

一、概述

口腔正畸学（orthodontics）是口腔医学的一个分支学科，它的学科内容是研究错𬌗畸形（malocclusion）的病因、机制、检查、诊断、预防和治疗等。错𬌗畸形一般是指在生长发育过程中，由遗传因素和环境因素导致的牙齿、颌骨、颅面的畸形，也可在生长发育完成后，因外伤、牙周病等原因造成。表现为牙齿排列不齐，上下颌牙弓间的𬌗关系异常，颌骨大小、形态和位置异常等。

在错𬌗畸形的临床矫治技术发展中，我国20世纪50~70年代初主要应用活动矫治技术，20世纪70年代末开始成立独立的口腔正畸学教研室，20世纪80年代初期和90年代中期方丝弓和直丝弓矫治技术分别在我国开始应用于正畸临床。现如今，我国无托槽隐形矫正技术正逐步走向成熟。随着人民群众对美好生活的向往需求不断增大，要求口腔正畸治疗的患者越来越多，我国口腔正畸学科正在迅速地发展。

二、错𬌗畸形的病因与分类

（一）错𬌗畸形的病因

总体上讲,错𬌗畸形的病因分为遗传因素和环境因素两大类。遗传(heredity)是指子代继承和保留亲代所具有的内部结构、外部形态和生理功能等方面的特征,即表现为子代与亲代之间具有的相似性。同时,子代与亲代之间,子代的个体之间又不完全相同而表现出各自的特殊性和差异性,这种现象就是变异(variation)。

1.遗传因素 遗传因素对错𬌗畸形的影响主要表现在种族演化和个体发育两个方面。

（1）**种族演化**:错𬌗畸形是随着人类的种族演化而发生和发展的。具体机制有:①颅面比例和形态因生存环境变迁而发生改变。②咀嚼器官因食物结构变化而出现退化。③咀嚼器官的退化出现不平衡的现象。

（2）**个体发育**:从个体发育的角度来看,双亲将其所具有的错𬌗畸形特性遗传给子女,使子女的颌面形态与父母相似;但同时,不是所有子女的颌面形态都像父母,这又与变异有关。

2.环境因素 可分为先天因素和后天因素。

（1）**先天因素**

1）母体因素:妊娠期母体营养不良,包括缺少胎儿生长发育所必需的各种矿物质及维生素等。妊娠初期患病,如风疹、中毒、内分泌失调、梅毒等。妊娠期间母体如受外伤、大剂量放射线照射,也可引起胎儿的发育畸形。

2）胎儿因素:胎儿在子宫内的正常生长发育有赖于正常范围内的宫腔压力。因某些病变、创伤或体位等生理原因造成宫内压力异常,可导致颜面畸形。

3）常见的发育障碍及缺陷:多生牙、先天缺失牙、牙齿大小和形态的异常、舌形态异常、唇系带异常。

（2）**后天因素**

1）全身性疾患:某些急慢性疾病、内分泌功能异常、营养不良。

2）乳牙期及替牙期的局部障碍:乳牙早失、乳牙滞留、乳牙下沉、乳尖牙磨耗不足、恒牙早失、恒牙早萌、恒牙萌出顺序异常、恒牙异位萌出。

3）功能因素:吮吸功能异常、咀嚼功能异常、呼吸功能异常、异常吞咽、肌功能异常。

知识拓展

口呼吸导致错𬌗畸形的机制

因鼻腔疾患(如增殖腺肥大)而用口呼吸时,会导致下颌骨下垂以及面部肌张力的增加,舌体也被牵引向下,上颌牙弓内侧失去舌肌力量的支持,而牙弓外侧却受到来自颊肌的异常压迫,内外动力平衡失调,上颌牙弓的宽度得不到正常发育;同时,由于气流从口腔通过,腭顶的正常下降也受到阻碍。因此,由口呼吸导致的错𬌗畸形可以表现为:牙弓狭窄、腭盖高拱、上牙列拥挤或上颌前突、下颌后缩等。

4）口腔不良习惯:吮指习惯、吐舌习惯、唇习惯(包括咬下唇,咬上唇和覆盖下唇习惯)、偏侧咀嚼习惯、咬物习惯、不良的睡眠姿势。

（二）错𬌗畸形的分类

Angle 以上颌第一恒磨牙为基准,将错𬌗畸形分为中性错𬌗、远中错𬌗与近中错𬌗三类。

1.Ⅰ类错𬌗——中性错𬌗 上下颌骨及牙弓的近、远中关系正常,磨牙关系为中性关系,即在正中关系位时,上颌第一恒磨牙的近中颊尖咬合于下颌第一恒磨牙的近中颊沟内。此时,若口腔内全部牙齿排列整齐无错位,即称为正常𬌗;若磨牙为中性关系但牙列中存在错位牙,则为中性错𬌗或Ⅰ类错𬌗。

Angle Ⅰ类错𬌗

Angle Ⅱ¹类错𬌗

Angle Ⅱ¹ˢ类错𬌗

2. **Ⅱ类错𬌗——远中错𬌗** 上下颌骨及牙弓的近、远中关系不调,下颌及下牙弓处于远中位置,磨牙为远中关系。

Ⅱ类,1分类:磨牙为远中错𬌗关系,上颌前牙唇向倾斜。

Ⅱ类,1分类,亚类:一侧磨牙为远中错𬌗关系,另一侧为中性𬌗关系,且上颌前牙唇向倾斜。

Angle Ⅱ²ˢ类错𬌗

Ⅱ类,2分类:磨牙为远中错𬌗关系,上颌前牙舌向倾斜。

Ⅱ类,2分类,亚类:一侧磨牙为远中错𬌗关系,另一侧为中性𬌗关系,且上颌前牙舌向倾斜。

Angle Ⅱ²类错𬌗

3. **Ⅲ类错𬌗——近中错𬌗** 上下颌骨及牙弓的近、远中关系不调,下颌及下牙弓处于近中位置,磨牙为近中关系。

Ⅲ类,亚类:一侧磨牙为近中错𬌗关系,而另一侧为中性关系。

三、错𬌗畸形的临床表现与诊断

(一)错𬌗畸形的临床表现

错𬌗畸形的表现多种多样,有简单的也有复杂的。

Angle Ⅲ类错𬌗

Angle Ⅲˢ类错𬌗

1. **个别牙齿错位** 包括牙齿的唇向错位、颊向错位、舌向错位、腭向错位、近中错位、远中错位、高位、低位、扭转、易位、斜轴等。

2. **牙弓形态和牙齿排列异常**

(1)牙弓狭窄、腭盖高拱。

(2)牙列拥挤。

(3)牙列间隙。

3. **牙弓、颌骨、颅面关系异常**

(1)前牙反𬌗,下颌前突。

(2)前牙深覆盖,上颌前突。

(3)双颌前突。

(4)一侧反𬌗,颜面不对称。

(5)前牙深覆𬌗,面下1/3高度不足。

(6)前牙开𬌗,面下1/3高度增大。

牙列拥挤

前牙反𬌗

前牙深覆盖

前牙深覆𬌗

前牙开𬌗

(二)错𬌗畸形的诊断

诊断是对资料综合分析而取得的,因此应包括下列内容:

1. 收集全部病史资料和检查所得,分析形成牙颌畸形的因素和机制。

2. 根据牙颌畸形的临床表现和X线头影测量分析得出颅面结构及牙颌特征。

3. 通过模型测量分析得出排齐牙列建立正常𬌗关系所需间隙。

4. 通过腕骨片分析了解患者生长发育潜能。

四、矫治

（一）正畸治疗的生物力学

1. 颌骨与牙槽骨的可塑性 颌骨与牙槽骨的改建包括增生与吸收两个过程,并不断调整,进行质和量的变化,以达到新的平衡。这一重要的骨生理特征是正畸治疗的生物学基础。正畸治疗过程中颌骨与牙槽骨的变化主要表现为破骨与成骨动态平衡的生理过程,这种骨改建过程是在牙齿与颌骨受到机械力后发生的骨重塑与改建的生物学变化。

2. 牙骨质的抗压性 由于牙根表面总是覆盖着一薄层尚未钙化的类牙骨质,其对压力较牙骨质有更强的抵抗力,对深层牙骨质起到保护作用,这是进行正畸牙齿移动的可靠保证。

3. 牙周膜内环境的稳定性 正畸矫治完成后经过保持,牙周膜的宽度、牙周膜与牙槽骨以及牙骨质的连接都能恢复正常,牙周组织维持这种内环境的稳定性是正畸治疗的必要条件。

（二）错𬌗畸形的矫治

1. 预防性矫治 先天和后天因素均可影响牙颌面的发育而造成错𬌗畸形,采用各种预防措施防止错𬌗畸形的发生,称为预防性矫治。

2. 阻断性矫治 在错𬌗畸形发生的早期进行矫治以阻断其发展,使牙颌面的发育正常进行,称为阻断性矫治。

3. 一般性矫治 在替牙期或恒牙列期,根据不同牙颌面畸形的类型及严重程度,选用各类矫治器,通过各种治疗方式,对错𬌗畸形进行矫治,达到提高牙颌面结构、功能和美观的目的,称为一般性矫治。

4. 正畸-正颌联合治疗 对某些严重的骨性错𬌗畸形的治疗,不能单纯采用一般性矫治,而是需要通过去除牙代偿的术前正畸、纠正颌骨畸形的正颌外科手术、精细调整咬合的术后正畸等主要过程,以达到良好的治疗效果,称为正畸-正颌联合治疗。

（三）保持

错𬌗畸形矫治后,牙和颌骨都有退回到原始位置的趋势,正畸临床上称为复发。为了巩固牙颌畸形矫治完成后的疗效,保持牙位于理想的美观及功能位置而采取的措施,称为保持(retention),它是矫治过程不可或缺的一个重要阶段和组成部分。错𬌗畸形经过主动治疗阶段后进入保持阶段,为了使牙齿或颌骨稳定于矫治后的特定位置,保持临床矫治效果,需要戴用保持器防止复发。保持器种类多样,有活动保持器、固定保持器和功能性保持器。

五、正畸治疗中的口腔健康教育和卫生保健

（一）口腔健康教育

口腔健康教育应成为正畸治疗不可缺少的组成部分,在患者治疗前就开始系统的健康教育。主要向患者讲解保持口腔卫生的重要性,介绍菌斑的危害,指导正确的刷牙方法等。在以后的复诊中,主要工作是对患者的口腔卫生状况的监控,对其口腔卫生行为的指导,推荐使用防护用品等。

（二）口腔卫生保健

1. 正畸治疗前的准备工作 包括仔细检查患者的口腔卫生状况和存在的牙体牙周疾病。

2. 菌斑的控制 日常对菌斑的控制主要由患者自己完成,在复诊时由医师检查并进行专业清理,如有必要也可以使用一些化学药物辅助控制菌斑。

3. 局部使用氟化物 氟化物的局部使用可以防止牙釉质脱矿的发生,对已经发生者能阻止其继续发展,促进牙釉质的再矿化。

4. 规范正畸临床操作 正畸治疗中规范的临床操作,有助于减少牙釉质脱矿和牙周组织炎症的发生。

第二节　口腔修复学

口腔修复学（prosthodontics）是应用符合生理的方法,采用人工装置修复口腔及颌面部各种缺损并恢复其相应生理功能,预防或治疗口颌系统疾病的一门临床科学。它是口腔医学的一个重要组成部分,是医学与多学科相结合产生的,属生物医学工程的范畴。近年来,我国口腔修复学的科学研究在 3D 打印技术、人工智能和机器人技术在口腔修复中的应用等多方面取得了重要进展,推动了口腔修复学的快速进步。

一、牙体缺损的修复治疗

牙体缺损是指牙体硬组织不同程度的外形和结构的破坏、缺损或发育畸形,造成牙体形态、咬合和邻接关系的异常,影响牙髓和牙周组织甚至全身健康,对咀嚼、发音和美观将产生不同程度的影响。一般的牙体缺损可以采用充填的方法治疗,但如果牙体缺损严重,剩余牙体组织薄弱,无法为充填体提供良好的固位,剩余牙体本身和充填体无法达到足够的强度,或者为了达到更高的美观要求时,单纯用充填治疗不能获得满意的效果,就应采用修复治疗的方法。

针对牙体缺损修复的主要修复体种类有嵌体、部分冠、贴面、全冠（金属全冠、金属烤瓷全冠、全瓷冠）、桩核冠等。

牙体缺损的修复应遵循以下原则:

1. 正确地恢复形态与功能。
2. 牙体预备过程中注意保护软硬组织健康。
3. 修复体的龈边缘设计应合乎牙周组织健康的要求。
4. 修复体应合乎抗力形与固位形的要求。

全瓷冠

二、牙列缺损的修复治疗

牙列缺损是指在上颌或下颌的牙列内有数目不等的牙缺失,同时仍余留不同数目的天然牙。牙列缺损后,可以采用的治疗方法有固定义齿（固定桥）、可摘局部义齿、覆盖义齿和种植义齿等。

1. 固定局部义齿（固定桥）　是修复牙列中一个或几个缺失牙的修复体,靠黏固剂、黏接剂或固定装置与缺牙两侧预备好的基牙或种植体连接在一起,从而恢复缺失牙的解剖形态与生理功能,由固位体、桥体、连接体三部分组成。

（1）**固位体**:是固定桥粘固或粘接于基牙上的那部分构造,固定桥靠固位体与基牙连结在一起并将𬌗力通过固位体传递给基牙,应有良好的固位力与抗力。

（2）**桥体**:又称人工牙,是固定桥恢复缺失牙的形态和功能的部分,制作固定桥的目的便是作出桥体,以恢复缺失牙的形态与功能。

（3）**连接体**:是桥体与固位体的连接部分。

2. 可摘局部义齿（removable partial denture,RPD）　是利用天然牙、基托下黏膜和骨组织作支持,依靠义齿的固位体和基托来固位,用人工牙恢复缺失牙的形态和功能,用基托材料恢复缺损的牙槽嵴、颌骨及其周围的软组织形态,患者能够自行摘戴的一种修复体。

可摘局部义齿按义齿对承受力的支持方式分类

（1）**牙支持式义齿**:缺隙两侧均有余留天然牙,两端基牙均设置支托,义齿所承受的力主要由天然牙承担。适用缺牙少、基牙稳固的病例,其修复效果好。

（2）**黏膜支持式义齿**:义齿所承受的力主要由黏膜及其下的牙槽骨负担,常用

上下颌牙列缺损

金属烤瓷固定桥𬌗面观

上颌可摘局部义齿

于缺牙多、余留基牙条件差,或咬合关系差的病例。

（3）**混合支持式义齿**:义齿承受的力由天然牙和黏膜、牙槽嵴共同负担,基牙上设支托,基托适当伸展,适用于各类牙列缺损,尤其是游离端缺牙的病例,此为临床上最常用的形式。

三、牙列缺失的修复治疗

牙列缺失是指整个牙弓上不存留任何天然牙或牙根,又称无牙颌。全部牙齿缺失后,通常有普通总义齿、种植体支持的覆盖义齿和固定义齿这几种修复方法。为牙列缺失患者制作的义齿称全口义齿,俗称总义齿。全口义齿由基托和人工牙两部分组成。全口义齿靠义齿基托与黏膜紧密贴合及边缘封闭产生的吸附力和大气压力产生固位,吸附在上下颌牙槽嵴上,借基托和人工牙恢复患者的面部形态和功能。

ER 3-9-19

下半口义齿

四、种植义齿

种植义齿（implant denture）是将替代天然牙根的种植体植入颌骨,获取类似于牙固位支持的修复体。其结构主要分为三部分:种植体、基台和上部结构。种植体、基台及修复体共同承担固位、支持、𬌗力传导和恢复咀嚼功能。种植义齿修复基本解决了传统义齿修复游离端牙缺失或全口牙缺失的固位问题,较好地恢复了咀嚼、美观及发音功能,有效保存了天然牙。

种植义齿修复应遵循下列原则:

1. 有益于口腔软、硬组织健康。
2. 正确恢复牙的形态和功能。
3. 良好的固位、支持和稳定。
4. 坚固耐用。
5. 美学。

ER 3-9-20

单牙种植

第三节 口腔种植外科

口腔种植学是 20 世纪 30 年代发展起来的一门独立的新兴分支学科,主要包括种植外科、种植义齿修复、种植材料、种植力学及种植生物学等内容。口腔种植体亦称牙种植体,是指起支持和固位作用的植入物。

我国口腔种植起步较晚,从 1980 年起始被列入高等医学院校卫生部规划教材内容之中。1995 年,张震康教授在珠海主持召开了首次种植义齿工作研讨会,成立了全国口腔种植义齿协作组,为口腔种植健康发展奠定了基础。2002 年,中华口腔医学会口腔种植专业委员会成立。此后,经过不断的国际交流、学习和实践,口腔种植学在我国得到飞速发展并走向成熟。

一、口腔种植的生物学基础

种植义齿的周围组织与天然牙尚有区别,但是种植体与周围牙龈及牙槽骨也应有良好的龈结合和骨结合。

1. 种植体与骨组织间的界面   骨结合（osseointegration）理论是指牙种植体与具有活性的骨组织产生持久性的骨性接触,界面无纤维介入,并将其定义为"负载的种植体表面与周围发育良好的骨组织之间在结构和功能上的直接结合"。

2. 口腔种植体与牙龈软组织间的界面

（1）**龈界面**:龈界面即牙龈软组织与种植体接触形成的界面。上皮细胞黏附在种植体表面形成生物学封闭,又称袖口。种植体的成功与牙龈封闭的质量有直接关系。此外,种植体接龈部分的物质表面微形态与龈附着也有很大关系。一般认为,此处要求非常光洁。

（2）**种植体周生物学宽度**：种植体周由屏障上皮和结缔组织附着共同构成种植体的生物学宽度（biological width,BW），即从屏障上皮最冠方到牙槽嵴顶之间长度的总和——3~4mm 的距离。在正常生理条件下,种植体周围生物学的宽度是相对恒定的,当屏障上皮向根方迁移时,则也会引起牙槽嵴的相应吸收。

种植手术治疗
程序（两段式
两次法）

二、口腔种植治疗的程序

以两段式两次法骨水平种植体为例：对适合作种植牙的患者,先经种植体专科门诊检查诊断,签署手术知情同意书；通过先后两次手术植入牙种植体及其上部结构,最后完成种植义齿修复。

1. **第一期手术**　种植体植入缺牙部位的牙槽骨内。术后 7~10 天拆线。

2. **第二期手术**　一期手术后 3~4 个月种植体完成骨结合后,即可安装穿龈的愈合基台。第二期手术后 14~30 天即可取模,制作种植桥架及义齿。

3. **复诊**　种植义齿修复后,第 1 年每 3 个月复查 1 次,以后每年至少复查 2 次。

三、种植牙区骨量不足的处理

1. **引导骨再生**　将屏障膜置于软组织和骨缺损之间建立生物屏障,创造一个相对封闭的组织环境,阻止结缔组织细胞和上皮细胞进入骨缺损区,允许前体成骨细胞优先进入骨缺损区,实现缺损区的骨再生。

2. **下牙槽神经解剖移位**　下颌管以上骨质高度不足 8mm 者,可行颊侧开窗解剖游离下牙槽神经血管并向颊侧移位,再从嵴上植入种植体；如严重吸收,颏孔、下颌管仅位于骨表面时,则可行骨表面上开窗将该神经血管解剖移位进行种植。

3. **上颌窦底提升**　上颌磨牙区,尤其是上颌窦底到牙槽嵴的距离过小,缺乏足够的骨组织支持时,一般采用上颌窦底提升术来解决骨量不足的问题,包括开窗法和骨凿冲顶法。

4. **牵张/牵引成骨**　牵张/牵引成骨术是在肢体长骨牵张成骨的技术的基础上发展起来的新技术,已被引入牙槽外科。除常规牵张器之外,还有以种植体作为牵张器的设计。其治疗过程可分为四个阶段,即骨切开、延迟期、牵张期与固定期。

四、种植手术并发症

1. **术中并发症**　术中出血、窦腔黏膜穿孔、神经损伤、邻牙损伤及侧壁穿孔、全身并发症。

2. **术后并发症**　术后急性感染、种植体骨结合不良、术后出血及皮下瘀斑、创口裂开。

（常　新）

思考题

1. 请简述口呼吸引起错𬌗畸形的机制和类型。

2. 请论述牙体缺损的修复应遵循的原则。

3. 牙列缺损的修复方法有哪些？先进的方法是什么？我国在这方面有哪些成绩？

练习题

第十章 | 口腔预防保健

教学课件

思维导图

学习目标

1. 掌握：口腔预防医学的基本概念；龋病和牙周疾病的预防和控制措施。
2. 熟悉：妊娠期妇女、婴幼儿、学龄前儿童、中小学生、老年人等特殊人群的口腔保健方法。
3. 了解：口腔健康教育与促进的概念。
4. 学会控制菌斑的常见口腔保健方法，能够运用所学知识开展口腔健康教育。
5. 具备在社区和基层广泛开展口腔预防保健工作的能力，树立"预防为先、卫民卫康"的理念。

案例导入

1982 年，在我国卫生部的领导下，原北京医学院口腔预防科牵头采用 WHO 口腔健康调查基本方法进行了全国首次口腔健康流行病学调查。1995 年、2005 年和 2015 年我国又分别开展了第二次、第三次和第四次全国口腔健康流行病学调查，获得了国民口腔健康状况和口腔保健意识的基本资料，为政府制定策略提供依据。2019 年，国家卫生健康委员会制定了《健康口腔行动方案（2019—2025 年）》，方案指出：坚持预防为主、防治结合、突出重点、统筹资源，全面提升我国口腔健康水平，助力健康中国建设。

请思考：
1. 什么是口腔预防医学？
2. 口腔预防医学的研究对象是什么？
3. 三级预防有哪些措施？

口腔预防医学（preventive dentistry）是口腔医学的一门分支学科和组成部分，是一门通过有组织的社会努力，达到预防口腔疾病，维护口腔健康及提高生命质量的科学与艺术。它以研究人群的集体预防措施为主要对象，以研究个人预防保健方法为基本要素，应用生物学、环境医学、预防医学、临床医学及社会医学的理论，宏观与微观相结合的方法，发现并掌握预防口腔疾病发生与发展的规律，促进整个社会口腔健康水平的提高。口腔预防医学涉及口腔医学的各个方面，通过预防或减少口腔疾病的发生和发展，达到促进良好的口腔健康与功能。它关系到保存健康牙列，维持口腔结构尽可能长期处于一种适当的健康状态。根据预防介入疾病的不同阶段可以将预防划分为三级预防，包括一级预防：如氟化物应用、饮食控制、窝沟封闭、刷牙漱口和控制菌斑等；二级预防（干预）：牙体外科、牙周病学、口腔正畸学及其他领域问题的早期诊断与适当治疗等；三级预防（修复）：固定与活动修复学方面的功能恢复与康复等。我国的口腔预防工作起步相对较晚，基础较薄弱，龋病患病情况相对发达国家较严重。但为了促进全民口腔健康，预防口腔疾病，卫生部于 1989 年成立了"全国牙病防治指导组"，并把每年的 9 月 20 日定为"全国爱牙日"。通过开展各种社会活动普及牙病防治知识,增强口腔健康观念和自我口腔保健意识,建立口腔健康行为,从而提高了国民的口腔健康水平,现已取得显著成效。

第一节　龋病的预防与控制

龋病(dental caries)是危害人类健康最常见的口腔慢性疾病,也是导致牙体缺损的主要原因之一。龋病是在以细菌为主的多种因素影响下,牙齿硬组织发生的慢性进行性破坏的一种疾病。由于龋病不是一种致命的疾病,且早期无明显症状,因此不易受到人们的重视,若未及时治疗可发展为牙髓病、根尖周病、颌骨炎症等疾病,严重影响患者身心健康。随着龋损范围的扩大,还可逐渐造成牙冠缺损,成为残根,最终导致牙齿丧失,破坏咀嚼器官的完整性,这样不仅影响消化功能,而且在童年时期还可影响牙颌系统的生长发育。此外,龋病及其继发病作为口腔病灶,可引起远隔脏器疾患。龋病危害不分年龄、性别、人种、民族、地区、职业,各个国家的居民均受到龋病的侵袭。人们对龋病病因进行了深入广泛的研究,并寻找各种方法和措施针对病因进行预防和控制,已取得了较好的效果。

龋病是一种多因素疾病,必须采取综合性的预防措施,才能取得较为理想的效果。龋病的预防方法包括控制菌斑、合理营养、氟化物防龋、窝沟封闭四个方面。

一、控制菌斑

菌斑是引起龋病的重要因素,防龋的关键环节是有效控制菌斑,包括控制菌斑数量、滞留时间和致龋菌的毒性作用等。控制菌斑方法有机械方法(如刷牙、使用牙线等)、化学方法(如氯己定)和生物学方法(如中草药)等。

1. 刷牙　刷牙能清除口腔食物残渣、软垢和部分牙面上的菌斑,还能按摩牙龈,去除口腔环境中的致病因素,增强组织的抗病能力,减少口腔疾病的发生,是机械性去除菌斑最常用的有效方法。

(1)牙刷的选择:牙刷通常是指手动牙刷,由刷头、刷颈和刷柄构成(图 3-10-1)。刷头应大小合适,以便在口腔内转动自如。刷毛软硬度要适宜,刷毛太硬可能损伤牙面和牙龈;超软毛的牙刷容易进入龈缘下和牙间隙,但清除菌斑效果不佳;中软刷毛柔韧易弯,并能进入龈缘以下和

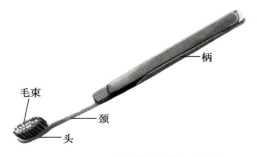

图 3-10-1　牙刷基本结构示意图

牙间隙清除菌斑,比较受欢迎。刷柄应有足够的硬度和强度,能负担刷牙时所用的力量,不易弯曲与折断。牙刷应每人一把,防止疾病交叉感染。使用后应用清水多次冲洗牙刷,并将刷毛上的水分甩干,刷头向上置于通风干燥处,通常建议三个月左右更换一次,如出现刷毛弯曲变形则应立即更换。

(2)刷牙方法:刷牙的方法有很多种,好的刷牙方法应该是去除菌斑效果好,不损伤牙体和牙周组织,同时尽量简单易学,如水平颤动拂刷法(改良 Bass 刷牙法)和圆弧刷牙法(Fones 刷牙法)等。

(3)刷牙次数和刷牙时间:每天最好在餐后和睡前各刷牙 1 次,如做不到每次餐后刷牙,则至少要做到早、晚各刷牙 1 次,饭后漱口。尤其是睡前刷牙极为重要,必须坚持。每次刷牙时间一般至少为 2 分钟。

2. 牙线(dental floss)　牙线是用来清洁牙齿邻面最有效的洁牙工具,可以更好地清除牙间隙内的食物残渣和邻面菌斑。牙线多用尼龙丝、丝线、涤纶线或上蜡

ER 3-10-3

改良 Bass
刷牙法

ER 3-10-4

圆弧刷牙法

的棉线制成。牙线种类多样,有含不同涂物的牙线(如含蜡牙线、含氟牙线、含薄荷牙线等)、线身形状不同的牙线(如扁平牙线、圆形牙线等)、牙线架和牙线棒等。

ER 3-10-5

牙线的使用方法

3. 化学方法 氯己定又名洗必泰,其作用机制主要是减少细菌在牙面的黏附和定殖,可用于局部含漱、涂擦和冲洗。常用剂型为 0.12% 或 0.2% 的含漱液。使用方法是每天早晚 2 次,每次 10ml,在刷牙和使用牙线之后含漱 1 分钟,可减少45%~61% 的菌斑。氯己定溶液长期使用可能会出现牙面染色、味苦、轻度黏膜刺激等,应遵医嘱。

4. 生物学方法 天然植物抗菌剂如甘草、五倍子、红花、厚朴等,能够抑制菌斑糖胺聚糖(黏多糖)形成,阻止细菌在牙面附着,减少菌斑的形成。

二、合理营养,限制蔗糖的摄取

1. 加强牙颌系统生长发育期的营养 注意蛋白质、钙、磷、维生素及微量元素(氟)的供应。

2. 注意食物的物理性质 应多吃一些较粗糙和有一定硬度的食物,增加自洁作用,按摩牙龈,促进颌骨发育。

3. 控制蔗糖的摄入量 食物中的碳水化合物尤其是蔗糖的摄入量与龋病的发生呈正向相关。适当控制其摄入量,进食后及时刷牙、漱口,可以有效减少龋病的发生。利用糖代用品来减少蔗糖的使用也是预防龋病的手段之一,如木糖醇、山梨醇和甜叶菊糖等。

三、氟化物防龋

氟是人体健康所必需的 14 种微量元素之一。适量的氟化物可以对机体的代谢产生积极影响,它可以通过降低釉质溶解度、促进釉质再矿化、抑制致龋菌的代谢生长以及减少牙菌斑内酸的形成来预防龋病。大量研究证明,全身和局部使用氟化物能有效预防龋病的发生。

1. 氟化物的全身应用 是机体通过消化道摄入氟化物,经胃肠道吸收进入血液循环,然后转运至牙体及唾液等组织,达到预防龋病的目的,主要有饮水氟化、食盐氟化、牛奶氟化、氟片和氟滴剂。

2. 氟化物的局部应用 是采用不同方法将氟化物直接用于牙的表面,主要有含氟牙膏、含氟漱口液、含氟凝胶、含氟泡沫与含氟涂料。局部用氟的范围较广,既适用于未实施全身用氟的低氟区或适氟地区,也可与全身用氟联合使用,以增强其防龋效果。同时,局部用氟适用于大多数人群,尤其多用于儿童和青少年。

四、窝沟封闭

窝沟封闭又称点隙裂沟封闭(pit and fissure sealant),是指不去除牙体组织,在殆面、颊面或舌面的点隙裂沟涂布一层粘接性树脂,保护牙釉质不受细菌及代谢产物侵蚀,达到预防龋病发生的一种有效防龋方法。用于窝沟封闭的高分子材料称为窝沟封闭剂,按固化方式不同,分为光固化封闭剂和自凝固化封闭剂。

窝沟封闭的适应证:

1. 有深窝沟的牙齿,特别是可以插入或卡住探针的牙(包括可疑龋)。

2. 对侧同名牙已经患龋或有患龋倾向的牙。

ER 3-10-6

窝沟封闭操作示意图

窝沟封闭的时机:牙齿萌出到位即适宜作窝沟封闭,一般是萌出后 4 年之内。从年龄上讲,3~4 岁是封闭乳磨牙的最佳年龄;6~7 岁是封闭第一恒磨牙的适宜年龄;11~13 岁是封闭第二恒磨牙和前磨牙的时机。总之,封闭的最佳时机是牙齿完全萌出,龋齿尚未发生的时候。

窝沟封闭的操作可分为清洁牙面、酸蚀、冲洗和干燥、涂布封闭剂、固化、检查六个步骤。

树脂渗透术

树脂渗透术是避免磨除牙体组织的一种新型微创治疗方法。龋病形成初期,在酸等因素的作用下,牙釉质表层出现脱矿,形成许多微小孔隙,这些微小孔隙相互连通构成"微孔网络",它是酸和细菌的扩散通道,也是低黏度液体发生虹吸的通道。低黏度、高渗透性流动树脂可由此渗透到脱矿牙体组织中,填充这些微孔,封闭酸和细菌进入牙体组织的路径,阻断龋病进展;还可以为牙体组织提供机械性的支持,阻止牙釉质表层塌陷、龋洞形成。该技术仅适用于尚未形成龋洞、病损范围局限于牙釉质表层至牙本质浅 1/3 的邻面及光滑面早期龋,而不适合治疗早期窝沟龋。其用于正畸患者牙齿唇面的白垩色脱矿时,美观效果好,患者接受度高。

第二节　牙周疾病的预防与控制

牙周病是口腔常见疾病之一,也是导致成年人牙齿丧失的重要原因。牙周病是发生在牙周组织包括牙龈、牙周膜、牙骨质、牙槽骨的疾病,包括牙龈炎和牙周炎。它的发生是由局部因素和全身因素共同作用引起的。局部因素包括菌斑、牙石、软垢、咬合创伤、食物嵌塞、不良习惯、不良修复体和错𬌗畸形等;全身易感因素包括内分泌因素、遗传因素以及宿主的免疫炎症反应等。

牙周病的预防与控制主要是消除致病的始动因子(牙菌斑)及促进疾病发展的因素,可以从以下几方面着手:①以健康教育为基础,增强人群牙周病预防的意识,提高自我口腔保健和维护牙周健康的能力。②养成良好的口腔卫生习惯,去除致病微生物,使牙周支持组织免遭破坏。③提高宿主的防御能力,保持健康的生理和心理状态。④维持牙周治疗的疗效。实践证明,在定期作口腔保健的基础上,进行日常自我菌斑控制是预防牙周病发生和控制其发展最有效的方法。

一级预防:是最积极、有效的预防措施,是指在牙周组织受到损害之前去除炎症始动因子和局部危险因素。①通过对人群进行口腔健康教育和指导,帮助人们建立良好的口腔卫生习惯,掌握正确的刷牙方法,培养自我保健意识。②定期进行牙周组织的常规检查(最好每 6 个月 1 次),尽早发现问题并及时处理。③修复牙周组织的解剖缺陷或异常、调𬌗、纠正不良习惯、修整不良修复体等。

二级预防:也称"三早预防",即早发现、早诊断、早治疗。通过定期检查,在发病初期及时采取措施控制疾病发展。①对局限于牙龈的病变,及时采取专业性洁治,去除菌斑和牙石,控制其进一步发展;②对牙周炎患者采用龈上洁治术或龈下刮治术等方法去除病因,消除牙周袋。二级预防的效果是在一级预防基础上取得的,其远期效果与患者能否长期坚持各种预防措施有关。

三级预防:三级预防属治疗范畴,是指牙周组织遭到破坏,牙周病发展到严重和晚期阶段所采取的治疗措施以及修复失牙,重建功能。同时,通过随访和牙周维护治疗以维持其疗效,预防复发。此外,还应治疗相关的全身性疾病,如糖尿病,增强牙周组织的抵抗力。

预防牙周疾病的方法有:刷牙,使用牙线、牙签、牙间隙刷及电动冲牙器;龈上洁治术;根面平整术;药物方法;改善食物嵌塞;破除不良习惯;预防和矫治错𬌗畸形等。

ER 3-10-7

牙签的使用方法示意图

ER 3-10-8

牙间隙刷的使用

第三节　特殊人群的口腔保健

人的一生在不同的生命时期,其口腔和牙颌系统都会处于一个特定的状态。从年幼到年长,无论正常人或残疾人,口腔的健康状况和患病情况各不相同,口腔保健的需求和方法也不尽相同。开展工作时需要结合实际情况,有针对性地制订口腔预防保健计划和项目方可获得理想效果。

一、妊娠期妇女的口腔保健

妊娠期是女性一生中特殊的生理阶段,也是维护口腔健康的重要时期。妊娠期的口腔保健有着双重意义,不仅关系到孕妇自身的健康,还与胎儿的生长发育息息相关。妊娠期妇女口腔保健的内容如下:

1. 坚持口腔健康教育,提高妊娠期妇女的口腔保健意识,并指导她们掌握正确的口腔保健方法。除局部用氟,有效地刷牙,彻底清除菌斑外,还应特别加强进餐后的口腔卫生实践。

2. 定期进行口腔健康检查。妊娠期妇女最常见的口腔问题是牙龈炎,重点做好妊娠期龈炎的防治,及早发现口腔问题并适时处理,促进孕妇口腔健康。妊娠期前 3 个月为易发生流产的时期,口腔医疗一般仅限于处理急症,要注意避免 X 线照射;妊娠 4~6 个月是治疗口腔疾病的适宜时期,牙科治疗最好在此阶段完成,但也应注意在保护措施下使用牙科 X 线检查,不要照射盆腔和腹部;妊娠期后 3 个月则应避免全身麻醉,需对急症处理时仅选择局部麻醉,缓解孕妇紧张情绪,避免发生早产。

3. 建立良好的生活习惯,使用药物宜慎重,避免有害因素侵袭,影响胎儿正常生长发育。

4. 孕妇合理营养,平衡膳食,尤其是在胎儿牙齿发育阶段极为重要。

二、婴幼儿的口腔保健

婴幼儿的口腔保健指导主要是帮助父母认识到婴幼儿口腔健康的重要性以及在生命早期如何建立良好的行为习惯,为孩子未来的健康打好基础。首先,帮助父母了解婴幼儿可能出现的口腔问题,如龋病、口腔黏膜感染、创伤性溃疡等,并观察有无颌面部畸形、上皮珠和早萌牙等。其次,指导家长学会正确的口腔清洁方法,在每次哺乳之后,用清洁纱布裹住手指或用乳胶指套牙刷轻柔擦洗口腔组织与牙龈(图 3-10-2)。第一颗牙萌出之后,改用软毛小牙刷帮助其刷牙。最后,避免喂食含有蔗糖的食物,1 岁以后停止使用奶瓶,预防奶瓶龋。母乳是婴儿最好的天然食品,但无论母乳喂养还是人工喂养,均应采取正确的喂养姿势。

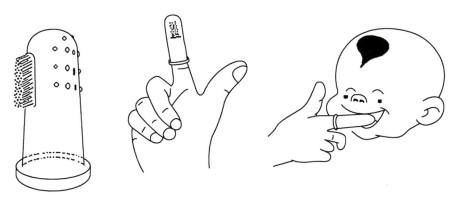

图 3-10-2　指套牙刷及使用

三、学龄前儿童的口腔保健

1. 家庭口腔保健　父母是儿童口腔健康的第一责任人,在日常家居生活中共同营造并逐渐培养儿童养成良好的口腔卫生习惯会使其终身受益。口腔医生应指导父母教会和帮助儿童正确刷牙,坚持每日帮助其认真、彻底地刷牙一次,并检查刷牙效果。3~6岁儿童建议在家长的帮助下开始使用牙线。此外,家长还需每3~6个月带领儿童接受一次口腔健康检查,关注儿童乳牙龋、错殆畸形和牙外伤等。

2. 幼儿园口腔保健 幼儿园是开展儿童口腔保健的另一个重要场所,应注意以下几方面:①做好口腔健康教育工作:举办培训班,对幼儿园教师进行培训,使他们掌握口腔预防保健的基本知识和基本技能;②做好儿童口腔保健工作:定期组织对儿童进行口腔检查,开展局部用氟等预防措施;③培养儿童良好的口腔卫生习惯;④每日三餐搭配合理,饮食营养均衡,限制蔗糖的摄入量;⑤与家长配合,共同促进儿童口腔健康。

四、中小学生的口腔保健

中小学生处于牙颌系统的快速增长期、口腔疾病的高发期、口腔健康观念与行为的形成期,因此该阶段是口腔保健发展的重要时期。中小学生口腔保健的具体内容:①检测学生健康状况,包括定期口腔健康检查与检测。②对学生进行口腔健康教育。③培养学生良好的卫生习惯,包括刷牙和饮食卫生习惯。④防治常见病。⑤预防身体意外伤害。口腔健康教育内容包括:口腔的生理卫生知识,如牙的形态与功能,乳牙与恒牙的萌出与构造;口腔常见疾病,如龋病、牙周病、前牙外伤、错殆畸形等;口腔疾病的预防与治疗,如去除牙菌斑与牙结石、氟化物防龋与窝沟封闭等。

五、老年人的口腔保健

从中年到老年,口腔疾病的发生和发展是一个渐进的过程,各种口腔疾病均呈现上升的趋势。老年人口腔的主要问题是牙根面龋、牙列缺损和缺失、口腔黏膜病和口腔癌等。在开展工作时,应将口腔保健与全身保健相结合,综合考虑并制定预防、治疗、修复和康复等各方面的解决方案。老年口腔卫生保健具体包括以下几方面。

1. 提高自我口腔保健能力 选用保健牙刷和含氟牙膏,早晚刷牙;推荐使用牙间隙刷,或者使用牙线;合理剔牙与漱口;纠正不良卫生习惯与生活方式;保护基牙。

2. 改善膳食营养状态 要严格限制各种甜食摄入,多吃新鲜蔬菜与瓜果,合理安排膳食,保持良好的饮食习惯,改善口腔功能,有利于营养摄取。

3. 定期口腔健康检查 每半年至一年检查一次,有条件的最好3个月检查一次,发现问题及时处理。

4. 康复口腔基本功能 要使口腔内的余牙保持健康,一是由专业人员帮助洁治和治疗,然后通过个人口腔保健活动来保持;二是及时修复缺失牙,减轻余牙的咀嚼力负担,恢复口腔的基本功能;三是要保护好义齿,餐后洗净,睡前摘下,清水浸泡以防变形。

第四节 口腔健康教育

健康(health)不仅是没有疾病或虚弱,而且是身心健康、社会幸福的完美状态。口腔健康是整体健康的组成部分,应具有良好的口腔卫生,健全的口腔功能以及没有口腔疾病。1981年,WHO制定的口腔健康标准是"牙清洁、无龋洞、无疼痛感、牙龈颜色正常、无出血现象"。

一、口腔健康教育

口腔健康教育是健康教育的一个分支。1970年,WHO指出:"牙科健康教育的目的是使人认识到并能终生保持口腔健康"。它是以教育的手段促使人们主动采取利于口腔健康的行为。如通过有效的口腔健康教育计划或教育活动调动人们的积极性；通过行为矫正、口腔健康咨询、信息传播等，以达到建立口腔健康行为的目的。口腔健康教育不能代替预防方法，它是让人们理解和接受各种预防措施所采取的教育步骤，使人们懂得并相信这些道理，从而转变态度，主动使自己的行为向健康行为转化。

二、口腔健康促进

口腔健康促进是整体健康促进的一部分。1984 年，WHO 指出，健康促进是指"为改善环境使之适合于保护健康或使行为有利于健康所采取的各种行政干预、经济支持和组织保证等措施。"

口腔健康教育的方法一般有 4 种：个别交谈、组织小型讨论会、借助大众传播渠道、组织社区活动。

（王 琳）

思考题

1. 请简述控制菌斑的方法。
2. 请简述窝沟封闭的适应证。
3. 请简述牙周病的三级预防。

ER 3-10-9

练习题

一、结膜囊冲洗法

常用于眼部分泌物、眼表异物、化学性眼外伤、眼科手术前准备等。方法如下：

1. 患者仰卧位或坐位，头向冲洗侧倾斜，受水器紧贴同侧面颊部。

2. 操作者一手分开患眼上下眼睑，一手持冲洗器，先在冲洗侧面颊区测试水温，然后距离眼部 10~15cm 处开始冲洗。嘱患眼向不同方向转动，以充分暴露、彻底冲洗，必要时翻转眼睑。结膜囊异物应及时取出。

3. 冲洗后消毒棉球拭净眼睑和面部的残余液体，取下受水器。

结膜囊冲洗法

二、眼局部给药法

（一）滴眼液法（坐位为例）

常用于防治眼病，散瞳、缩瞳及眼部表面麻醉。方法如下：

1. 嘱患者头稍后仰，被滴眼向头顶方向注视。

2. 操作者一手持眼液，一手将下睑向下轻拉，暴露下方结膜囊，滴入药液 1 滴，然后松下睑，同时轻提上睑包盖眼球，使药液均匀扩散于眼球表面。

3. 嘱患者闭眼休息 2~3 分钟，消毒棉球拭除溢出液体。滴眼后可按压泪囊，以免药液进入鼻腔。

滴眼药法

（二）涂眼膏法（软管眼膏）

常用于睡前给药或手术后、眼睑闭合不全、绷带加压包扎等。涂药时嘱患眼向头顶方向注视，向下轻拉下睑，将适量眼膏涂于下穹隆结膜囊内，然后松下睑、轻提上睑包盖眼球，多余眼膏拭除。

涂眼膏法

三、泪道通畅法

临床常用泪道冲洗和泪道探通。操作前一般需挤压泪囊排出里面的积液，并于泪点处滴表面麻醉剂 2 次。

（一）泪道冲洗法

常用于溢泪的病因判断、泪道疾病治疗后复查、眼科手术前准备等。方法如下：

1. 患者仰卧位，头稍后仰，眼向头顶方向注视。

2. 表面麻醉后，操作者一手向外下方牵拉患眼下睑以暴露下泪点，一手将冲洗针头垂直插入下泪点 1~2mm，然后转向鼻侧水平推入泪小管内 3~5mm，缓慢注入冲洗液，观察患者反应及上下泪点冲洗液溢出情况。

3. 正常者，冲洗通畅，液体流入鼻咽部。若泪点狭窄，则部分液体从上下泪点反流；若鼻泪管阻塞或泪囊闭锁，则冲洗液全由上下泪点流出；若慢性泪囊炎，则可

泪道冲洗法

泪道阻塞部位
及冲洗

有脓液或黏液反流，鼻咽部无液体。

（二）泪道探通法

常用于泪道狭窄或阻塞、新生儿泪囊炎。方法如下：

患者仰卧位，麻醉后，泪道探针由下泪点垂直进入 1~2mm，转 90° 沿泪小管走形水平推向内眦，触及骨壁时再转 90° 向下、后、外方缓慢进入，直至探针穿出鼻泪管。留针 20 分钟后拔出，再行冲洗，通畅则探通成功。冲洗后滴抗生素眼液。

泪道探通法

四、眼周注射法

（一）结膜下注射法

常用于眼前节炎症、眼外伤、局部浸润麻醉等。方法如下：

1. 患眼结膜囊内滴表面麻醉剂 3 次后，冲洗结膜囊。

2. 嘱患眼向注射部位相反方向注视，针头避开血管，与球壁成 15° 夹角进入结膜下，将药物缓慢注入。

3. 注射完毕，结膜囊内涂抗生素眼膏，消毒纱布覆盖。

结膜下注射法

（二）球周、球后注射法

球周注射常用于多次结膜下注射瘢痕较多、结膜水肿较重影响药物吸收、小儿或不合作患者、球周麻醉等；球后给药常用于球后视神经炎、视网膜炎、视网膜中央动脉阻塞、球后麻醉等。方法如下：

1. 患者仰卧位，消毒患眼皮肤，嘱患眼直视正前方。

2. 在下睑中、外 1/3 处触压眼球与眶壁间隙，于皮肤凹陷区贴眶壁缘进针。球周注射时，进针深度约 1cm；球后注射时，还需沿眶壁向内上方倾斜 30° 继续进针约 3.5cm。回抽无血后注射药物。注射完毕，消毒棉球局部压迫 3~5 分钟。

球后注射法

（巩 玲）

解剖生理部分

眼球　前后径（外径）24mm，水平径 23.5mm，垂直径 23mm。

眼球内轴长 22.12mm，赤道部周长 74.91mm。

容积约为 6.5ml。

角膜　横径 11.5~12mm，垂直径 10.5~11mm。

厚度　中央 0.5~0.57mm，周边 1mm。

曲率半径前表面 7.8mm，后表面 6.8mm。

屈光力前表面+48.83D，后面−5.88D，总屈光力+43D。

屈光指数 1.377 1

巩膜厚度　后极部 1mm，赤道部 0.4~0.6mm，直肌附着处 0.3mm。

前房　中央深度 2.5~3mm。

房水　总量 0.15~0.3ml，比重 1.002~1.012，pH7.3~7.5，屈光指数 1.337 4。

瞳孔　直径 2.5~4mm，幼儿及老年人稍小。

间距　男性（60.9±0.18）mm，女性（58.3±0.13）mm。

晶状体　直径 9~10mm，厚度 4~5mm，容积 0.2ml。

曲率半径　前表面 10mm，后表面 6mm。

屈光指数　1.437 1。

屈光力　前表面+7D，后表面+11.66D，总屈光力+18.46D。

玻璃体　容积约 4.5ml，屈光指数 1.336。

视网膜　视乳头直径 1.5mm，黄斑直径 1~3mm；

黄斑中心凹位于视乳头颞侧缘 3mm，视乳头中心水平线下方 0.8mm，

视网膜动静脉管径比例　动脉∶静脉=2∶3

视网膜中央动脉于眼球后 9~12mm 处穿入视神经

视神经全长 40~50mm，球内段长约 1mm，眶内段长 25~30mm，

管内段长 4~9mm，颅内段长约 10mm。

眼球表面各部分与角膜缘最短距离（弧长，mm）

内直肌 5.5；下直肌 6.5；外直肌 6.9；上直肌 7.7。

锯齿缘约 8.5。

赤道部约 14.5。

视神经颞侧约 30；视神经鼻侧约 25。

涡状静脉内上 20.5（上直肌内缘），

内下 20.5（下直肌内缘旁 1mm），

外下 20（下直肌外缘深面），

外上 22.5（上直肌外缘旁 2mm，上斜肌深面），

黄斑部与下斜肌最短距离 2.2mm。

泪器

泪点直径 0.2~0.3mm，

上泪点在内眦外侧 6mm，下泪点在内眦外侧 6.5mm。

泪小管管径 0.5~0.8mm，垂直部长度 2mm，横部长度 8mm，总长 10mm。

泪小管能扩张 3 倍。

泪囊长 12mm，前后宽 4~7mm，左右宽 2~3mm，

其上 1/3 位于内眦韧带上方、余 2/3 在内眦韧带下方。

鼻泪管骨内部长 12.4mm，鼻内部长约 5.32mm，全长约 18mm；

管径成人平均为 4mm，小儿为 2mm。

鼻泪管下口位于鼻前孔外侧缘后方 30~40mm。

泪囊窝长 17.86mm，宽 8.01mm。

泪腺眶部 20mm×11mm×5mm，重 0.75g。

睑部 15mm×7mm×3mm，重 0.2g。

泪液正常清醒状态下，泪腺分泌泪液量 0.5~0.6ml/16h（0.9~2.2μl/min），泪液比重 1.008，

pH 7.35~7.45，屈光指数 1.336。

眼球突出度 12~14mm；两眼相差不超过 2mm。

骨性眼眶

眶容积　男 28ml，女 25.1ml。

视神经管长 4~9mm。

视神经孔直径 4~6mm。

简化眼的光学常数

屈光指数 1.336。

角膜曲率半径 5.73mm。

结点在角膜后 7.08mm（即在晶状体之后，相当于简化眼角膜之球心）。

前焦点在角膜前 15.7mm。

后焦点在角膜后 24.13mm（正好在视网膜上）。

全眼屈光度 58.6D。

检查部分

1. 各年龄最大调节力与近点距离见下表。

年龄/岁	10	20	30	40	50	60	70	75
调节力/D	14	10	7	4.5	2.5	1.0	0.25	0
近点距离/cm	7.1	10	14.3	22.2	40	100	400	∞

2. Schirmer 泪液分泌试验：正常为 10~15mm；<10mm 为低分泌；<5mm 为干眼。

3. 泪膜破裂时间正常为 10~45 秒，短于 10 秒表明泪液分泌不足。

4. Kowa 干眼计检查：G1 和 G2 正常，G3 和 G4 为异常。

5. 角膜内皮镜检查：正常值为 2 400 个/mm^2 以上。

6. 正常视野平均值：用 3/330 色标及 Goldman 视野计检查，白色视野颞侧 90°、鼻侧 60°、上方 55°、下方 70°；蓝色、红色、绿色视野依次递减 10°。

7. 生理盲点呈长椭圆形，垂直径 7.5°±2°，横径 5.5°±2°，其中心在注视点外侧 15.5°，水平线下 1.5°。

8. 立体视觉立体视锐度≤60 弧秒。

9. 荧光素眼底血管造影：臂-脉络膜循环时间平均为 8.4 秒，臂-视网膜中央动脉循环时间为 10~15 秒。

10. 有关眼压和青光眼的各项数据：

眼压正常值：1.47~2.79kPa（11~21mmHg）。

杯/盘（C/D）：正常≤0.3，异常 0.6；两眼相差≤0.2。

巩膜硬度（E）正常值：0.021 5。

房水流畅系数（C）正常值：0.19~0.65，病理值：≤0.12。

房水流量（F）正常值：1.838±0.05，>4.5 为分泌过高。

压畅比（Po/C）正常值：≤100，病理值 >120。

24 小时眼压波动正常值：≤0.665kPa（5mmHg），

病理值：≥1.06kPa（8mmHg）。

双眼眼压差：正常值：≤0.532kPa（4mmHg），

病理值：≥0.665kPa（5mmHg）。

暗室试验试验前后眼压相差正常值：≤0.665kPa（5mmHg），

病理值：≥1.064kPa（8mmHg）。

暗室加俯卧试验前后眼压相差正常值：≤0.665kPa（5mmHg），

病理值：≥1.064kPa（8mmHg）。

［1］黄健.眼耳鼻喉口腔科学［M］.北京:人民卫生出版社,2022.

［2］杨培增,范先群.眼科学［M］.9版.北京:人民卫生出版社,2018.

［3］贾松,赵云娥.眼科学基础［M］.2版.北京:人民卫生出版社,2019.

［4］赵堪兴.斜视弱视学［M］.2版.北京:人民卫生出版社,2018.

［5］崔云,余新平.斜视与弱视临床技术［M］.2版.北京:人民卫生出版社,2019.

［6］孙虹,张罗.耳鼻咽喉头颈外科学［M］.9版.北京:人民卫生出版社,2018.

［7］牟基伟.实用耳鼻咽喉头颈外科学诊疗技术［M］.北京:化学工业出版社,2020.

［8］苑明茹,熊均平.五官科学［M］.郑州:郑州大学出版社,2018.

［9］戴鑫.眼耳鼻喉口腔科学［M］.3版.北京:北京大学医学出版社,2020.

［10］马惠萍.口腔解剖生理学［M］.4版.北京:人民卫生出版社,2020.

［11］顾长明,李晓军.口腔内科学［M］.4版.北京:人民卫生出版社,2020.

［12］张志愿.口腔科学［M］.9版.北京:人民卫生出版社,2018.

［13］陈谦明.口腔黏膜病学［M］.5版.北京:人民卫生出版社,2020.

［14］何三纲.口腔解剖生理学［M］.8版.北京:人民卫生出版社,2020.

［15］赵志河.口腔正畸学［M］.7版.北京:人民卫生出版社,2020.

［16］赵铱民.口腔修复学［M］.8版.北京:人民卫生出版社,2020.

［17］冯希平.口腔预防医学［M］.7版.北京:人民卫生出版社,2020.

［18］范珍明,毛静.眼耳鼻咽喉口腔科护理学［M］.北京:人民卫生出版社,2017.

［19］胡砚平,张清彬.口腔颌面外科学［M］.4版.北京:人民卫生出版社,2021.

［20］中华医学会眼科学分会白内障及人工晶状体学组.中国多焦点人工晶状体临床应用专家共识(2019年)［J］.中华眼科杂志,2019,55(7):491-494.

［21］中华医学会眼科学分会眼整形眼眶病学组.中国内镜泪囊鼻腔吻合术治疗慢性泪囊炎专家共识(2020年)［J］.中华眼科杂志,2020,56(11):820-823.

［22］中华医学会眼科学分会角膜病学组.我国过敏性结膜炎诊断和治疗专家共识(2018年)［J］.中华眼科杂志,2018,54(6):409-414.

［23］中华医学会眼科学分会青光眼学组.中国青光眼指南(2020年)［J］.中华眼科杂志,2020,56(8):573-586.

［24］冀飞,何雅琪.听力损失分级及平均听阈的应用［J］.中国听力语言康复科学杂志,2021,19(03):227-231.